한국의 약초 도감

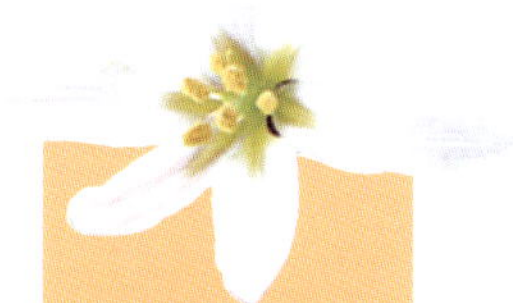

The

Medicinal herb

of

Korea

글로북스

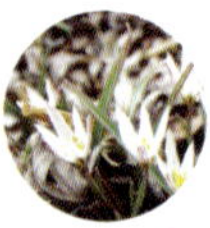

한국의 약초 도감

The Wild Greens of Korea

초판 1쇄 인쇄 2011년 1월 10일
초판 4쇄 발행 2021년 5월 25일

엮은이 산과사람
펴낸곳 글로북스
발행인 박경준

출판등록 2001년 7월 2일 제15-522호
주 소 121-896 서울특별시 마포구 서교동 444-15
전 화 02-332-4327
팩 스 02-3141-4347

자연이 우리에게 주는 동의 약초식물

한국의 약초 도감

엮은이 산과사람

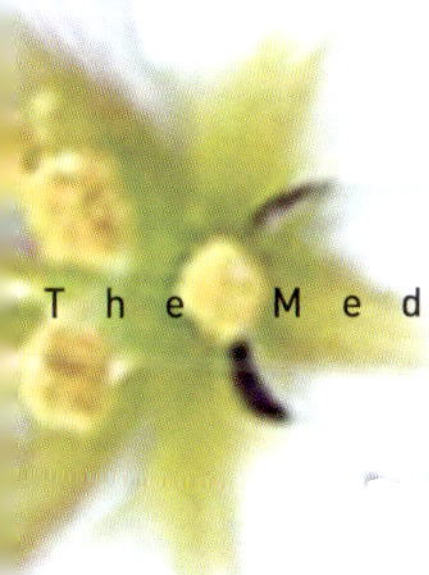

The Medicinal herb of Korea

Contents

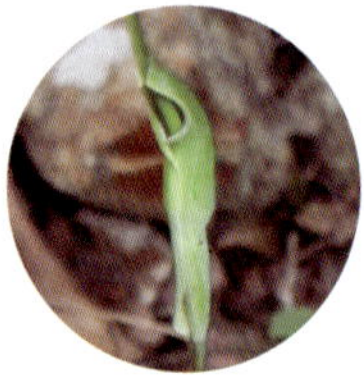

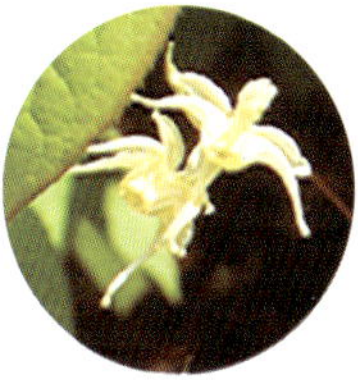

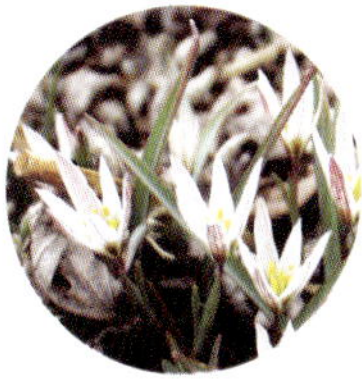

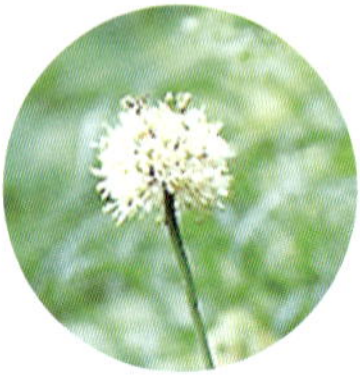

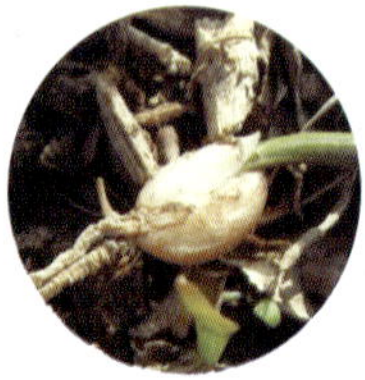

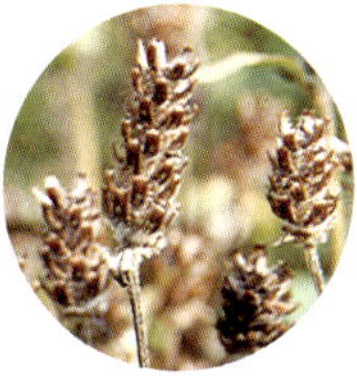

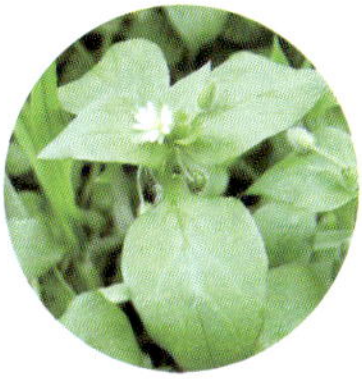

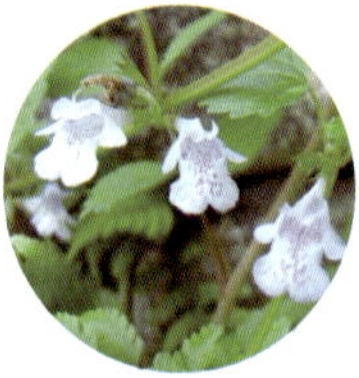

산과 들에서 자라고 있는 풀과 나무 가운데, 또 길거리나 마당 등 우리 주변에서 쉽게 볼 수 있는 약초는 많다. 식물의 약효를 알고 있으면 건강에 유익한 부분이 있다.

예부터 민간요법이나 한방에서 사용한 각종 생약은 그 필요성이 절실했던 선인들이 산과 들에 나가 약효가 있는 초목을 발견하고 이용한 것들이다. 그 지식에서 배워야 할 부분은 많다. 이용 부위는 풀 전체이거나 씨앗, 뿌리, 잎 등이다. 약초에 대한 지식을 체득한다면 수시로 활용할 수 있을 것이다.

병에 걸리거나 어딘가 다쳐도 병원이나 약국이 가까이에 없던 먼 옛날에는 자연 속에 숨쉬는 풀과 나무가 치료할 수 있는 소중한 약이었다. 지금은 반대로 자연이 사라지고 있어 약초는 점차 손에 넣기 힘든 존재가 되고 있지만, 약은 손쉽게 구할 수 있다.

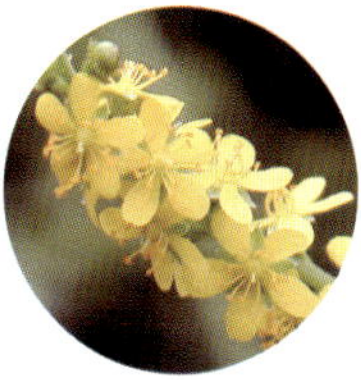

약초 중에는 옛부터 너무나 유명해서 지금은 야생으로 자라는 것을 구할 수 없게 된 것들이 많다. 예를 들어 위에 좋은 약으로 유명한 쓴풀은 뿌리째 뽑혀 점차 자생하는 것이 줄어들고 있다.

쓴풀 같은 1~2년생 풀은 꽃을 피운 다음에 씨를 흩뿌리므로 그 이듬해 다시 꽃을 볼 수 있는 들풀인데 씨를 남기기도 전에 뿌리째 채취하기 때문에 그 수가 점차 줄어 언젠가는 멸종할 위기에 처할 수도 있다.

들풀이나 약초를 채취할 때 풀 전체를 채취하지 말고, 여러해살이 풀일 경우에는 뿌리를 남기고 땅 위 부위만 채취하는 것도 중요하다. 식물의 뿌리를 손상하지 않는 매너가 필요하다. 풀, 나무의 생명을 소중하게 다루자.

산과사람

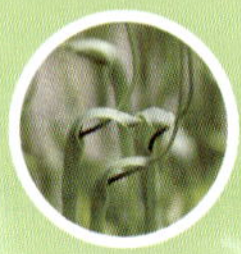

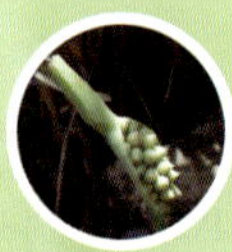

The Medicinal herb of Korea

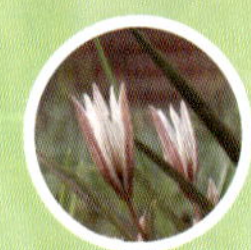

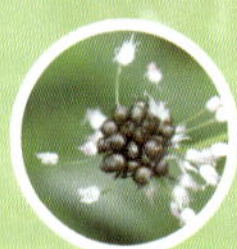

01

야초성 약초

반하 Pinellia ternata

약효_ 구토를 억제하고, 입덧을 완화시킨다.

구토를 억제하는 작용이 있으며, 반하사심탕(半夏瀉心湯) 등 다양한 한약재로 배합되는 중요한 약초이다. 논밭에서 자란다. 줄기와 잎에는 독이 있다. 땅 아래 묻혀 있는 직경 1cm 크기의 뿌리줄기 부위를 약용으로 쓴다. 뿌리줄기는 물에 잘 씻어 껍질을 벗기고 다시 물에 씻는다. 그리고 햇볕에 말려 하얗게 마르면 아주 소량을 달여서 쓴다.

이용 부위 뿌리줄기. **용법** 볕에 말린 것을 달여 마신다. **채취 시기** 6~7월. **분포** 전국. **자라는 곳** 밭, 노지. **생태** 다년생풀. **개화 시기** 5~8월. **크기** 길이 20cm 전후. **꽃** 녹색 염포 속에 황색을 띤 흰색 꽃이 핀다. **잎** 3장의 작은 잎으로 이루어지며, 길이는 5~11cm의 타원형이다.

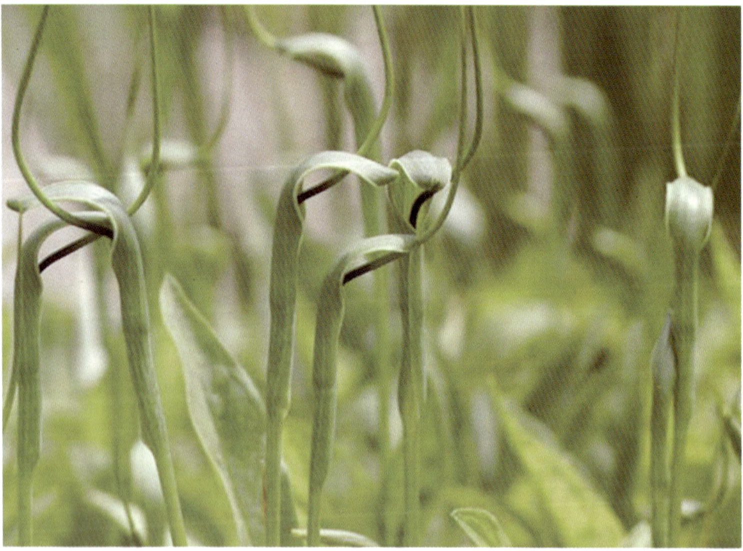

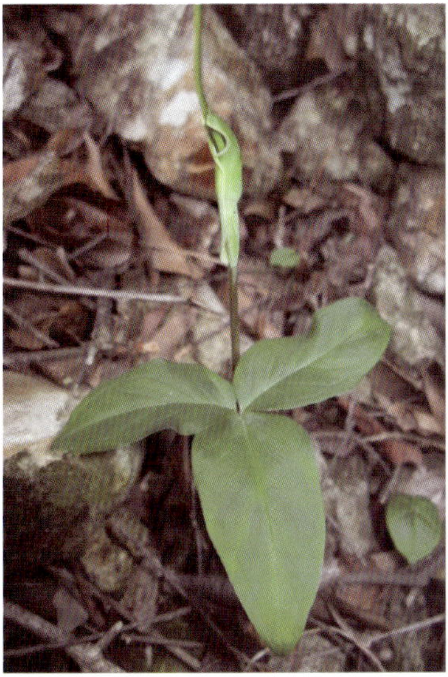

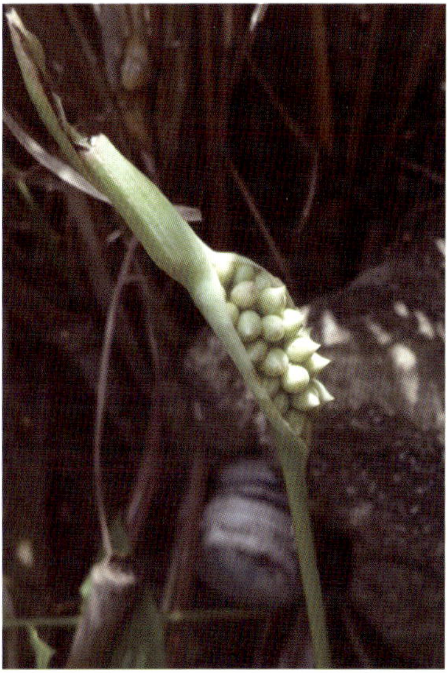

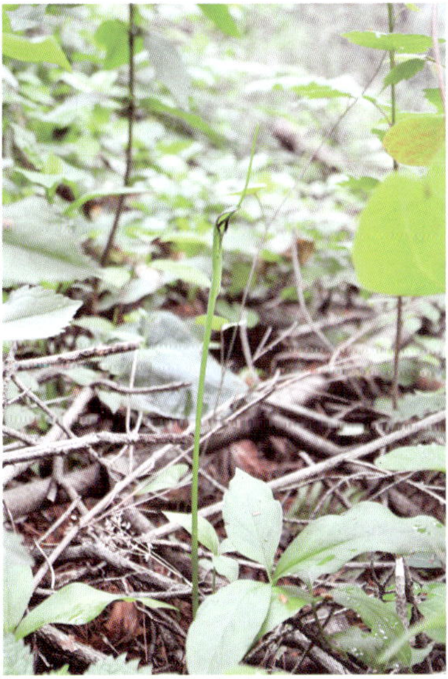

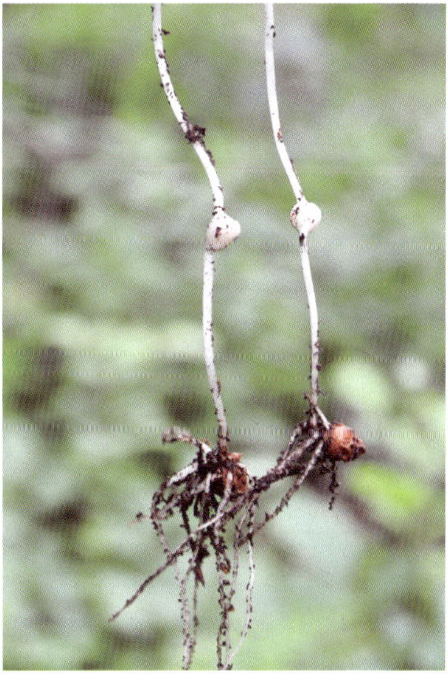

삼지구엽초 Epimedium koreanum

약효_ 강장, 강정, 건망증, 신경쇠약, 요통 등에 효능이 있다.

한 개의 줄기가 세 가닥으로 갈라지고, 세 장씩 잎이 달린다 하여 삼지구엽초라고 한다. 한방에서는 음양곽(淫羊藿)이라고도 하는데 그 이유는 옛날, 하루에도 여러 번 교미하는 양이 있었는데 그 양이 이 풀을 먹었다는 전설에 유래한다. 식물체 전체를 약재로 쓴다. 민간에서는 음위(陰萎)·신경쇠약·건망증·히스테리·발기력 부족 등에 사용한다. 이카리인(Icariin)이라는 강장강정 성분을 함유하며, 지각신경을 흥분시키는 배당체를 함유하고 있기 때문이다.

이용 부위 전체. **용법** 햇볕에 건조시킨 다음 달여 마심. **채취 시기** 5~8월. **분포** 전국. **자라는 곳** 산과 들, 그늘진 수풀. **생태** 다년생풀. **크기** 길이 20~40㎝. **개화 시기** 4~5월. **꽃** 담홍자색이나 흰색이며, 직경 2~3㎝. **잎** 3출복엽.

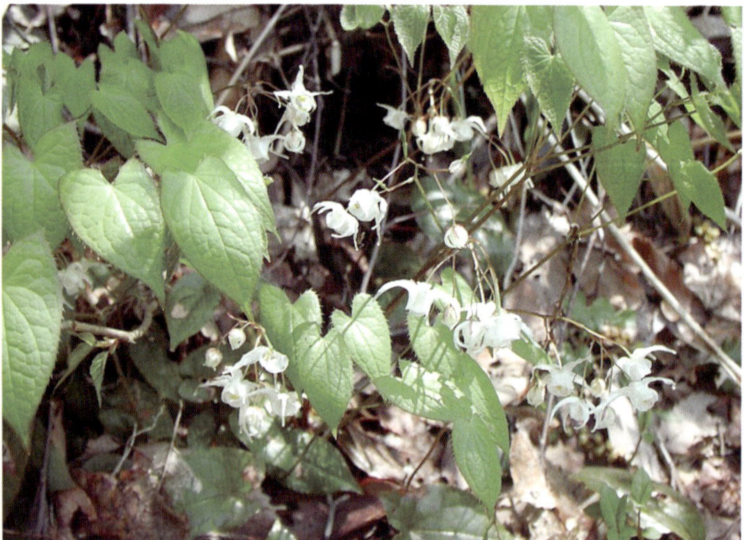

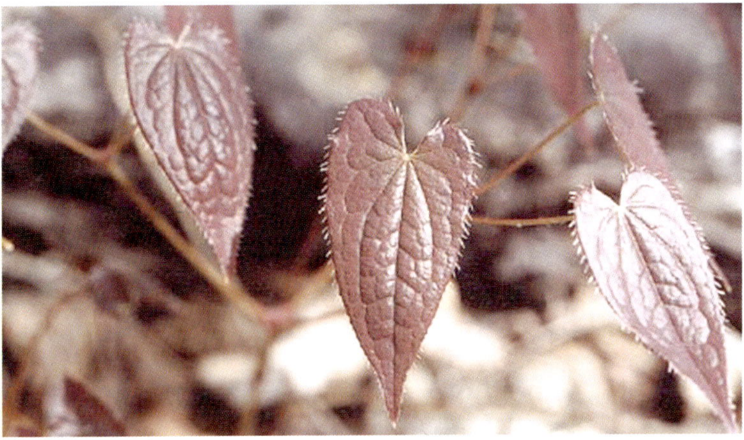

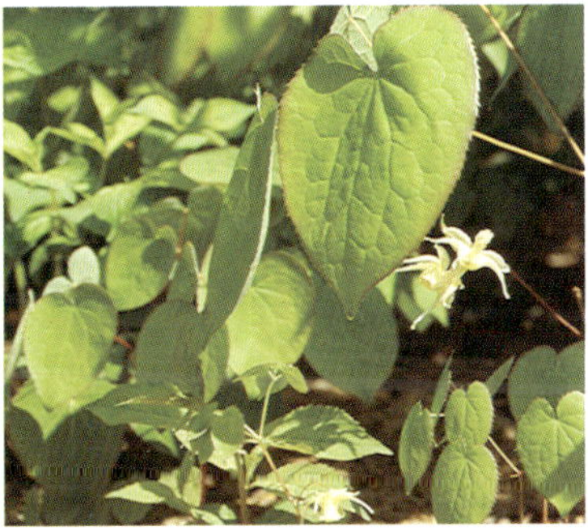

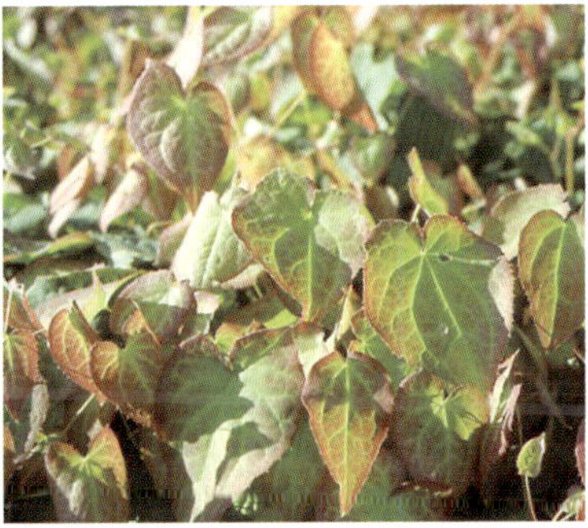

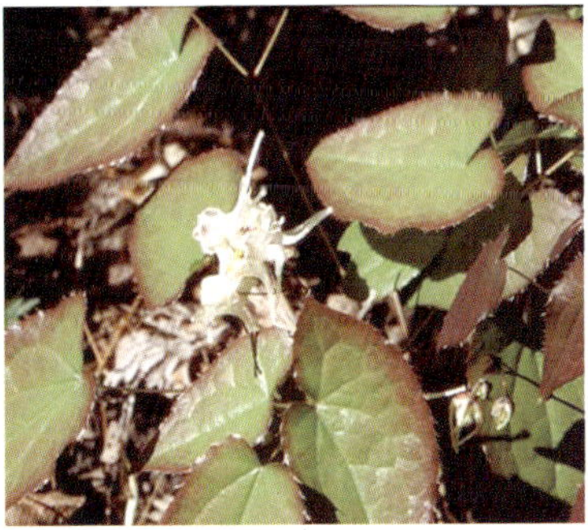

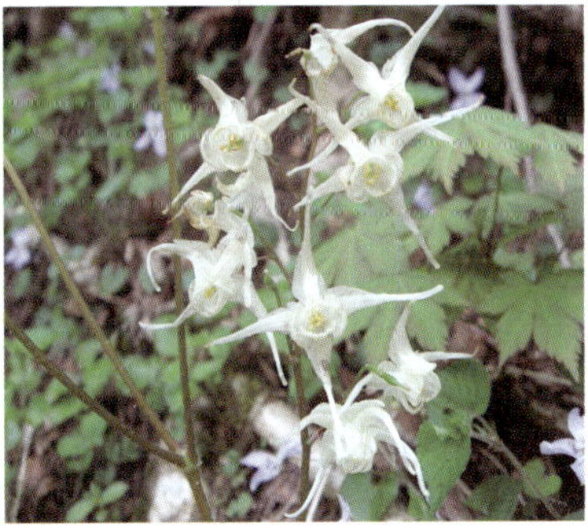

산자고 Tulipa edulis

약효_ 해열제로 쓰고, 종기나 부스럼 등에 효과가 좋다.

봄철 작은 튤립 같은 꽃을 피우는데, 낮에 볕이 들 때는 열리고 어두워지면 닫힌다. 약용으로 사용하는 것은 땅 아래 구근에 붙어 있는 비늘줄기이다. 햇볕에 말린 것을 달여 해열제로 사용한다. 날것을 그대로 갈아 만든 즙은 종기나 부스럼 등에 효과가 좋다. 꽃이 지면 비늘줄기를 파서 물로 잘 씻은 다음 외피를 벗기고 비늘줄기를 다듬어 말린다.

이용 부위 비늘줄기. **용법** 햇볕에 말린 다음 달인다. **채취 시기** 5~6월. **분포** 전국. **자라는 곳** 양지바른 풀밭. **생태** 다년생풀. **크기** 길이 15~25㎝. **개화 시기** 3~5월. **꽃** 길이 2~2.5㎝로 양지바른 곳에 핀다. **잎** 선형이며 꽃줄기에 2장의 화포 잎이 더 난다.

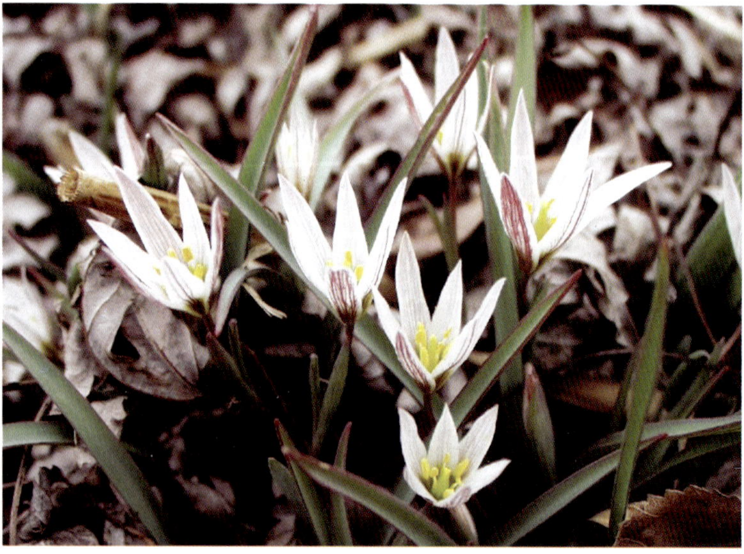

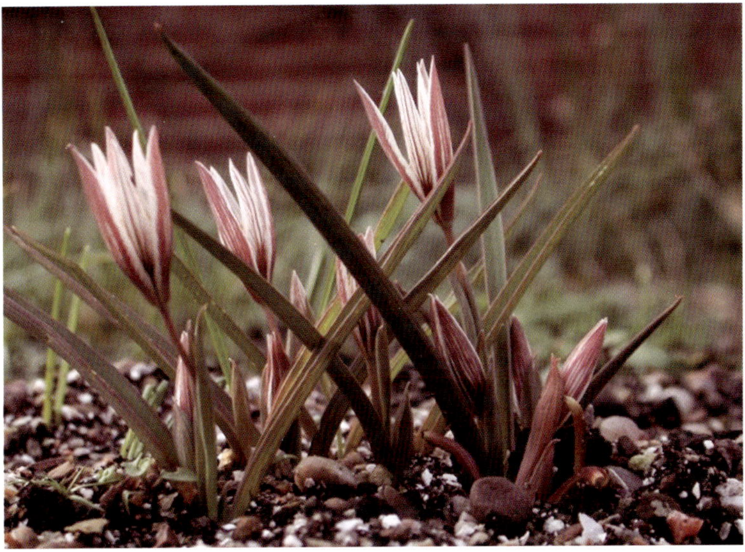

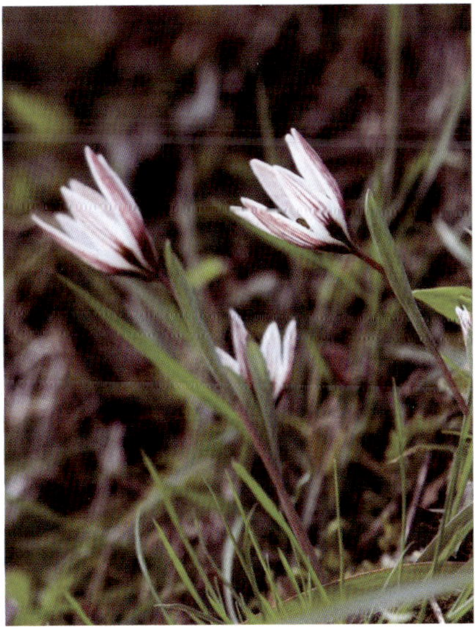

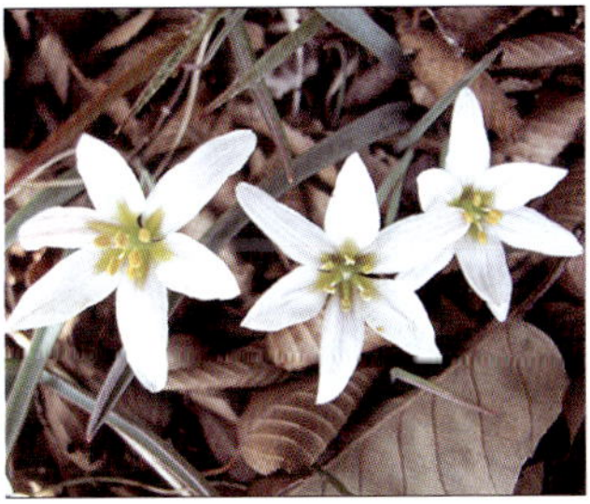

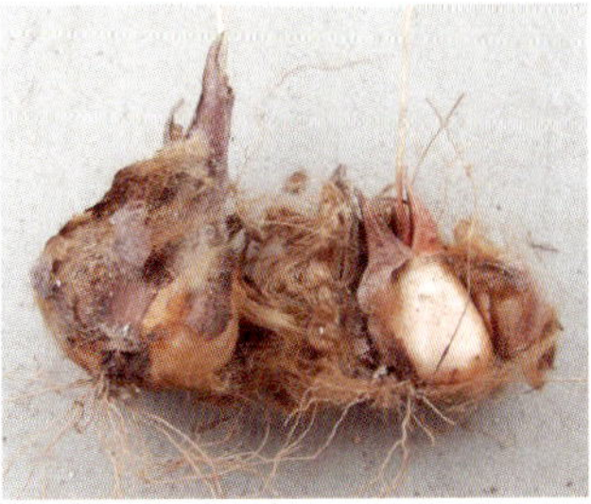

산마늘_ 명이나물 Allium victorialis var. platyphyllum

약효_ 강장, 자양, 식욕부진, 피로, 권태, 건위, 이뇨에 약효가 있다.

잎은 나물로 먹는다. 독특한 풍미가 나고 맛있다. 예부터 심신 수련을 하는 도반들이 산마늘 줄기를 먹고 열심히 수행에 임했다고 한다. 마늘과 부추 사이에 있는 맛이 나는 산채로, 약용으로도 활용한다. 비늘줄기를 건조시킨 것을 분말로 만들어 먹거나 달여 마셔도 좋지만, 소주에 담가 약주로 만들면 마시기 쉽다. 시판하는 마늘로도 대용할 수 있으며, 약효는 거의 같고, 자양, 강장에 좋다.

이용 부위 비늘줄기. **용법** 햇볕에 말린 것을 약주로 담근다. **채취 시기** 봄~여름. **분포** 전국. **생태** 다년생풀. **자라는 곳** 산속의 숲. **크기** 길이 40~ 70cm. **개화 시기** 6~7월. **꽃** 줄기 끝에 동그란 모양으로 핀다. **잎** 긴 타원형이며 도톰하다.

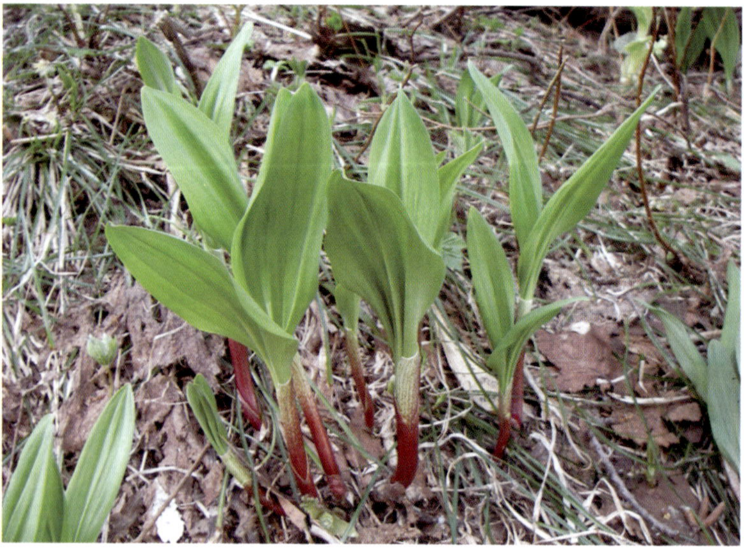

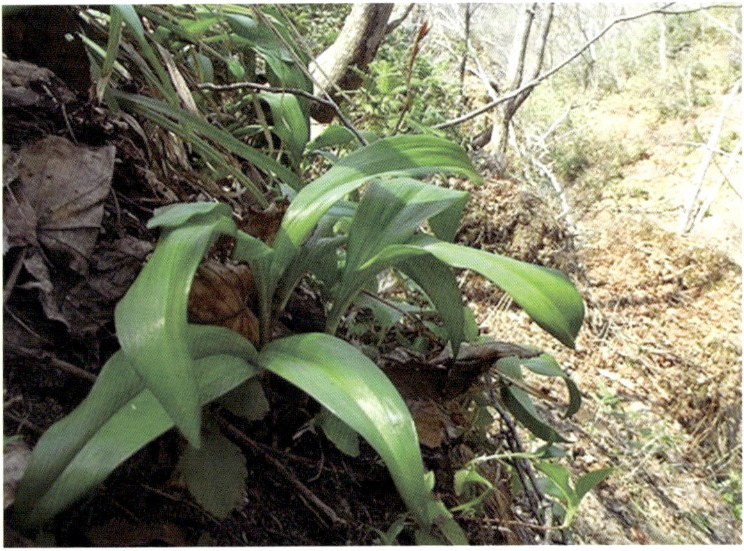

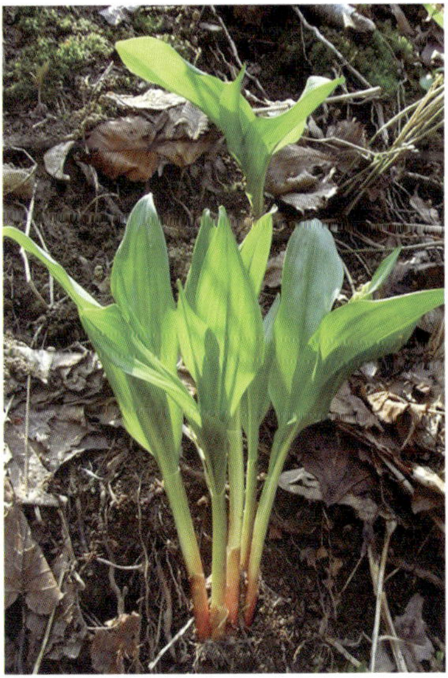

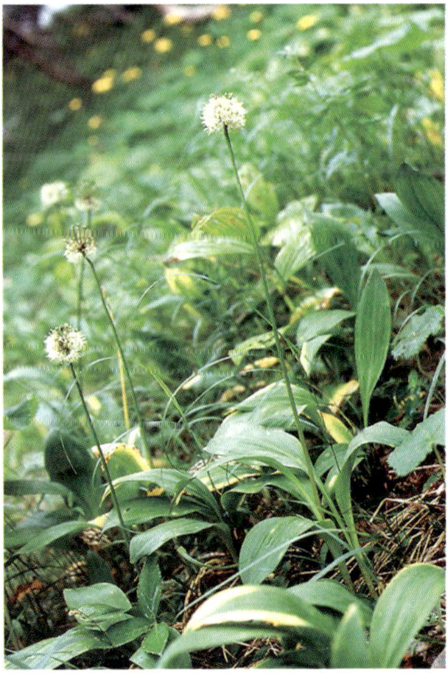

산달래 *Allium grayi*

약효_ 목의 통증, 식욕부진에 좋고, 편한 잠을 잘 수 있게 한다.

봄에 비늘줄기를 채취한다. 신선한 파 향내가 풍기는 산채로, 먹으면 약용 효과도 볼 수 있다. 비늘줄기 껍질을 벗기고 날로 먹으면 목의 통증과 식욕부진에 좋다. 약주로 만들어 마시면 수면도 돕는다. 또한 뿌리줄기를 갈아 붙이면 타박상, 화상, 벌레 물린 곳 등에 좋다.

이용 부위 비늘줄기. **용법** 날것으로 먹거나 약주로 만든다. **채취 시기** 4월. **분포** 전국. **자라는 곳** 산, 들, 풀밭. **생태** 다년생풀. **크기** 키 50~80㎝. **개화 시기** 5~6월. **꽃** 담홍자색의 작은 꽃이 동그랗게 듬성듬성 핀다. **잎** 선형이며, 겨울에서 봄까지는 줄기 밑에서 자란다.

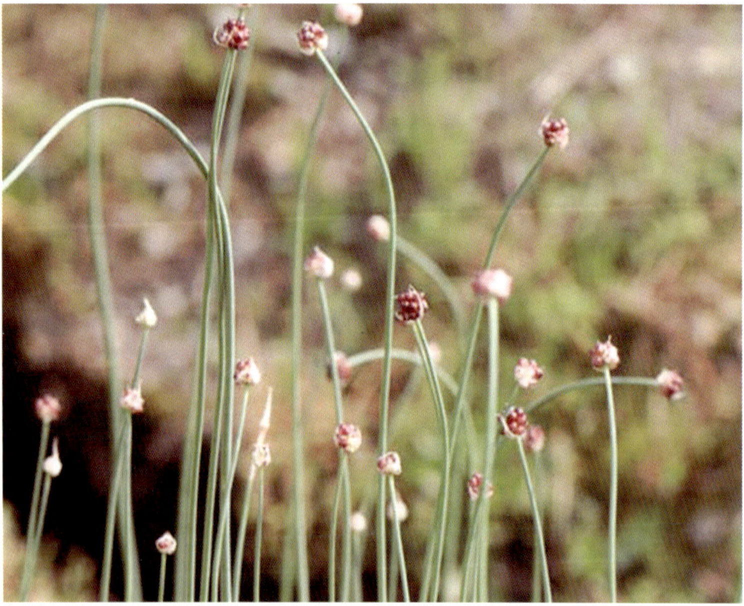

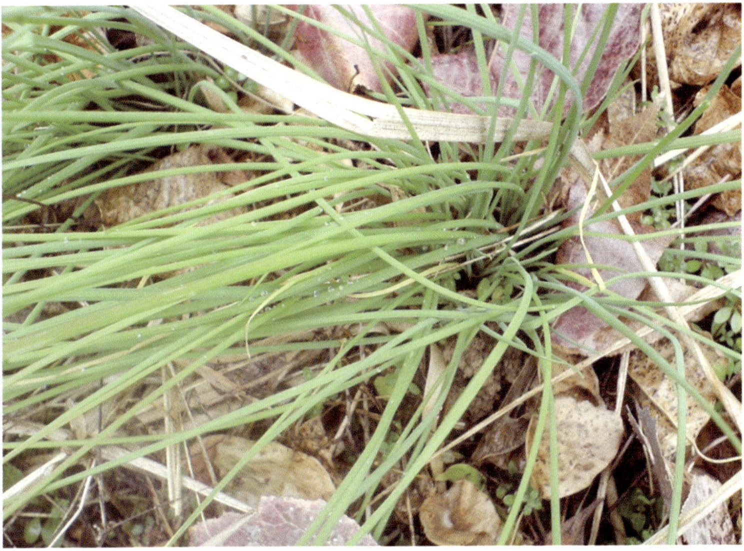

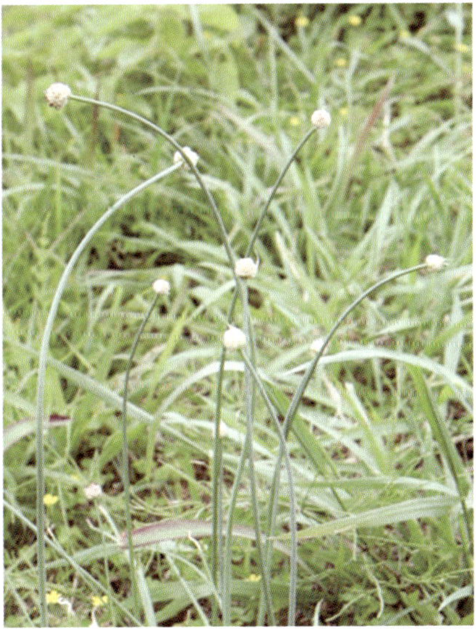

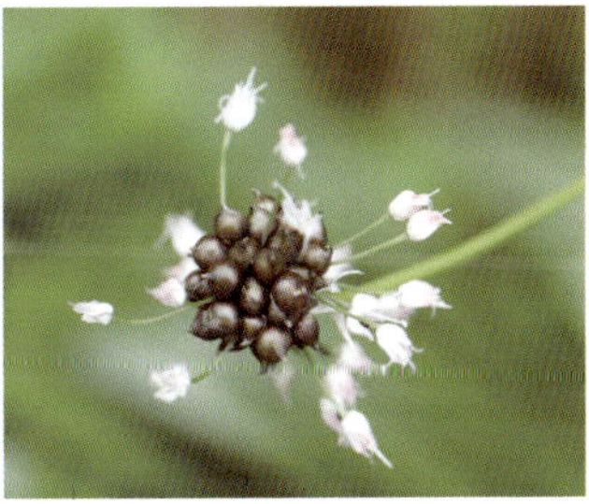

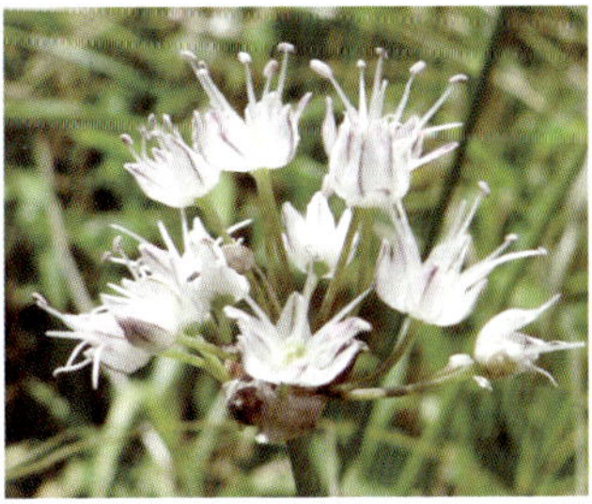

원추리 Hemerocallis fulva var. kwanso

약효_ 부종(뿌리), 과식, 불면, 해열(새싹, 꽃봉오리)에 효능이 있다.

원추리 꽃은 짙은 오렌지색의 꽃잎을 피우는 일일화(一日花)이다. 겹꽃잎과 홑꽃잎이 있는데 둘 다 쓰인다. 부위에 따라 약효가 다르며, 뿌리는 부종과 이뇨제로, 새싹과 봉오리는 해열과 과식, 불면증 등에 효능이 있다. 꽃봉오리는 뜨거운 탕에 2~3분 담갔다가 햇볕에 건조시켜 사용한다.

이용 부위 뿌리, 새싹, 꽃봉오리. **용법** 햇볕에 말린 것을 달여 마심. **채취 시기** 봄~여름. **분포** 전국. **자라는 곳** 풀밭. **생태** 다년생풀. **크기** 키 80~100㎝. **개화 시기** 7~8월. **꽃** 겹꽃잎이며 오렌지색. **잎** 넓은 선형으로 길이는 40~60㎝.

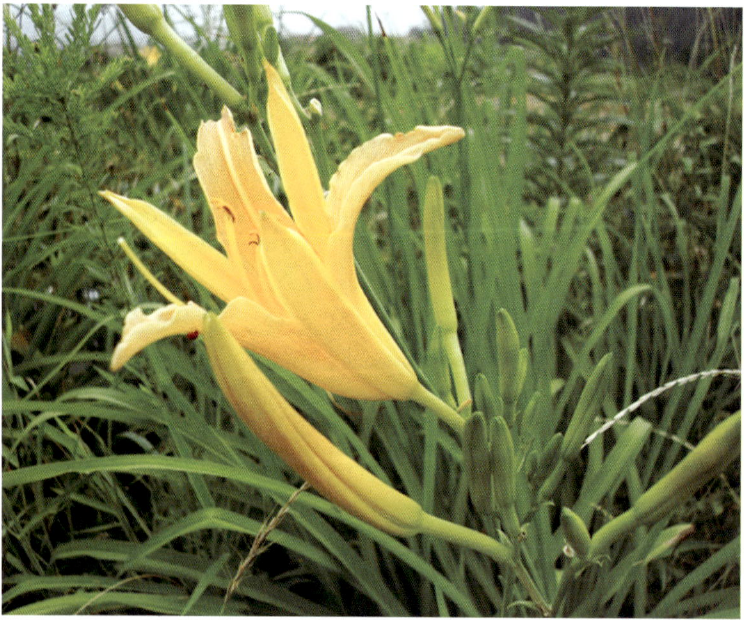

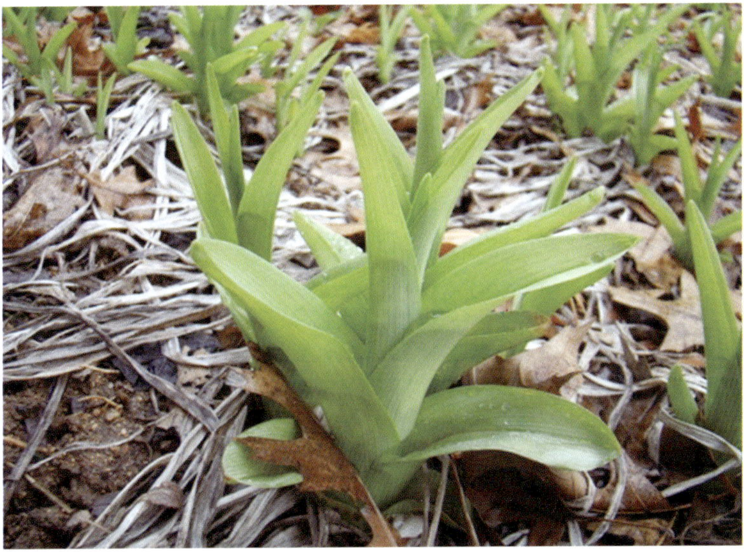

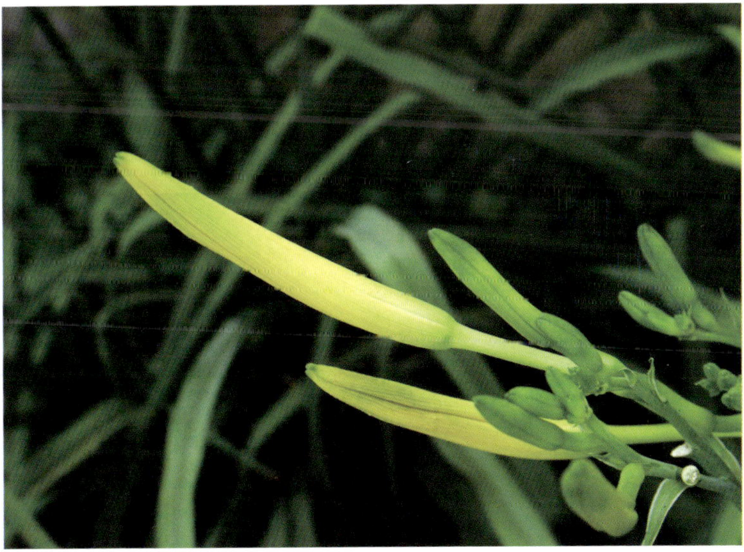

둥굴레 Polygonatum odoratum var. pluriflorum

약효_ 자양 강장, 기미 없앰, 기침, 피로 권태 등에 효능이 있다.

봄의 새싹은 산나물로 먹는다. 약제로 쓰는 건 뿌리줄기이다. 자양 강장에 좋고, 꾸준히 마시면 얼굴에 난 기미가 없어지고, 몸이 가벼워져서 젊어진다. 몸을 촉촉하게 하고, 밤에 일어나는 기침에도 효과적이다. 지상에 있는 부위가 마를 때가 약효가 가장 높다.

이용 부위 뿌리줄기. **용법** 햇볕에 말려 달여 마심. **채취 시기** 9~10월. **분포** 전국. **자라는 곳** 산지, 숲. **생태** 다년생풀. **크기** 키 30~60㎝. **개화 시기** 6~7월. **꽃** 하얀 꽃이 밑을 향해 달려 있다. **잎** 긴 타원형.

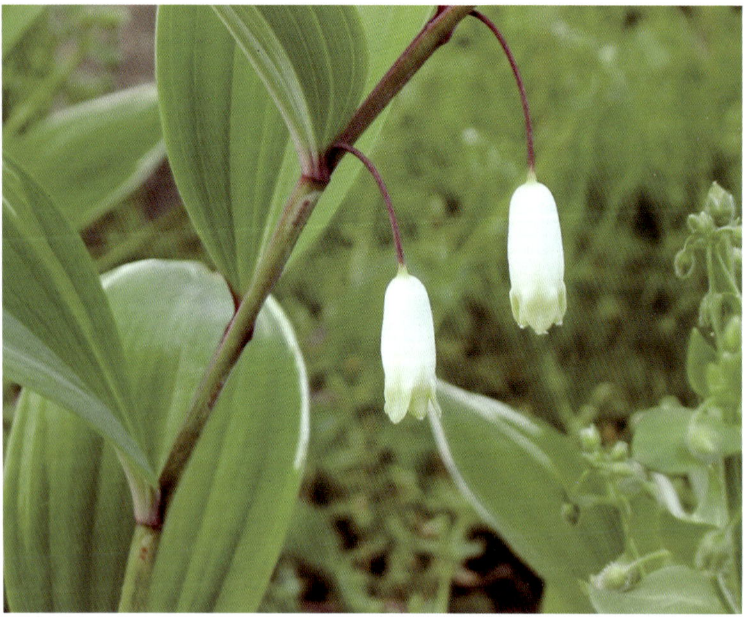

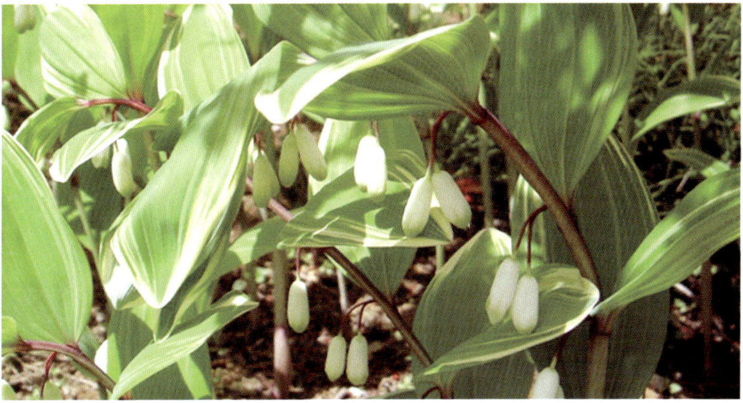

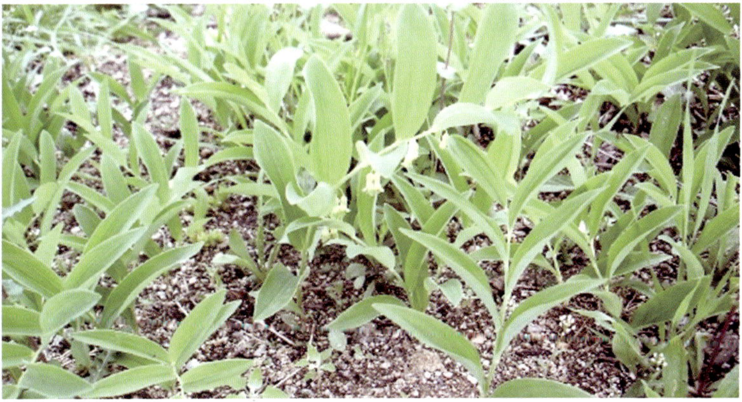

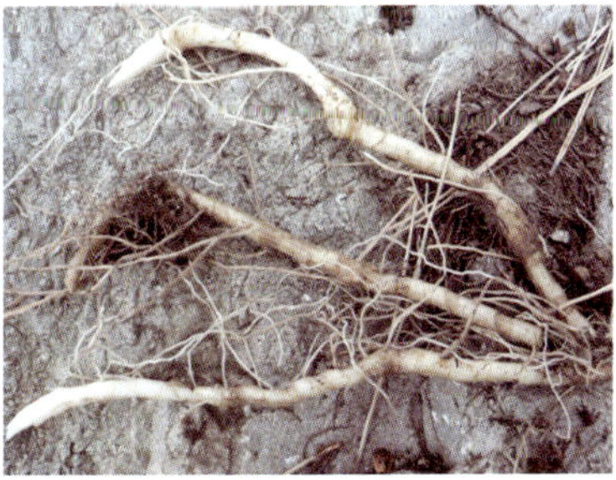

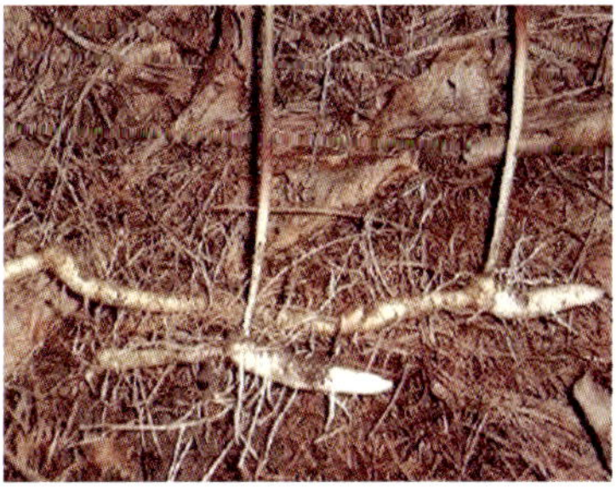

참나리 Lilium lancifolium

약효_ 자양 강장, 이뇨, 기침을 멈추게 하는 효능이 있다.

땅 속에 여러 장의 비늘잎으로 이루어진 비늘줄기가 있다. 요리에도 쓰이는 이 식물은 밭에서 재배하기도 한다. 비늘잎에서는 희미한 쓴맛과 향기가 난다. 자양 강장, 이뇨, 기침을 멈추게 하는 효능이 있다. 약용으로 쓰는 것은 비늘잎을 한 장씩 떼어내 뜨거운 물에 살짝 담갔다가 말린 것을 달여 마시거나 생약으로 쓴다.

이용 부위 뿌리줄기. **용법** 뜨거운 물에 데쳤다가 햇볕에 말린 것을 달여 마심. **채취 시기** 가을. **분포** 전국. **자라는 곳** 산과 들. **생태** 다년생풀. **크기** 키 1~2m. **개화 시기** 7~8월. **꽃** 흑자색에 갈색 반점이 있다. 밑을 향해 핀다. **잎** 광선형이며 마주 난다.

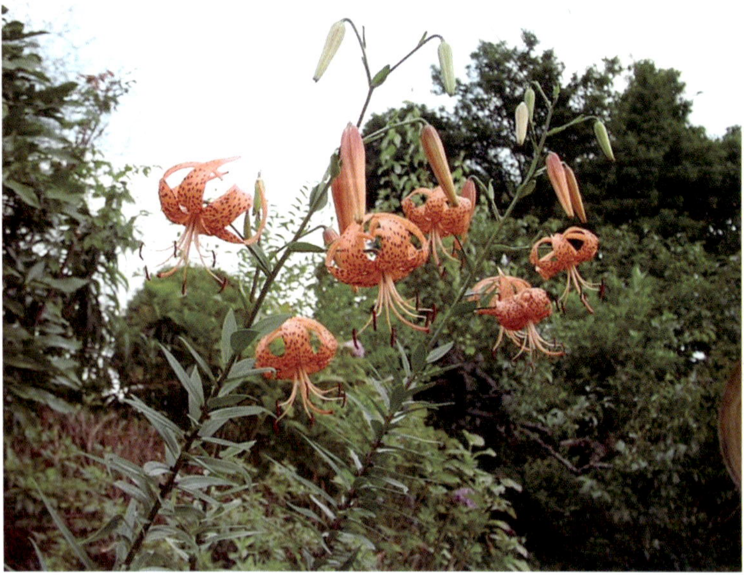

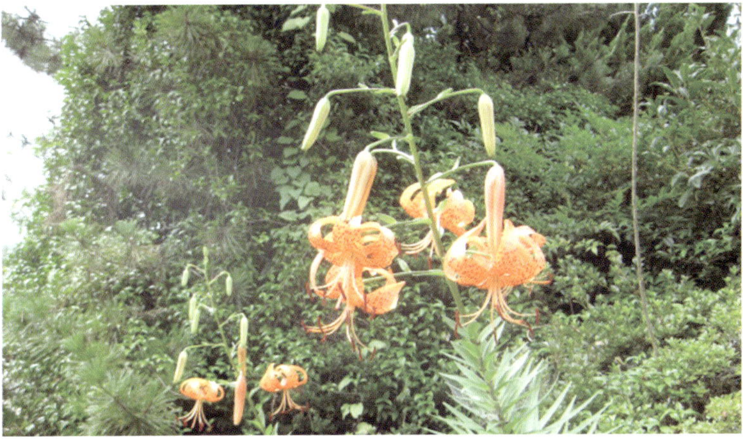

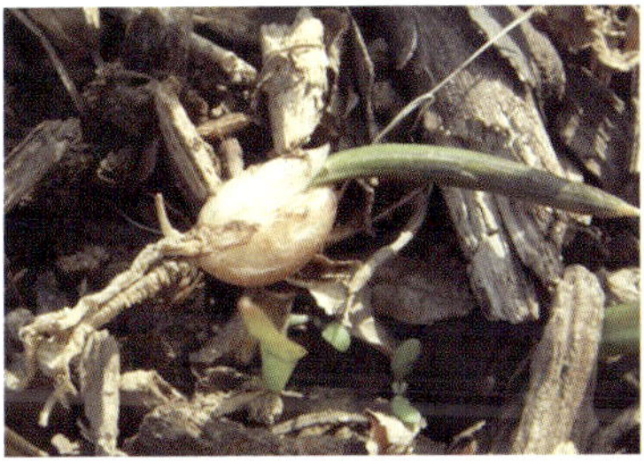

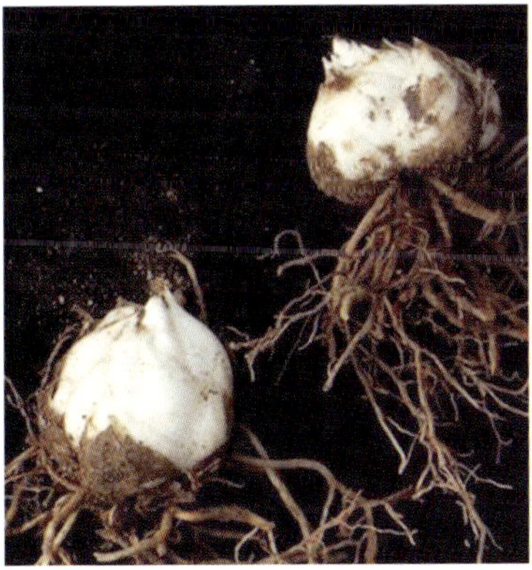

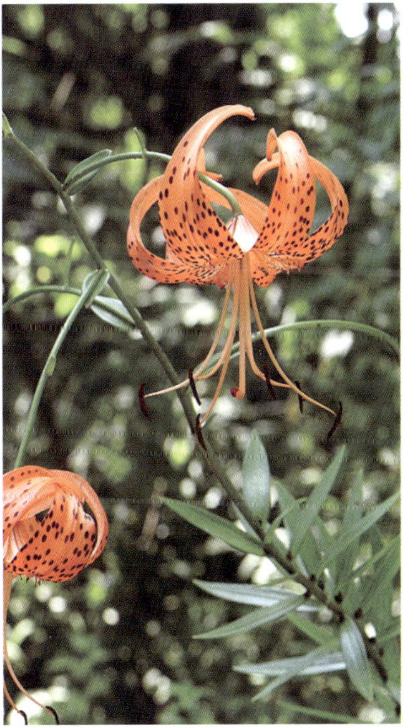

맥문동 Ophiopogon japonicus

약효_ 기침, 목의 갈증, 위통, 변비에 효능이 있다.

숲속 나무그늘에 자라는 잡초이며 정원에도 많이 심는다. 수염뿌리 끝의 비대한 부분을 대엽맥문동이라고 부른다. 약용으로 사용하는 것은 동그란 모양의 비대한 부분만을 채취한다. 채취한 다음에는 수염뿌리와 땅 위 부분을 상처를 주지 않고 다시 심는 것이 좋다. 채취하여 말린 것을 맥문동이라고 하며 생약으로 쓴다. 달여서 복용하면 몸을 촉촉하게 하고, 기침, 변비, 목마름 증상을 동반한 위통에 좋다.

이용 부위 뿌리의 비대한 부분. **용법** 햇볕에 말려 달여 마심. **채취 시기** 연중. **분포** 전국. **자라는 곳** 산과 들의 숲속. **생태** 다년생풀. **크기** 키 10~20㎝. **개화 시기** 5~6월. **꽃** 옅은 보라색 또는 흰색이며, 총상꽃차례이다. **잎** 선형이며 늘 푸르다.

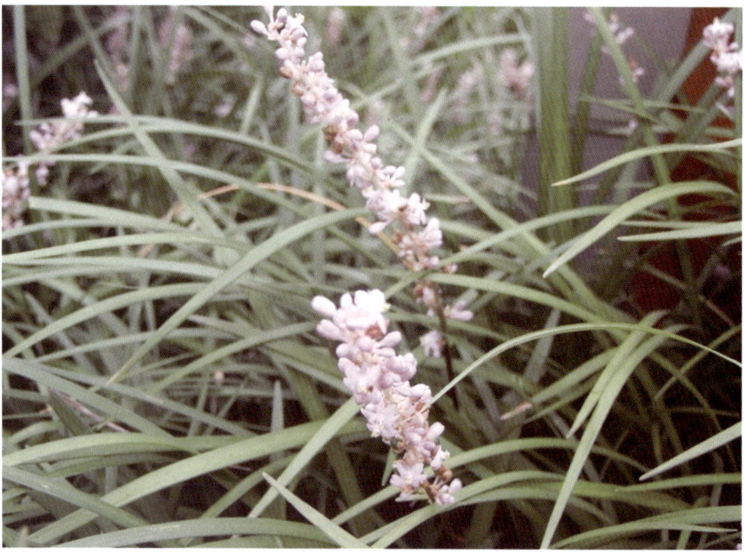

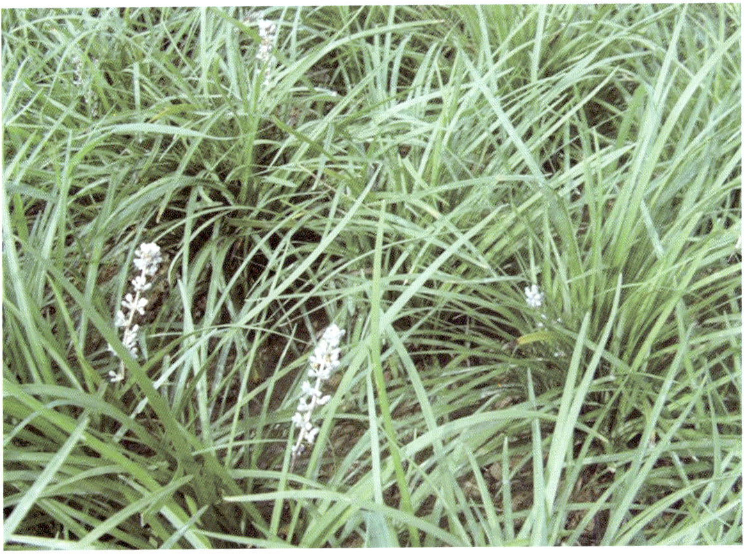

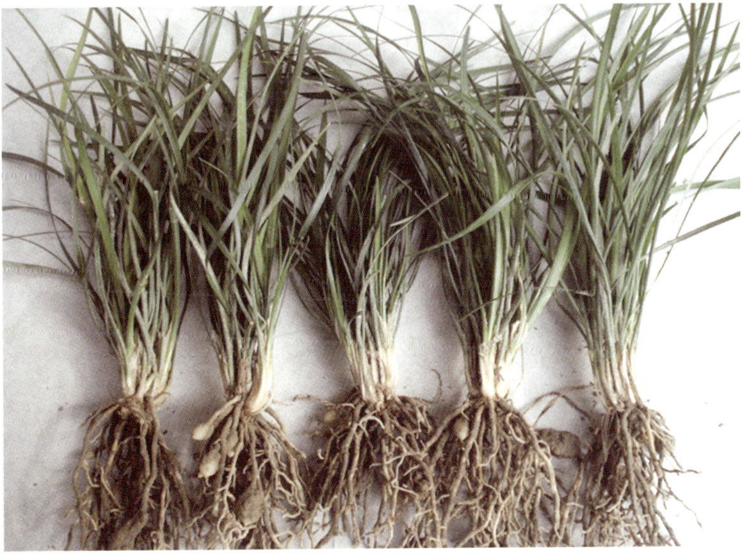

민들레 Taraxacum platycarpum

약효_ 위장병, 변비, 천식에 좋다.

풀 전체가 식용이 된다. 꽃은 술로, 잎은 나물이나 차로, 뿌리는 무침으로 만들어 먹는다. 어떤 종류이든 모두 이렇게 이용할 수 있다. 약용도 되는 뿌리는 말려 달여서 복용하면 위장병, 변비, 천식 등에 좋다. 센 불에 볶아 말리면 커피 대용도 된다.

이용 부위 뿌리. **용법** 햇볕에 말린 것을 달여 마심. **채취 시기** 연중. **분포** 전국. **자라는 곳** 길거리, 공터. **생태** 다년생풀. **크기** 키 15~ 30㎝. **개화 시기** 4~5월. **꽃** 노란색, 직경 3~4㎝. **잎** 깃털 모양으로 갈라진다.

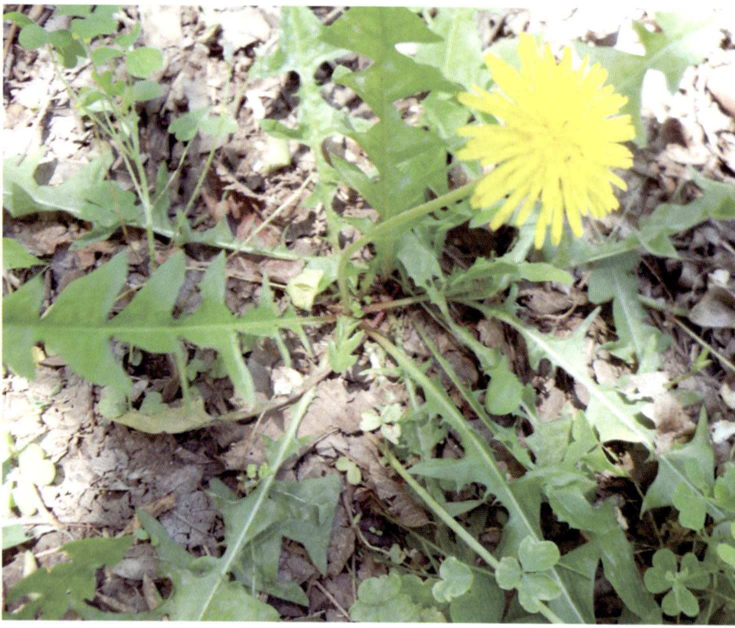

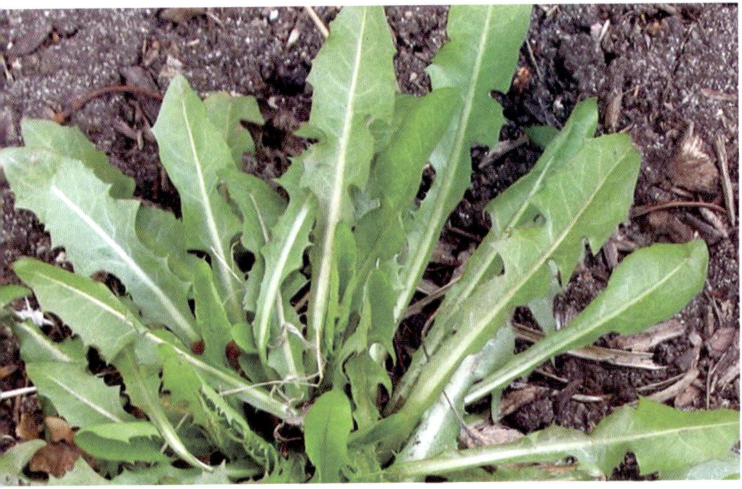
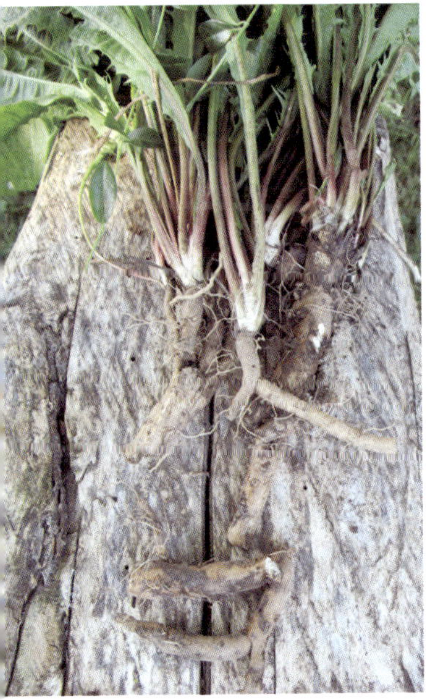
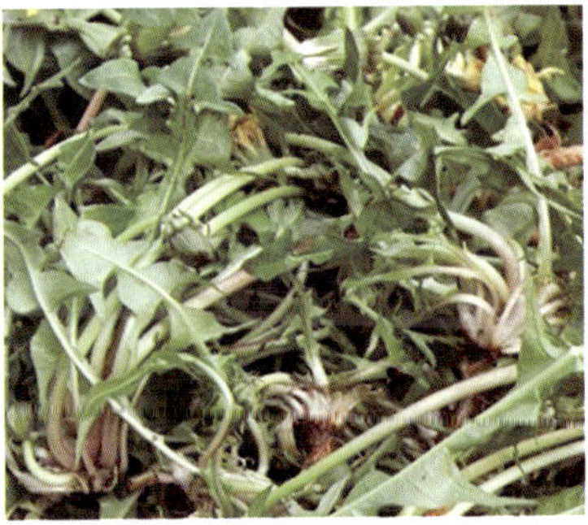
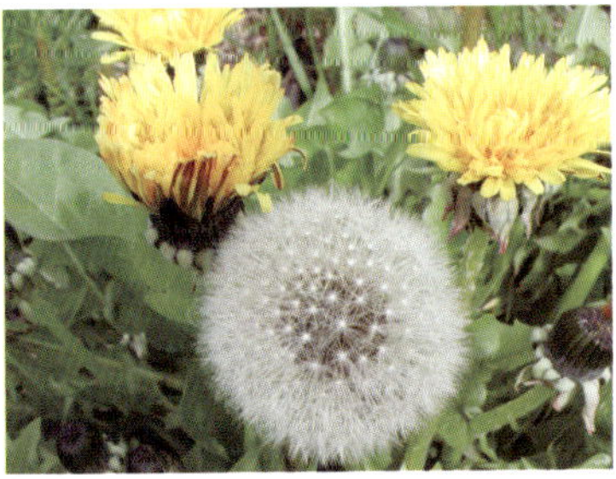

머위 Petasites japonicus

약효_ 기침을 멈추게 하고, 천식, 가래를 없애준다.

들판에 봄이 왔음을 알리는 산채 가운데 하나이다. 이른 봄에 잎보다 먼저 꽃줄기가 자라는데, 꽃 이삭은 커다란 포로 싸여 있다. 꽃이 진 후 자라는 잎과 자루는 나물로 식용하고, 꽃 이삭은 식용 또는 약용한다. 쌉싸래한 맛이 난다. 꽃 이삭은 말린 다음 다려 마시면 기침에 좋다. 꽃이 자라기 전에 채취하여 동그란 모양 그대로 그늘에 말린 것을 데친다.

이용 부위 꽃. **용법** 머위의 어린 꽃줄기를 그늘에 말려 다려 마신다. **채취 시기** 3~4월. **분포** 전국. **자라는 곳** 산지. **생태** 다년생풀. **크기** 길이 40~50㎝. **개화 시기** 3~5월. **꽃** 자웅이주. 암꽃은 백색이며 수꽃은 황백색이다. **잎** 신장 모양이며 기다란 무늬가 있다.

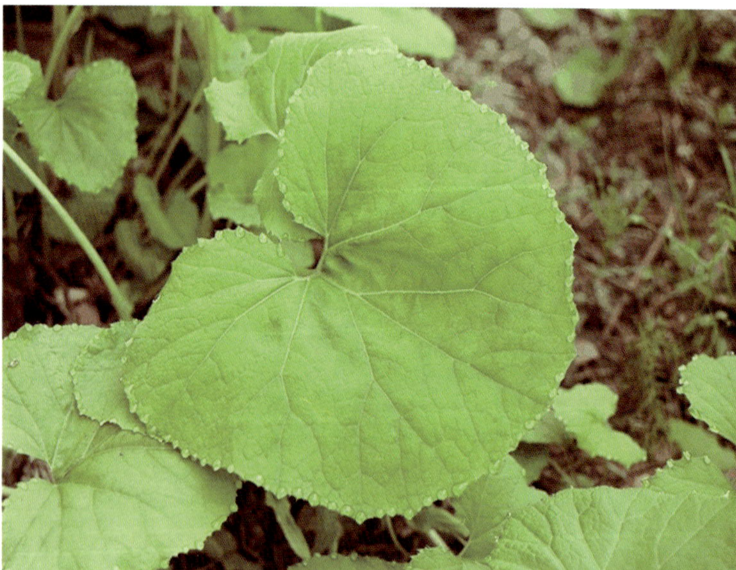

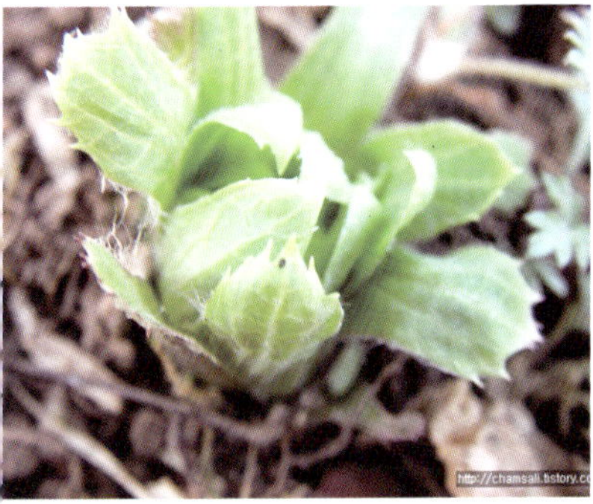
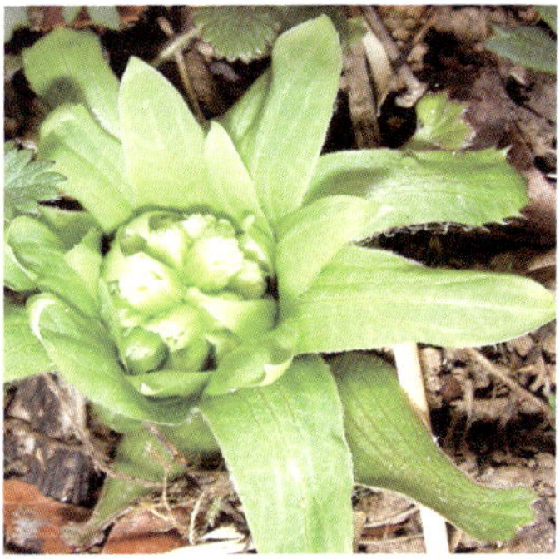
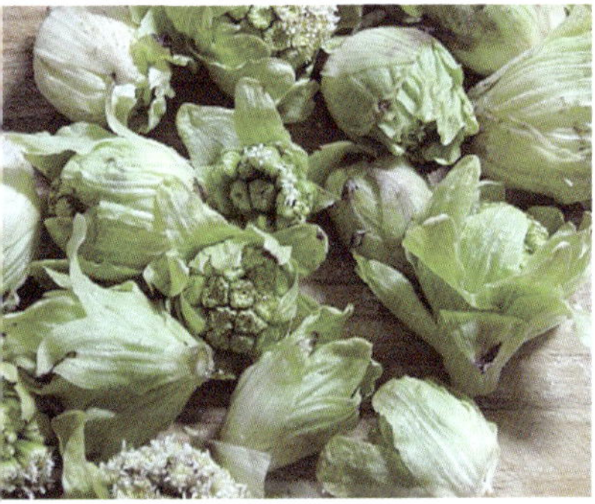
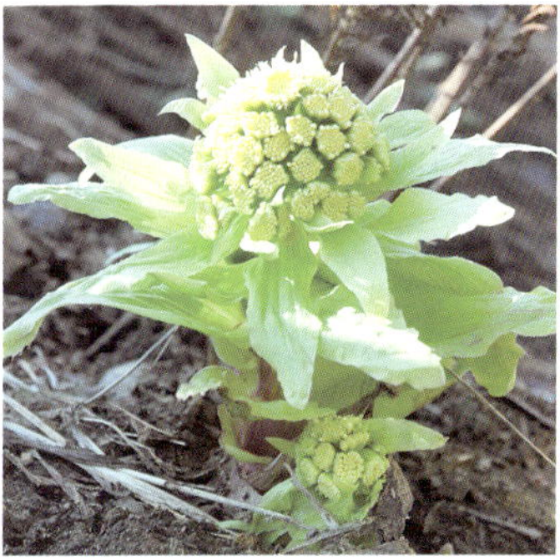
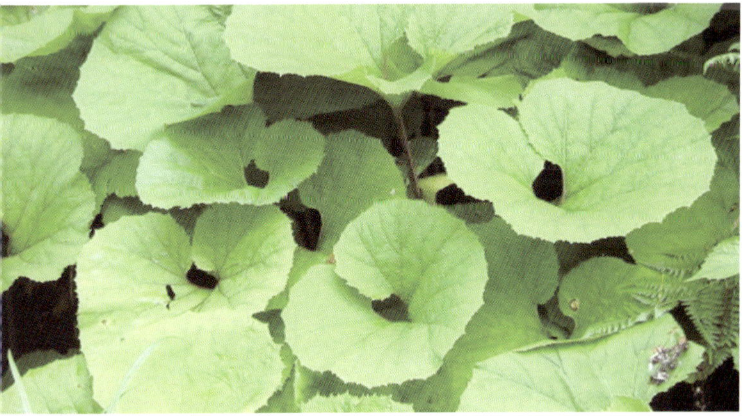

털머위 Farfugium japonicum

약효_ 화상, 종기 등 외상을 치료한다.

해안가 근처에서 자생한다. 늘 푸르고 윤이 나는 잎과 늦가을에도 피는 황색 꽃은 관상용으로 마당에 심기도 한다. 잎은 화상(火傷)과 외상(外傷)에 좋기 때문에 마당에 심어두고 비상약으로 활용하면 좋다. 타닌을 많이 함유하고 있으며, 소염, 해열 작용을 한다. 잎을 볶아 표피를 벗기고, 환부에 붙이면 화상을 치료한다.

이용 부위 잎. **용법** 잎을 볶아 표피를 벗기고 환부에 바른다. **채취 시기** 연중. **분포** 경남 · 전남 · 울릉도. **자라는 곳** 해안가. **생태** 상록다년생풀. **크기** 키 30~75㎝. **개화 시기** 9~10월. **꽃** 노란색이며 직경 5㎝. **잎** 도톰하고 윤이 난다.

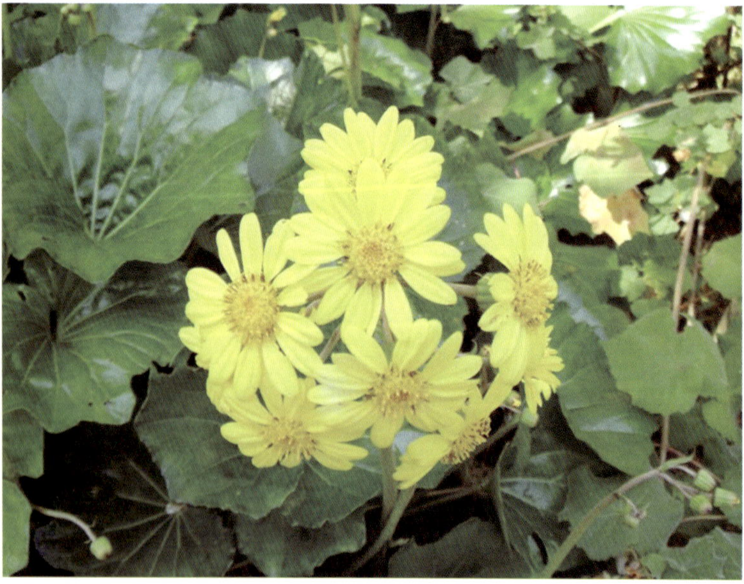

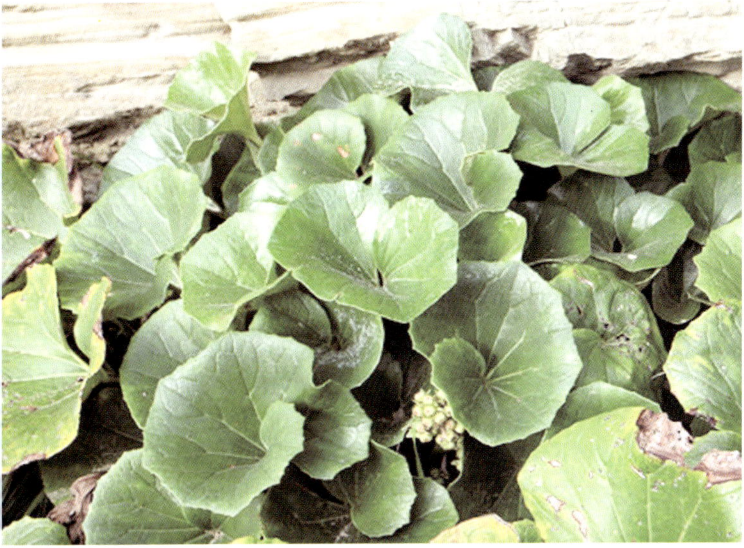

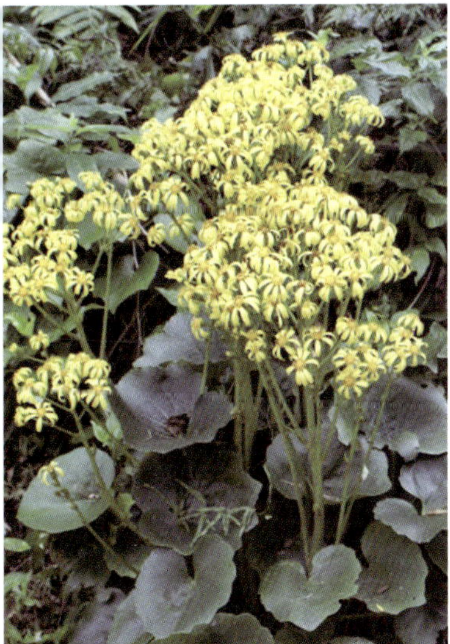

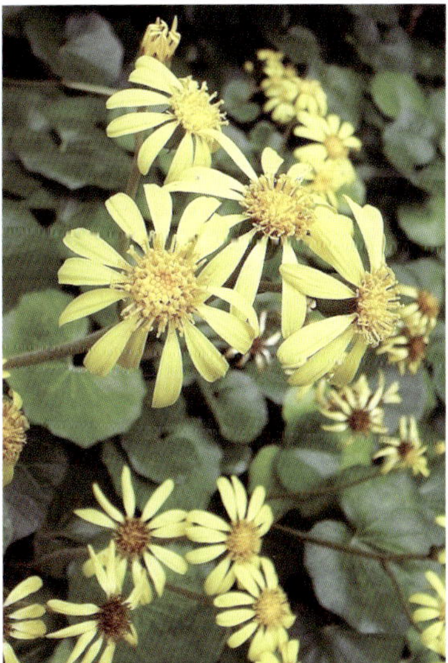

개미취 Aster tataricus

약효_ 기침을 멎게 하고, 가래를 없애준다.

꽃이 아름다워 관상용으로도 재배한다. 약용으로 사용하는 것은 뿌리줄기 부분이기 때문에 야생종은 드물다. 햇볕에 말린 것을 달여서 복용하면 몸이 따뜻해지며, 기침을 멈추게 하고 가래를 없애는 데 좋다. 꽃이 진 가을에서 겨울 동안 뿌리줄기를 파내 수염뿌리를 제거하고 잘 씻어 햇볕에 말린다.

이용 부위 뿌리줄기. **용법** 햇볕에 말린 것을 달여 마심. **채취 시기** 9~12월. **분포** 전국. **자라는 곳** 산속 습지. **생태** 다년생풀. **크기** 키 1~2m. **개화 시기** 7~10월. **꽃** 담청자색이며 직경 3~3.5㎝. **잎** 긴 타원형이며 길이는 10~35㎝.

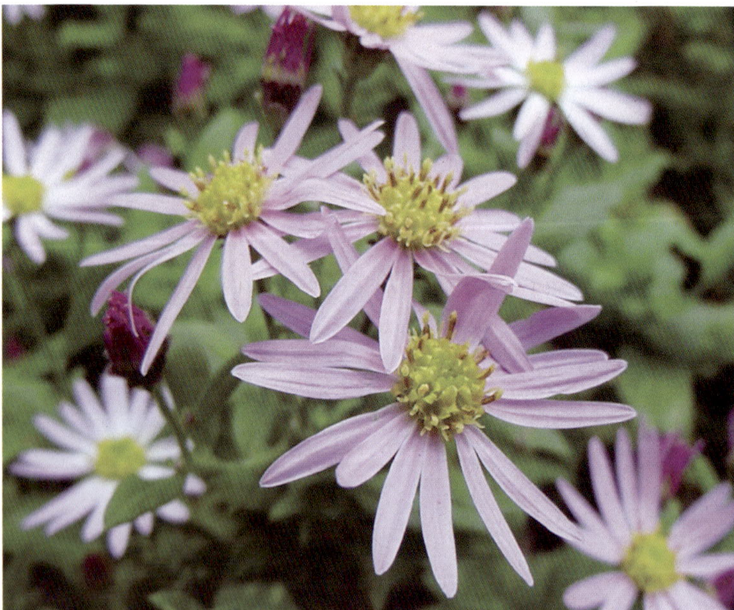

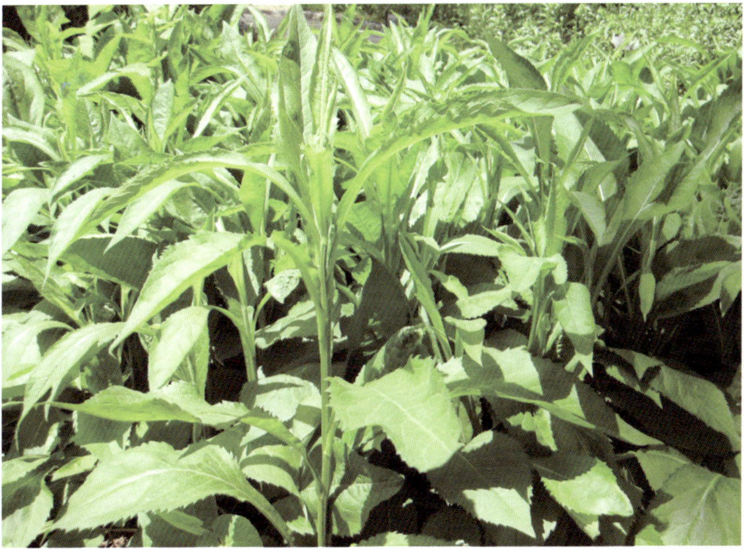
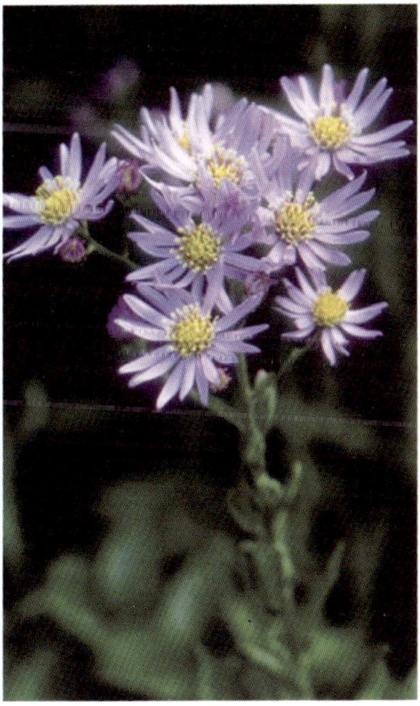
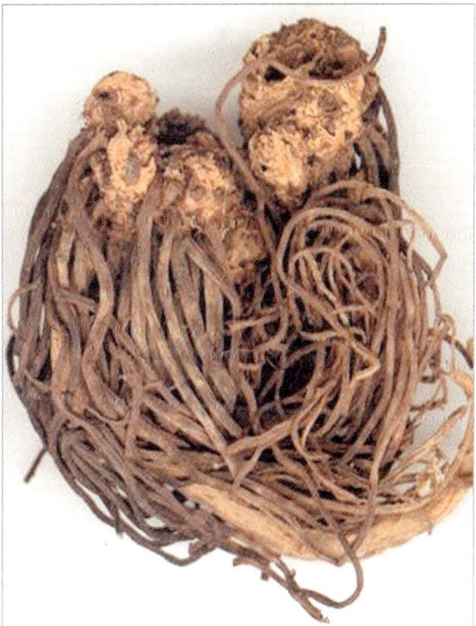

금불초·솜방망이 Inula japonica

약효_ 가래를 삭이고, 위장을 튼튼하게 해준다. 메스꺼움을 진정시킨다.

금불초에는 국화과 금불초속인 금불초 외에 국화과 솜방망이속 솜방망이가 있는데, 둘 다 약용으로 이용한다. 솜방망이는 습지나 논두렁 등에서 자라며, 길이는 약 80㎝이고, 줄기가 부드럽다. 금불초는 방사선 모양으로 가지런히 선 혀모양 꽃을 피운다. 솜방망이는 금불초보다 더 길고 굵으며 부드럽다. 꽃은 약용으로 사용한다. 꽃이 피는 시기에 꽃을 채취하는데, 그 중에서도 혀꽃만을 건조시켜 이용한다.

이용 부위 꽃. **용법** 말린꽃을 끓인다. **채취 시기** 7~8월. **분포** 전국. **자라는 곳** 논두렁, 습지. **생태** 다년생풀. **크기** 길이 20~60㎝. **개화 시기** 7~8월. **꽃** 노란색이며 직경이 3~4㎝. **잎** 긴 타원형으로 5~10㎝.

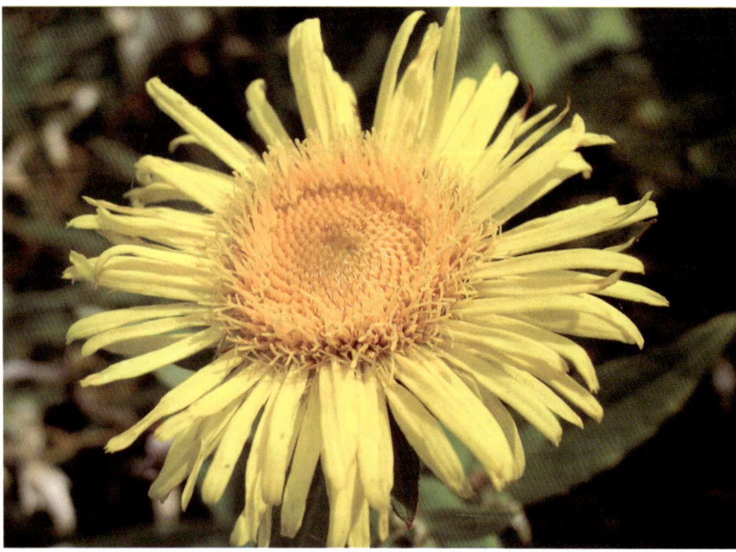

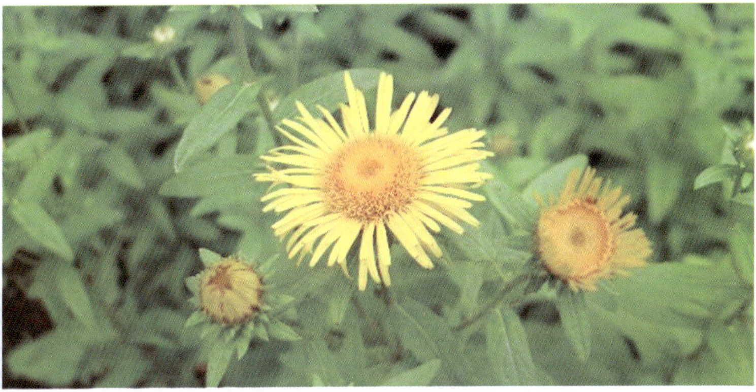

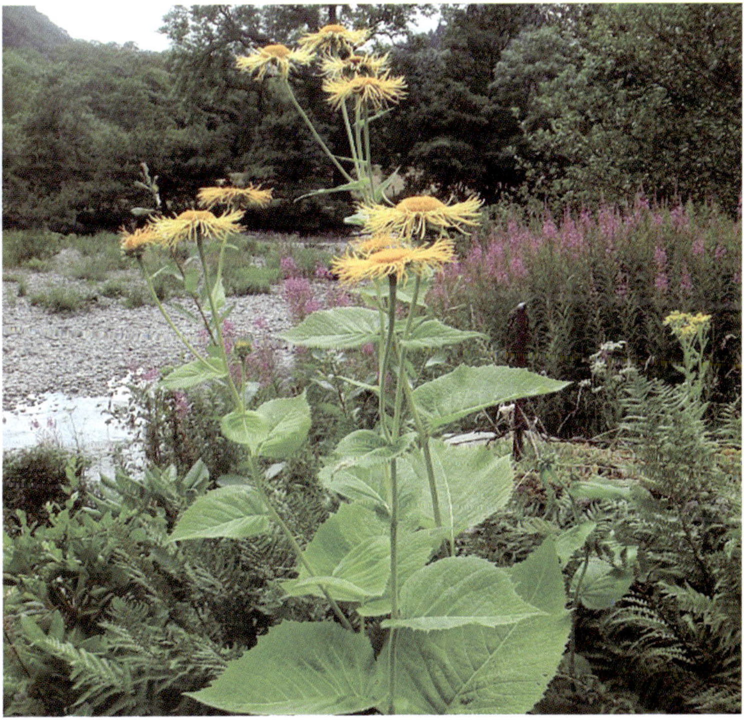

냉이 Capsella bursa-pastoris

약효_ 설사, 부기, 이뇨, 지혈, 해열에 좋다.

봄을 대표하는 나물 가운데 하나이며, 논밭에 나는 잡초와 같은 존재지만 만병에 좋다고 하는 민간약초이다. 혈액의 응고를 촉진하여 혈관 수축, 장관 수축, 심장기능을 좋게 하며, 부기를 빼준다. 꽃이 필 무렵 채취하여 말린 다음 보존했다가 이뇨와 해열제로 사용한다. 잎줄기가 방사상으로 땅 위에 퍼지며 자라는데, 요리에 주로 사용하는 것은 바로 이 시기의 잎이다.

이용 부위 전체. **용법** 햇볕에 말려 찐다. **채취 시기** 3~6월. **분포** 전국 **자라는 곳** 논밭, 길가. **생태** 월년초. **크기** 길이 10~40㎝. **개화 시기** 3~6월. **꽃** 하얀 십자가 모양. 직경 5~6㎝. **잎** 잎은 깃꼴로 깊이 갈라지며 끝으로 갈수록 넓다.

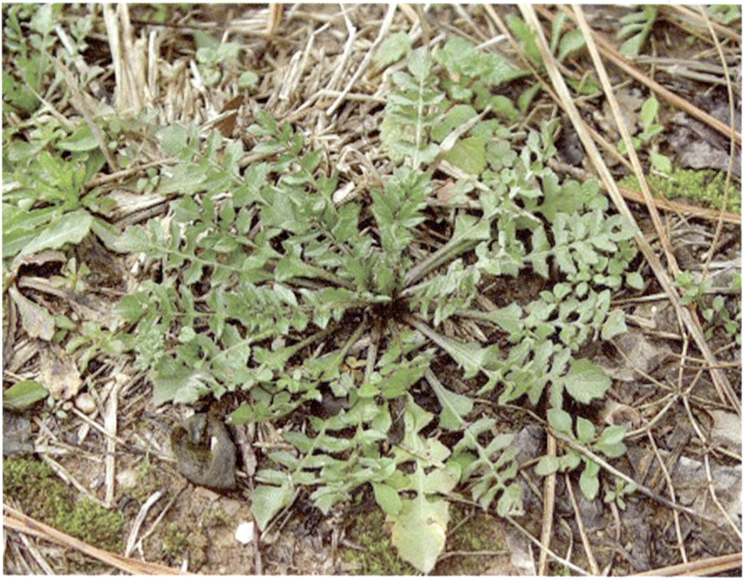

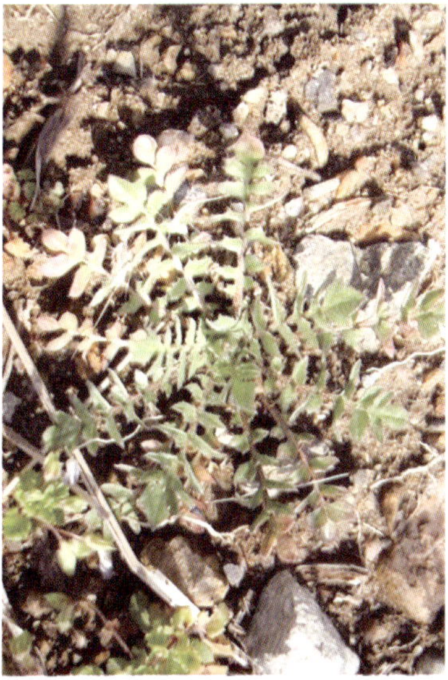
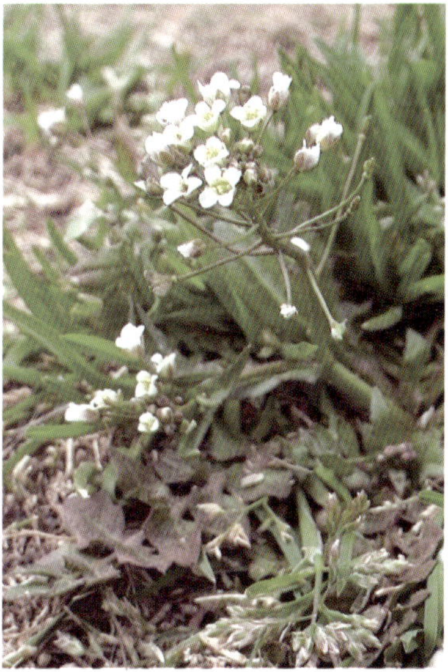
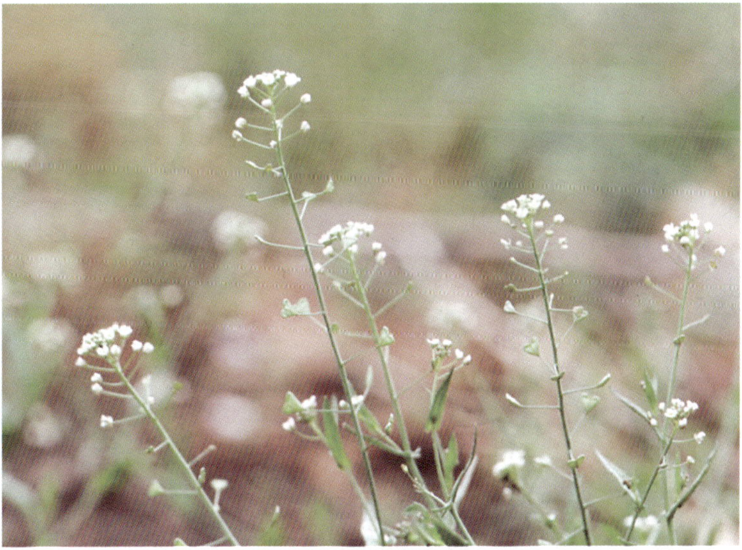

황새냉이 Cardamine flexuosa

약효_ 설사 멈춤, 방광염에 좋다.(전체) 부기를 없애고, 잔기침을 멈춘다.(씨)

이 꽃이 꽃필 무렵을 지표로 볍씨를 고르고 물에 담가 모종 준비를 시작하며, 전국의 논에서 볼 수 있다. 약용으로 사용하려면 개화기에 전체를 채취하여 햇빛에 말린다. 씨는 잘 익은 것을 채취하고 말린 다음, 훑어 그 안의 작은 씨만 걸러낸다. 봄이 오기 직전 논밭에 자라며, 꽃이 필 때가 채취할 시기이다. 씨를 따고 싶으면 5월에 채취한다.

이용 부위 전체 또는 씨. **용법** 햇볕에 말린 것을 찐다. **채취 시기** 3~6월. **분포** 전국. **자라는 곳** 논, 습지. **생태** 월년생. **크기** 길이 10~30㎝. **개화 시기** 3~6월. **꽃** 하얀색 십자가 모양. 직경 7~8㎝. **잎** 여러 개로 이루어진 잔잎이 깃털처럼 모인 겹입으로 잔털이 있고 어긋나며, 끝에 달려 있는 잔잎이 가장 크다.

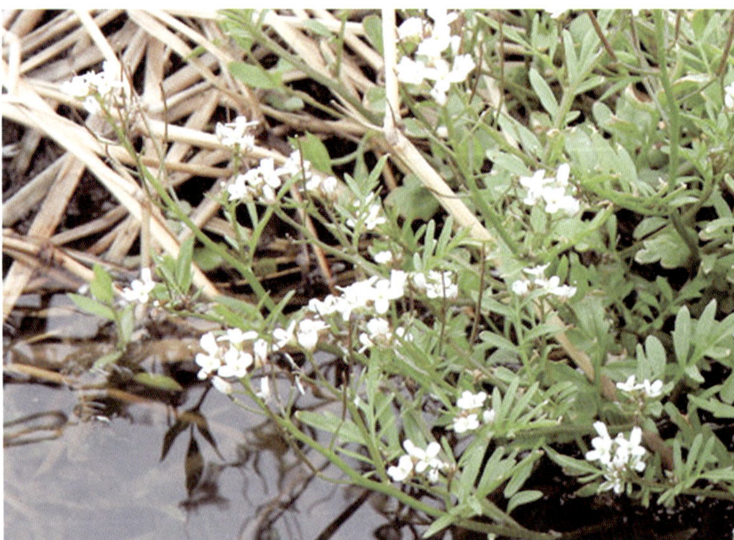

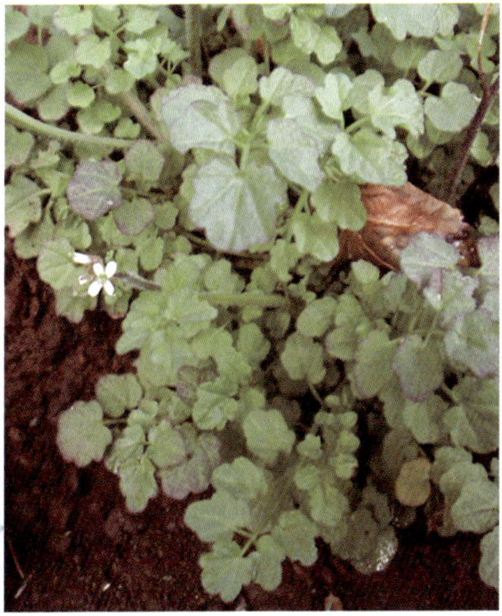
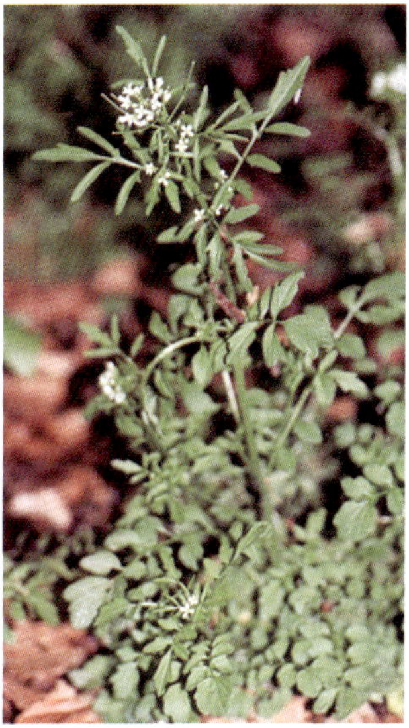
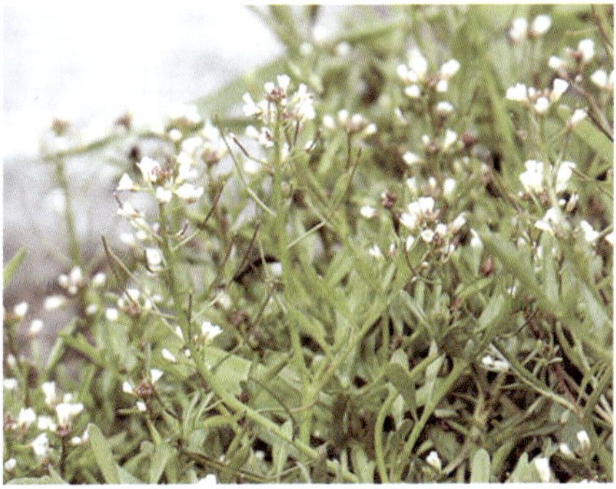
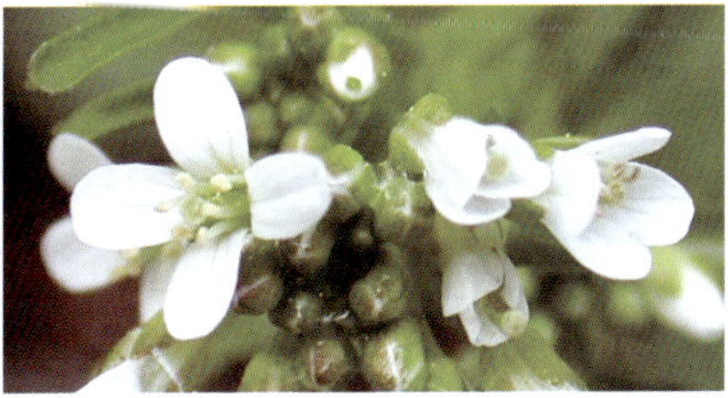
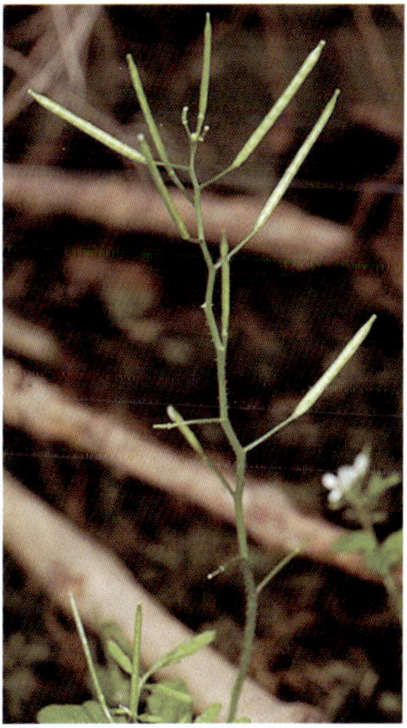

고추냉이 Wasabia koreana

약효_ 식욕을 증진시킨다. 신경통에는 날것을 갈아 환부에 습포한다.

고추냉이는 흐르는 맑은 물이나 옹달샘가 등 수질이 깨끗한 곳에서만 자생한다. 잎과 줄기에서 코끝을 찡하게 하는 매콤한 맛이 나며, 땅 아래 심겨 있는 뿌리는 그대로 남기고 땅 위에 있는 부분만 따면 된다. 줄기와 잎을 데칠 때 설탕 한 줌을 넣으면 매운 맛이 더 강해진다. 봄에 포기째 김치를 담가 먹기도 한다.

이용 부위 전체. **용법** 생으로 먹거나 데쳐서 무쳐 먹음. **채취 시기** 3~5월. **분포** 울릉도. **생태** 다년초. **자라는 곳** 산지의 습기 찬 장소. **크기** 길이 12~25㎝. **개화 시기** 3~5월. **꽃** 하얀색 십자가 모양. 직경 9~10㎜. **잎** 마름모형이며 길이는 2~5㎝.

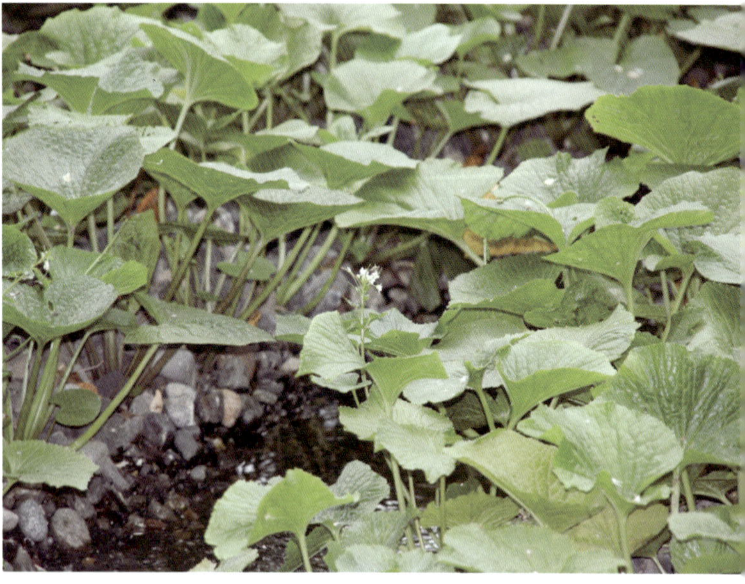

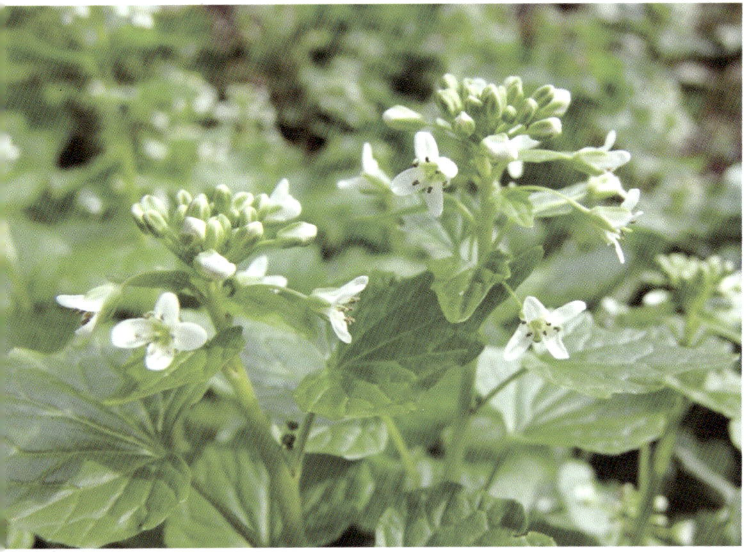

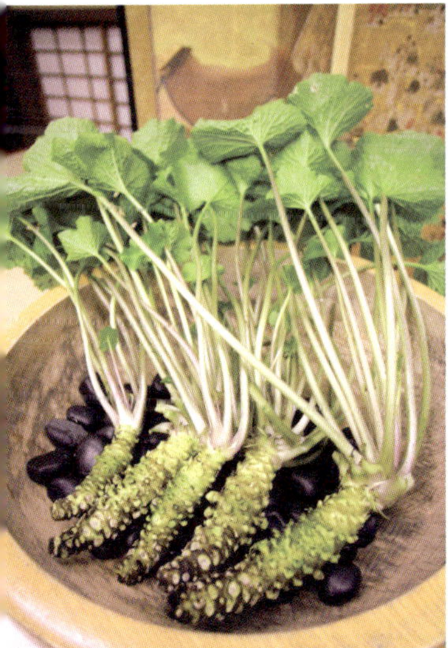

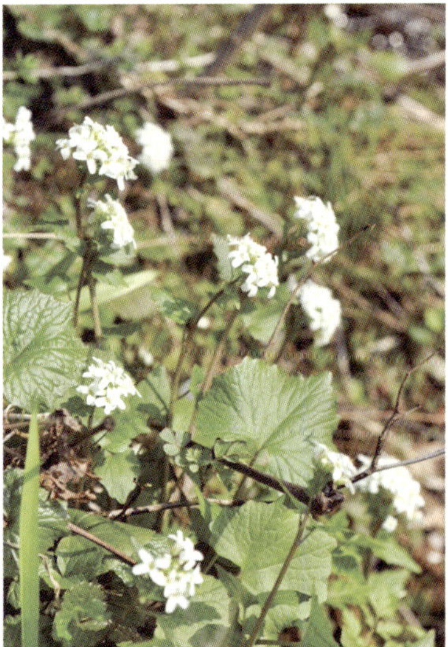

쑥 Artemisia princeps

약효_ 냉혈증, 복통, 자궁출혈을 막아주고, 지혈효과가 있다. 혈압을 내린다.

향이 좋아 새싹은 떡으로 먹고, 잎 뒷면에 붙어 있는 털을 모아 뜸쑥으로 사용한다. 그리고 쑥 전부를 태워 연기를 내면 벌레를 쫓는 데 좋다. 이렇듯 쓸모가 많은 풀이다. 가을에는 봄과는 비교할 수 없을 만큼 높이 자라서 꽃을 피운다. 다려서 복용하는 방법 외에도 날로 그 즙을 짜서 마시면 위에 좋고, 혈압을 내린다.

이용 부위 전체. **용법** 햇볕에 말린 후 다리거나 생즙을 내 마신다. **채취 시기** 6~8월. **분포** 전국. **자라는 곳** 초지. **생태** 다년생풀. **크기** 높이 0.5~1.2m. **개화 시기** 9~10월. **꽃** 작은 꽃망울이 무리 지어 핀다. **잎** 깃털 모양으로 끝이 갈라진다.

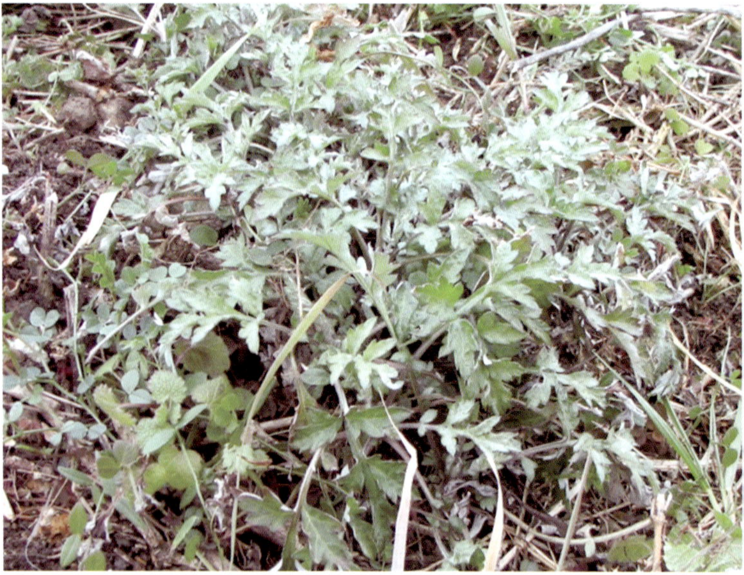

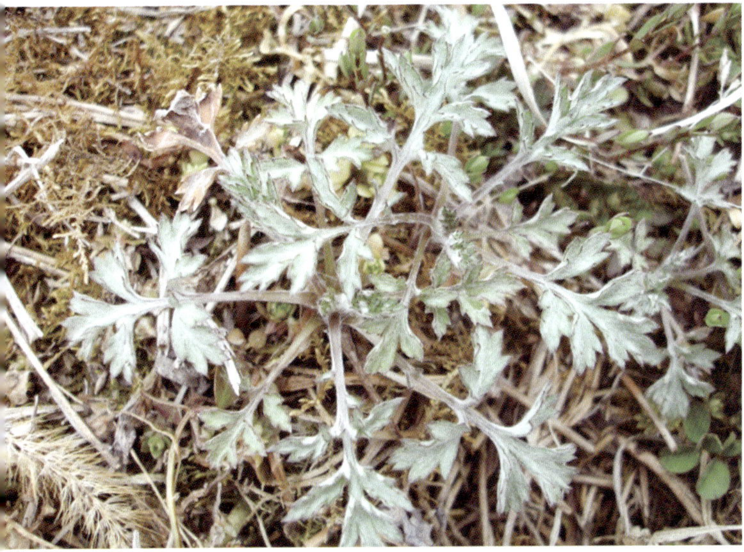

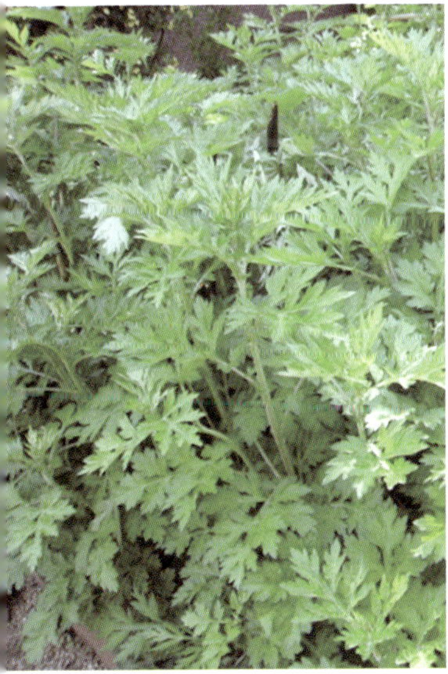

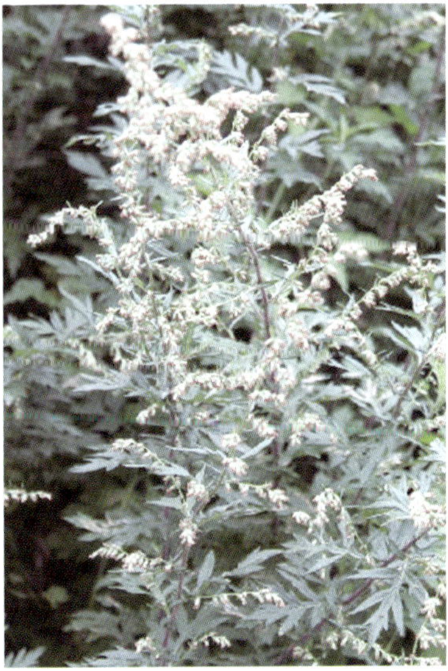

사철쑥 Artemisia capillaris

약효_ 두드러기, 피부염에 효과가 있다. 황달과 간장병에 약효가 있다.

입추 18일 전부터 입추에 걸친 시기가 유효한 성분이 가장 많이 함유되어 있는 시기이므로 꽃은 그때 채취한다. 꽃에는 정유성분인 카피린이 함유되어 있어 약효를 낸다. 꽃이 나지 않은 줄기는 짧으며, 잎은 실처럼 가늘고 하얀색이며, 꽃이 달린 줄기와는 다른 식물처럼 보인다.

이용 부위 꽃. **용법** 햇볕에 말린 것을 달여 마신다. **채취 시기** 8~9월. **분포** 전국. **자라는 곳** 바닷가나 냇가의 모래땅. **생태** 다년생풀. **크기** 길이 30~100㎝. **개화 시기** 8~9월. **꽃** 담황록색으로 작은 꽃이 많이 핀다. **잎** 실처럼 잘게 갈라져 마치 줄기를 둘러 감싸는 것처럼 보인다.

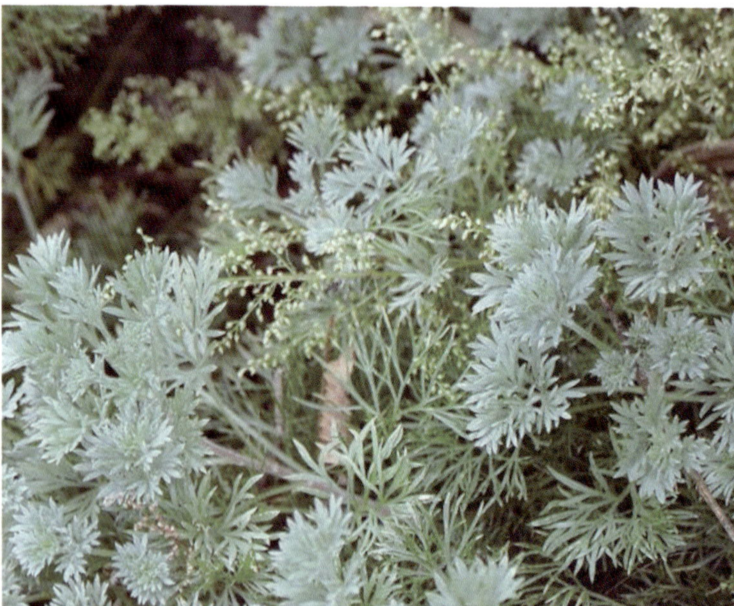

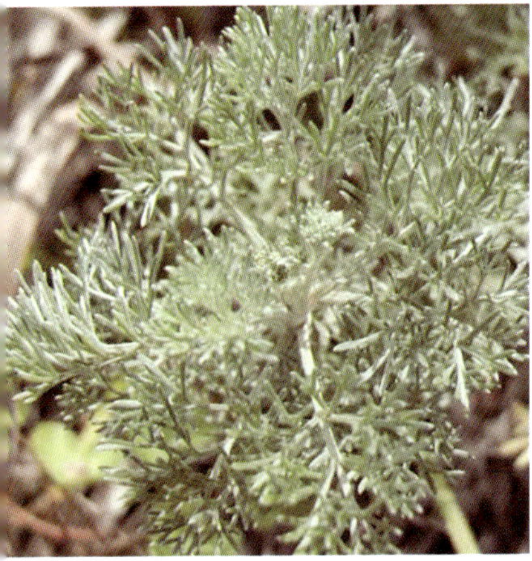
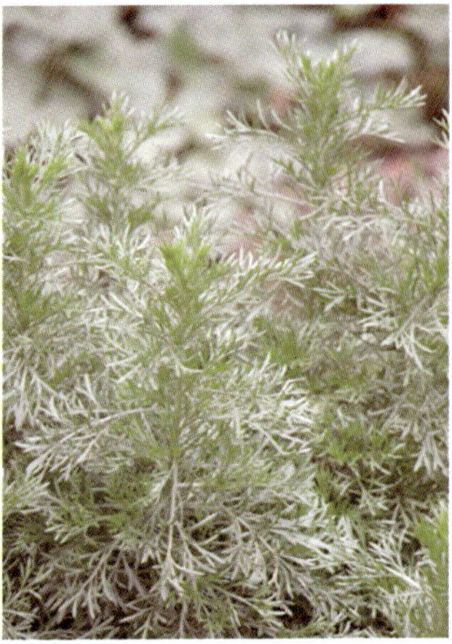
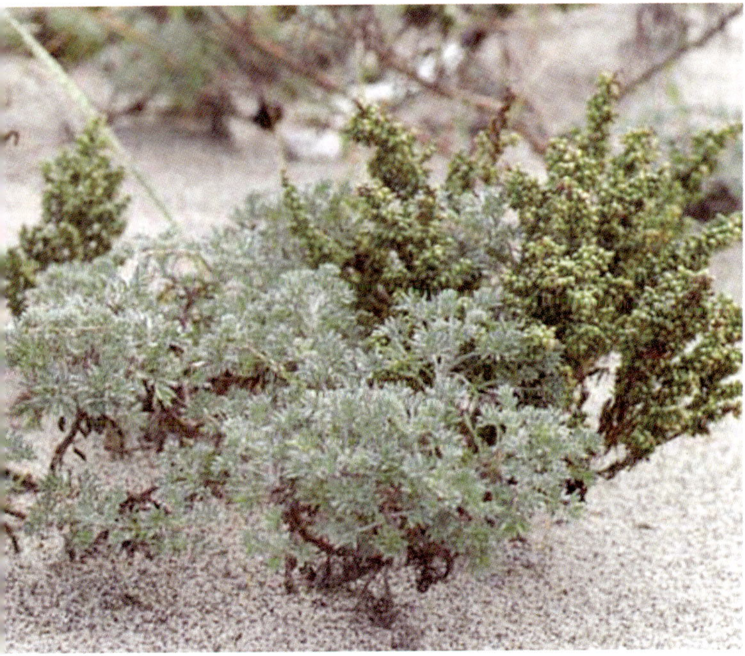

떡쑥 Gnaphalium affine

약효_ 기침을 멈추게 하고, 천식, 가래를 없애준다.

봄에 나는 일곱 가지 나물 가운데 하나. 줄기와 잎에 흰색 털이 나는 것이 특징이다. 로제트 생태(가을에 잎이 나와 겨울을 나는, 월년식물)로 겨울을 보내며, 어린잎일 때 봄나물 죽 등에 넣어 식용으로 활용한다. 폐를 따뜻하게 하므로 기침을 멈추는 데 효능이 있으나, 감기로 열이 나는 등의 질환에는 안 맞는다고 한다. 꽃이 필 무렵 풀 전체를 채취한다.

이용 부위 전체. **용법** 햇볕에 말려 다린다. **채취 시기** 4~6월. **분포** 전국. **자라는 곳** 논두렁, 밭, 노지. **생태** 두해살이풀. **크기** 풀길이 15~40㎝. **개화 시기** 4~6월. **꽃** 노란색이며 가지 끝에 밀집해 있다. **잎** 주걱형이며, 양면에 흰털이 나 있다.

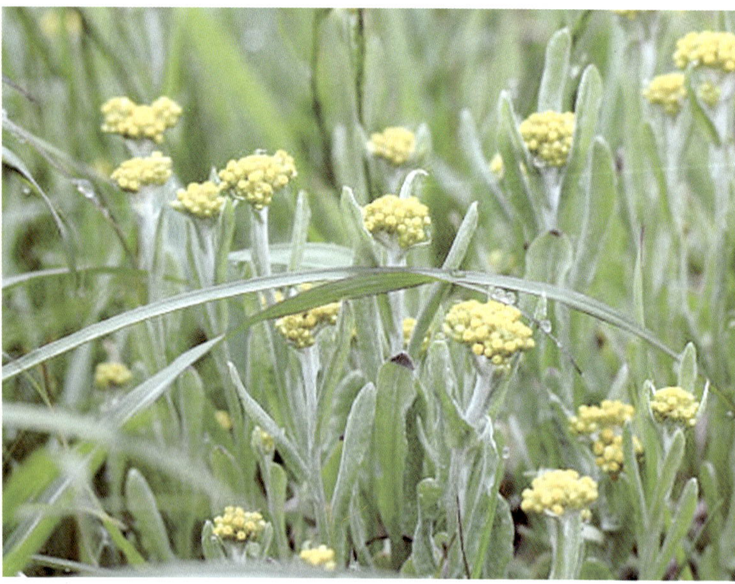

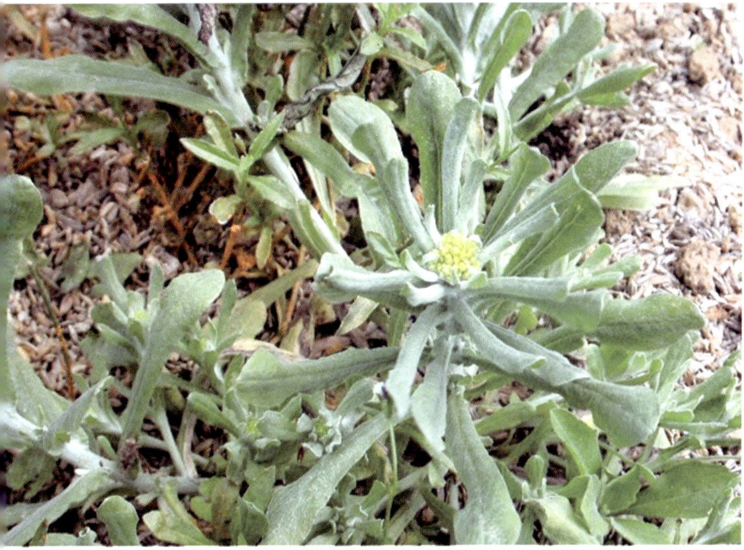

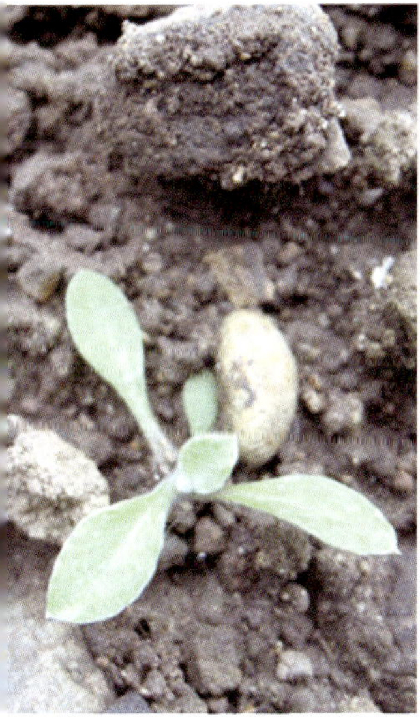

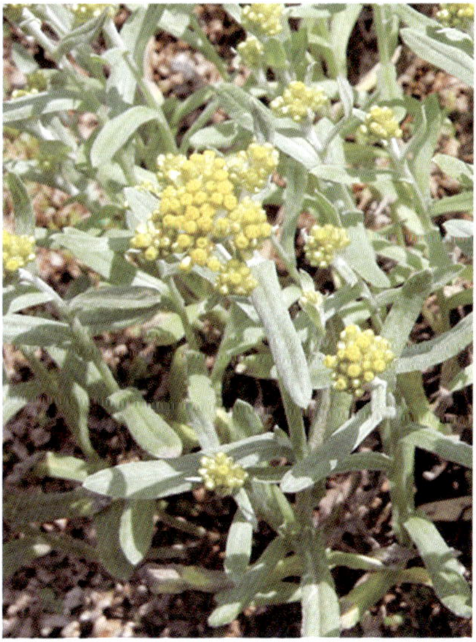

익모초 Leonurus sibiricus

약효_ 부인병, 산전 · 산후, 이뇨작용에 쓰인다.

산후 출혈이 오래 이어지는 경우 등, 지혈에 효능이 있다. 그래서 익모초(益母草)라고 한다. 자궁 출혈, 혈관 관련 부인병, 이뇨 등에 약효가 있으나 빈혈증에는 활용하지 않는다. 말린 것을 달여서 복용하거나, 분말로 만들어 백탕으로 복용한다. 줄기 · 잎은 꽃이 필 무렵에, 씨는 가을에 채취하고, 햇볕에 말린다. 열매는 작은 견과로서 9~10월에 익으며 꽃받침 속에 들어 있다.

이용 부위 줄기, 잎, 씨. **용법** 햇볕에 말려 달여 마심. **채취 시기** 8~11월. **분포** 전국. **자라는 곳** 풀밭, 노지. **생태** 두해살이풀. **크기** 키 50~150㎝. **개화 시기** 7~8월. 열매는 9~10월. **꽃** 담홍자색이며 잎겨드랑이에서 돌려난다. **잎** 잎의 길이는 5~10㎝. 깃털모양.

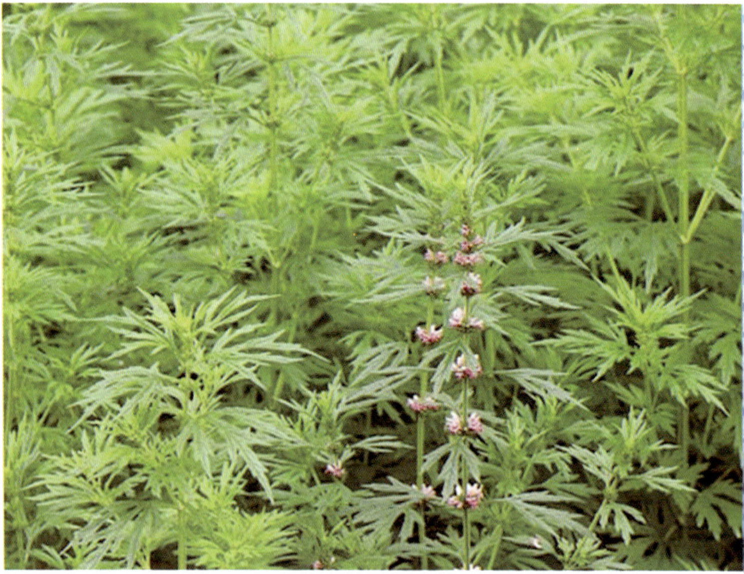

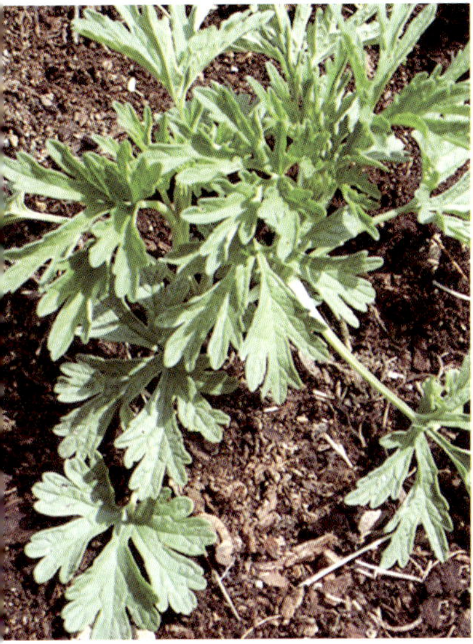

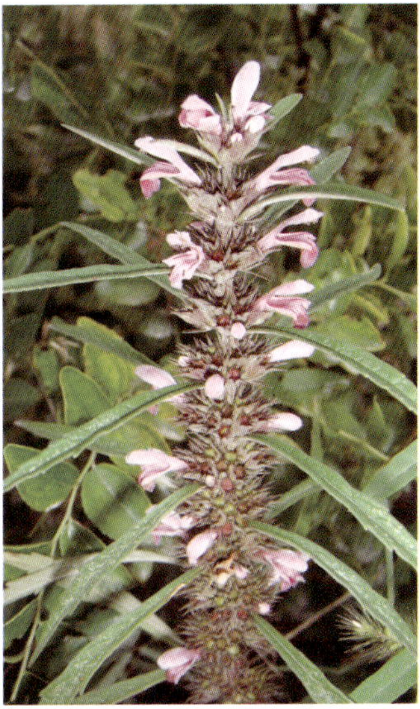

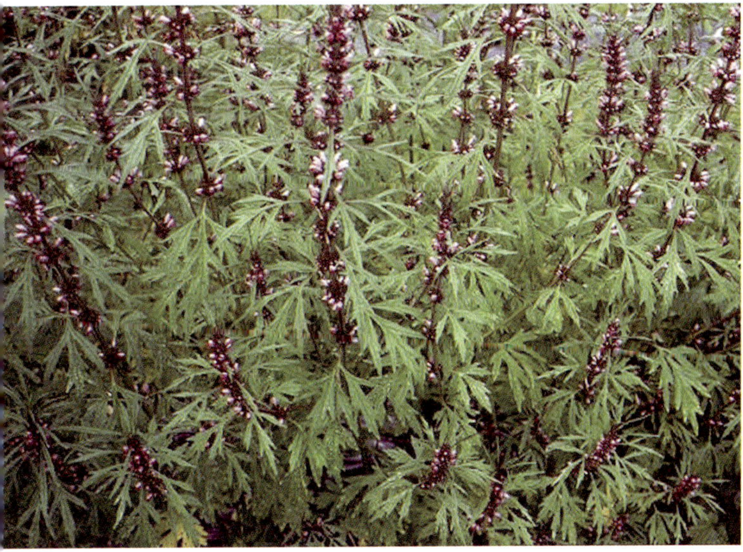

씀바귀 Ixeris dentata

약효_ 위를 튼튼하게 하고, 식욕증진에 효과가 있다.

줄기를 자르면 흐르는 흰 유액의 맛이 쓰다. 새싹은 삶은 다음 물에 씻으면 먹을 수 있다. 풀 전체를 말린 다음 데쳐 먹으면 식욕증진 효과가 있는 등 위를 튼튼하게 하는 데 효과적이다. 이른 봄에 나는 작은 싹은 나물로, 초여름에서 여름에 커졌을 때 채취한 것은 약용으로 사용한다.

이용 부위 줄기, 잎, 뿌리. **용법** 햇볕에 말려 달여 마심. **채취 시기** 5~7월. **분포** 전국. **자라는 곳** 풀밭, 노지. **생태** 두해살이풀. **크기** 키 50~150㎝. **개화 시기** 7~8월. 열매는 9~10월. **꽃** 5장 안팎의 혀 모양 꽃잎으로 이루어지며, 노란색이다. 직경 1.5㎝. **잎** 넓은 피침형이며, 길이는 3~10㎝.

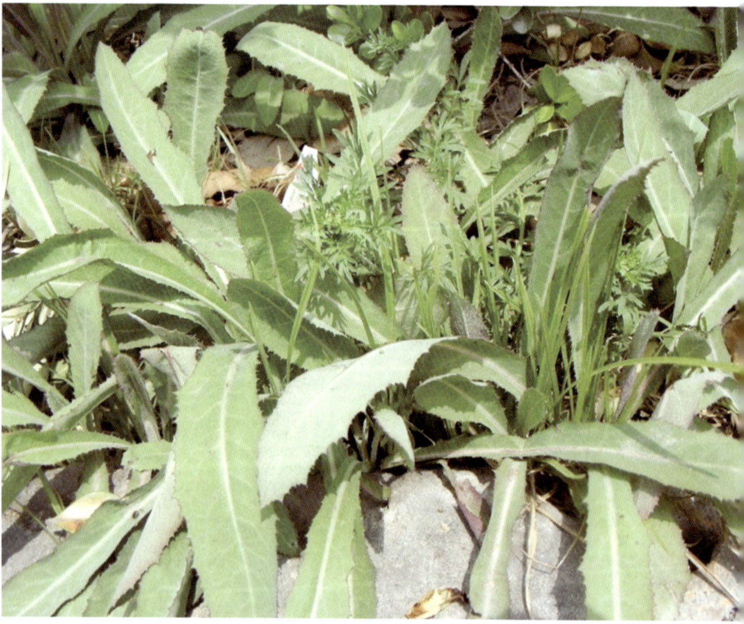

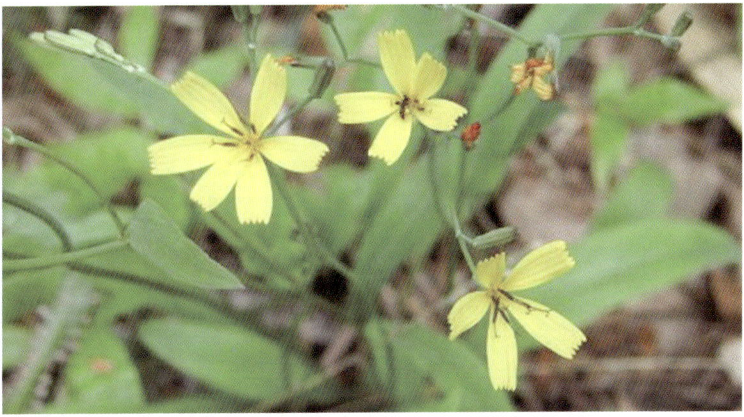

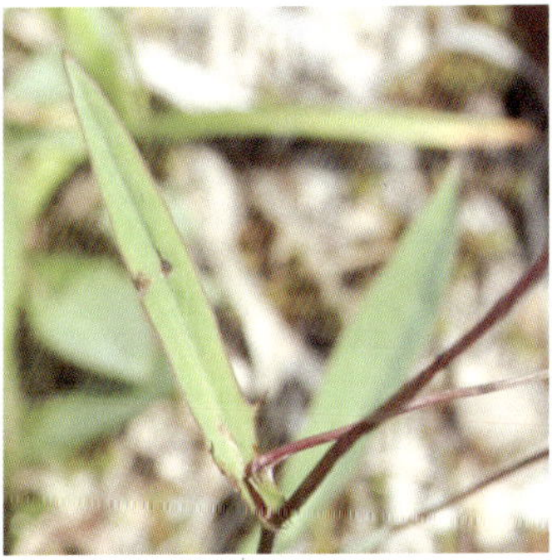

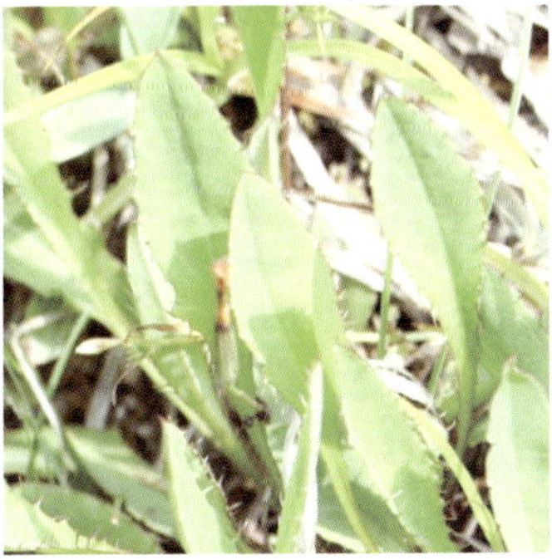

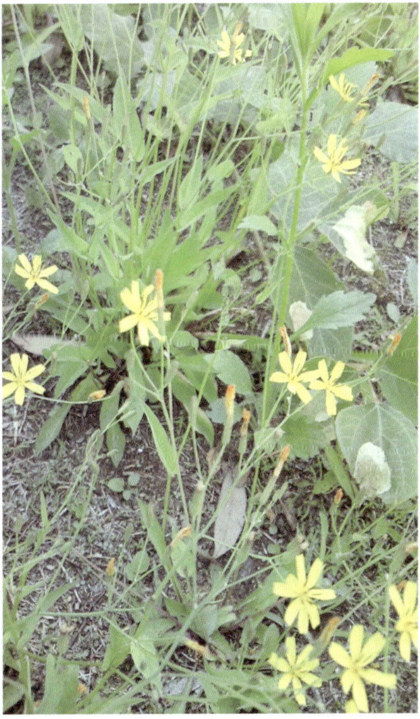

좀씀바귀 Ixeris stolonifera

약효_ 위를 튼튼하게 하는 약으로 쓰며, 신장병과 각기병 등의 부기를 뺀다.

길고 가느다란 줄기가 땅 위를 기듯 자라고, 뿌리를 내려 지면으로 번진다. 잎은 뿌리에서 나며, 민들레처럼 갈라져 있지 않고 계란형에서 넓은 계란형까지 있으며 길다. 꽃의 직경은 2~2.5㎝로 작은 민들레 모양이다. 논두렁 등에 핀다. 꽃 이외의 나머지 풀 전체를 채취한다.

이용 부위 전체. **용법** 햇볕에 말린 것을 달인다. **채취 시기** 8월. **분포** 전국. **자라는 곳** 노지, 논두렁. **생태** 다년생풀. **크기** 길이 10㎝. **개화 시기** 4~7월. **꽃** 노란색으로 피며, 직경이 2~2.5㎝. **잎** 계란형이며 길이가 1~3㎝이다.

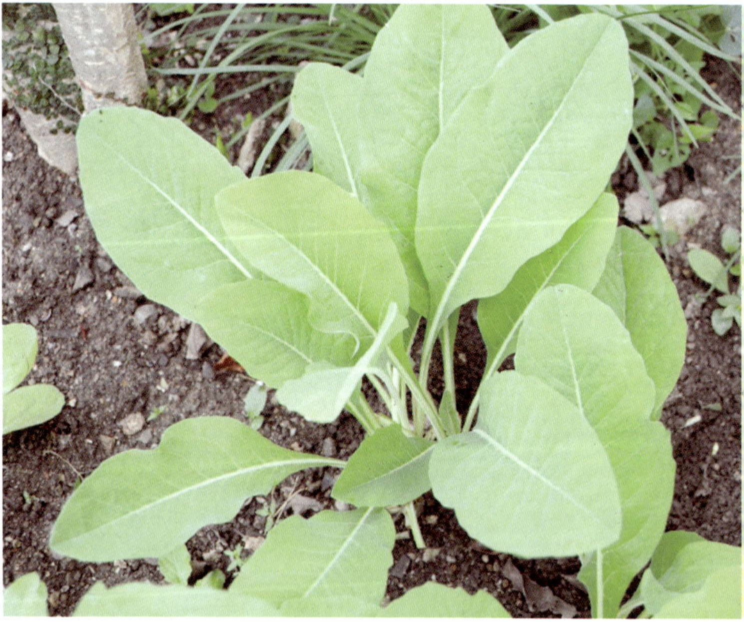

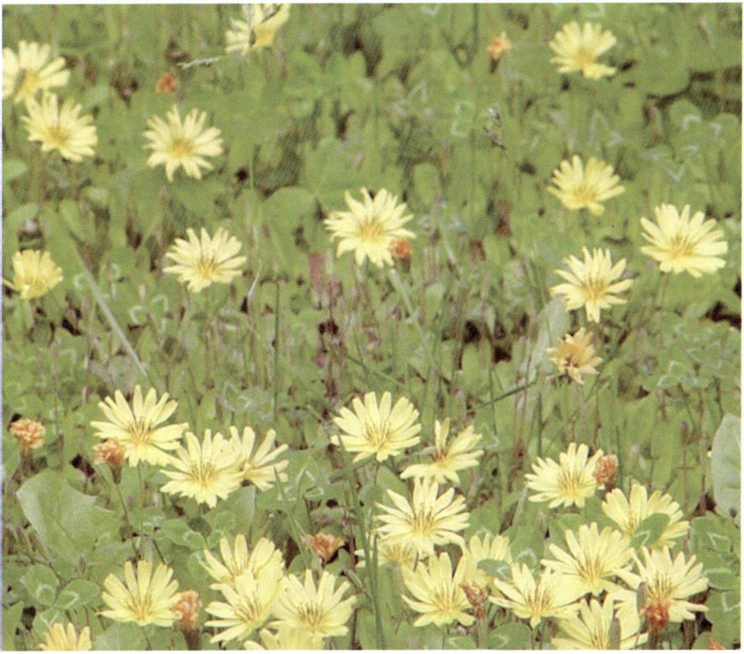

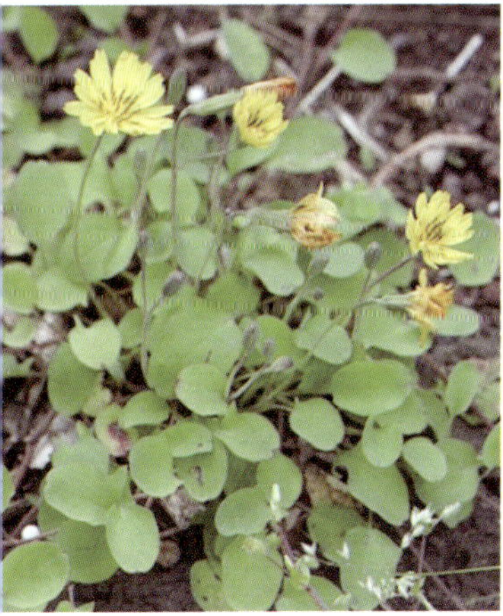

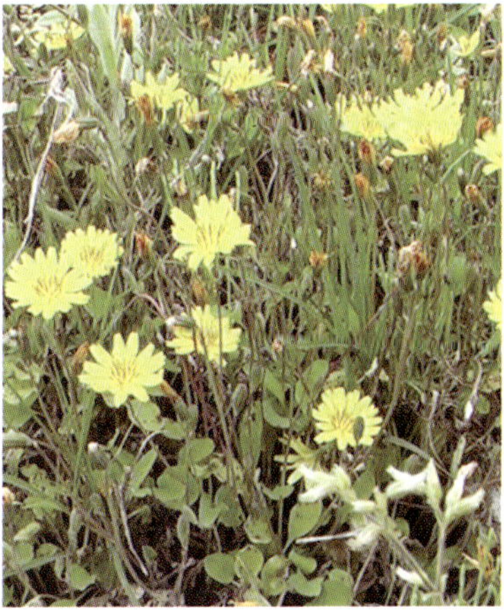

엉겅퀴 Cirsium japonicum

약효_ 이뇨, 지혈, 류머티즘, 신경통에 약효가 있다. 정력을 보강한다.

저지대에서 산지까지 광범위하게 자란다. 잎 가장자리에 날카로운 가시가 돋았으며, 뿌리잎이 줄기 잎보다 커서 뿌리를 캘 때 조심하지 않으면 손발이 다친다. 어린 줄기는 나물로 식용할 수도 있다. 꽃이 필 무렵 뿌리를 캐내, 칼집을 내서 햇볕에 말린 것을 달여 약용한다. 특히 엉겅퀴 생즙을 '마시는 정력제' 라고 하는데, 매일 30g씩 마시면 잃었던 정력이 살아난다.

이용 부위 뿌리, 잎. **용법** 햇볕에 말린 것을 다린다. **채취 시기** 5~8월. **분포** 전국. **자라는 곳** 들판, 둑. **생태** 다년생풀. **크기** 길이 50~100㎝. **개화 시기** 5~8월. **꽃** 자주색이며 직경 4㎝. **잎** 날개깃 모양, 잎 가장자리에 날카로운 가시가 나 있다.

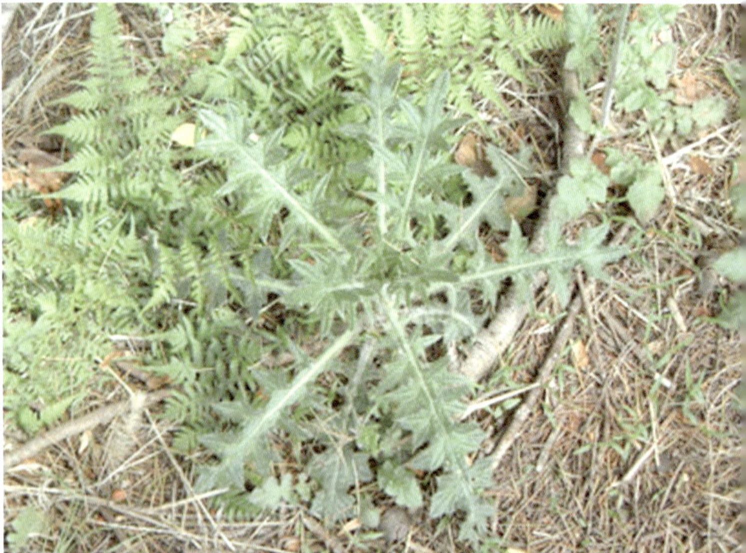

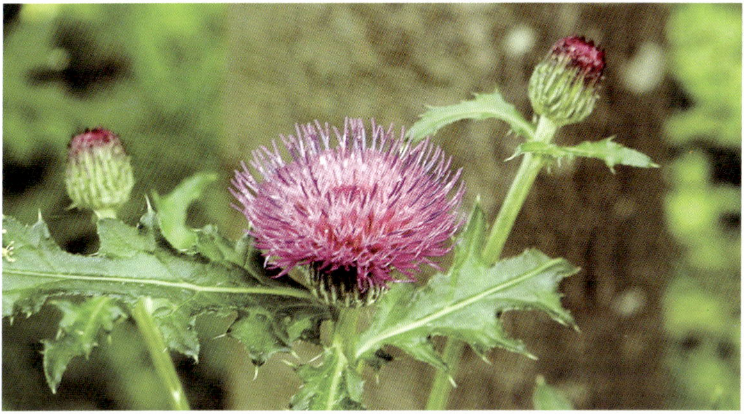
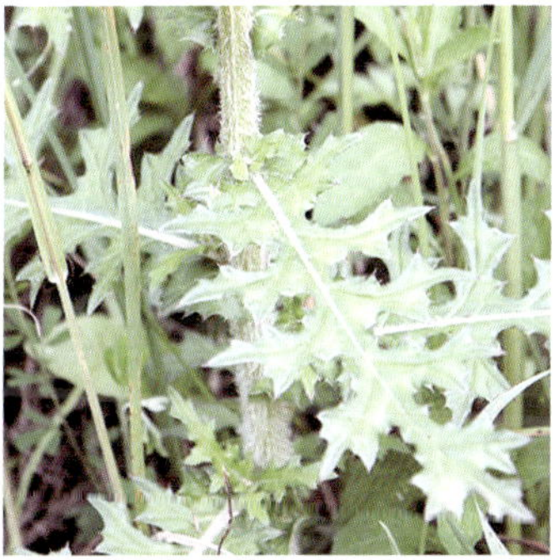
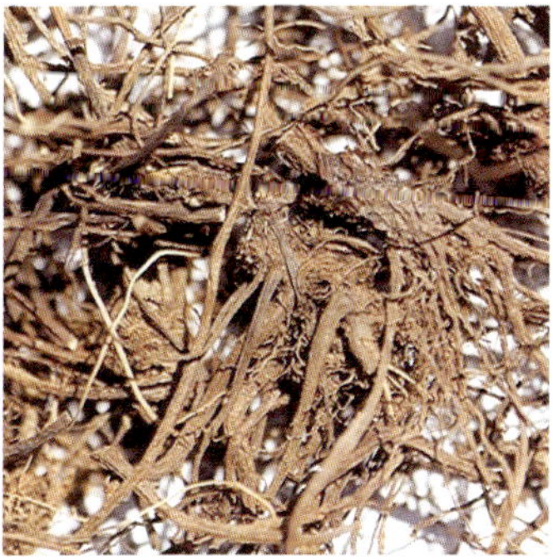
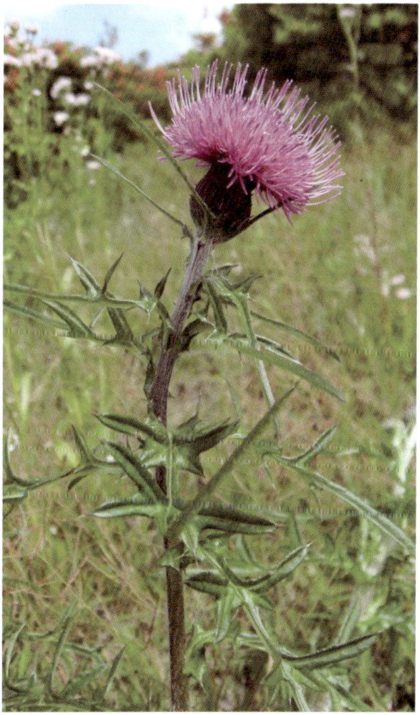

술패랭이꽃 Dianthus superbus var. longicalycinus

약효_ 이뇨, 소염, 생리불순 등에 효능이 있다.

가을에 나는 일곱 나물 가운데 하나이다. 꽃이 아름다워 재배도 많이 한다. 꽃이 진 다음 나는 가늘고 긴 열매 안에 든 작은 종자를 약으로 쓴다. 이뇨 작용을 하며, 부기와 방광염, 생리불순 등에 효능이 있다. 재배종은 꽃이 피는 시기가 빠르기 때문에 종자도 빨리 채취할 수 있다.

이용 부위 종자. **용법** 달여 마신다. **채취 시기** 9~10월. **분포** 전국. **자라는 곳** 산과 들의 풀밭, 강가. **생태** 다년생풀. **크기** 키 30~100㎝. **개화 시기** 7~8월. 열매는 9월. **꽃** 담홍자색이며, 직경 4~5㎝. 꽃잎 테두리가 깊게 갈라져 있다. **잎** 선상 피침형.

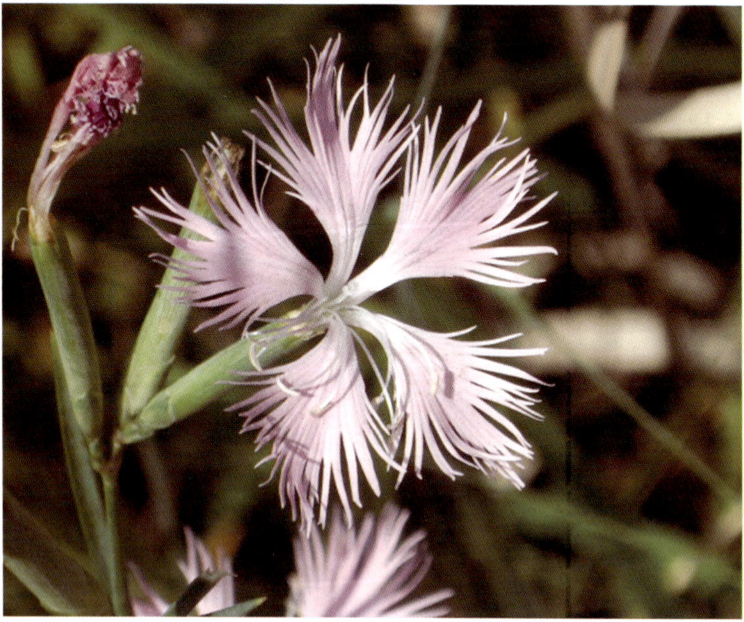

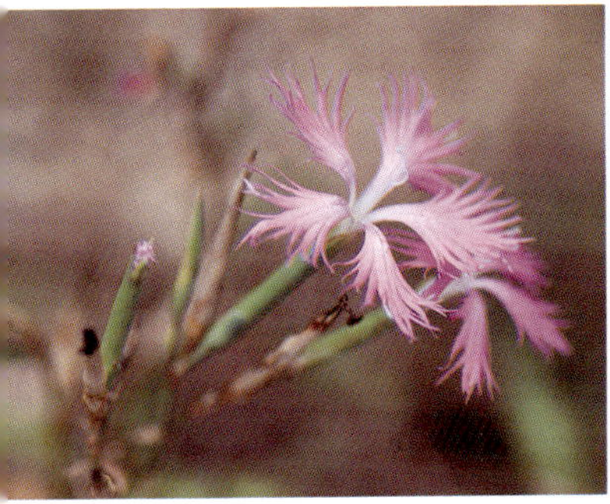

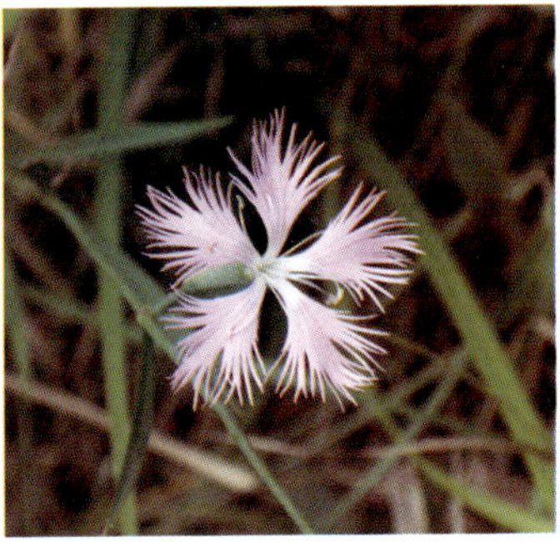

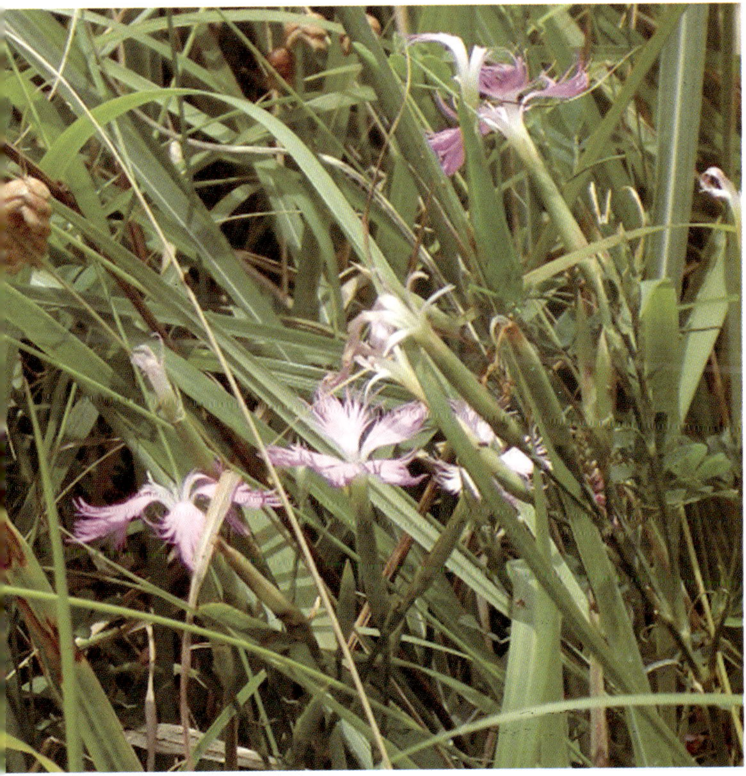

야고 Aeginetia indica

약효_ 방광염, 목의 통증에 약효가 있고, 강장효과도 있다.

참억새 뿌리에 기생하는 한해살이풀로, 풀 전체를 말려 약용한다. 가을에 풀을 모두 채취하여 그늘에서 말리면 검게 변색하는데, 그것을 달여 복용하면 요로감염증의 통증을 완화시키고, 방광염, 요도염 등에 효능이 있다. 그 밖에도 목의 통증에도 좋다. 달여서 내복하거나 소주에 담가 약주로 만들어 마시면 강장효과도 있다.

이용 부위 전체. **용법** 그늘에 말려 달여 마심. **채취 시기** 가을. **분포** 제주도. **자라는 곳** 참억새 밭. **생태** 한해살이풀. **크기** 키 15~20㎝. **개화 시기** 8~9월. **꽃** 홍자색이며 3~4㎝의 통꽃. **잎** 엽록소가 없고, 비늘처럼 생긴 포들로 퇴화됨.

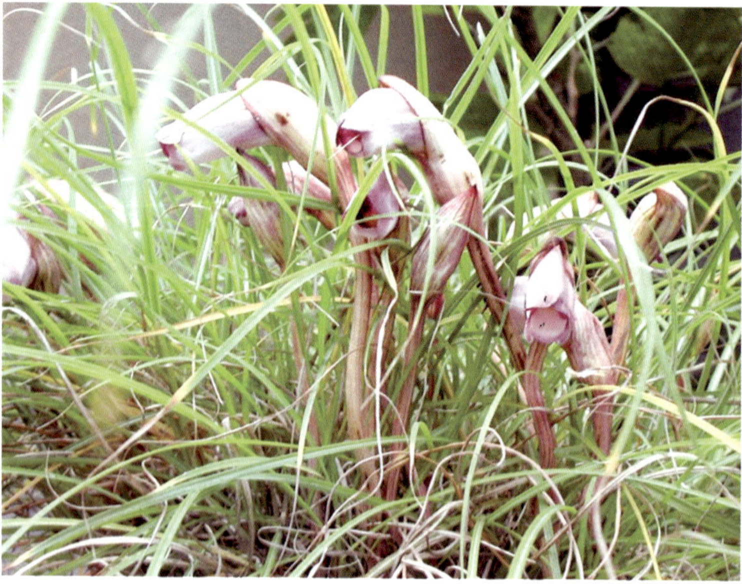

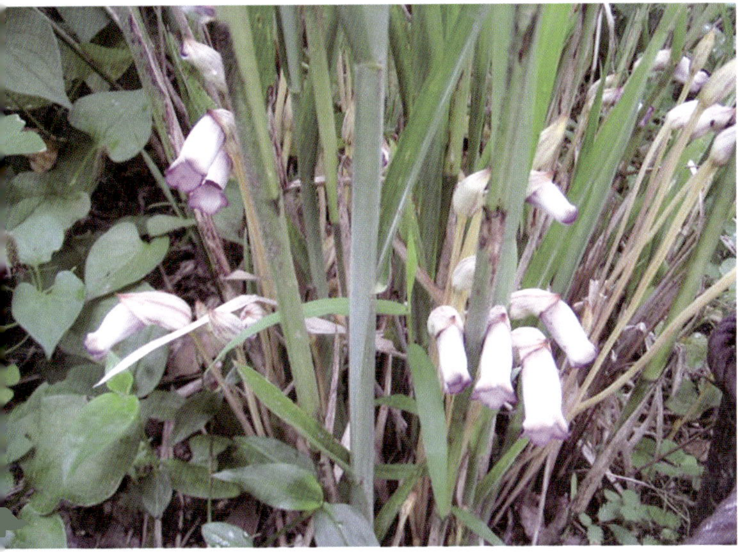

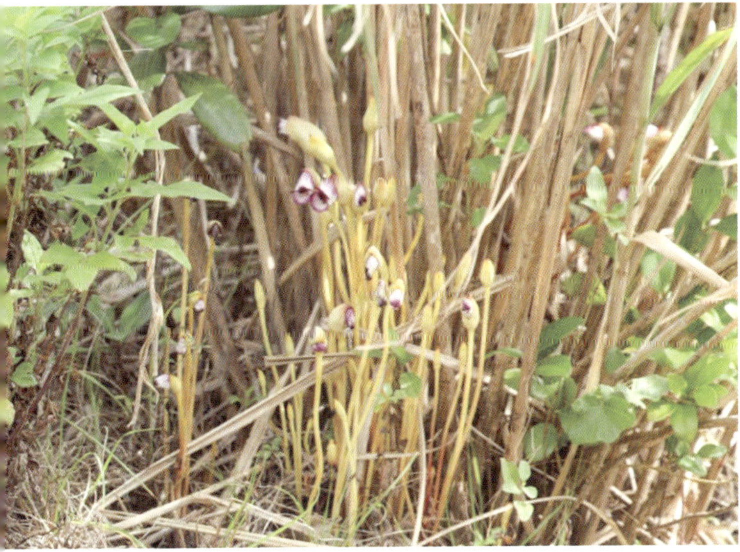

쓴풀 Swertia japonica

약효_ 약한 위장, 소화불량, 식욕부진에 효능이 있다.

풀 전체가 매우 써서 뜨거운 물을 부어 천 번을 흔들어도 쓴맛이 가시지 않을 정도라고 한다. 이 쓴맛은 스웨르티아마린(swertiamarin)이라는 성분으로, 타액, 담즙, 췌액의 분비를 촉진한다. 위가 약하고, 소화불량, 식욕부진에 효능이 있다. 말린 전초에 뜨거운 물을 부은 다음 식혀서 복용한다. 달이면 쓴맛이 더 강해진다.

이용 부위 전체. **용법** 햇볕에 말린 것을 뜨거운 물로 불린다. **채취 시기** 가을. **분포** 전국. **자라는 곳** 산과 들의 초원. **생태** 1~2년생풀. **크기** 키 10~20㎝. **개화 시기** 9~10월. **꽃** 흰색에 보라색 선이 있으며, 직경은 2㎝. **잎** 선형이며 마주난다.

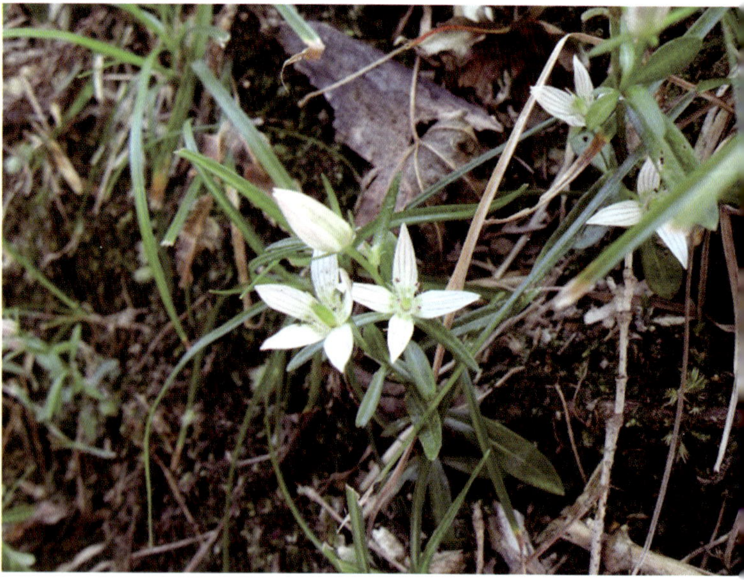

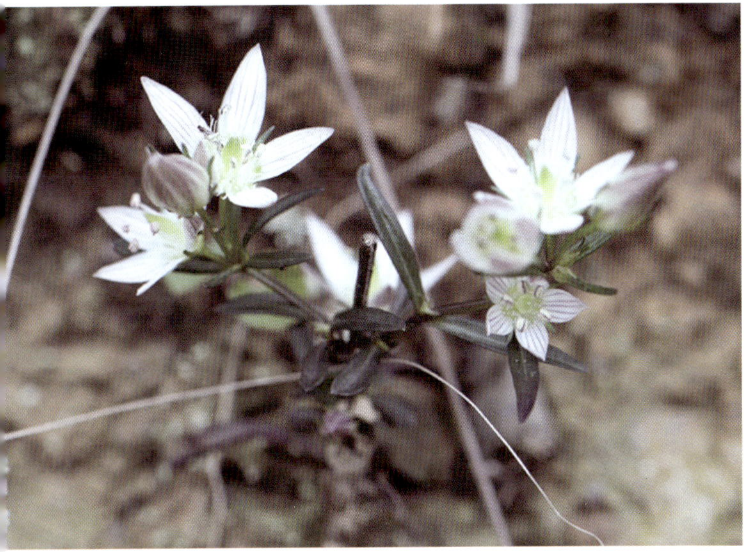

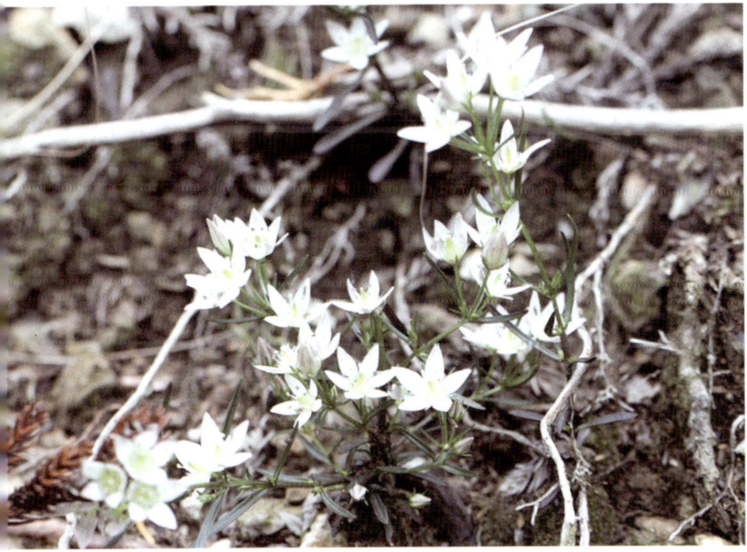

용담 Gentiana scabra var. buergeri

약효_ 위통, 소염, 방광염, 눈의 충혈과 통증에 효능이 있다.

가을의 산과 들에 나는 대표적인 들풀로, 꽃이 아름다워 관상용으로도 재배한다. 뿌리가 너무나 쓰다고 해서 용담(龍膽)이라고 부른다. '담(膽)'은 쓸개를 뜻한다. 열을 동반한 위의 통증과 설사에 복용하며, 해열제 등에도 배합한다. 배뇨 시 통증을 동반한 방광염, 눈의 충혈과 통증에도 효능이 있다.

이용 부위 뿌리줄기. **용법** 햇볕에 말린 것을 달여 마시거나 분말로 만든다. **채취 시기** 가을~겨울. **분포** 전국. **자라는 곳** 산과 들. **생태** 다년생풀. **크기** 키 20~80㎝. **개화 시기** 8~10월. **꽃** 청자색 종모양이며, 길이는 4~5㎝. **잎** 피침형.

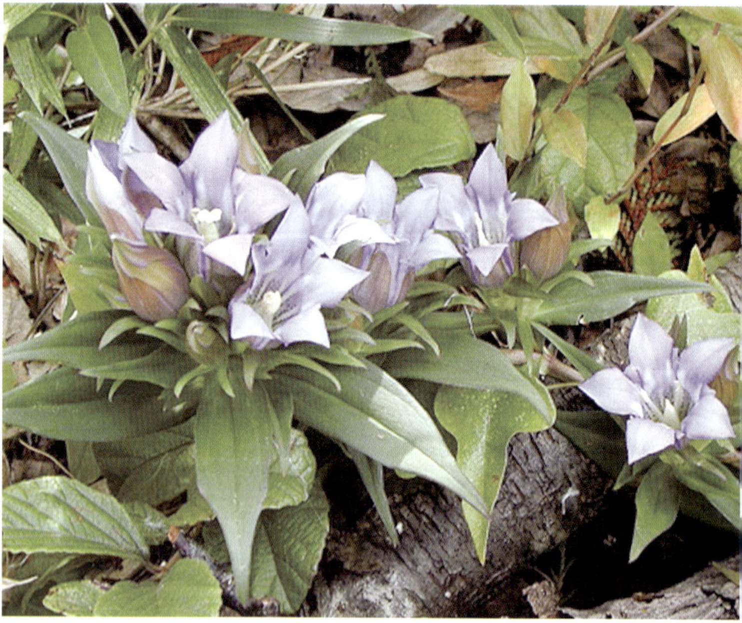

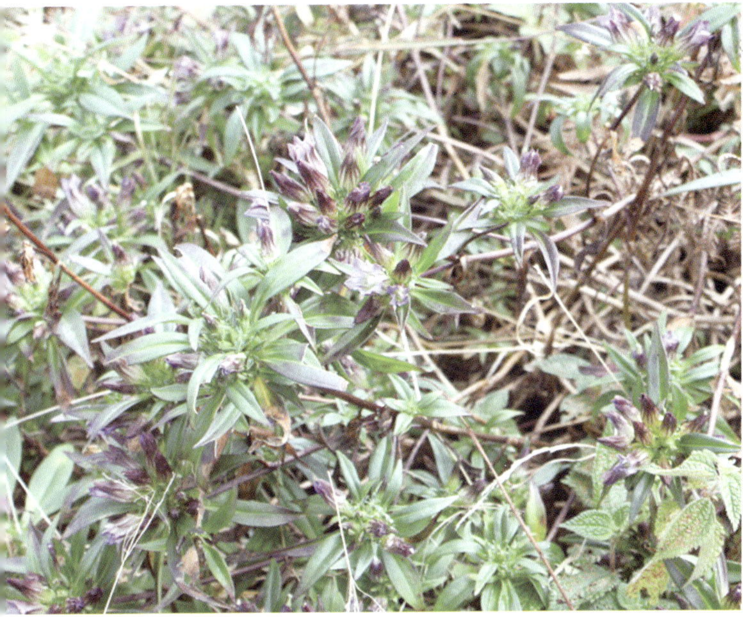

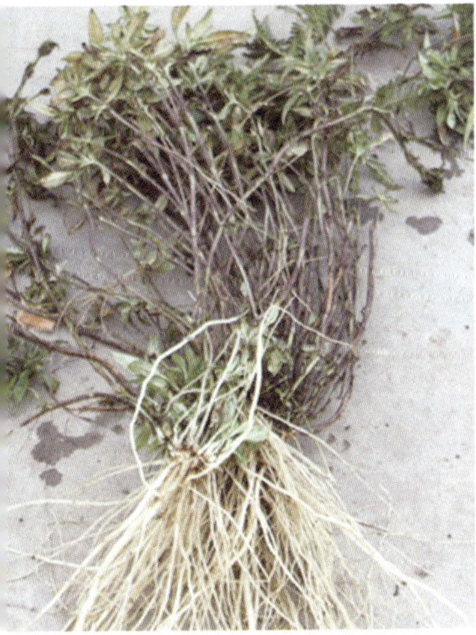

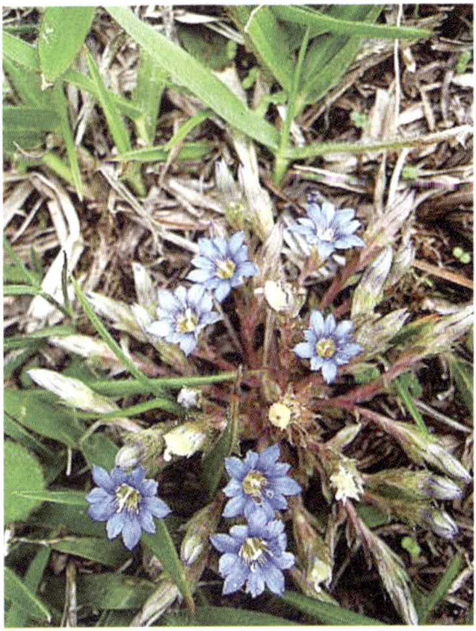

쇠무릎_우슬 Achyranthes spp.

약효_ 무릎 관절, 팔다리의 통증에 약효가 있다.

마디가 소의 무릎처럼 굵게 튀어나와 붙인 이름이다. 해가 나는 곳에 서식하는 종과 그늘에 서식하는 종이 있다. 약효가 있는 뿌리를 우슬(牛膝)이라고 하며 약제로 쓴다. 생약으로 쓰는 것은 해가 나는 곳에 서식하는 종이다. 곤충변태탈피 호르몬인 이노코스테론 성분을 함유하고 있다. 무릎을 구부릴 수 없을 정도의 통증, 배뇨통 등에 효능이 있으며, 달여 마시면 특히 팔다리, 허리 통증에 좋다.

이용 부위 뿌리. **용법** 햇볕에 말린 것을 달여 마심. **채취 시기** 10월. **분포** 전국. **자라는 곳** 산과 들. **생태** 다년생풀. **크기** 키 50~100㎝. **개화 시기** 7~8월. **꽃** 녹색 작은 꽃이 이삭꽃차례로 핀다. **잎** 긴 타원형이며 길이는 5~15㎝.

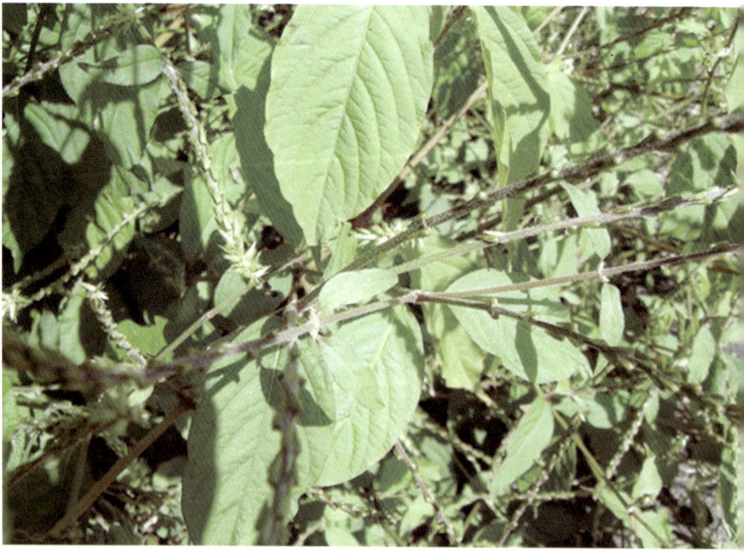

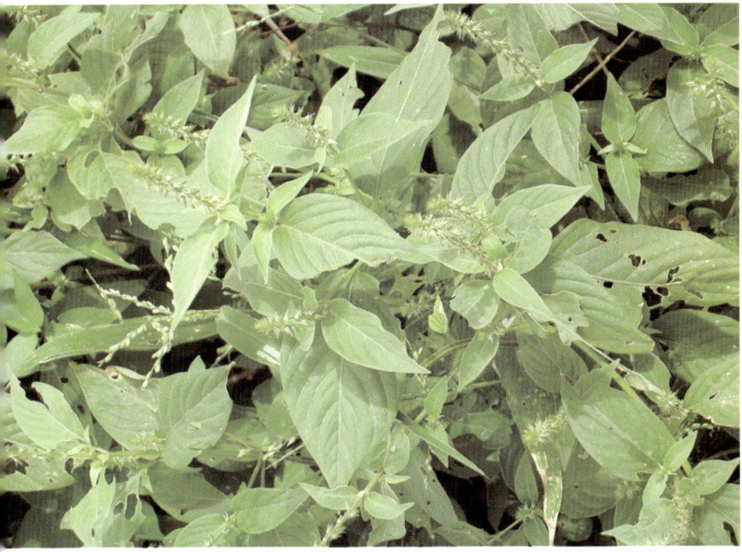
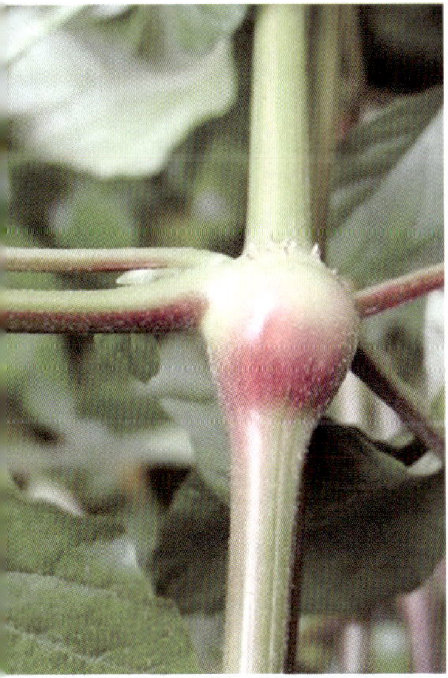
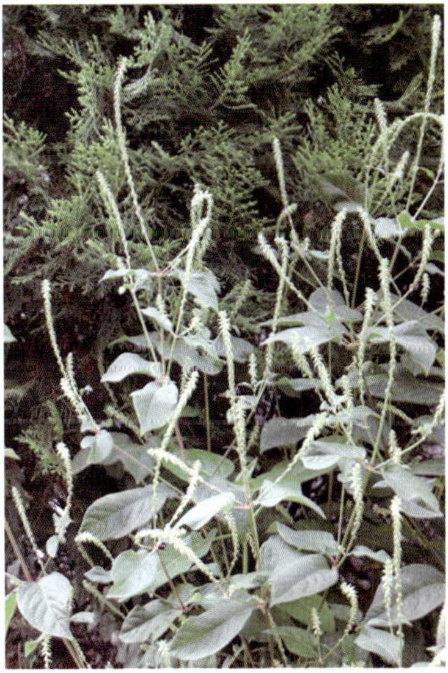

지치 Lithospermum erythrorhizon

약효_ 새 살을 돋게 하는 효능이 있다.

꽃은 흰색, 뿌리는 보라색이다. 옛적부터 보라색 염료로 쓰였으며, 최고 권위를 드러내는 색으로써 귀하게 여겨졌다. 뿌리는 주로 겉에 바르는 약으로 쓴다. 뿌리의 색소에 함유된 시코닌(Shiconin)이라는 성분은 새 살을 돋게 하는 성분이다. 때문에 화상 연고의 주요 성분이며, 치핵(痔核), 탈항(脫肛) 등에 효능이 있다. 한방에서는 뿌리를 자초(紫草)라는 약재로 쓰는데, 토혈 · 코피 · 혈뇨에 효과가 있고, 화상·동상·습진·발진·피부궤양 등에 소독약으로 외용한다.

이용 부위 뿌리. **용법** 햇볕에 말려 달여서 바른다. **채취 시기** 8~9월. **분포** 전국. **자라는 곳** 산과 들. **생태** 다년생풀. **크기** 키 40~80㎝. **개화 시기** 5~6월. **꽃** 흰색이며 직경 8㎜. **잎** 피침형이며 털이 밀생한다.

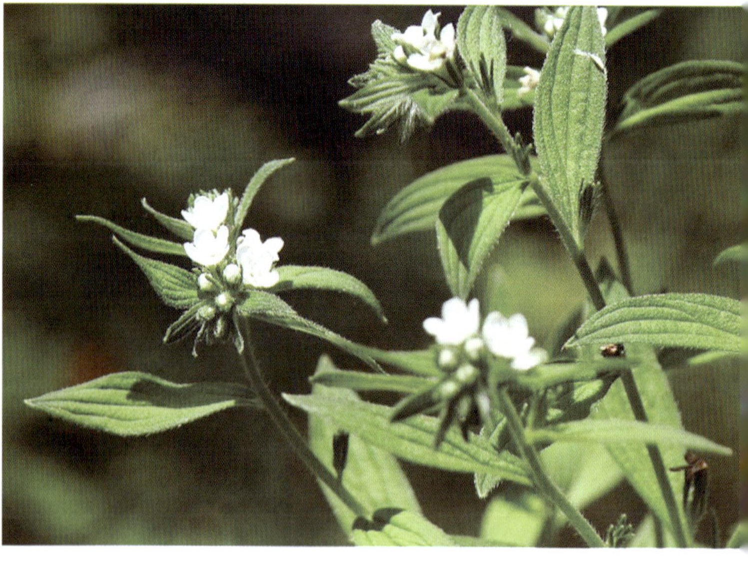

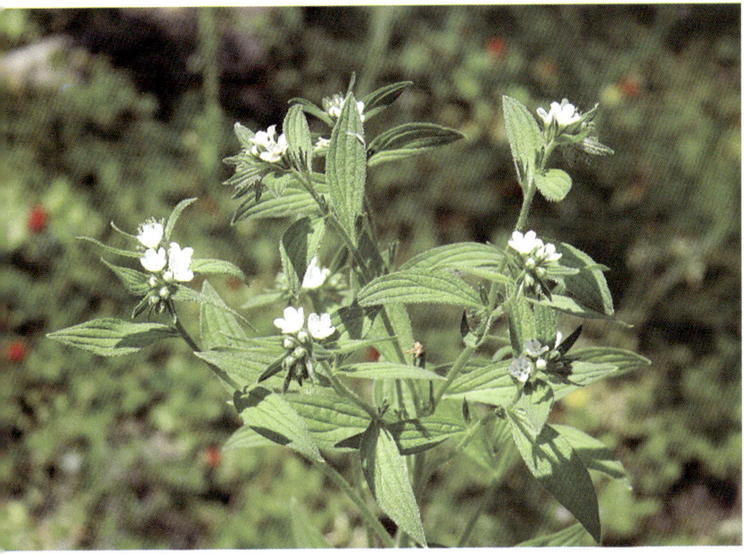

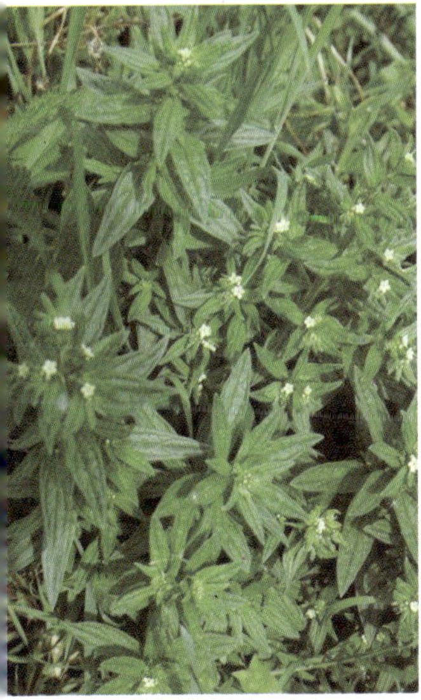

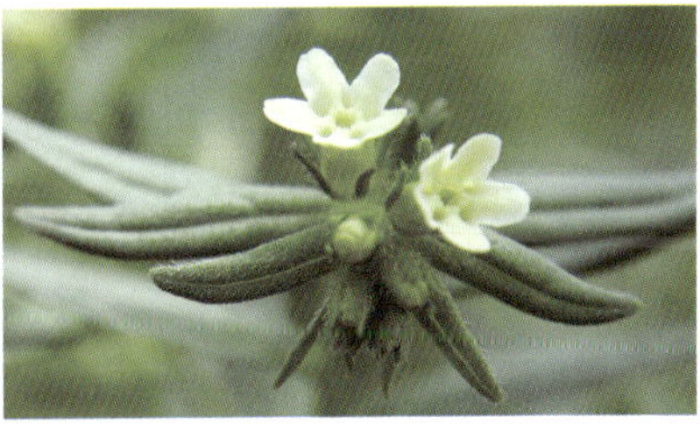

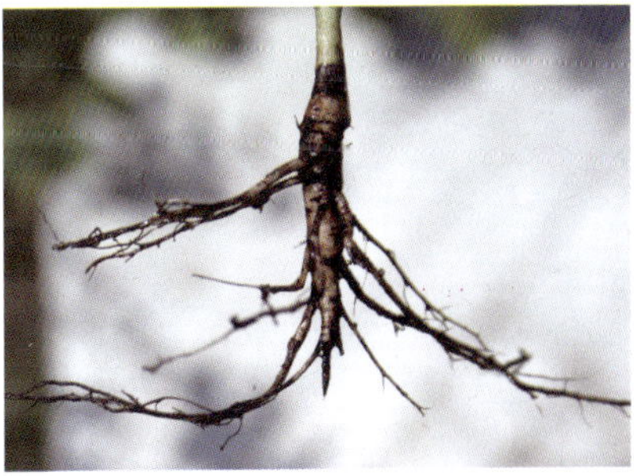

참소리쟁이 Rumex japonicus

약효_ 완선, 백선, 무좀에 효능이 있고, 완하 작용을 한다.

뿌리를 갈아 만든 즙은 피부병 약으로 유명하다. 또 약으로 쓰는 대황(大黃)과 같은 성분을 함유하고 있으며, 완하제의 효능이 있다. 땅 속에 우엉같이 생긴 뿌리가 있다. 잘 씻으면 노란색이 드러나는 것이 특징이다. 피부병에는 뿌리를 갈아 그 즙을 바르고, 변비에는 뿌리를 동그랗게 썰어 말린 것을 달여 마시면 좋다. 쓴맛이 나는 새싹은 나물로 먹는다.

이용 부위 뿌리. **용법** 생 뿌리를 갈아 그 즙을 바르거나 말려서 달여 마심. **채취 시기** 가을. **분포** 전국. **자라는 곳** 논두렁, 인가주변. **생태** 다년생풀. **크기** 키 50~100㎝. **개화 시기** 5~7월. **꽃** 작은 꽃이 다수 모여 밀집해서 핀다. **잎** 길이 10~25㎝, 긴 타원형이며 테두리가 크게 물결 친 모양이다.

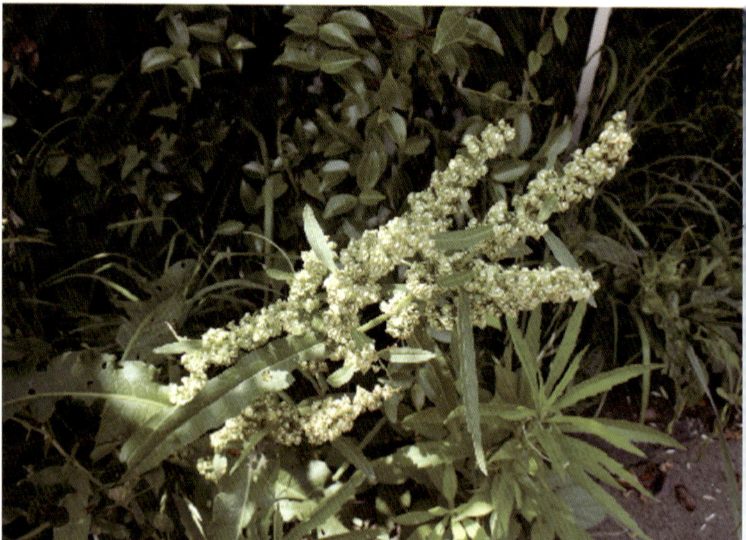

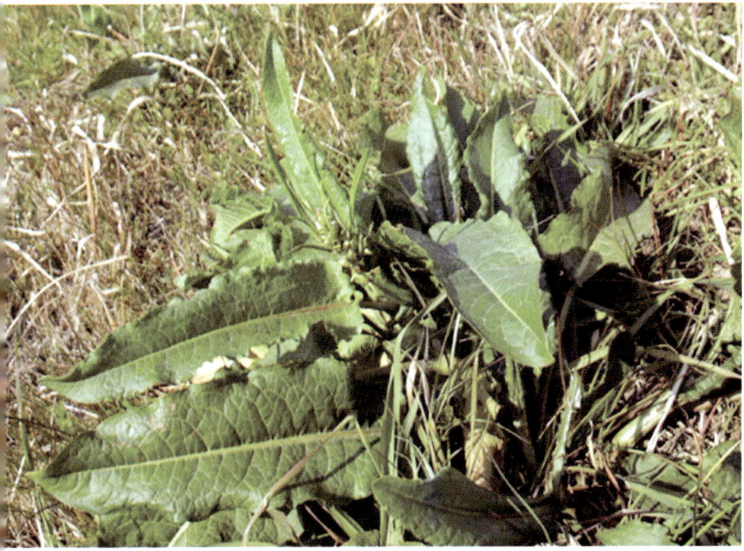

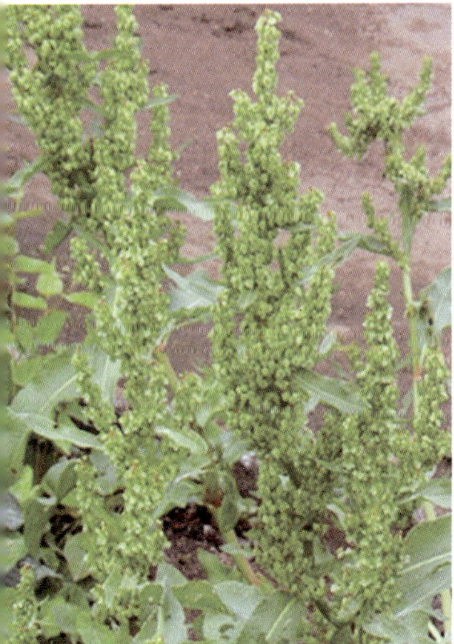

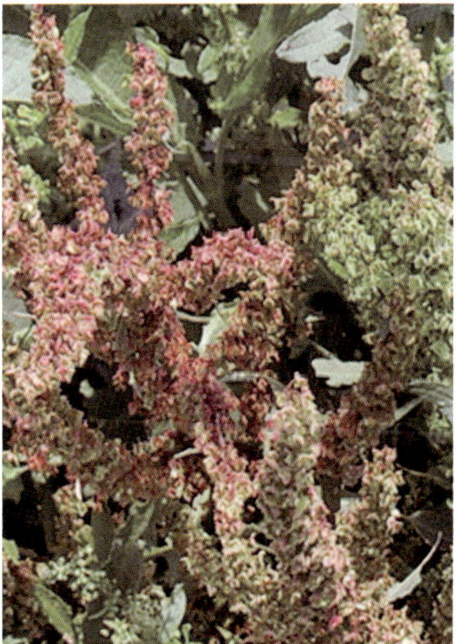

짚신나물 Agrimonia pilosa

약효_ 설사, 코피, 안구출혈, 혈변 등을 지혈하는 효과가 있다.

풀 전체에 타닌 성분이 함유되어 있어 약용으로 쓴다. 햇볕에 말린 것을 달여서 복용하면, 혈관을 수축시키는 수렴 작용을 한다. 각혈, 토혈, 코피, 혈변, 안구출혈 등 지혈의 효능이 있다. 설사를 멎게 하거나 생리불순에도 효능이 있다.

이용 부위 전체. **용법** 햇볕에 말린 것을 달여 마심. **채취 시기** 6~9월. **분포** 전국. **자라는 곳** 시골 길가, 숲. **생태** 다년생풀. **크기** 키 30~100㎝. **개화 시기** 6~8월. 열매는 8~9월. **꽃** 노란색이며 총상으로 모여 핀다. **잎** 우상복엽.

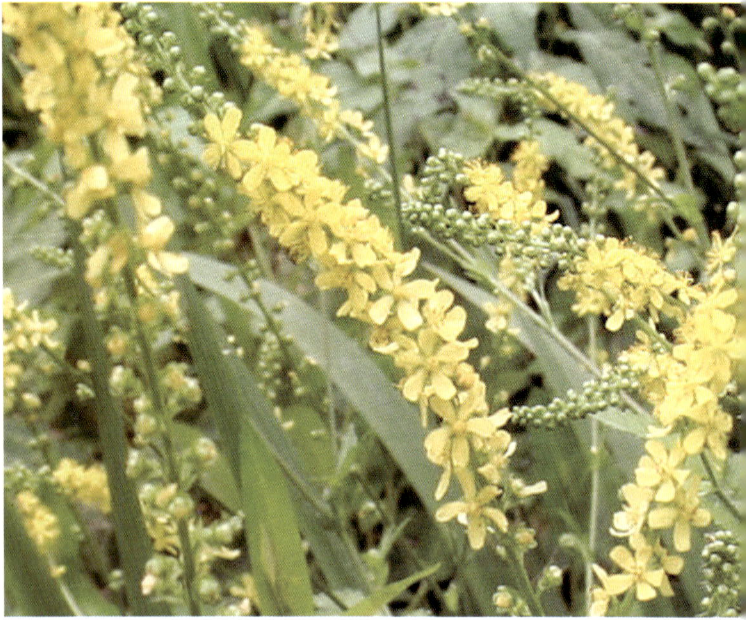

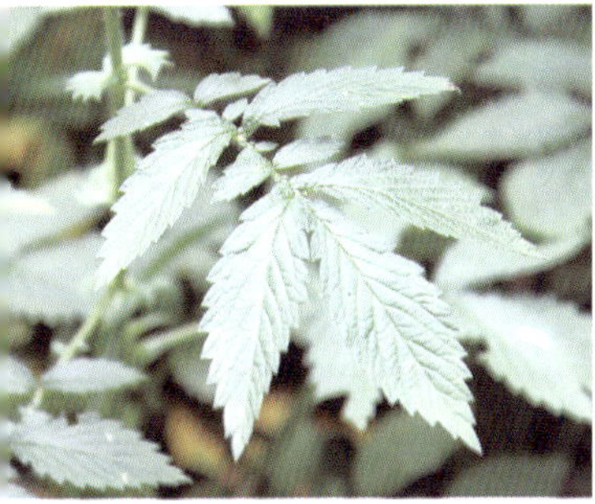
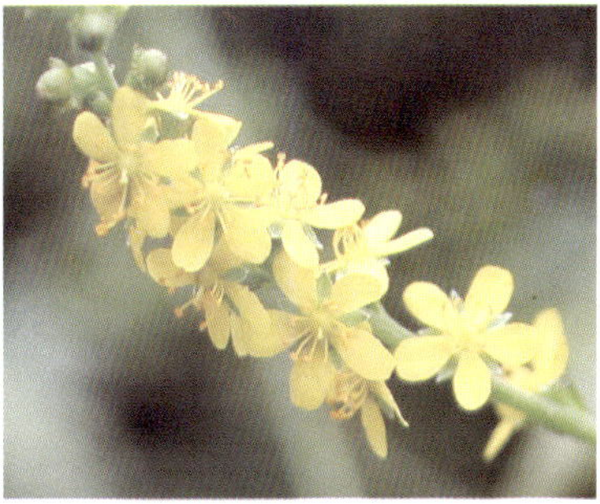
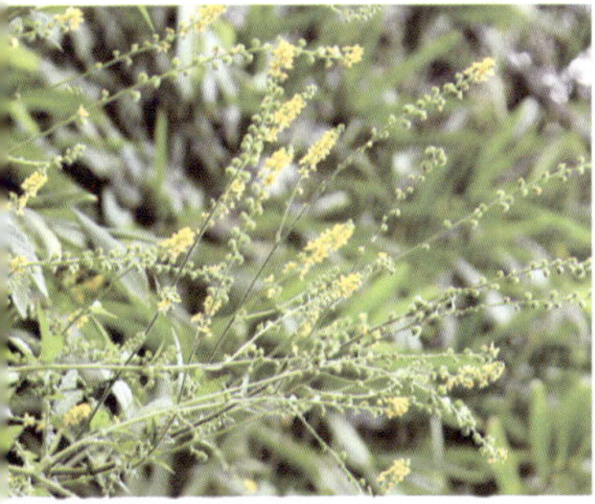
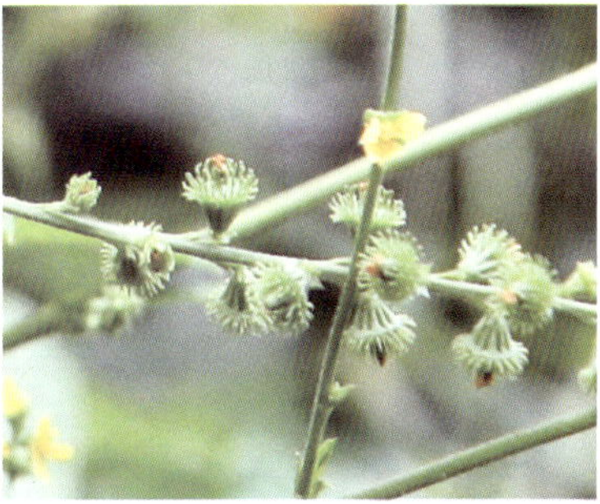
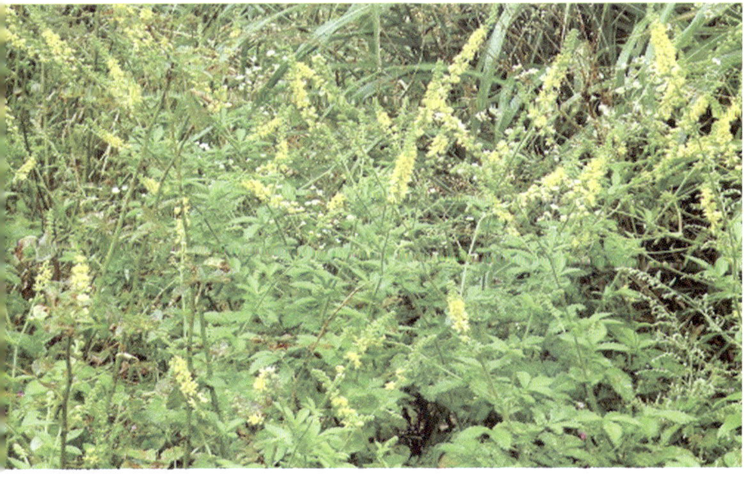

호장근 Polygonum cuspidatum

약효_ 이뇨 작용을 돕고, 관절염, 류머티즘 등에 효과가 있다.

약용으로 사용하는 부위는 뿌리줄기이며, 통증 완화 효과가 있다. 새싹은 껍질을 벗겨 뜨거운 물에 살짝 데치자마자 찬 물에 식혔다 나물로 먹는다. 뿌리줄기는 말린 것을 달여서 복용하면 이뇨 작용을 도우며, 방광염과 방광결석 등으로 인한 통증을 제거한다. 완하제 효과도 있어서 만성변비에 좋고, 관절염과 류머티즘, 어린아이의 야뇨증에도 효과가 있다.

이용 부위 뿌리줄기. **용법** 햇볕에 말린 것은 달여 마심. **채취 시기** 9~11월. **분포** 전국. **자라는 곳** 산과 들. **생태** 다년생풀. **크기** 키 50~150㎝. **개화 시기** 6~8월. **꽃** 자웅이주. 흰색~붉은색 꽃이 모여 핀다. **잎** 계란형이며, 길이는 6~15㎝.

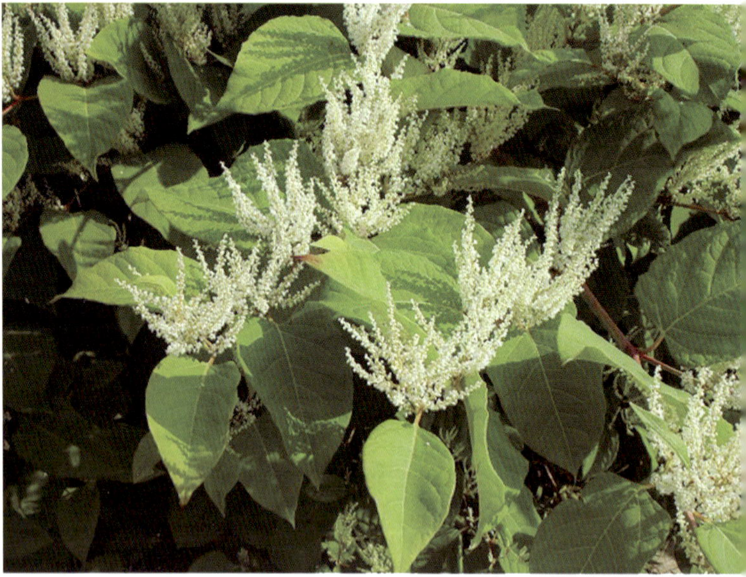

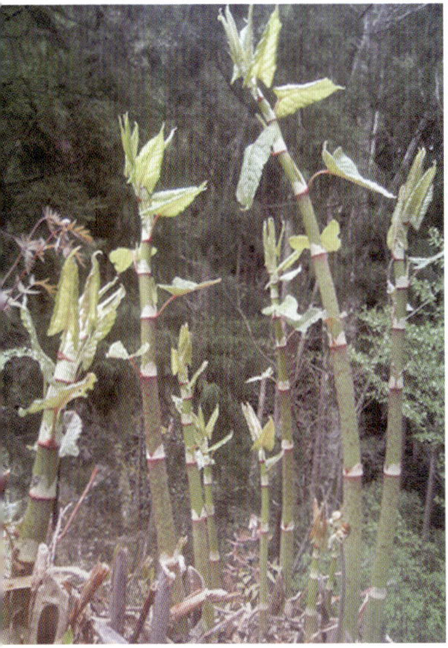

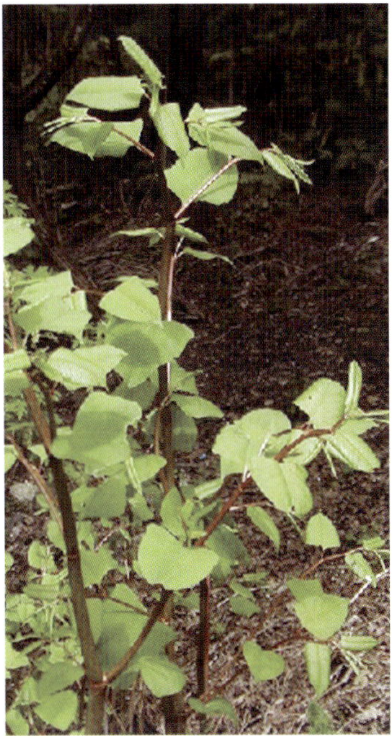

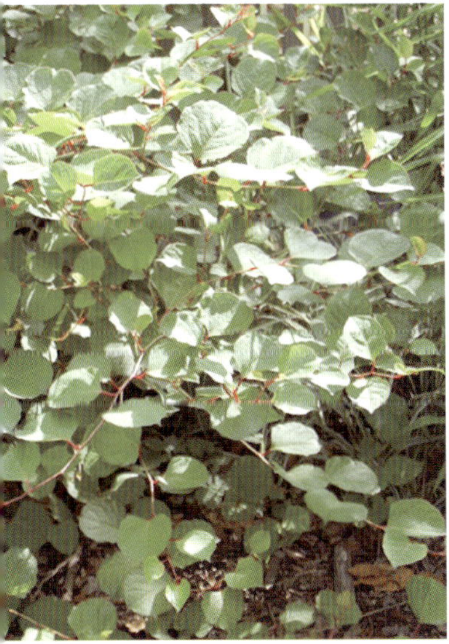

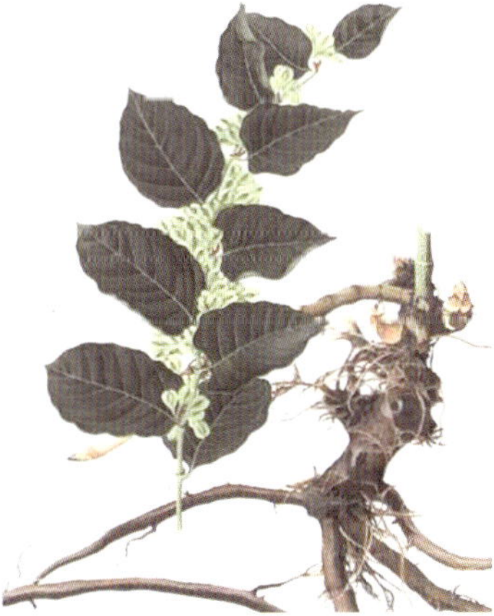

황련 Coptis japonica

약효_ 위통, 설사, 구내염, 결막염 등을 치료하는 중요한 생약이다.

땅 속에 노란색 뿌리가 이어진다고 해서 이 이름이 붙었다. 베르베린(berberine)이라는 성분이 있어서 황벽나무 껍질로 만든 약과 더불어 중요한 생약이다. 위통, 식중독, 세균성 설사 등에 효능이 있다. 가슴이 답답하고 잠을 자지 못하는 불면증에도 약효가 있다. 수염뿌리를 제거하고 뿌리줄기를 햇볕에 말려 달여 마신다. 이른 봄에 청초한 자태의 흰 꽃을 피우지만 노란 그 뿌리는 쓰디쓴 생약의 원료를 품고 있다.

이용 부위 뿌리줄기. **용법** 햇볕에 말린 것을 달여 마심. **채취 시기** 10~11월. **분포** 전국. **자라는 곳** 그늘진 수풀. **생태** 다년생풀. **크기** 키 10~25㎝. **개화 시기** 3~4월. **꽃** 하얀색이며 직경 1㎝. **잎** 3출복엽.

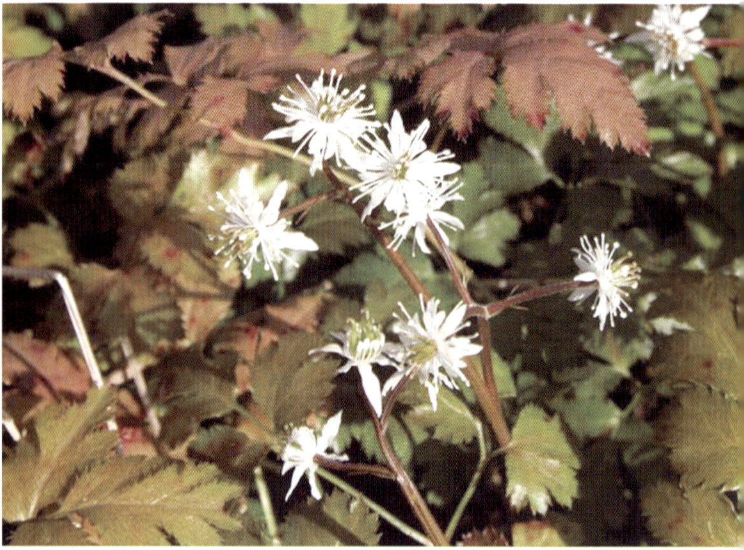

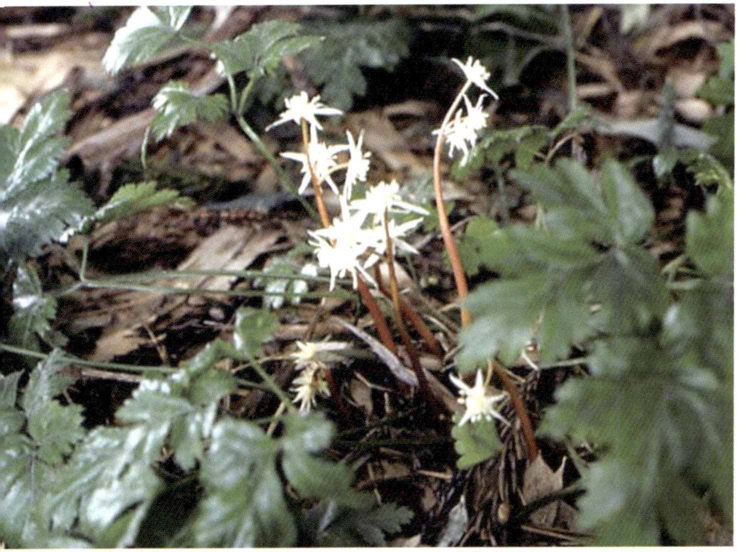

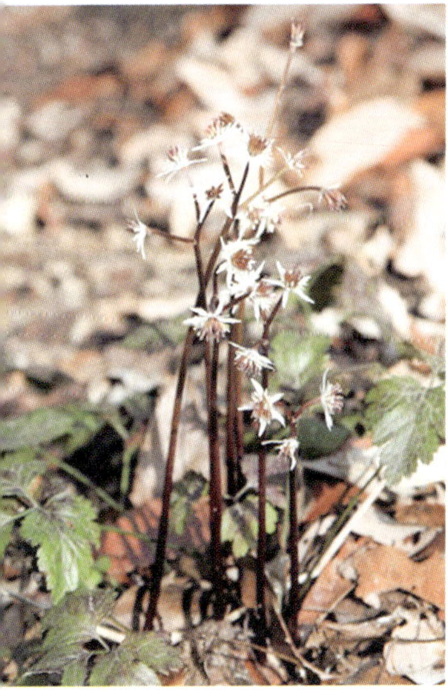

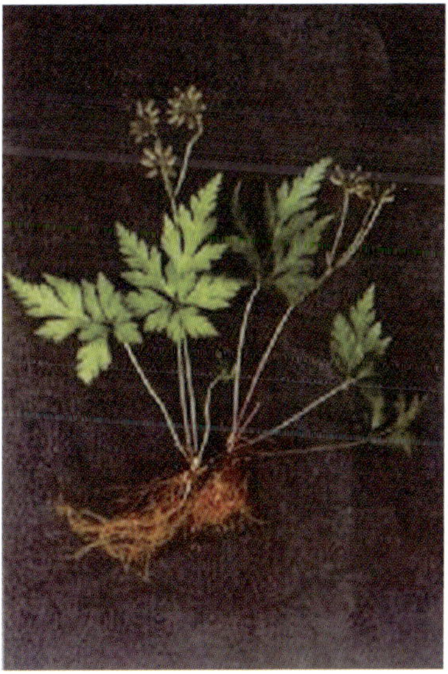

노루발풀 Pyrola japonica

약효_ 이뇨작용을 도우며, 신장염과 각기 등의 부기를 빼는 데 좋다.

하얀 꽃을 피우는 노루발풀과 분홍색 꽃을 피우는 노루발풀이 있다. 이뇨작용을 도우며, 신장염과 각기 등의 부기를 빼는 데 효과적이다. 벌레 물린 곳이나 상처에는 잎에서 즙을 짜 직접 환부에 바른다. 잎은 1년 내내 녹색인데, 약효가 좋은 건 개화기이다.

이용 부위 전체. **용법** 그늘에 말린 것을 찐다. **채취 시기** 6~7월. **분포** 전국. **자라는 곳** 구릉지대의 숲. **생태** 다년초. **크기** 길이 15~20cm. **개화 시기** 6~7월. **꽃** 직경 1.2~1.5cm. **잎** 타원형으로 길이는 3~6cm.

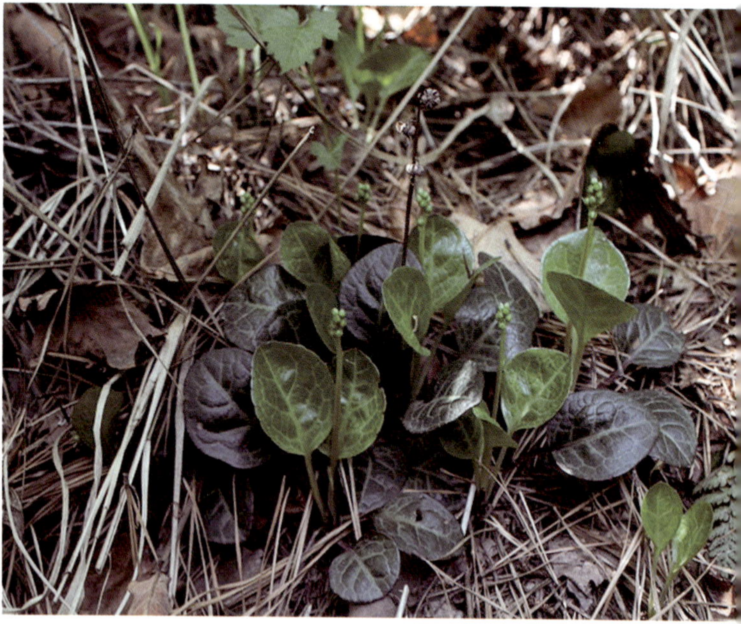

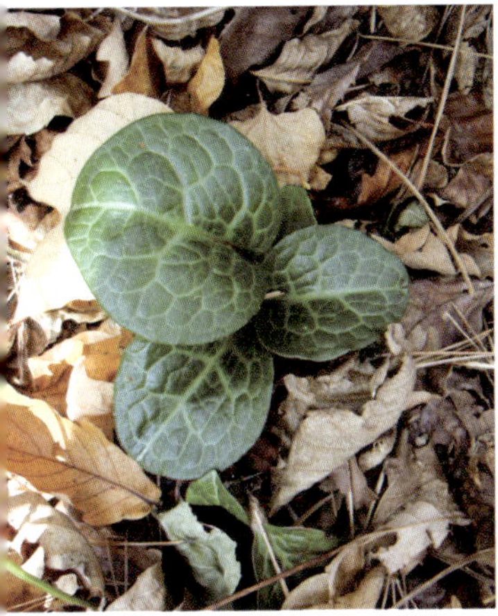
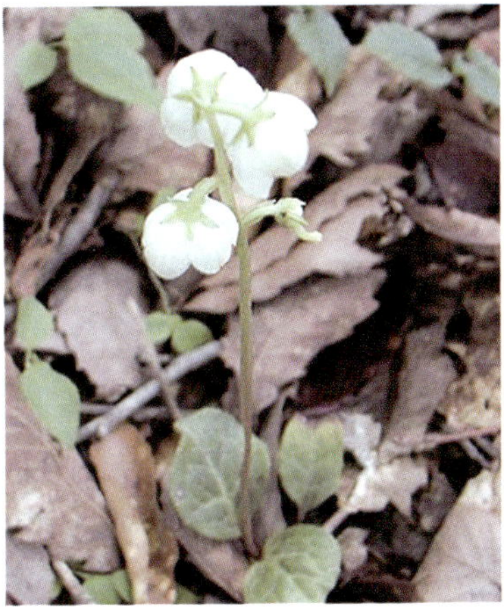
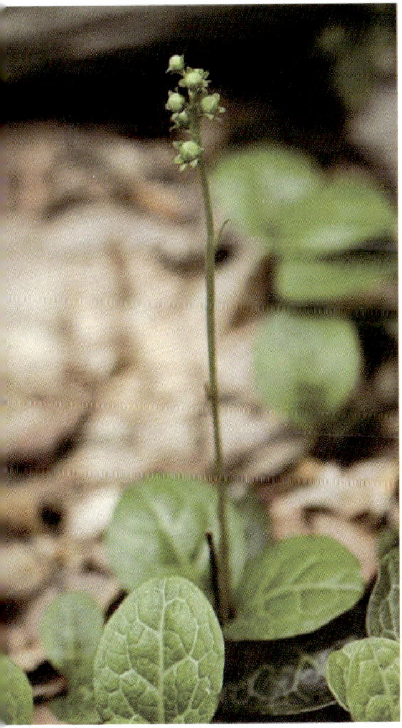
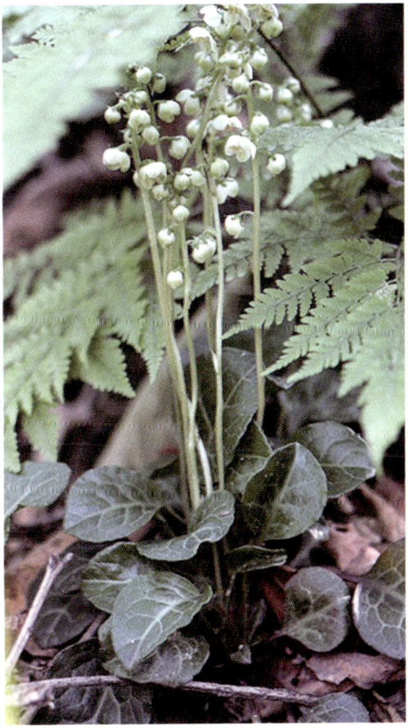

돌외 Gynostemma pentaphyllum

약효_ 강장작용을 하며, 요통, 당뇨병, 냉증, 변비, 기침을 멈추는 데 좋다.

인삼의 약효와 비슷한 성분이 함유되어 있어 야생으로 채취하는 것 외에도 인공으로 재배하기도 한다. 한때 암을 예방하는 효과가 있다 하여 화제에 오르기도 했다. 지금은 원기회복에 효과가 좋은 건강차로 많은 사람들이 편하게 마신다. 줄기와 잎을 다듬어 물에 씻어 말린 다음 잘게 잘라 보관하여 차 대용으로 마신다. 잎을 생으로 씹으면 희미한 단맛이 난다.

이용 부위 전체. **용법** 햇빛에 말린 다음 찐다. **채취 시기** 8월. **분포** 전국. **자라는 곳** 산지의 숲. **생태** 다년초. **크기** 줄기생태이며 길다. **개화 시기** 8~9월. **꽃** 자웅이주. 황록색으로 직경은 5㎜. 열매도 약 5㎜이다. **잎** 보통 작은 잎은 5장으로 이루어져 있으나, 때로 3장 또는 7장인 것도 있다.

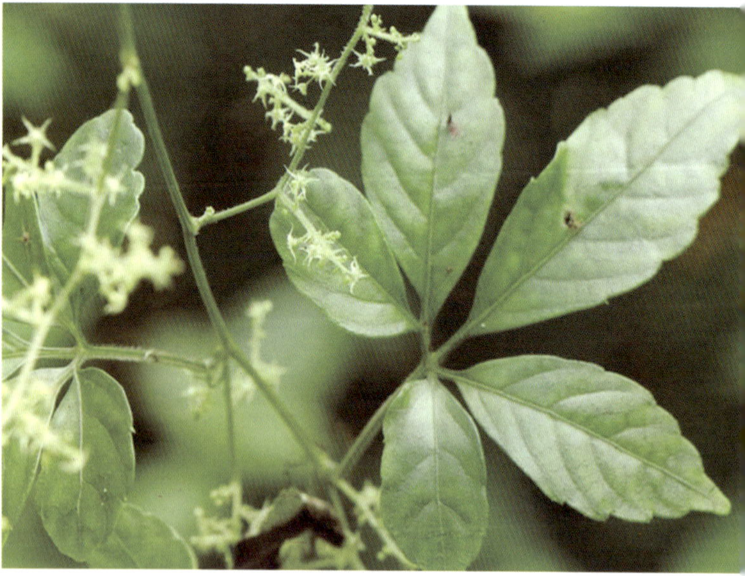

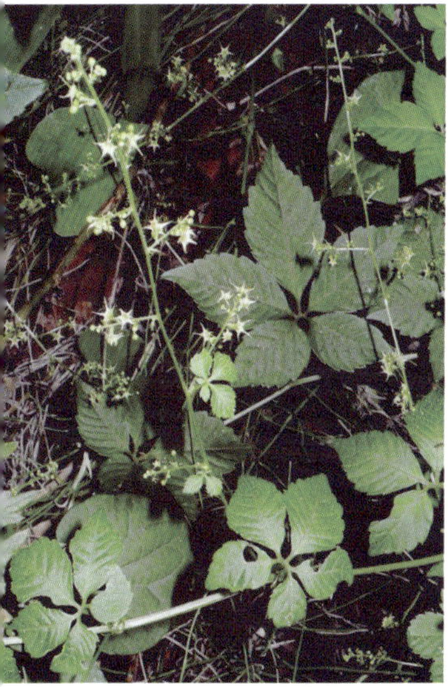
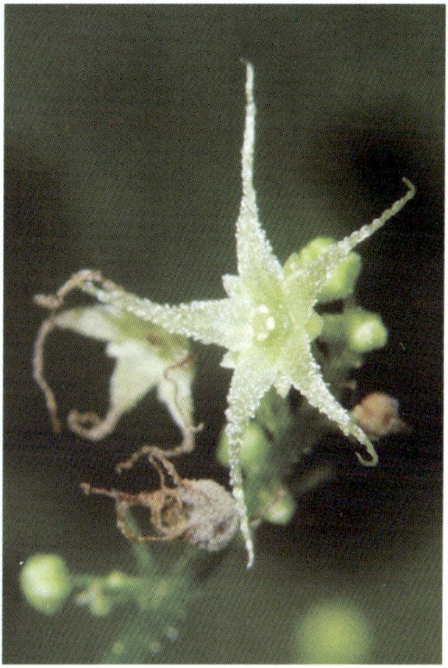
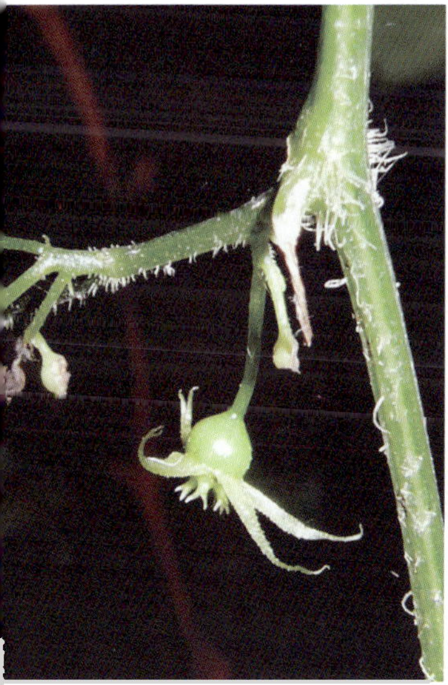
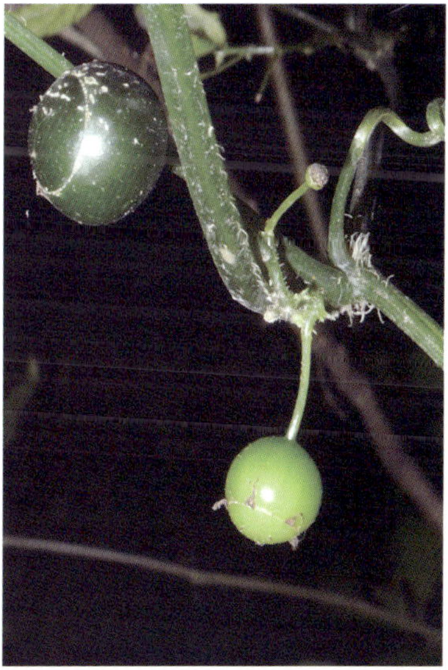

고추나물 Hypericum erectum

약효_ 상처를 낫게 하고, 지혈효과가 있으며, 타박상 · 구내염에 좋다.

생잎의 파란 즙 또는 잎을 환부에 붕대로 감는다. 또는 꽃이 필 무렵에 풀을 모두 채취하여 말리고 보존해두었다가 필요할 때 짜서 그 즙을 환부에 붙이고 있어도 좋다고 한다. 꽃은 아침에 피었다가 저녁에는 오므라든다. 꽃과 잎에 약효성분을 함유하고 있다. 잎에는 작은 흑점이 흩어져 있다.

이용 부위 잎. **용법** 생잎을 빠아 낸 즙을 환부에 바른다. **채취 시기** 7~10월. **분포** 전국. **자라는 곳** 산야의 초원. **생태** 다년생풀. **크기** 20~60cm. **개화 시기** 7~9월. **꽃** 노란색이고 5엽으로 이루어져 있으며 직경은 2cm. **잎** 긴 타원형으로 길이는 1.5~6cm.

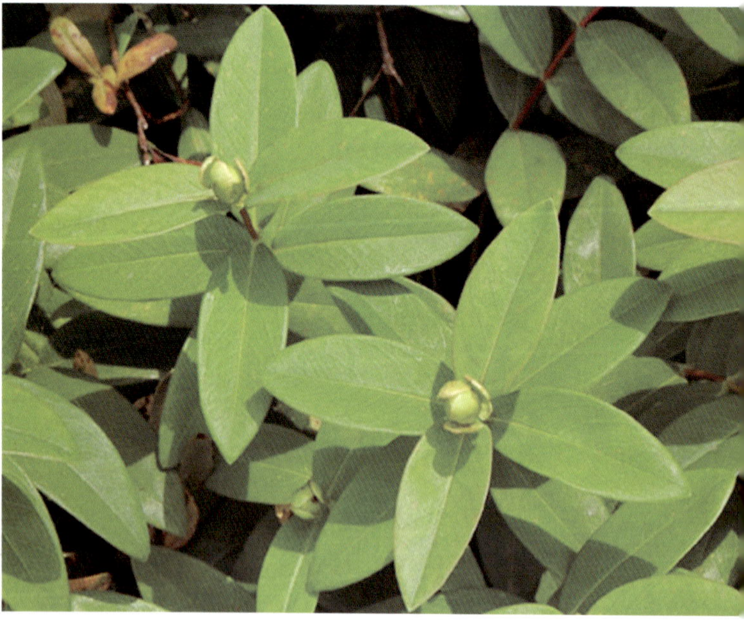

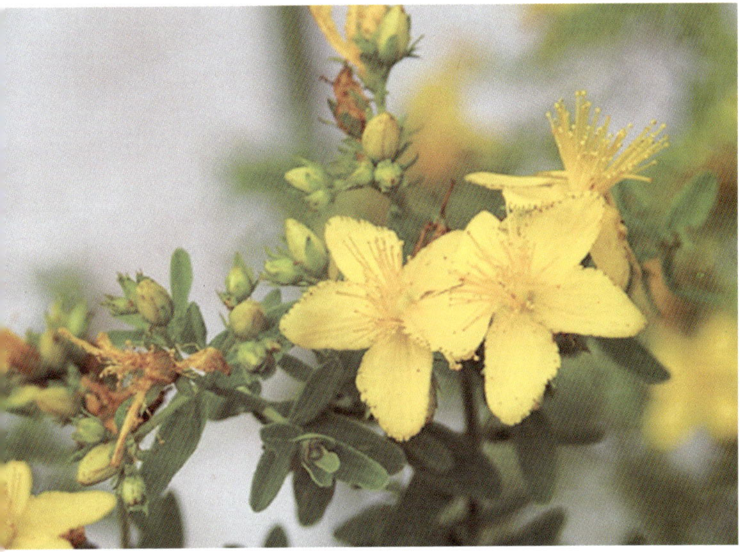

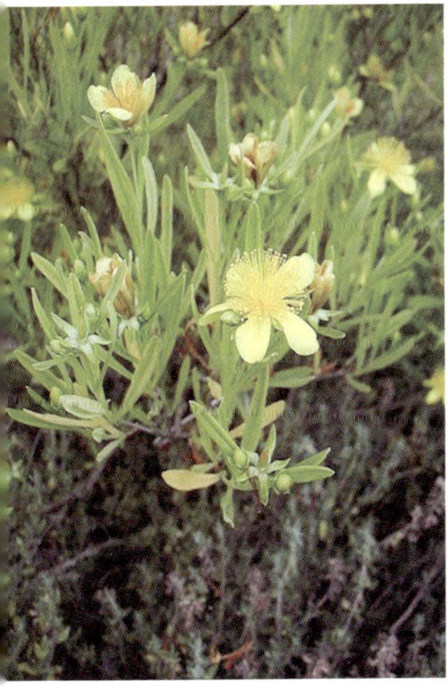

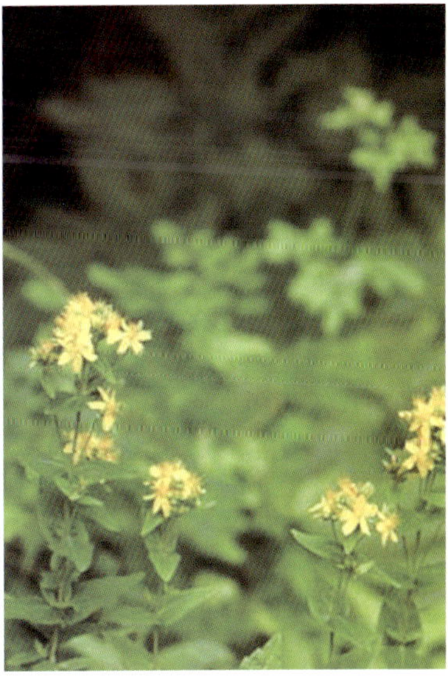

괭이밥 Oxalis corniculata

약효_ 벌레 물린 데 바르면 가려움이 완화되고, 피부병에도 효과가 있다.

줄기와 잎에 옥살산(oxalic acid)이 함유되어 있어 신선한 잎의 파란색 즙을 벌레 물린 곳에 바르면 가려움이 완화된다. 옴 등의 피부병에도 좋다고 한다. 꽃과 잎은 낮과 밤에 열렸다 닫히는데, 잎은 소엽 중심부터 접히듯이 닫히며, 밤에는 잎을 닫았다가 낮에 다시 편다. 잎과 줄기에서 신맛이 난다.

이용 부위 잎. **용법** 잎으로 즙을 내서 환부에 바른다. **채취 시기** 8~11월. **분포** 전국. **자라는 곳** 도로변, 정원, 풀밭. **생태** 다년생풀. **크기** 지면에 깔려 자란다. **개화 시기** 5~9월. **꽃** 노란색으로 5엽, 0.8~1㎝. **잎** 하트 모양으로 3엽, 0.8~1㎝.

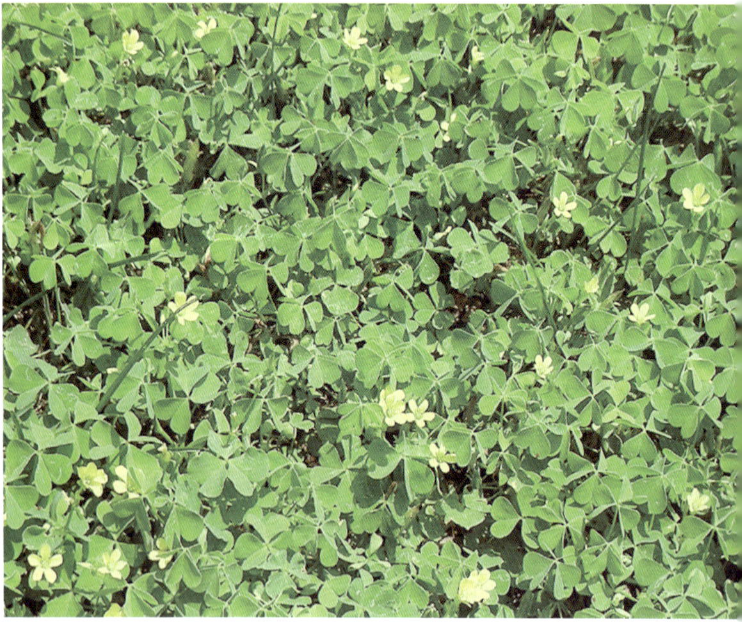

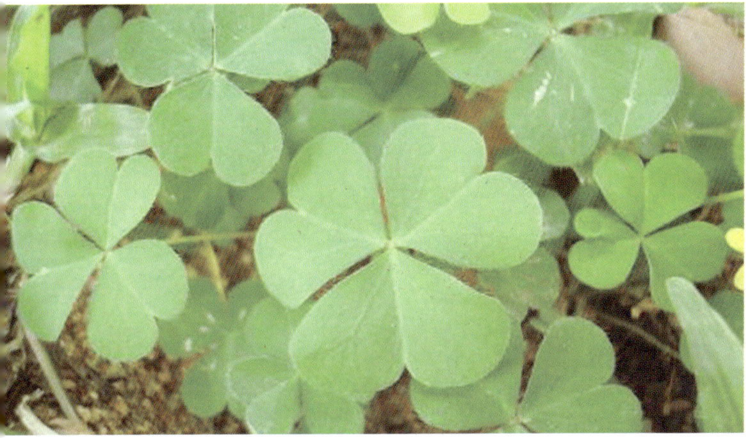

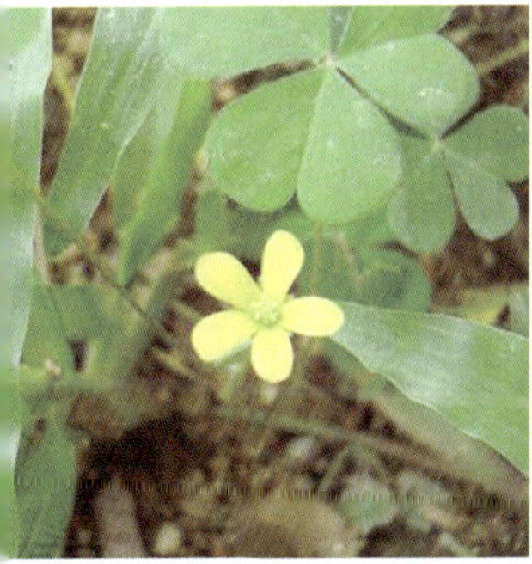

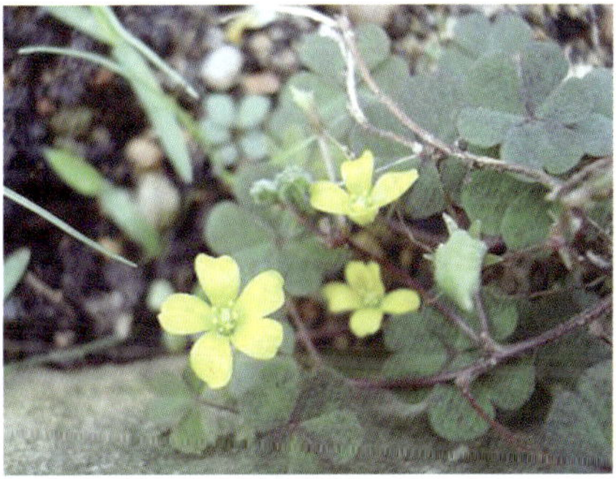

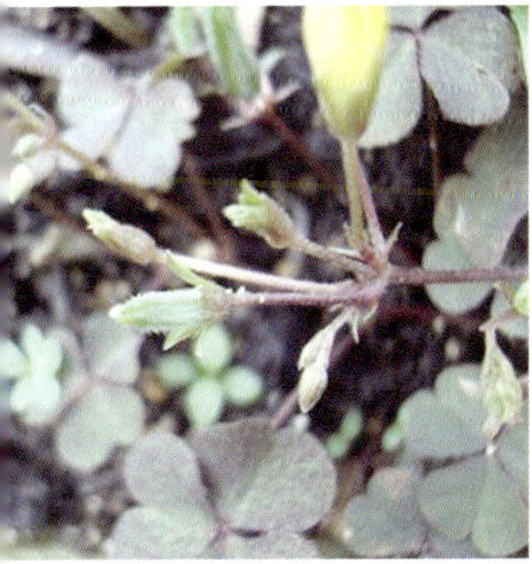

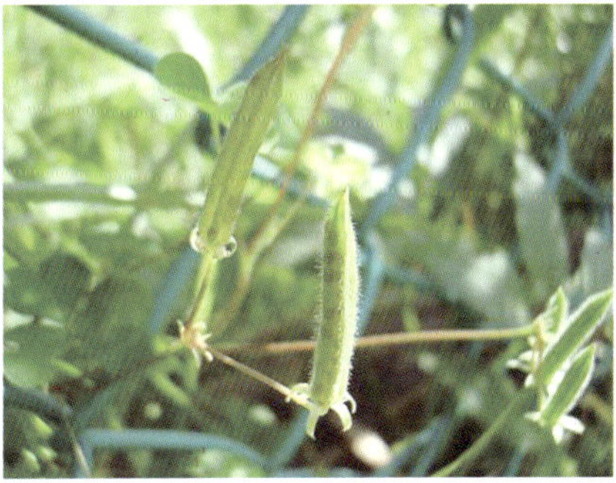

꿀풀 Prunella vulgaris var. lilacina

약효_ 이뇨, 방광염, 신장염, 편도선염에 좋다.

약용으로 사용하는 건 아름다운 꽃이 아니라, 그 아름다움이 시든 후 말라버렸을 때이다. 달여서 내복하면 이뇨작용에 좋고, 그 물로 목을 헹구면 편도선과 구내염 등 소염 증상에 좋다. 꽃이 시들 무렵 채취하여 햇볕에 말려 보존한다. 꽃은 지대가 낮은 곳에서는 빨리 피고 산에서는 늦게 핀다.

이용 부위 마른 꽃. **용법** 햇볕에 건조시킨 것을 달여 마심. **채취 시기** 8월. **분포** 전국. **자라는 곳** 산기슭의 볕이 잘 드는 풀밭. **생태** 다년생풀. **개화 시기** 6~8월. **크기** 높이 20~30㎝. **꽃** 보라색 통꽃으로 줄기 끝에 총상꽃차례로 달린다. **잎** 긴 타원형으로 길이는 3~8㎝.

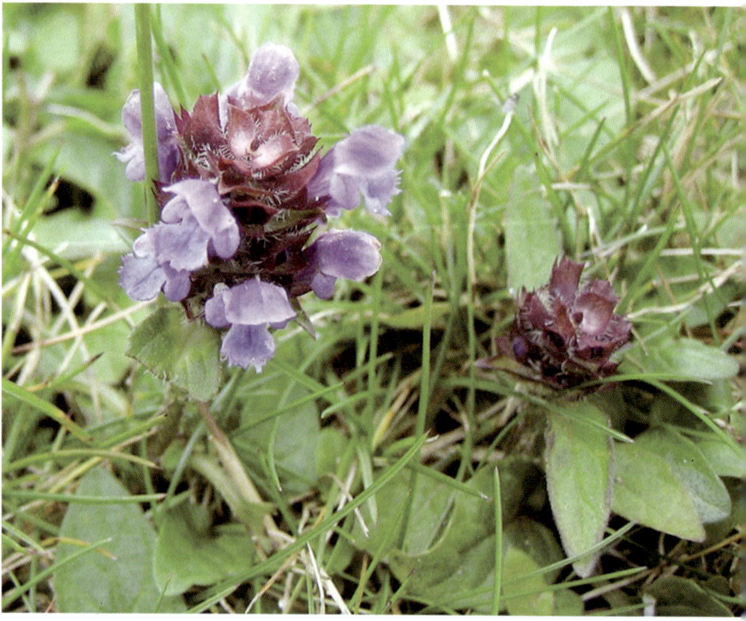

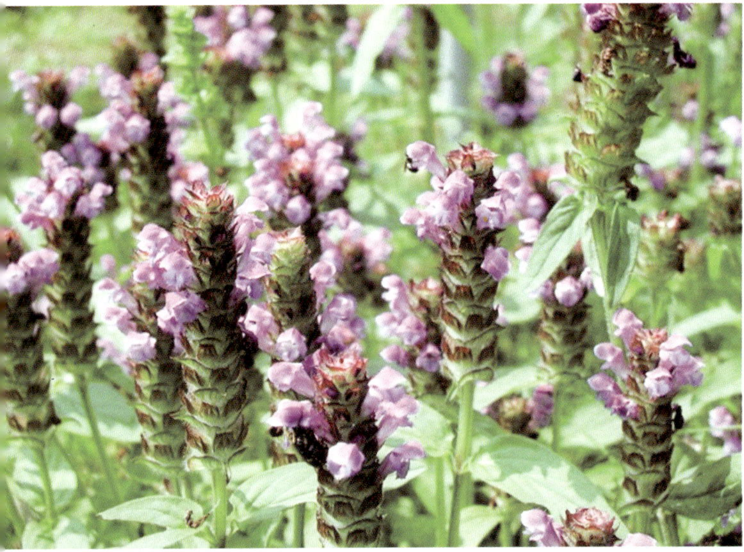

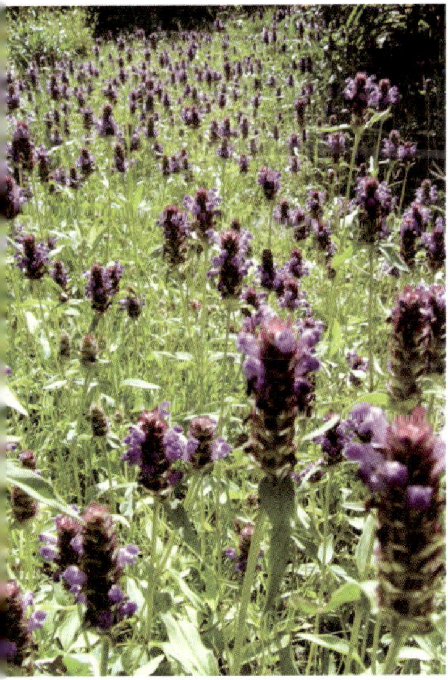

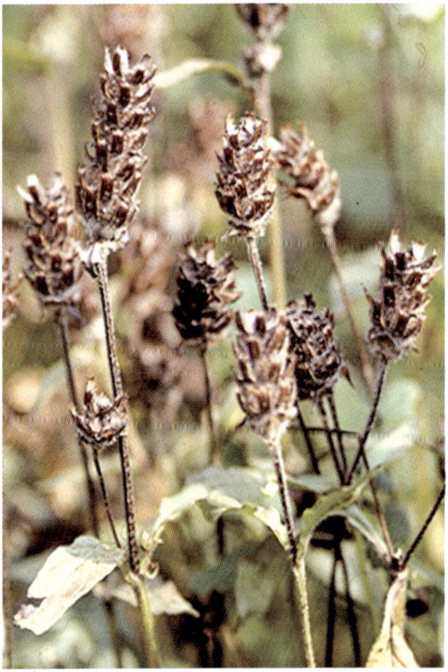

병꽃풀 Glechoma hederacea var. grandis

약효_ 짜증이 많아 보채는 아이, 요로결석, 당뇨병, 담석에 효험이 있다.

꽃이 필 무렵에는 똑바로 서 있지만, 그 다음에는 줄기가 쓰러져 지면에 퍼지듯 뿌리를 내리고 번성한다. 예부터 밤에 울음을 그치지 않는 아이에게 효과가 있다고 알려져 왔다. 당뇨병과 신장병에도 좋다고 한다. 꽃이 필 무렵에 풀 전체를 채취하여 말린 것을 달여 차로 마신다.

이용 부위 전체. **용법** 햇볕에 건조시킨 것을 달인다. **채취 시기** 4~5월. **분포** 전국. **자라는 곳** 논과 밭, 들판, 노지. **생태** 다년생풀. **크기** 길이 5~20㎝. **개화 시기** 4~5월. **꽃** 입술 모양이며 길이가 1.5~2.5㎝이다. **잎** 네모난 줄기에 대립하여 난다.

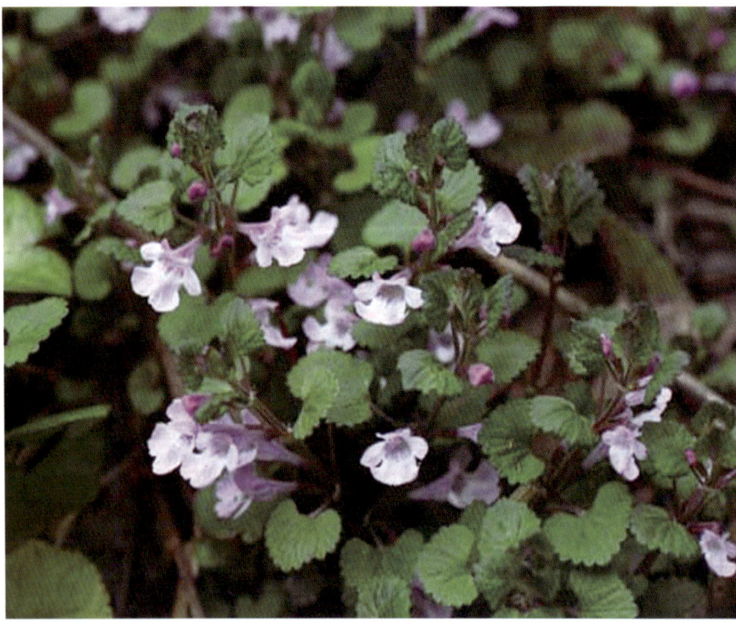

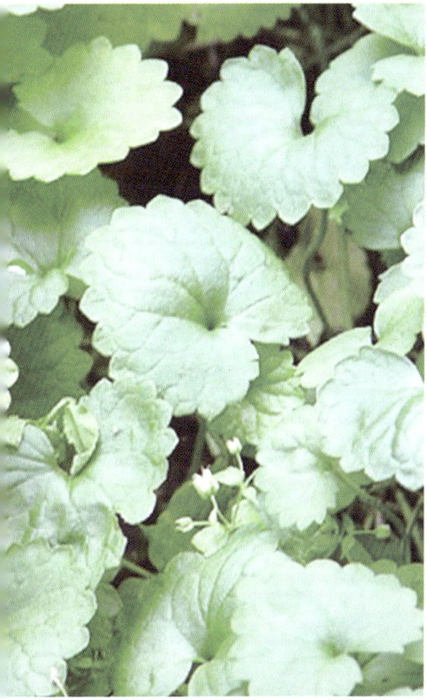

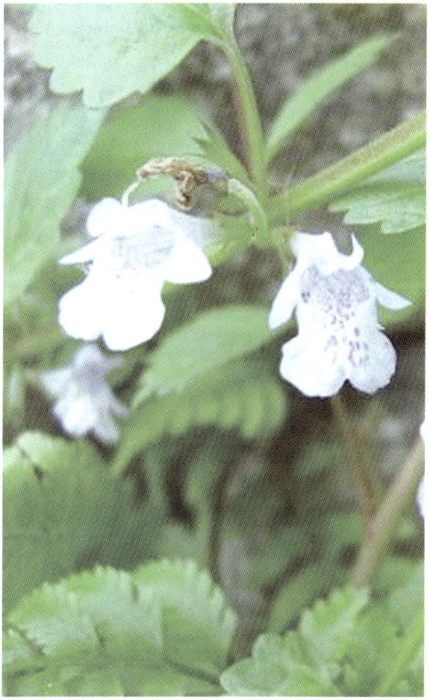

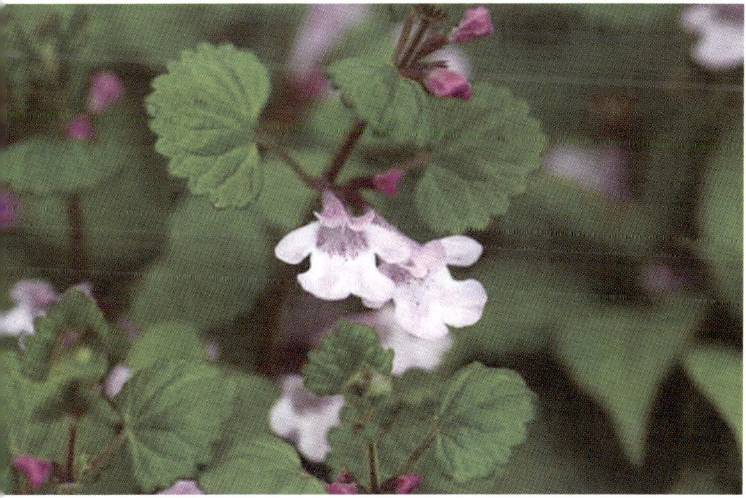

금창초 Ajuga decumbens

약효_ 기관지염, 신경통, 발열, 복통 등에 효과가 있다.

줄기가 똑바로 서지 않고 바닥을 기듯이 납작하게 자라며, 풀 전체를 약으로 사용한다. 기관지염, 신경통, 발열, 복통 등에 효과가 있으며, 여러 증상에 좋아 금창초만 있으면 의사가 필요없다고 했다. 꽃이 필 무렵에는 풀 전체를 채취하여 말린 것을 달여서 복용한다. 생잎은 부기에 좋다.

이용 부위 전체. **용법** 햇볕에 말린 것을 달인다. **채취 시기** 3~5월. **분포** 경상도, 전남, 제주 등. **자라는 곳** 풀밭, 노지. **생태** 다년생풀. **개화 시기** 3~5월. **크기** 땅 위에 납작하게 자람. **꽃** 보라색이며, 길이가 1㎝ 정도이다. **잎** 뒷면이 보라색 빛을 띤다.

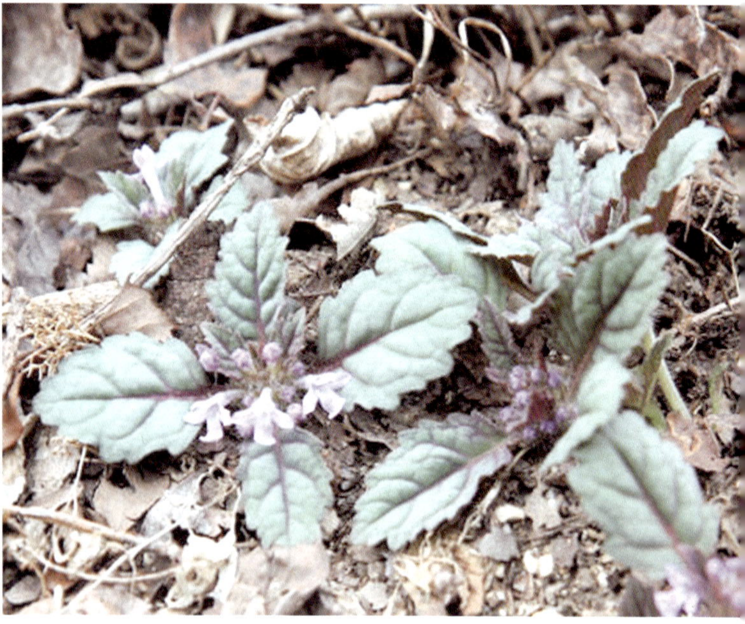

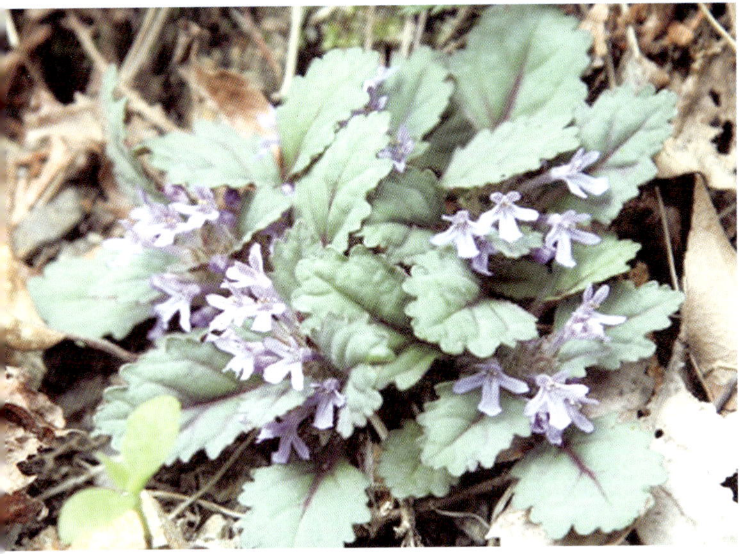

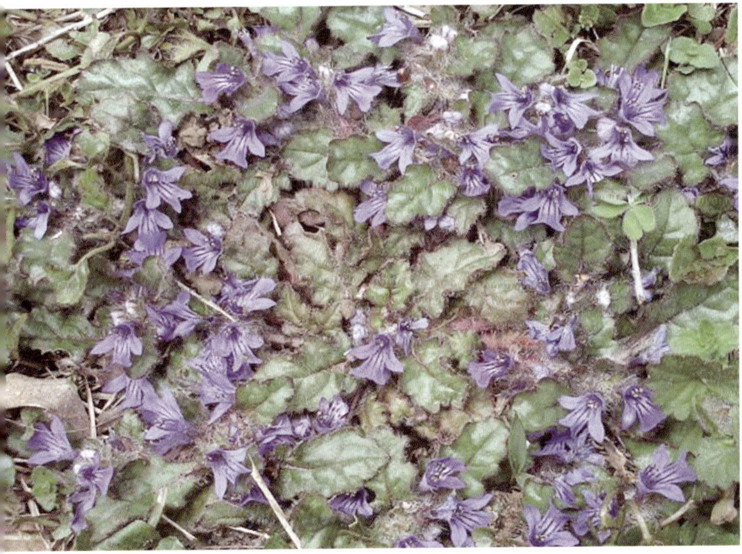

전호 Anthriscus sylvestris

약효_ 식욕부진과 야간 빈뇨 현상에 좋다.

하얀색 작은 꽃을 피우는 미나리과 꽃들은 대개 그 종을 구분하기 어렵다. 그러나 대부분의 미나리과 꽃은 여름에 피는데 전호 꽃은 봄에서 초여름에 피며, 습기가 있는 산야의 풀밭에서 자란다. 쉽게 지치고 허약체질인 사람의 식욕부진과 노인들의 야간 빈뇨 현상에 좋다. 한여름을 제외한 봄과 가을에 뿌리를 캐 햇볕에 말린다.

이용 부위 뿌리. **용법** 햇볕에 말린 것을 달여 마신다. **채취 시기** 봄과 가을. **분포** 전국. **생태** 다년생풀. **자라는 곳** 산야의 습기가 있는 풀밭. **크기** 길이 70~150cm. **개화 시기** 4~6월. **꽃** 하얀색 작은 꽃이 많이 핀다. **잎** 2회 3출 복엽.

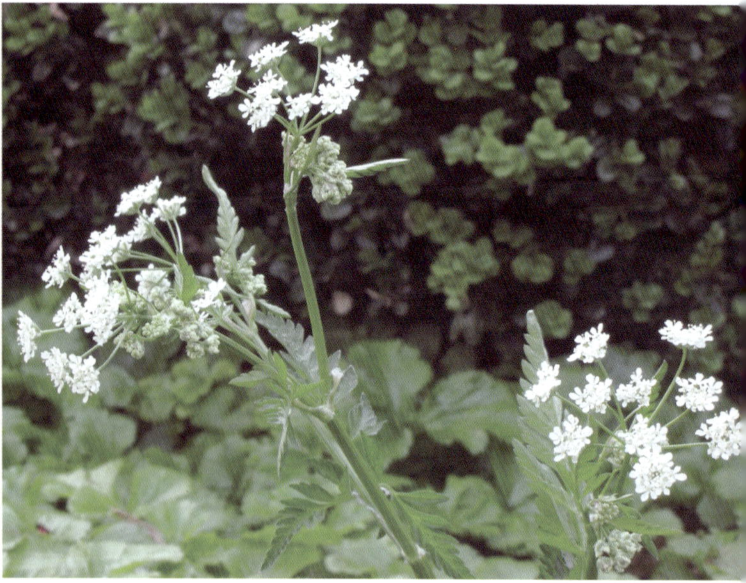

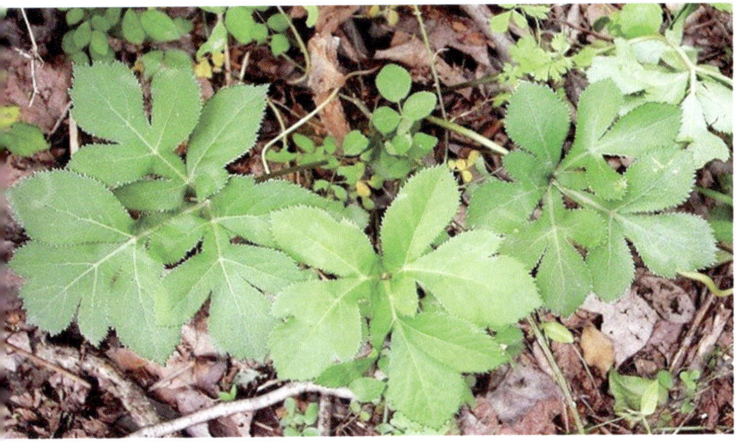
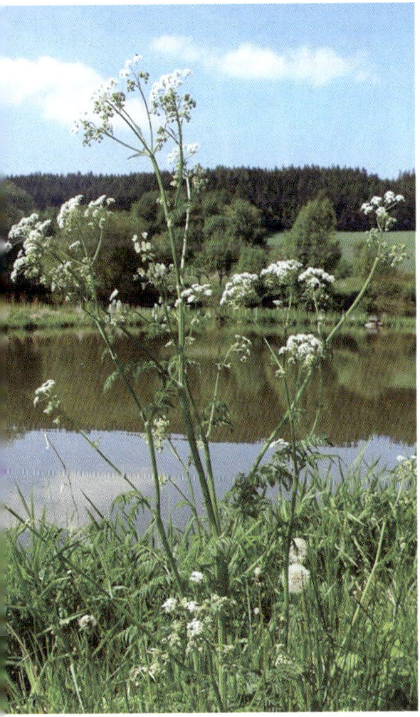
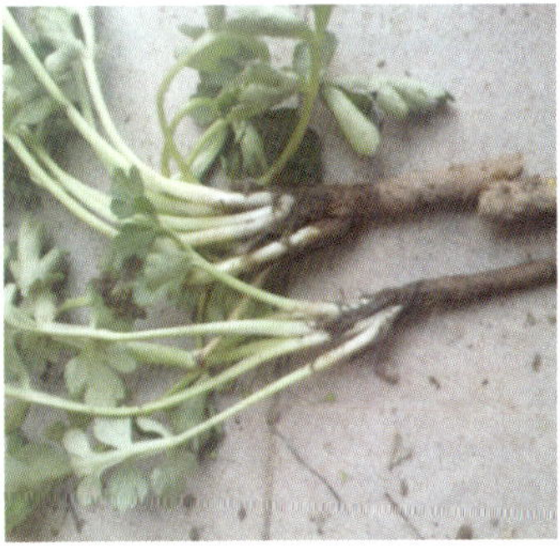
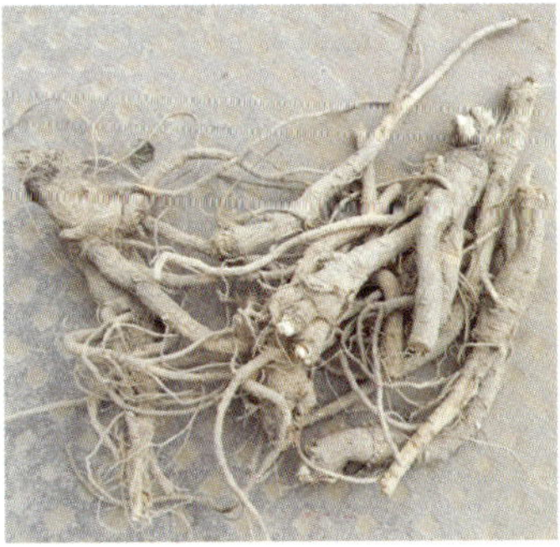

사상자_뱀도랏 Torilis japonica

약효_ 음종(陰腫)에 효능이 있고, 강장제로도 쓰인다.

하얀색 작은 꽃을 피우는 비슷비슷한 미나리과 중에서 구분 짓기 어렵지만, 따뜻한 곳에서는 가을에 새싹이 나고, 이른 봄부터 자라는 2년생풀. 새싹과 뿌리는 식용이고, 열매는 약용이다. 꽃은 가련해 보이지만 열매에 갈고리형 가시가 달려 있어 옷에 잘 묻어난다. 음종(陰腫; 남자는 음낭 혹은 음경까지, 여자는 음문이 붓는 것)에 효능이 있어, 달여서 나온 즙으로 환부를 씻으면 좋다. 강장에는 환약으로 먹는다.

이용 부위 열매. **용법** 완숙한 열매를 그늘에 말린 것을 약제로 사용. **채취 시기** 8월. **분포** 전국. **자라는 곳** 노지, 풀밭, 잡초 등이 많은 덤불. **생태** 2년생풀. **크기** 길이 30~100㎝. **개화 시기** 5~7월. 열매 맺는 시기 8~9월. **꽃** 하얗고 작은 꽃이 많이 핌. **잎** 2~3회 복엽.

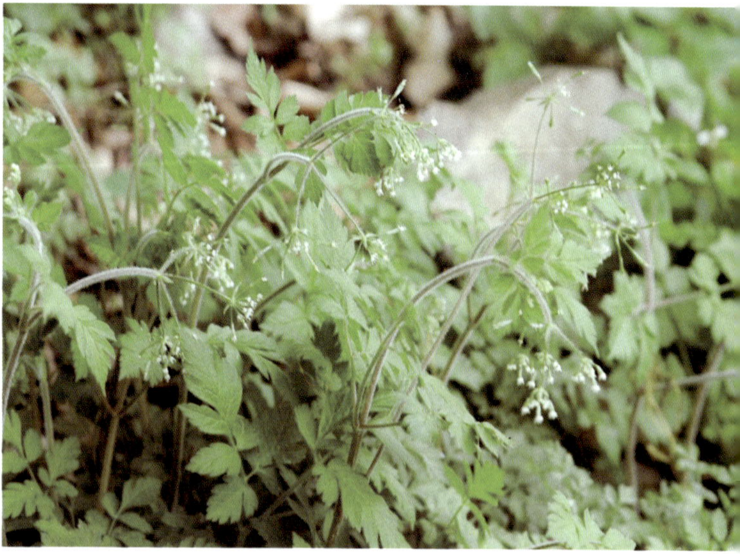

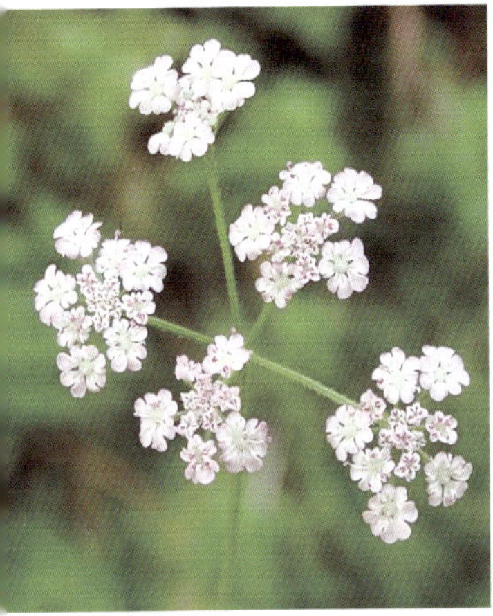
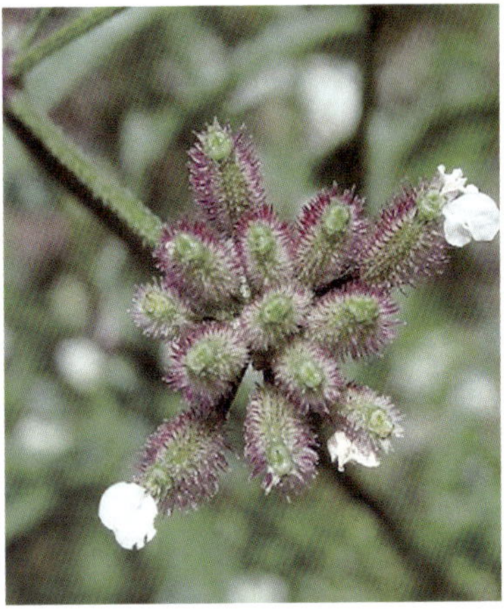
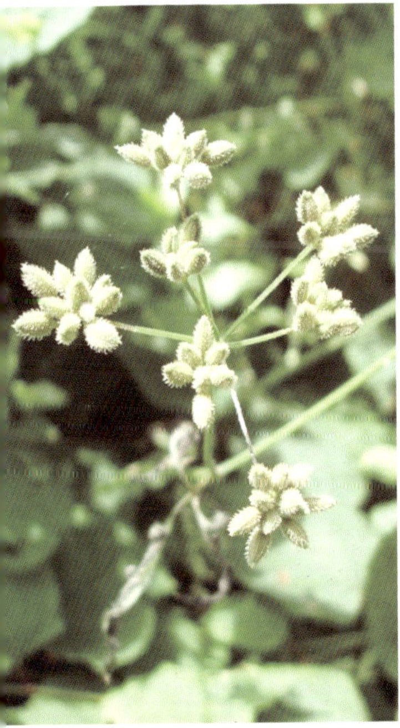
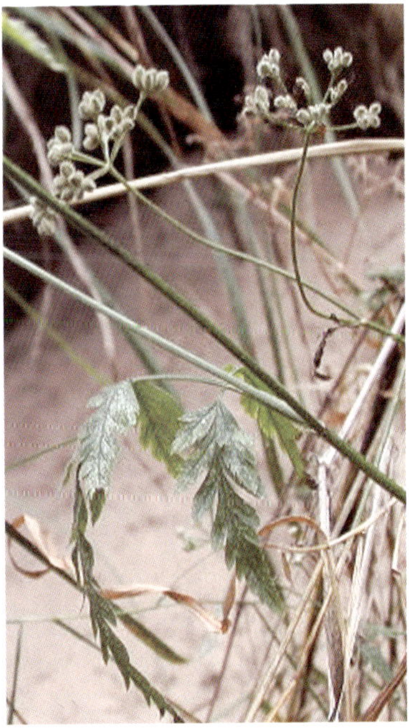

수영 Rumex acetosa

약효_ 생즙은 옴, 백선, 무좀에 바르면 좋고, 달여 마시면 변비에 좋다.

줄기와 잎에 수산이 함유되어 있어 신맛이 난다. 싱싱한 줄기는 씹으면 시고 맛있지만 절대로 많이 먹는 것은 금물이다. 삶으면 신맛이 없어진다. 신선한 뿌리를 갉아서 낸 즙을 백선, 무좀 등에 바른다. 봄~가을에 걸쳐 수시로 뿌리를 캐 사용한다. 말린 뿌리를 달여 마시면 변비에 좋다.

이용 부위 뿌리. **용법** 갉아서 즙으로 만들어 바르고, 달여 마신다. **채취 시기** 4~10월. **분포** 전국 **자라는 곳** 둑, 제방. **생태** 다년생풀. **크기** 길이 30~100㎝. **개화 시기** 4~8월. **꽃** 자웅이주. 녹갈색 꽃이 많이 핀다. **잎** 긴 타원형으로 기부는 화살촉 모양.

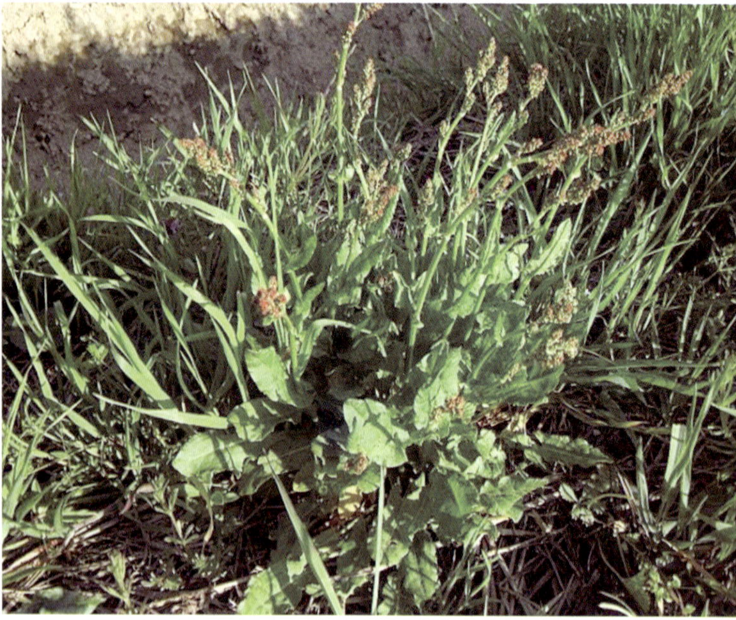

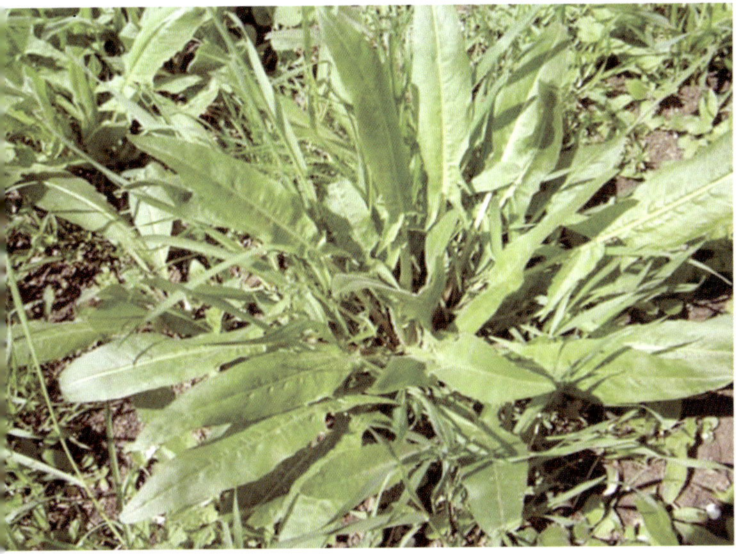

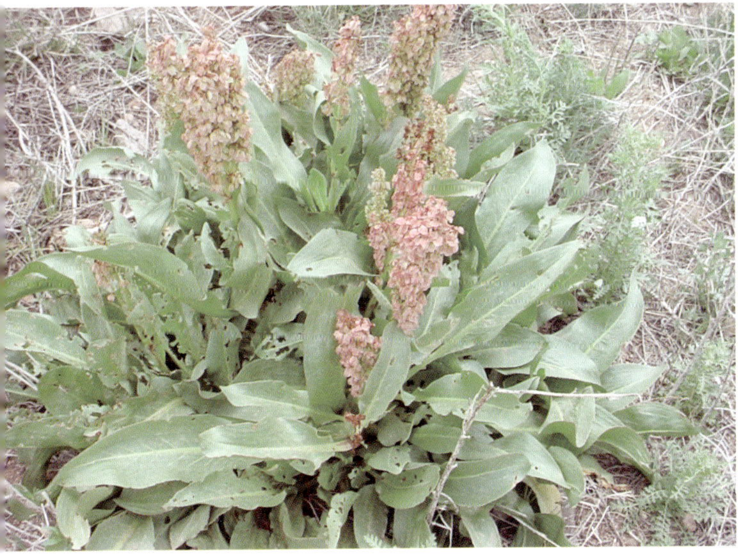

마디풀 Polygonum aviculare

약효_ 이뇨, 신장병에 효과가 있고, 장을 편하게 한다.

길가에서 자란다. 잎 모양이 버들과 닮았다. 먼지를 뒤집어쓰고 자라고 있는 것 같은 풀이지만, 꽃이 필 무렵 전체를 채취하면 이뇨와 장을 편안하게 하는 등에 효과가 좋은 약용으로 쓸 수 있다. 한방에서는 '편죽' 이라고 부르며, 이뇨 약으로 사용한다. 전초를 물에 잘 씻어 햇볕에 건조시킨 것을 달여 하루에 세 번 복용한다.

이용 부위 전체. **용법** 햇볕에 말린 것을 달인다. **채취 시기** 5~10월. **분포** 전국. **자라는 곳** 길거리 황무지. **생태** 1년생풀. **크기** 길이 10~40㎝. **개화 시기** 5~10월. **꽃** 작은 녹색 꽃 **잎** 선상 피침형으로 길이는 1.5~3㎝.

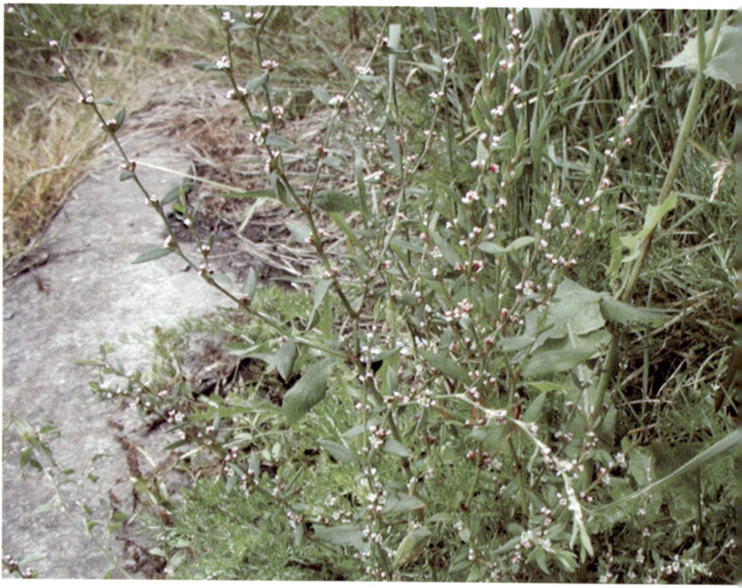

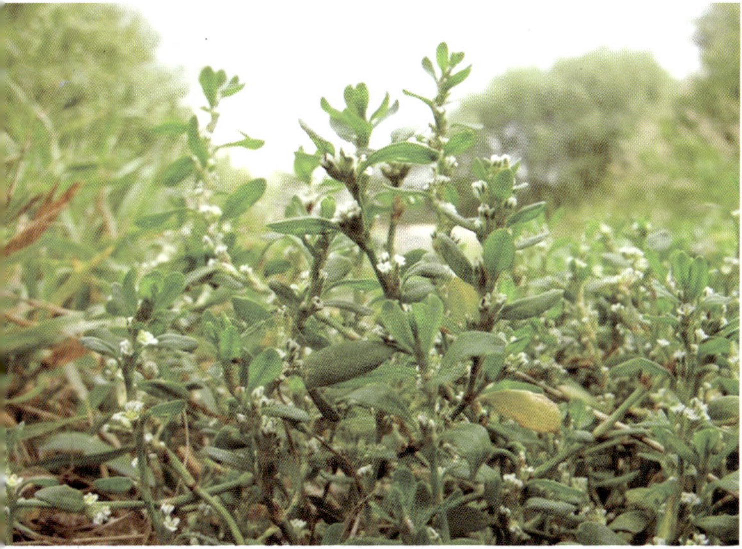

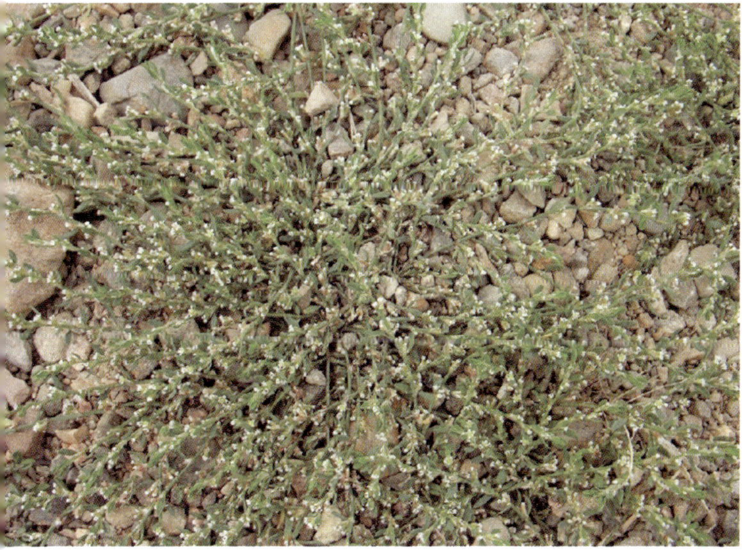

여뀌 Polygonum hydropiper

약효_ 즙을 마시면 일사병을 막아주고, 더위를 먹었을 때 좋다.

'쓴 여뀌 잎도 즐겨먹는 벌레가 있다' 라는 속담이 있는데, 독특한 매운 맛이 난다. 잎을 갉아 여뀌 식초로 사용하며, 은어 구이를 먹을 때 없으면 서운한 풍미를 낸다. 물에 희석시켜 마시면 일사병이나 더위를 먹은 데 좋다. 벌이나 독벌레에 물린 상처에 이 즙을 바르면 아픔이나 부기가 가라앉는다. 날것 그대로 즙을 짜서 마신다.

이용 부위 잎. **용법** 즙을 짜 물에 희석시켜 마심. **채취 시기** 7~8월. **분포** 전국. **자라는 곳** 물가. **생태** 1년생풀. **크기** 길이 30~80㎝. **개화 시기** 7~10월. **꽃** 작은 붉은색을 띤 흰색 꽃이며, 드문드문 이삭생태로 핀다. **잎** 피침형이며 길이는 3~10㎝.

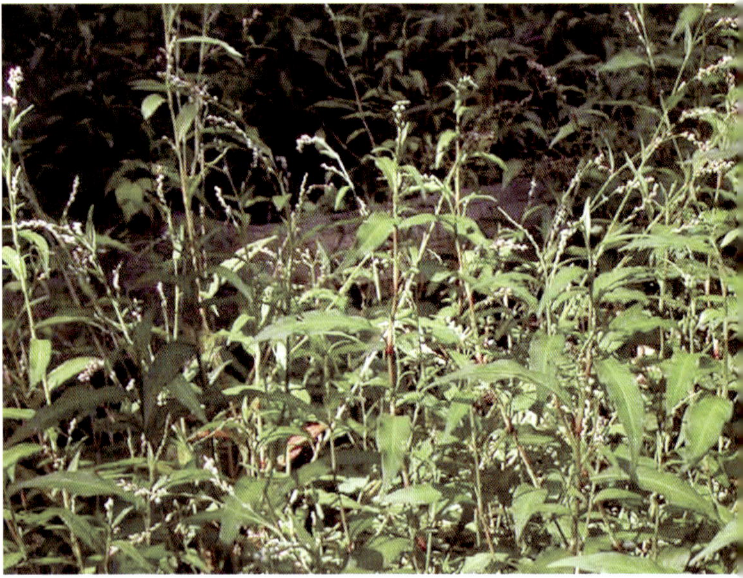

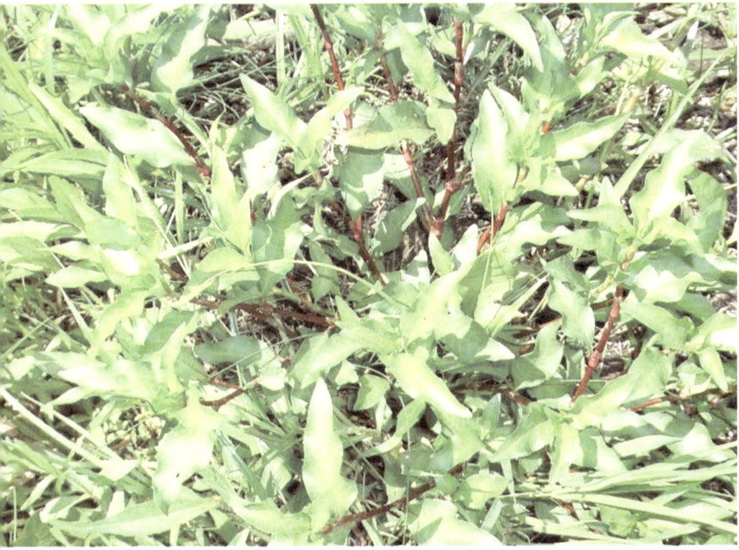

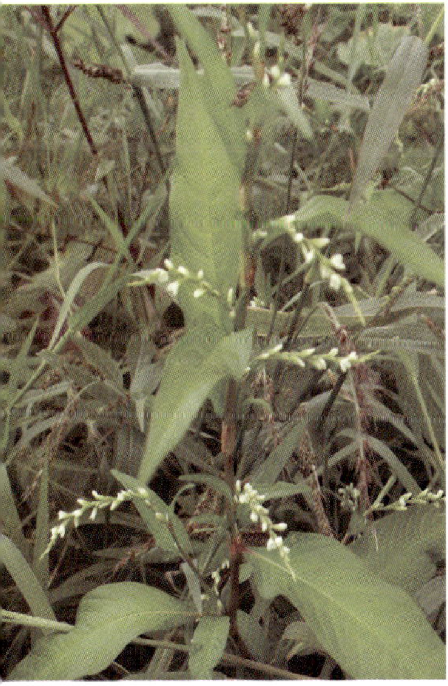

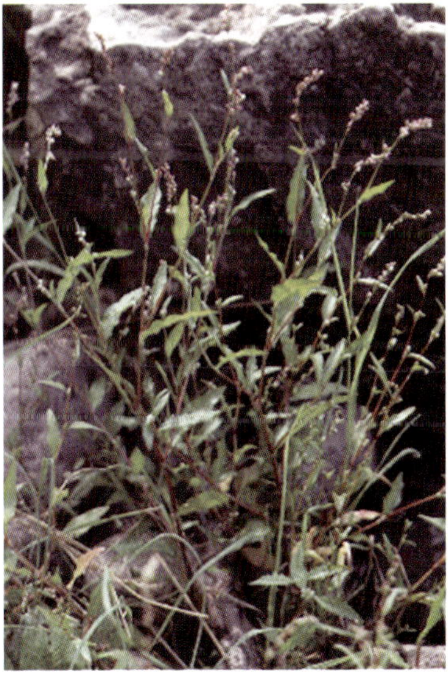

개여뀌 polygonum longisetum

약효_ 설사와 종기 등에 효능이 있다.

풀 전체를 햇볕에 말린 다음 달여 따뜻하게 해서 마시면 설사를 멈추게 한다. 또 종기 등에는 개여뀌를 달인 액체를 천에 스며들게 하여 환부에 붙이거나, 생잎을 갈아 그 즙을 바른다.

이용 부위 전체. **용법** 햇볕에 말린 것을 달여 마시거나 환부에 댄다. **채취 시기** 7~10월. **분포** 전국. **자라는 곳** 논과 밭, 노지. **생태** 한해살이풀. **크기** 키 20~50㎝. **개화 시기** 6~9월. **꽃** 이삭꽃차례이며, 담홍색으로 작은 꽃을 많이 피운다. **잎** 길이 3~8㎝, 긴 타원형이며 마주난다.

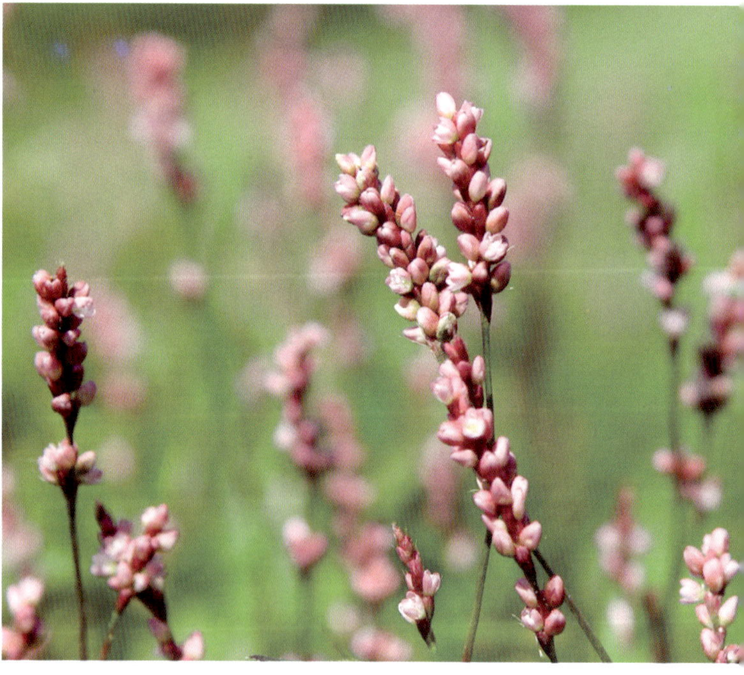

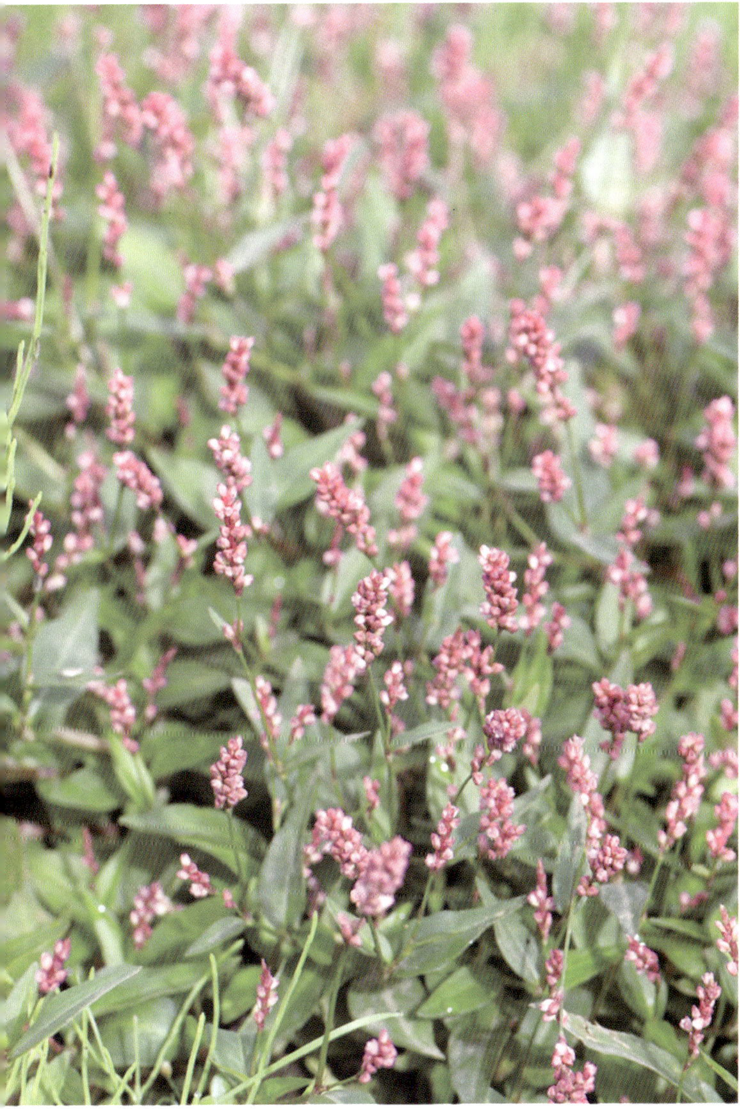

쇠뜨기_ 뱀밥 Equisetum arvense

약효_ 이뇨, 해열, 기침, 옻 오른 부위에 좋다.

소가 잘 뜯어먹는다고 쇠뜨기라고 부른다는데, 사실은 소가 잘 먹지 않는다. 양치식물로 갈색의 뱀머리 같은 쇠뜨기의 포자줄기를 '뱀밥' 이라고도 한다. 쇠뜨기는 통상 포자가 열리지 않는 녹색의 영양줄기를 말한다. 뱀밥과 같은 계절색은 없지만 약용으로 유용하게 쓰인다. 생잎의 즙을 옻이 오른 부위에 바르면 효과가 좋고, 햇볕에 말린 다음 달여 내복하면 이뇨, 해열, 기침을 멈추는 데 효과가 있다.

이용 부위 영양줄기. **용법** 햇볕에 말린 것을 달여 마심. **채취 시기** 5~7월. **분포** 전국. **자라는 곳** 풀밭, 둑. **생태** 다년생풀. **개화 시기** 3~4월. **크기** 길이 30~40㎝. **꽃** 뱀밥(포자줄기). **잎** 실 같은 작은 가지가 잎처럼 보인다. 잎은 퇴화되었다.

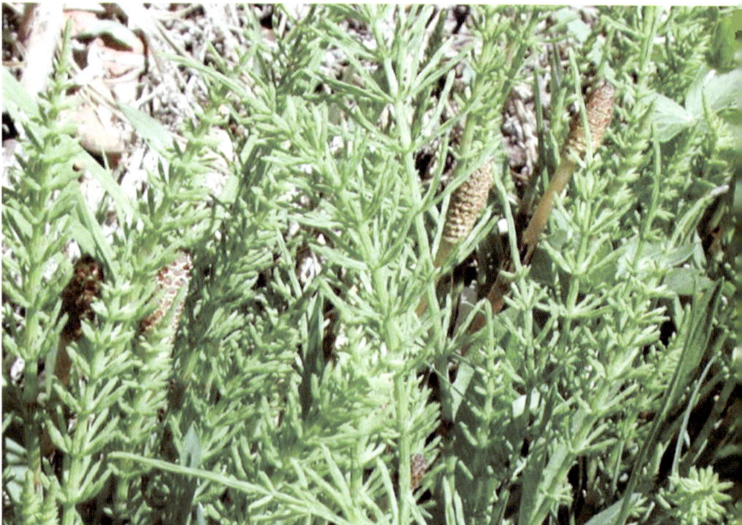

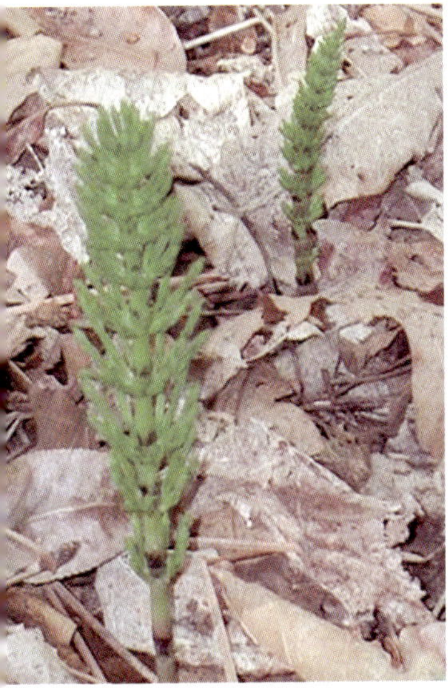

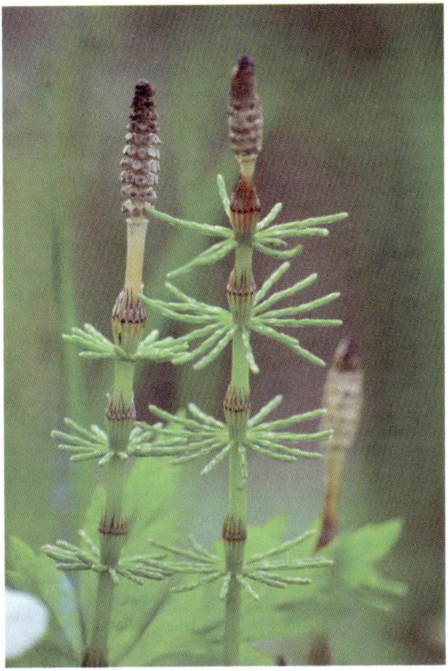

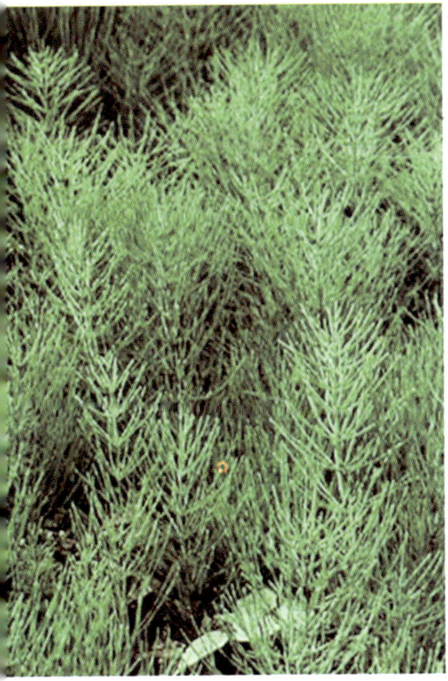

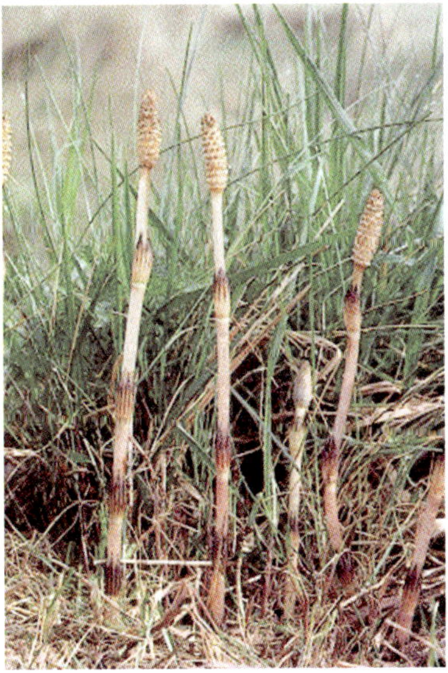

속새 Equisetum hyemale

약효_ 충혈된 눈, 결막염, 눈물이 계속 나는 증상에 좋다.

상록성 양치류 식물로 원주형이며 마디가 있다. 줄기 속은 비었고, 끝에 포자낭 이삭이 달린다. 전체가 딱딱하고 표면이 거칠다. 풀 전체를 쓰지만 실제로는 똑바로 서 있는, 지상에 보이는 줄기만 채취한다. 주로 눈의 질환에 좋다고 알려져 있다. 충혈된 눈과 피곤해서 눈물이 자꾸 나는 증상에 좋다. 그러나 안구 건조증에는 사용하지 않는다. 반드시 달여서 내복한다.

이용 부위 줄기. **용법** 햇볕에 말린 것을 달여 마심. **채취 시기** 봄, 가을. **분포** 제주도, 강원도(중부 이북). **자라는 곳** 산간의 습지. **생태** 다년생풀. **크기** 길이 50~100㎝. **개화 시기** 5~6월. **꽃** 줄기 끝에 포자낭 이삭이 달린다. **잎** 줄기는 속이 비었고 가지는 없다.

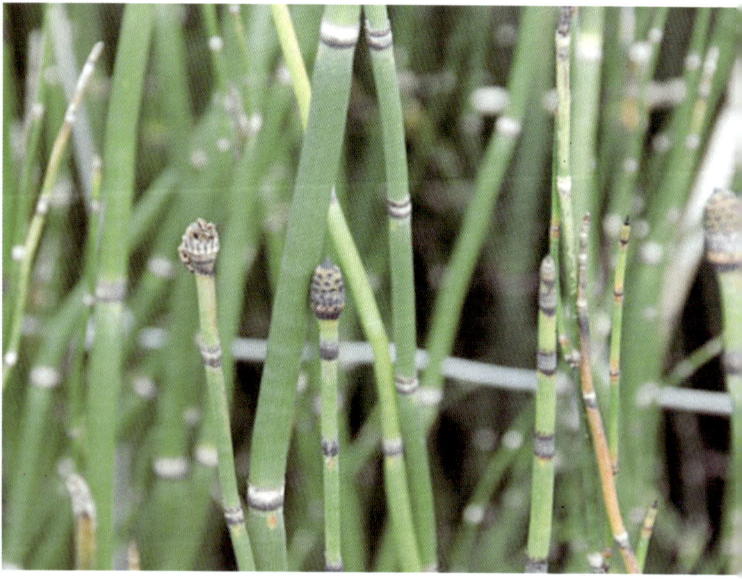

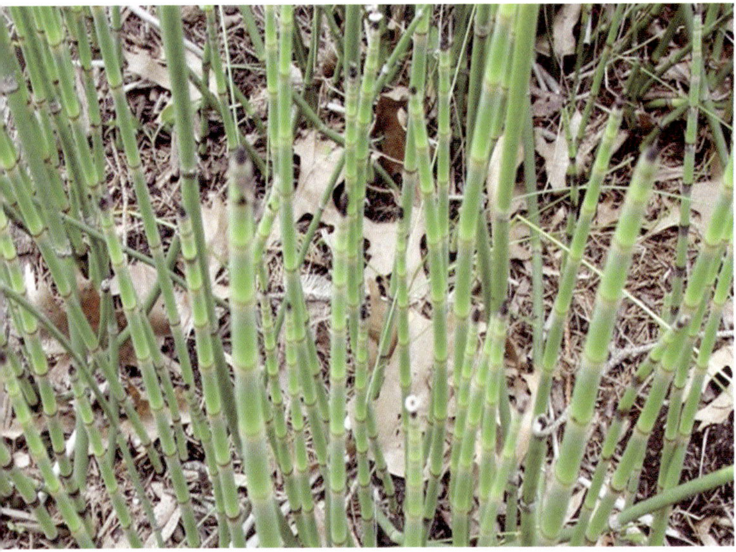

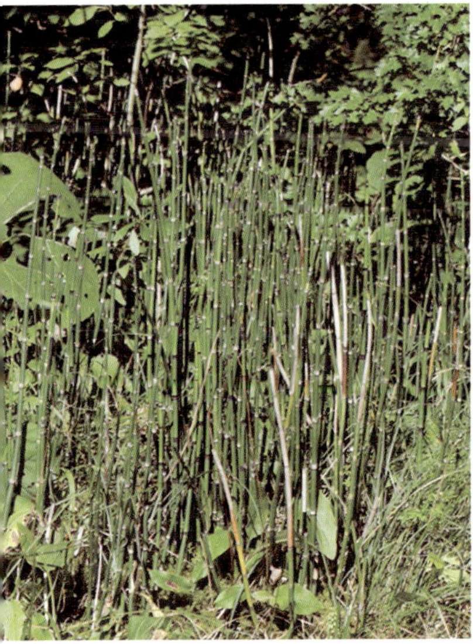

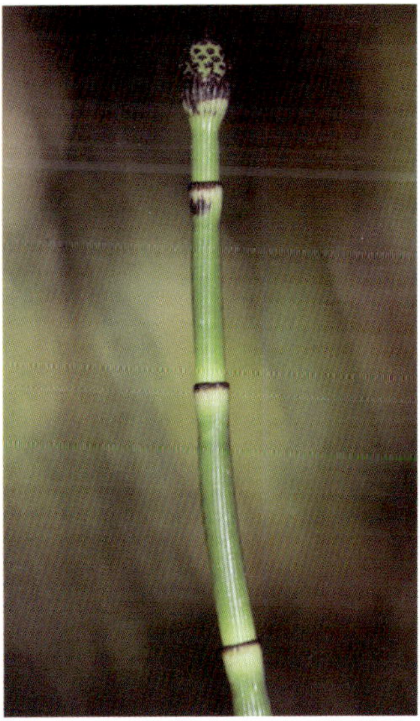

삼백초_약모밀 Houttuynia cordata

약효_ 해독, 해열, 이뇨, 부기, 동맥경화, 치질, 변비, 축농증 등에 약효가 많다.

독특한 악취가 나지만 약효가 많다. 생잎과 말린 것 모두 활용한다. 생잎을 비벼 코에 넣으면 축농증에 좋고, 부기와 치질, 무좀 등에는 생잎을 갉아 바르면 좋다. 말린 것을 달여 복용하면 위장을 고치고 변비, 이뇨, 해열, 해독 등에 효과가 있다.

이용 부위 전체. **용법** 햇볕에 말려 달여 마심. **채취 시기** 5~7월. **분포** 전국. **자라는 곳** 응달진 숲, 덤불. **생태** 다년생풀. **크기** 길이 20~60㎝. **개화 시기** 6~7월. **꽃** 하얀 부분은 총포편, 꽃은 노란색. **잎** 심장모양이며 길이는 4~8㎝.

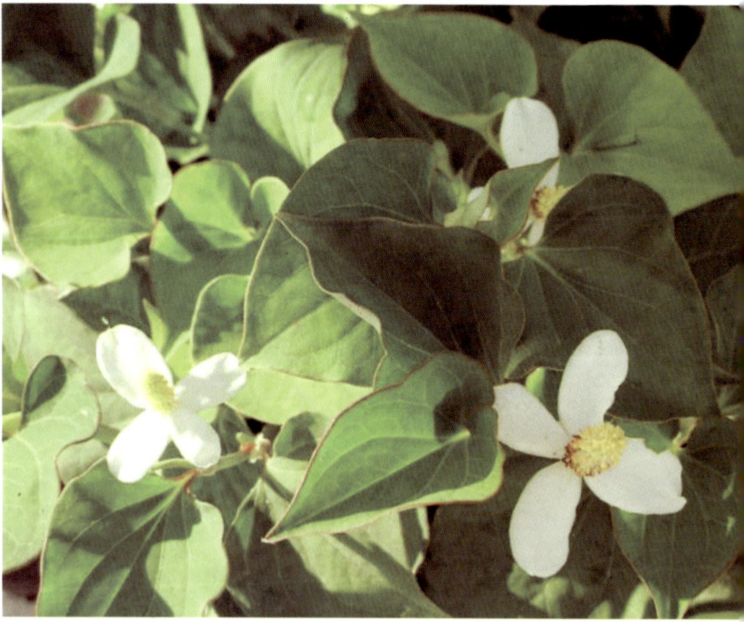

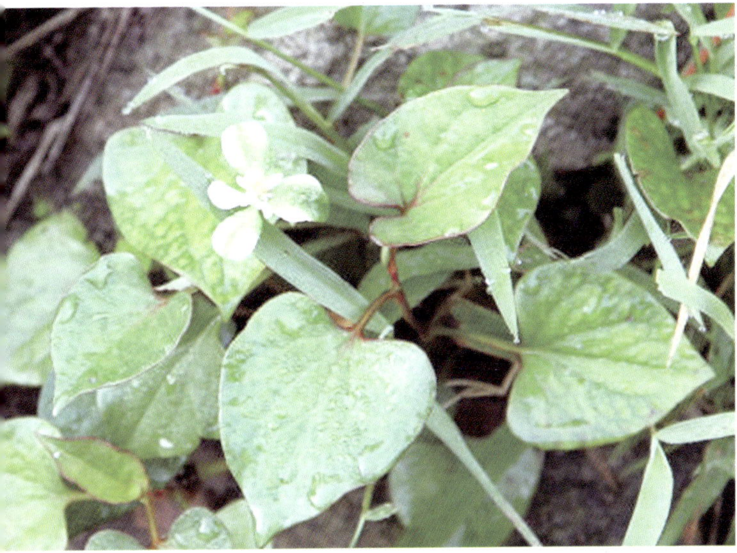

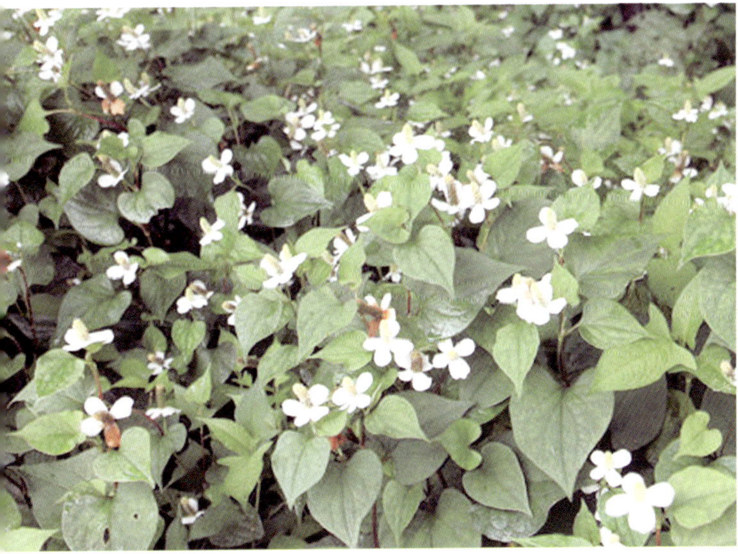

별꽃 Stellaria neglecta

약효_ 산후의 정혈, 젖을 유도하고, 치통, 치조농루를 예방한다.

봄철에 나는 대표적인 나물 가운데 하나다. 마당이나 노지 등 어디에서나 자라는 들풀이므로 쉽게 채취할 수 있다. 이른 봄부터 푸른 잎을 돋우고, 봄에 흰 꽃을 피운다. 꽃이 필 무렵 풀을 모두 잘라 약용으로 사용한다. 생잎을 비벼 잇몸에 바르면 치통과 치조농루 예방에 좋다. 말린 잎을 분말로 만들어 소금과 섞어 치약으로 쓰기도 한다. 달여 마시면 산후에 피를 맑게 하고, 젖을 잘 나오게 한다.

이용 부위 전체. **용법** 햇볕에 말린 다음 달여 마신다. **채취 시기** 3~6월. **분포** 전국. **자라는 곳** 논밭, 길거리, 풀밭. **생태** 두해살이풀. **크기** 10~30cm. **개화 시기** 3~9월. **꽃** 흰색이며 직경 6~7mm. **잎** 난형이며 길이는 2~3cm.

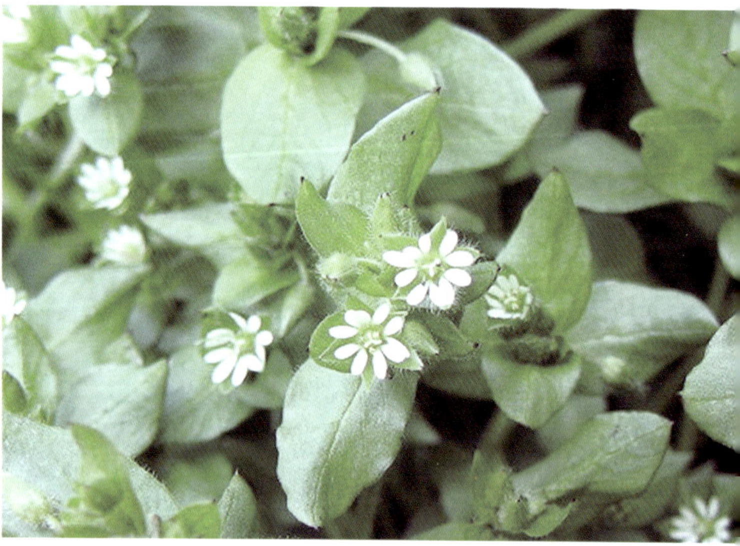

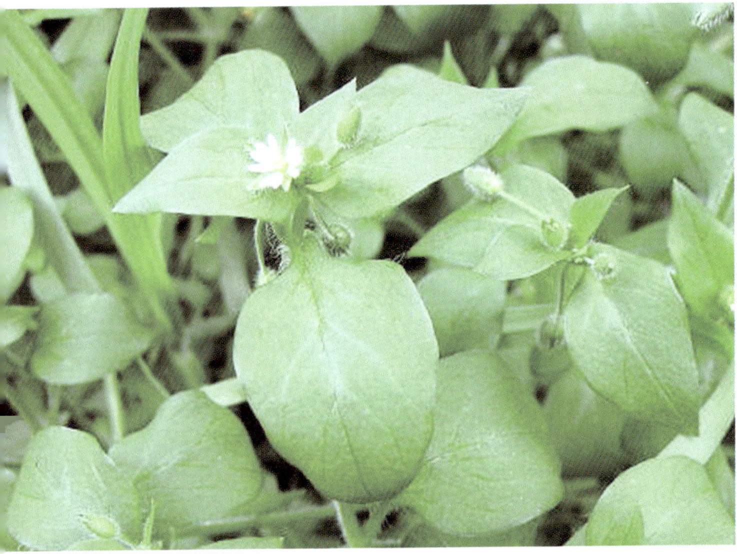

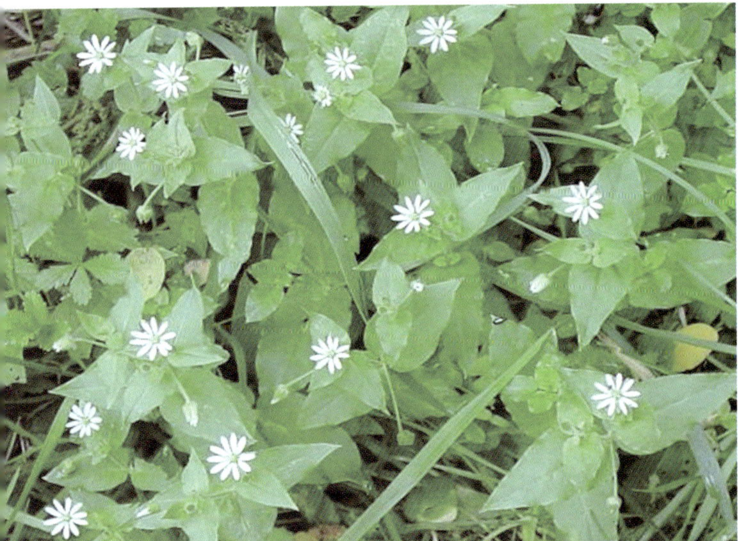

뱀무 Geum japonicum

약효_ 신장병, 부기, 타박상, 야뇨증에 효능이 있다.

산지에 자라며 여름에 5장의 잎을 가진 노란색 꽃을 피운다. 잎의 모양이 무 잎과 비슷하다고 해서 '무풀'이라고도 부른다. 풀 전체를 그늘에 말린 것을 달여서 복용하면 신장병과 부기에 좋다. 성인이 되어서도 야뇨증이 있는 사람에게도 효과가 있다. 타박상에는 풀 전체를 검게 태워 밀가루와 섞어 바르면 좋다.

이용 부위 전체. **용법** 그늘에 말린 것을 달여 마신다. 풀을 검게 태워 밀가루와 반죽한 것을 붙인다. **채취 시기** 8~10월. **분포** 전국. **자라는 곳** 산지, 언덕의 습기가 있는 곳. **생태** 다년생풀. **크기** 길이 30~70㎝. **개화 시기** 7~8월. **꽃** 노란색이며 직경은 1.5~2㎝. **잎** 무 잎과 닮았다.

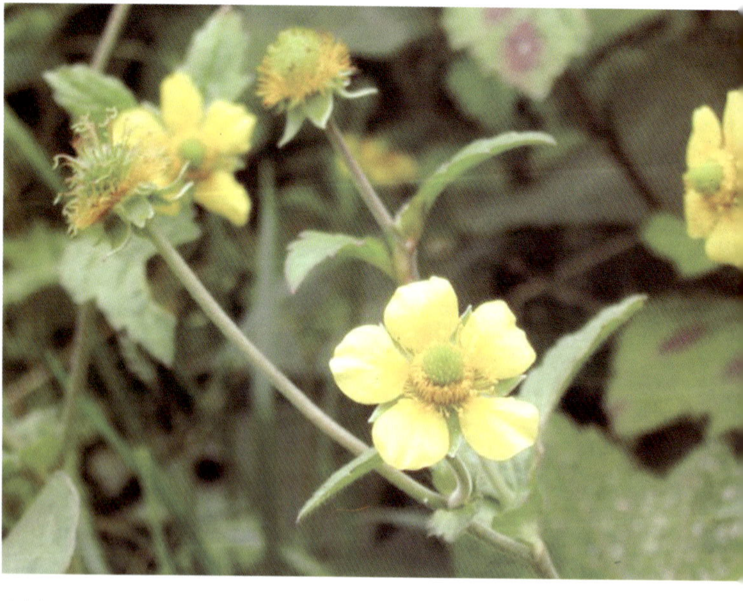

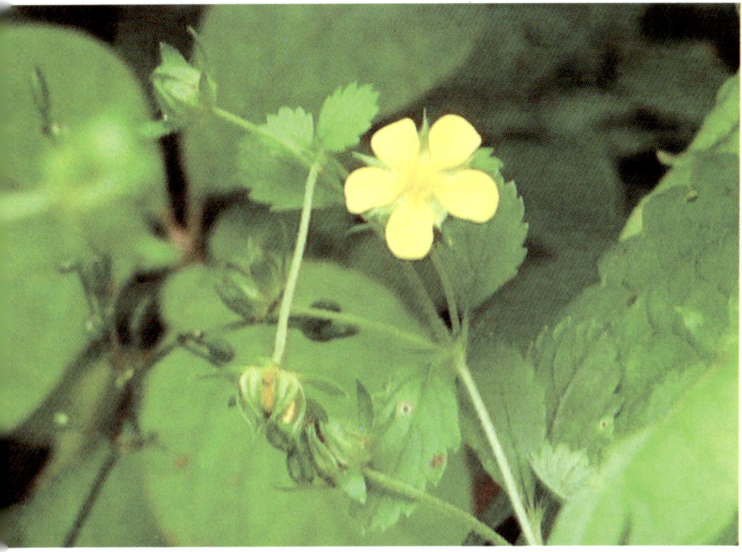

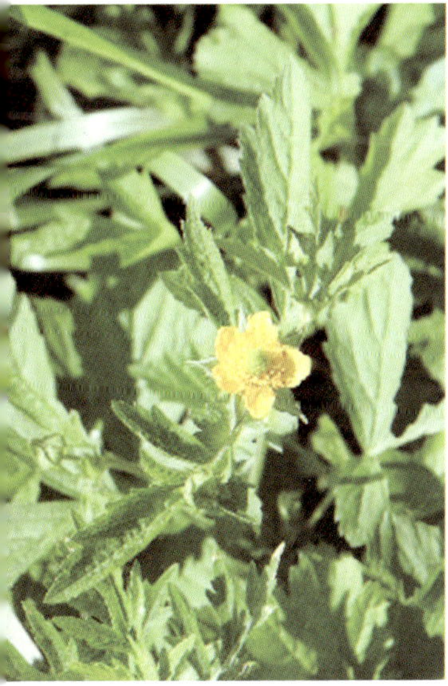

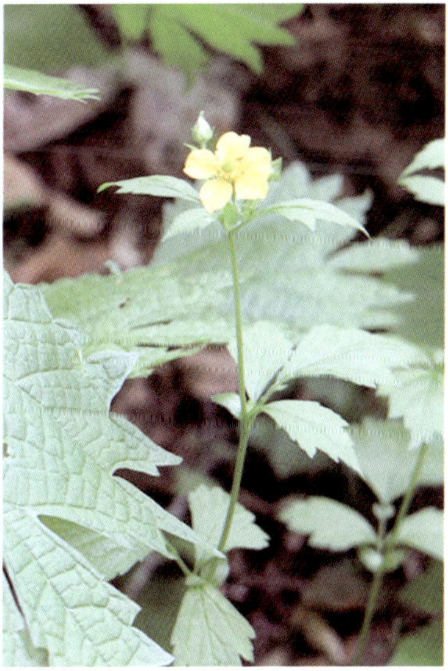

이질풀 Geranium thunbergii

약효_ 용량을 조절해서 설사와 변비에 모두 쓴다.

개화기에 풀 전체를 채취해 건조시켜 보존해두었다가 쓴다. 약효가 매우 빠르다. 심각한 설사가 금세 멈추지만, 너무 많이 마시면 도리어 설사를 일으키기 때문에 매우 조심해야 한다. 말린 것 10~20g을 600cc의 물이 반이 될 때까지 끓이고, 그것을 하루 3번으로 나누어 마신다. 양을 반 정도로 줄이면 변비에도 좋다. 꽃은 붉은색, 분홍색, 흰색 등으로 핀다.

이용 부위 전체. **용법** 햇볕에 말려 달여 마심. **채취 시기** 7~10월. **분포** 전국. **자라는 곳** 풀밭, 둑길가. **생태** 다년생풀. **크기** 길이 20~60㎝. **개화 시기** 7~10월. **꽃** 흰색, 담홍색, 홍자색. 직경 1㎝. **잎** 3~5장으로 깊게 찢어져 있음.

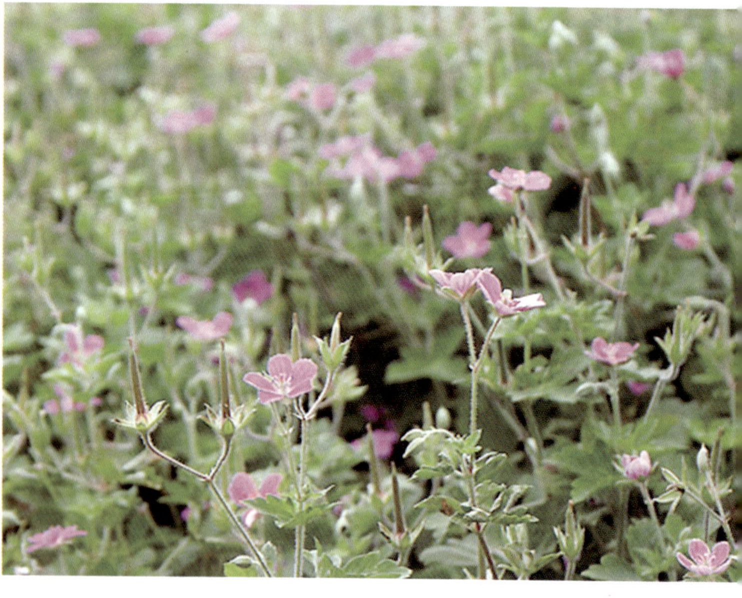

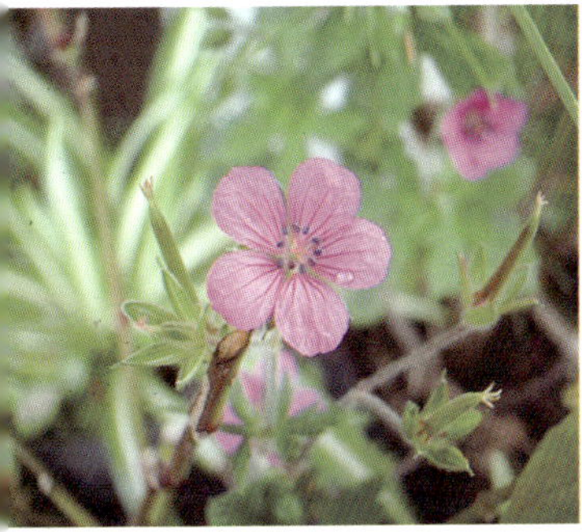

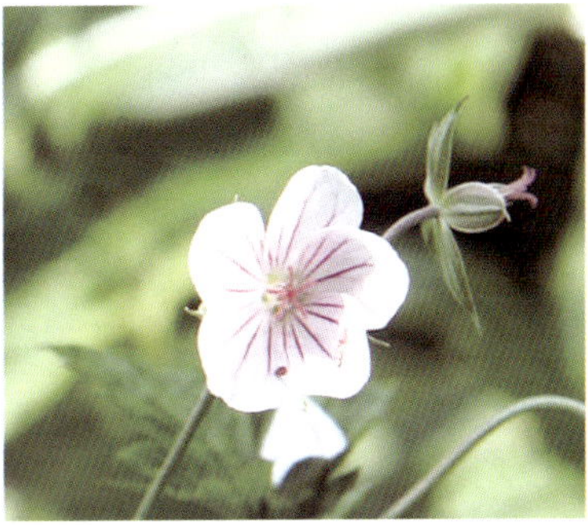

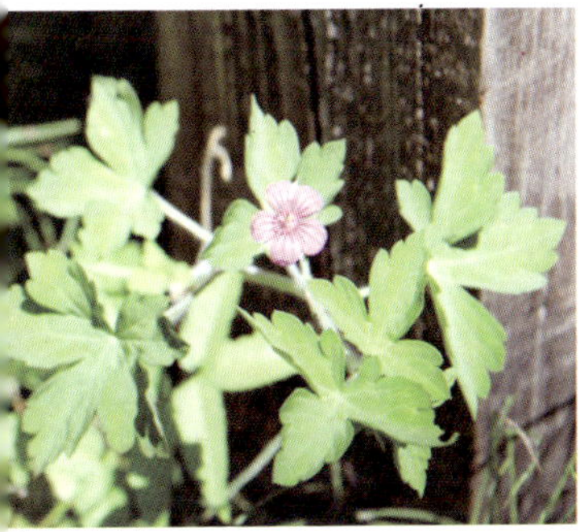

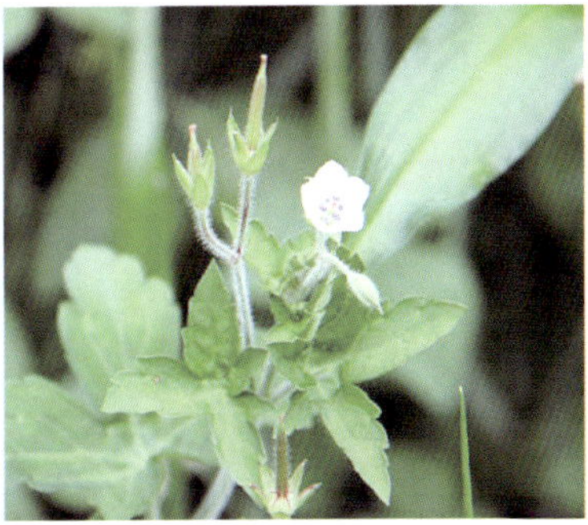

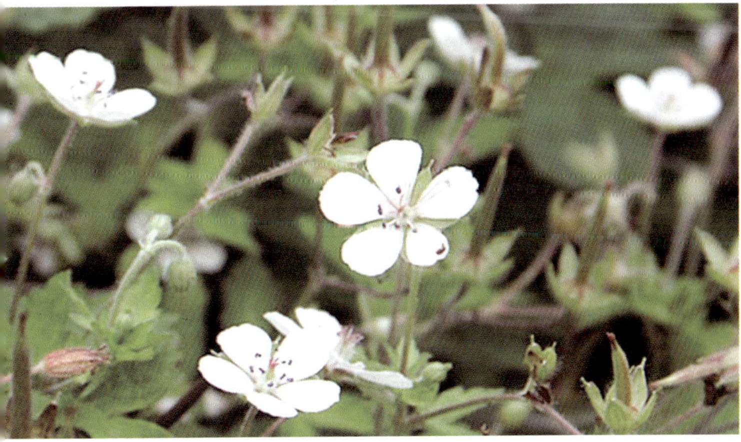

붉은토끼풀 Trifolium pratense

약효가래를 삭이고, 기관지염, 알레르기 체질을 개선시킨다.

붉은토끼풀은 토끼풀보다 이삭의 잎이 크고, 잔디밭이나 논밭 주변에서 자란다. 약용으로는 꽃이삭을 이용한다. 기침과 가래를 없애는 작용이 있으며, 기관지염과 백일해에도 효과가 있다고 알려져 있다. 또한 간장 기능을 높이고, 식욕증진제로도 복용한다. 기침을 멈추게 하고 가래를 제거하며, 알레르기 체질 개선에도 좋다.

이용 부위 꽃이삭. **용법** 그늘에 말린 것을 달여 마심. **채취 시기** 5~10월. **분포** 전국. **자라는 곳** 풀밭, 논두렁. **생태** 다년생풀. **크기** 길이 20~60㎝. **개화 시기** 5~10월. **꽃** 홍자색 나비모양으로 길이는 1.5㎝. **잎** 3출복엽으로 소엽은 타원형이다.

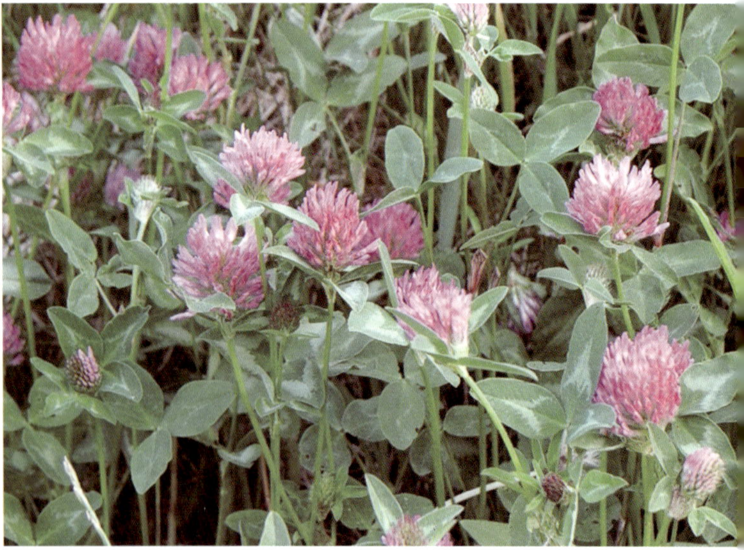

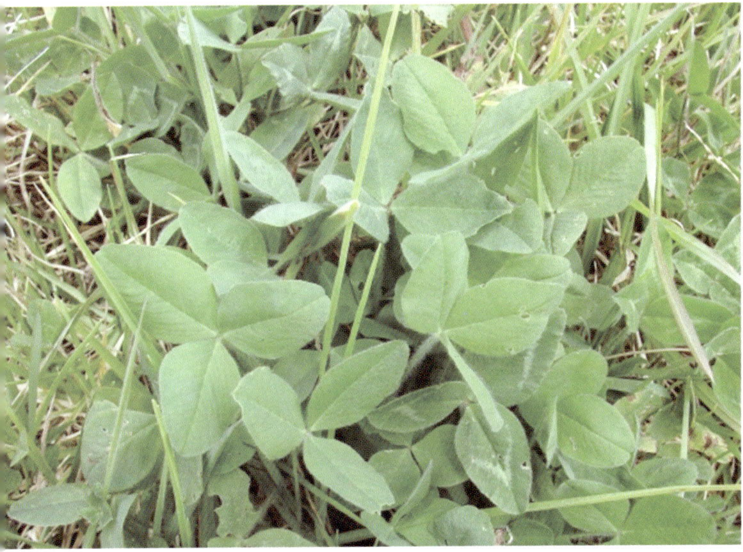

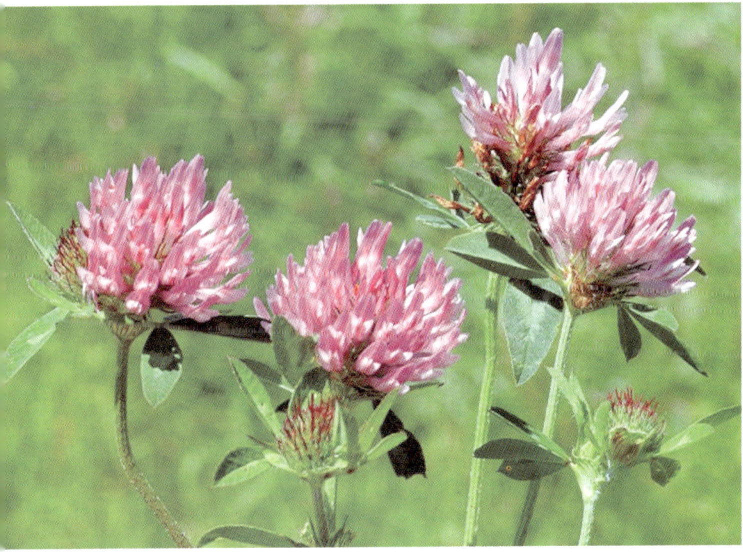

토끼풀 Trifolium repense

약효_ 출혈성 치질, 스트레스로 열을 받았을 때 효과가 있다.

유럽과 북아프리카 원산으로 우리나라에는 개항 이후 귀화했다. 땅 표면을 기며 가지를 쳐 군생한다. 새싹과 꽃은 나물 등으로 먹고, 개화 시기에 풀 전체를 채취해 말리면 약용으로 사용할 수 있다. 치질로 인한 출혈, 스트레스로 몸에 열이 나는 현상 등에 효과가 있다.

이용 부위 전체. **용법** 햇볕에 말린 것을 달여 마심. **채취 시기** 4~9월. **분포** 전국. **자라는 곳** 풀밭, 노지. **생태** 다년생풀. **크기** 길이 6~13㎝. **개화 시기** 8~9월. **꽃** 하얀 나비모양의 꽃이 동그란 모양으로 군생함. **잎** 3출복엽.

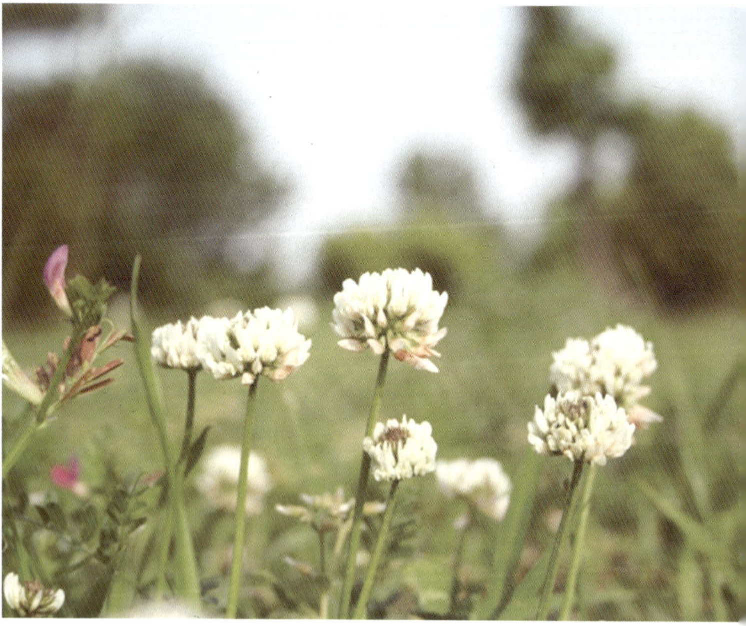

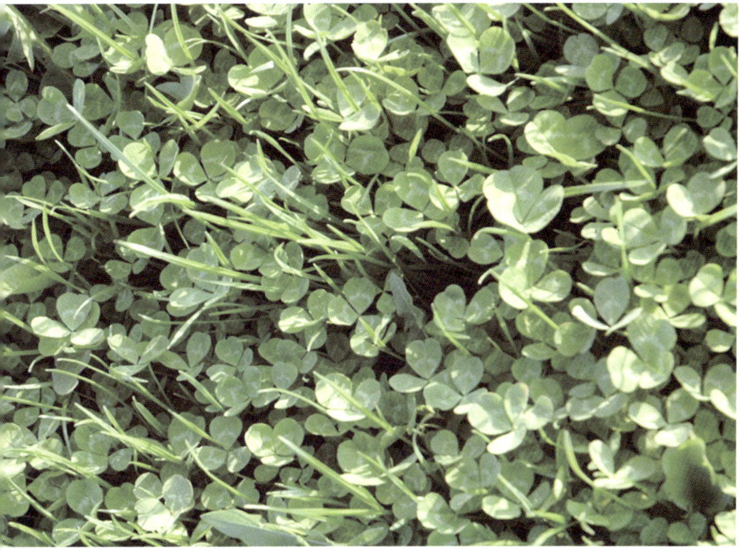

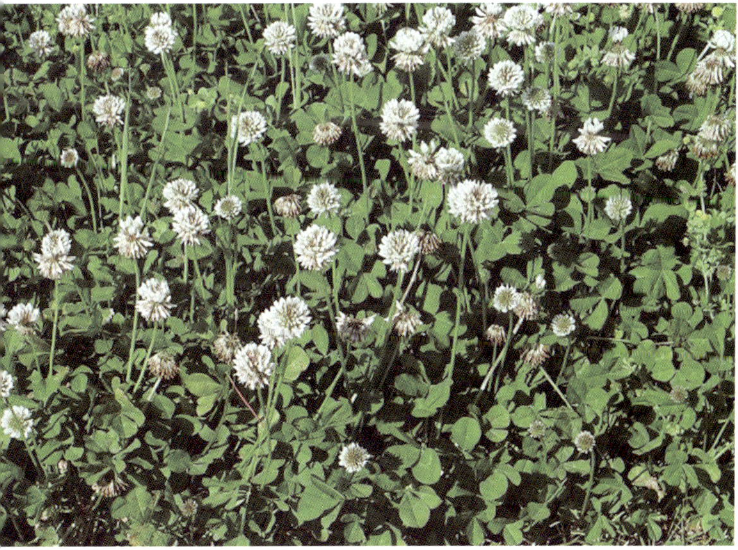

살갈퀴 Vicia angustifolia var. segetalis

약효_ 이뇨, 해독, 화농성 피부 질환,코피, 생리불순에 좋다.

산과 들, 도시 교외의 둑과 길거리 등 생활 속 가까운 곳에 자라는 들풀이다. 잎 끝이 덩굴손이어서 다른 대상을 감고 덩굴져 자란다. 흡사 양귀비꽃을 축소한 것처럼, 홍자색을 띤 나비모양 꽃이 핀다. 새싹은 식용으로 쓰며, 꽃이 필 무렵 풀 전체를 채취해 말렸다 달여 약용으로 사용한다. 이뇨, 해독작용이 있으며, 화농성 피부 질환에 쓴다. 코피, 생리불순에도 좋다.

이용 부위 전체. **용법** 그늘에 말린 것을 달여 마심. **채취 시기** 3~6월. **분포** 전국. **자라는 곳** 길거리, 둑. **생태** 2년생풀. **크기** 덩굴식물, 약 50cm. **개화 시기** 3~6월. **꽃** 홍자색이며 나비모양. 길이는 1~1.8cm. **잎** 복엽이며 끝에 덩굴손이 있다.

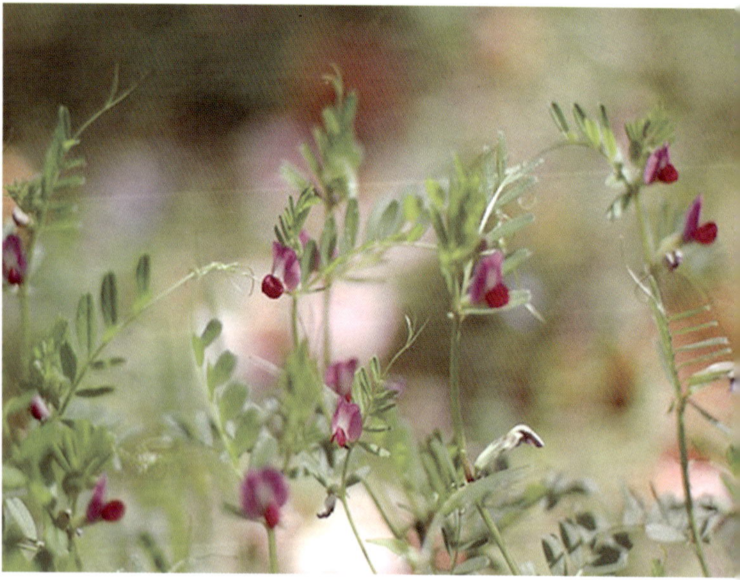

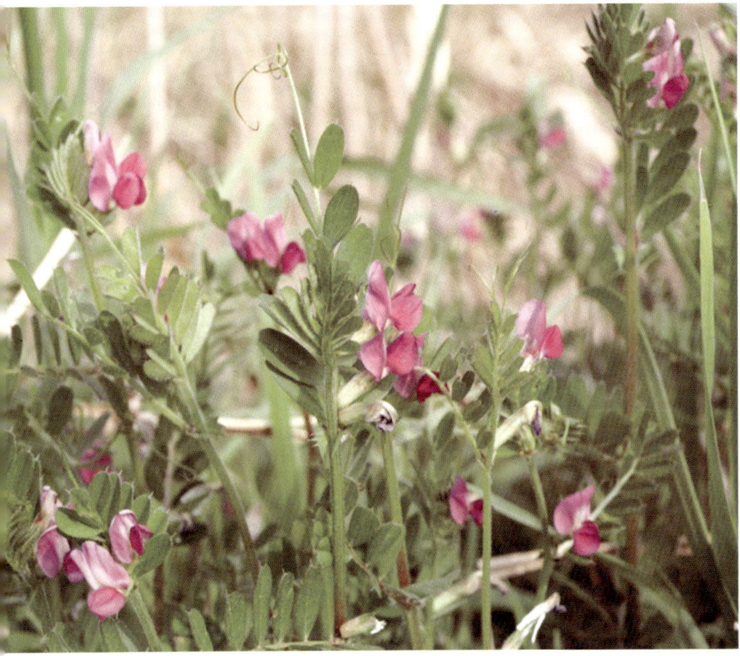

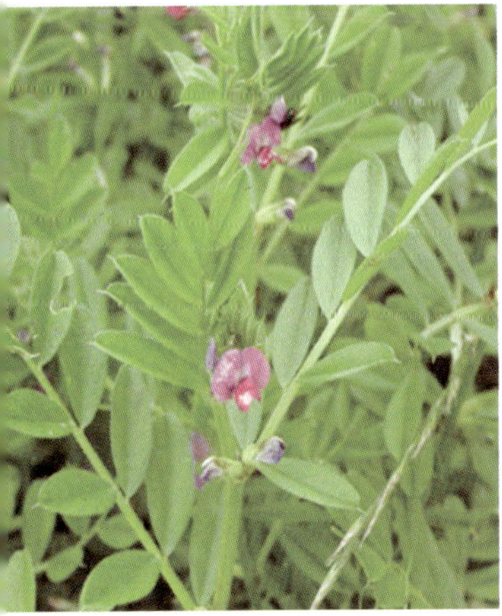

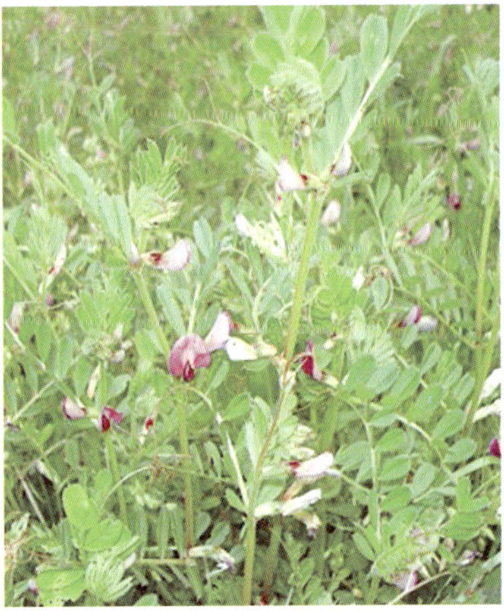

차풀 Cassia nomame

약효_ 이뇨, 건위(健胃), 정장, 지친 눈, 만성변비에 좋다.

강가 모래밭 등에 서식한다. 자귀나무 잎과 비슷하다. 나비모양의 노란색 꽃을 피운다. 꽃이 핀 다음 3㎝ 정도 길이의 열매를 맺는다. 꽃이 필 무렵에서 열매가 맺는 시기의 풀은 전부를 말리고 볶아서 차로 마신다. 약용식물인 결명자의 약효와 똑같다. 이뇨, 정장효과, 피곤한 눈에 좋아 몸에 좋은 차로 알려져 많은 사람들이 찾는다. 만성 변비에도 좋은 작용을 한다.

이용 부위 전체. **용법** 햇볕에 말린 것을 달여 마심. **채취 시기** 여름~가을. **분포** 전국. **자라는 곳** 강가 모래밭, 노지. **생태** 다년생풀. **크기** 길이 30~60㎝. **개화 시기** 8~9월. **꽃** 나비모양의 노란색 꽃. 직경 6~7㎜. **잎** 복엽. 소엽은 15~35쌍. 잎 위쪽에 꿀샘이 있다.

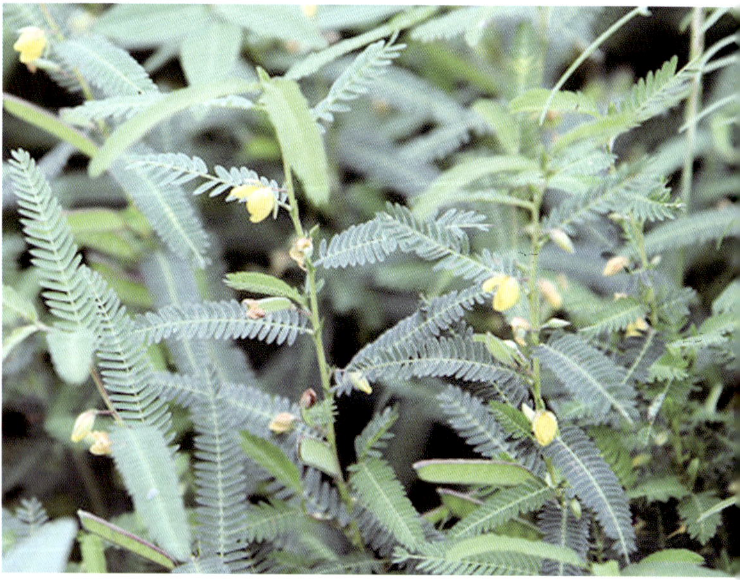

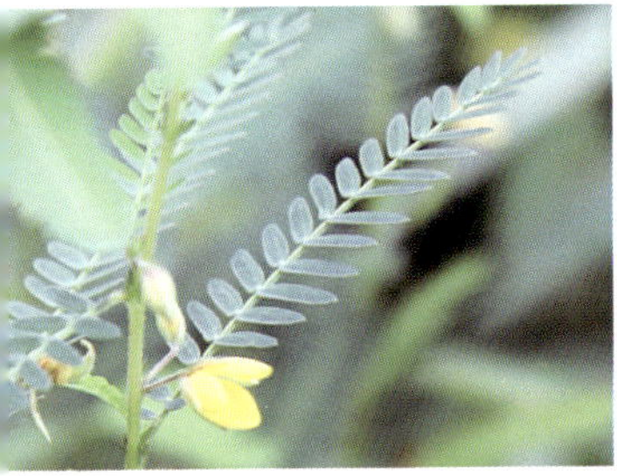

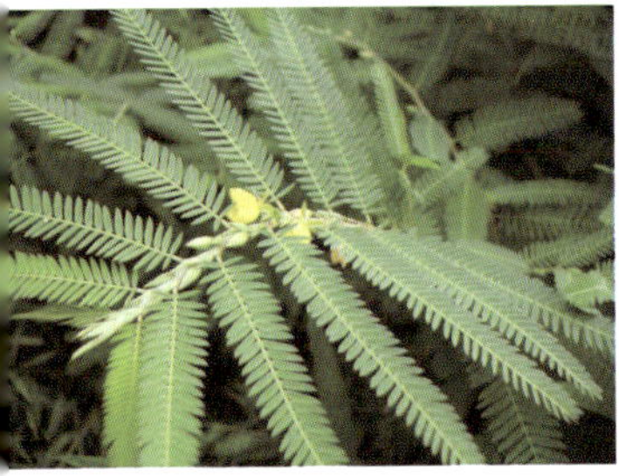

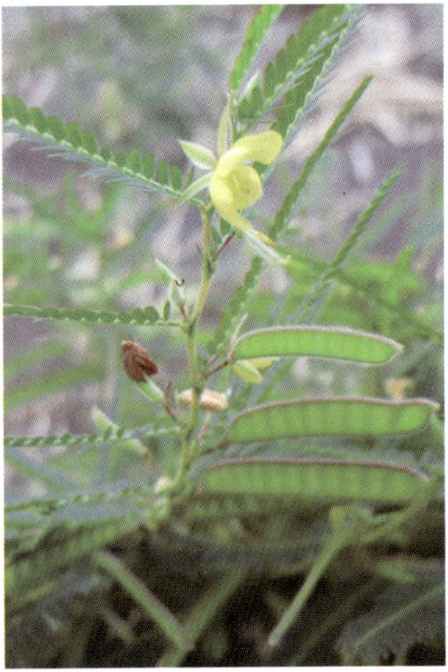

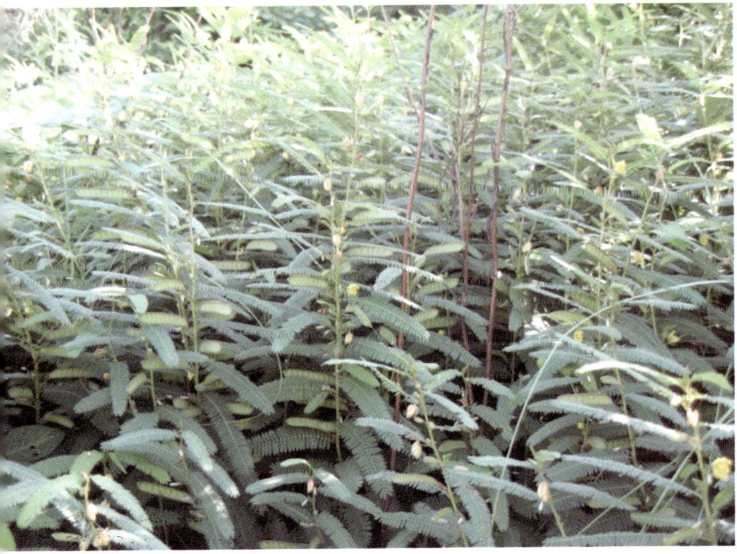

꼭두서니 Rubia akane

약효_ 토혈, 코피, 혈뇨, 지혈, 생리불순에 효능이 있다.

예부터 붉은 수염 생태의 뿌리는 붉은색을 염색하는 염료로 이용해온 염료식물이기도 하지만 약제로도 이용한다. 붉은 색답게 출혈을 동반한 질환에 효능이 있다. 토혈, 코피, 혈뇨, 혈변 등의 지혈, 생리불순의 예방, 이뇨효과도 좋다. 뿌리를 햇볕에 말린 것을 물에 넣어 달인 다음 식혀서 이용한다.

이용 부위 뿌리. **용법** 햇볕에 말려서 달여 마심. **자라는 곳** 숲 가장자리. **채취 시기** 가을~겨울. **분포** 전국. **생태** 다년생풀. **크기** 덩굴성이므로 엉켜서 자란다. **개화 시기** 7~8월. **꽃** 담황록색의 작은 꽃이 피며, 직경 3~4㎜. **잎** 4장 돌려나기.

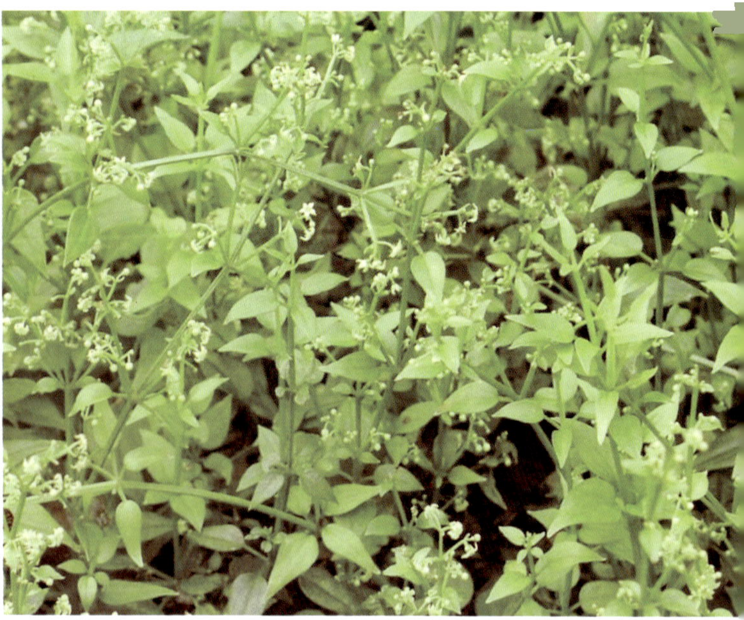

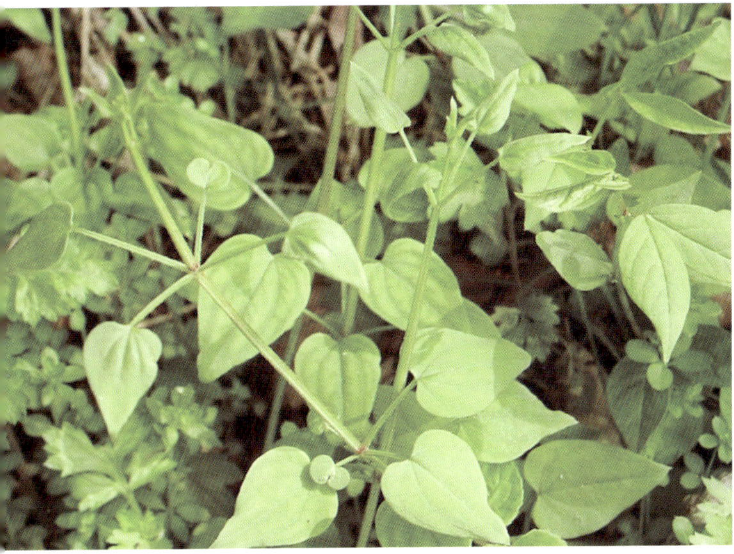

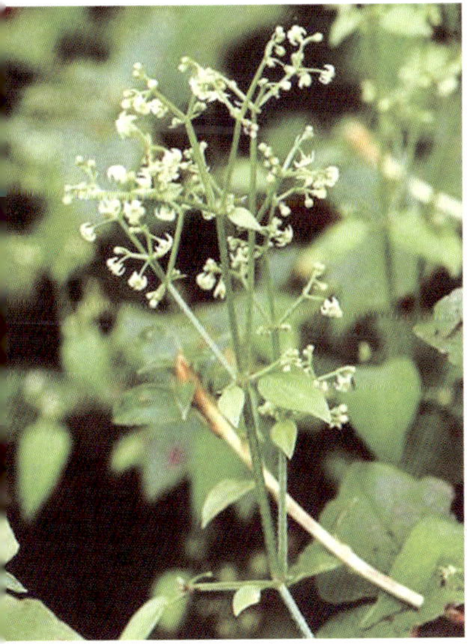

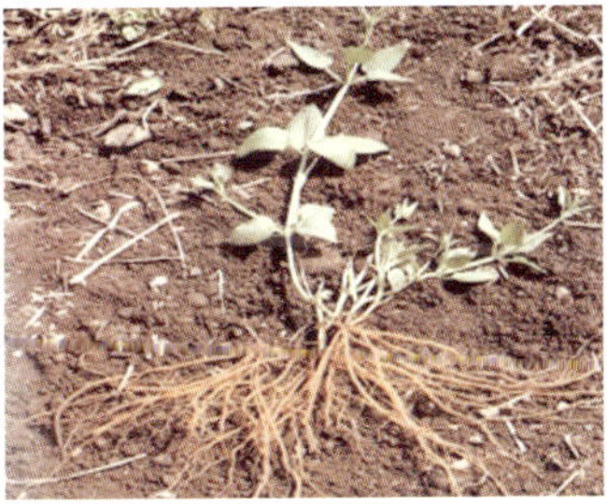

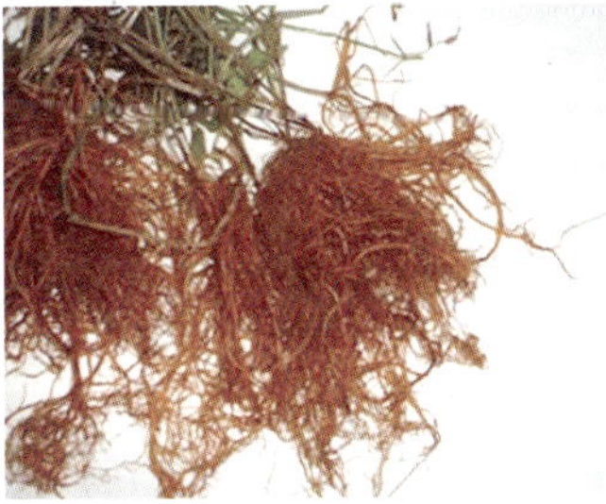

독활 Aralia cordata

약효_ 두통과 신경통 등의 통증이 완화된다.

봄부터 초여름에 나오는 두터운 새싹은 향이 강한 맛있는 산채나물 가운데 하나이다. 여름이 지난 가을 무렵, 지상에 나와 있는 부분이 말라갈 무렵 뿌리줄기를 채취해서 약용으로 활용한다. 말린 것을 달여서 복용하면 두통과 신경통 등의 통증이 완화된다. 뿌리줄기는 흙과 가는 뿌리를 제거하고, 껍질을 벗겨내 단면이 동그랗게 되도록 자른 다음 하룻밤 동안 물에 담갔다가 햇볕에 말린다.

이용 부위 뿌리줄기. **용법** 햇볕에 말린 것을 달여 마심. **채취 시기** 가을. **분포** 전국. **자라는 곳** 산과 들. **생태** 다년생풀. **크기** 키 1~2m. **개화 시기** 7~8월. **꽃** 동그란 생태로 작은 꽃들이 모여서 핀다. **잎** 우상복엽.

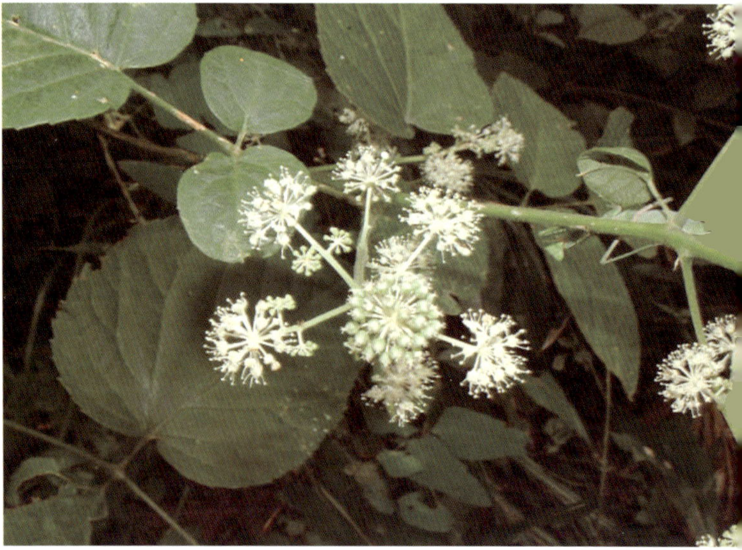

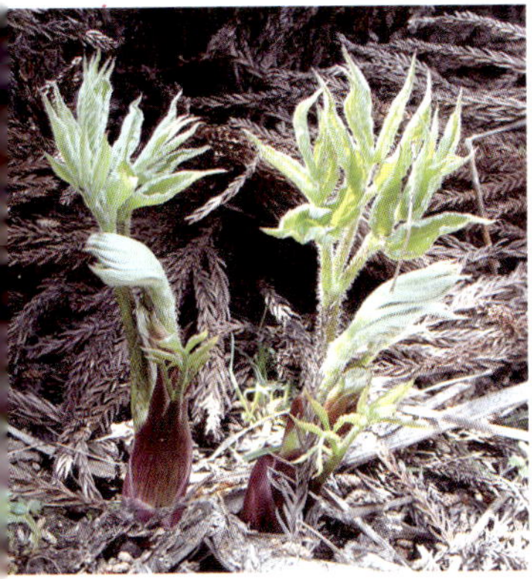

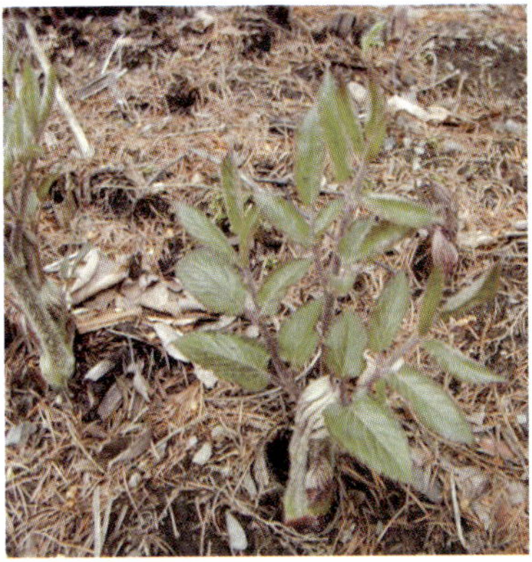

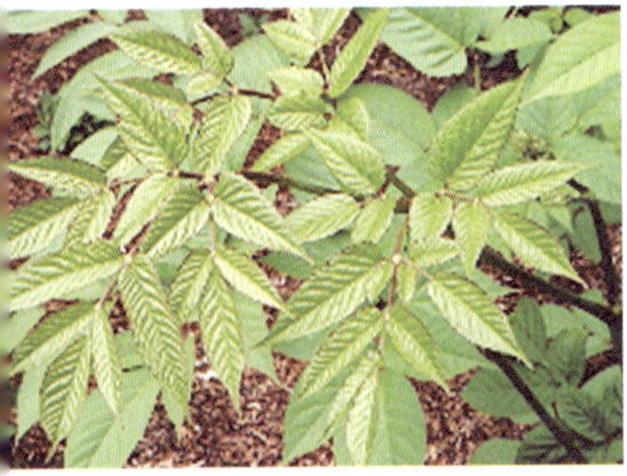

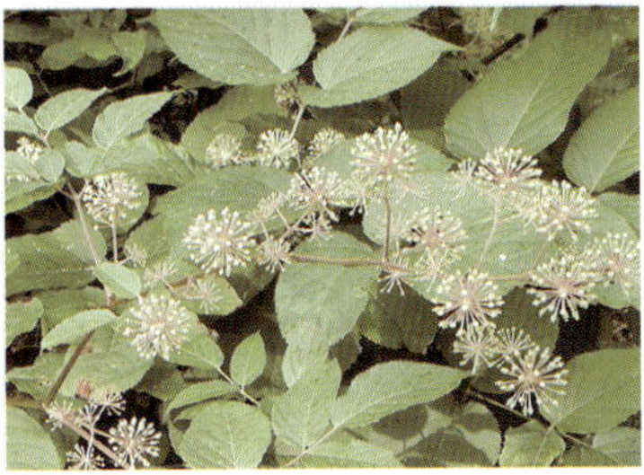

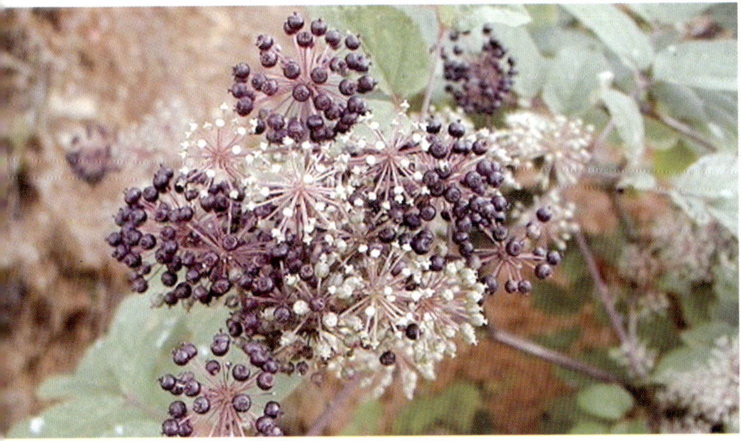

중치모당귀 Angelica pubescens

약효_ 신경통, 류머티즘, 중풍에 쓴다.

독활과 비슷하지만 더 단단하다. 독활은 두릅나무과인데 중치모당귀는 미나리과이다. 생약에서 사용하는 것은 바로 뿌리줄기이다. 그러나 민간요법에서는 중치모당귀도 독활이라고 한다. 뿌리는 향이 강하고 쓰다. 말린 것을 달여 신경통, 두통의 약용으로 활용한다.

이용 부위 뿌리. **용법** 햇볕에 말린 것을 달여 마심. **채취 시기** 9~11월. **분포** 전국. **자라는 곳** 산과 들의 풀밭. **생태** 다년생풀. **크기** 키 1~2m. **개화 시기** 7~10월. **꽃** 큰 모양의 꽃차례를 이루며, 작은 꽃은 흰색이다. **잎** 깃털모양 복엽.

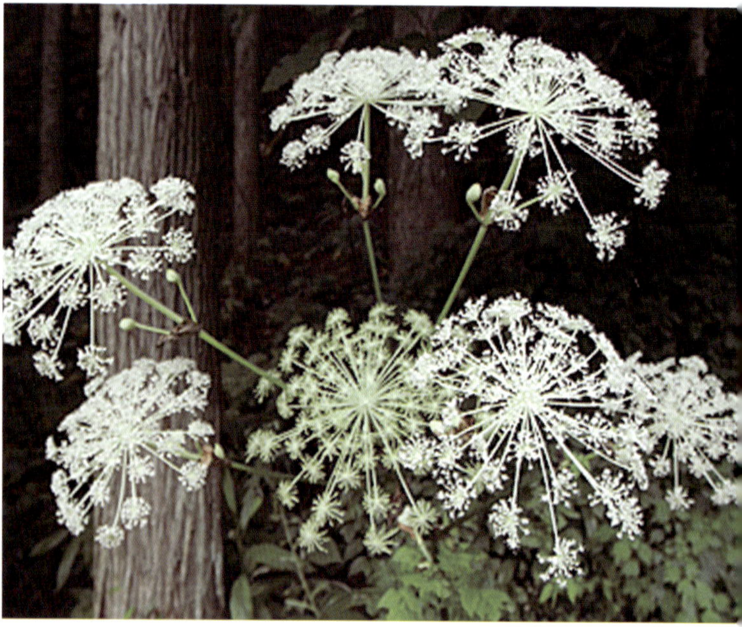

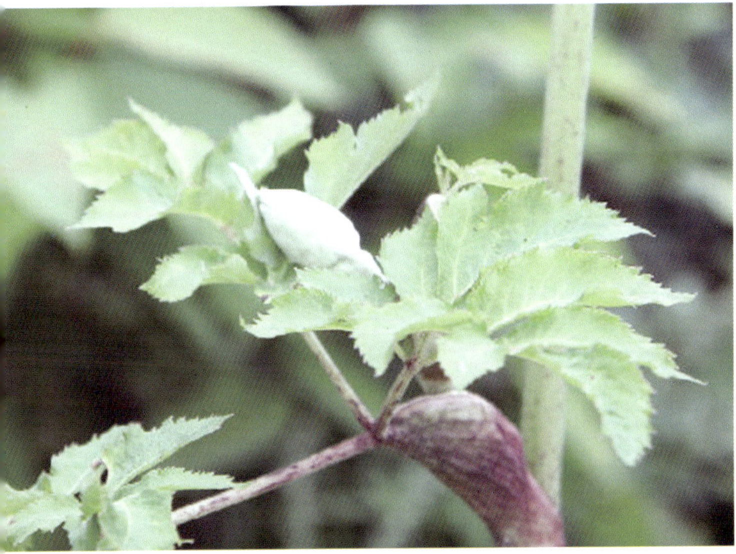

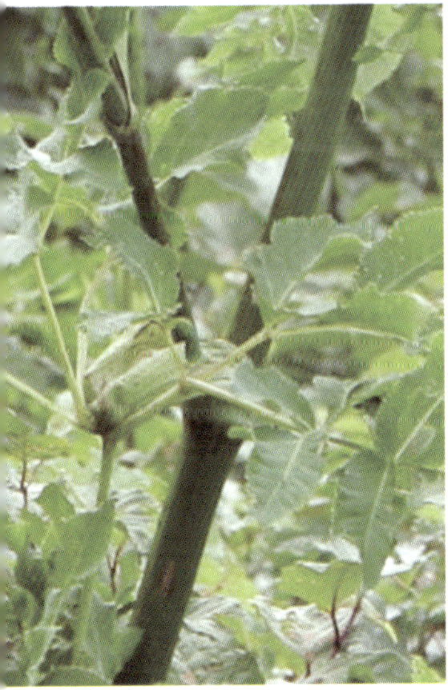

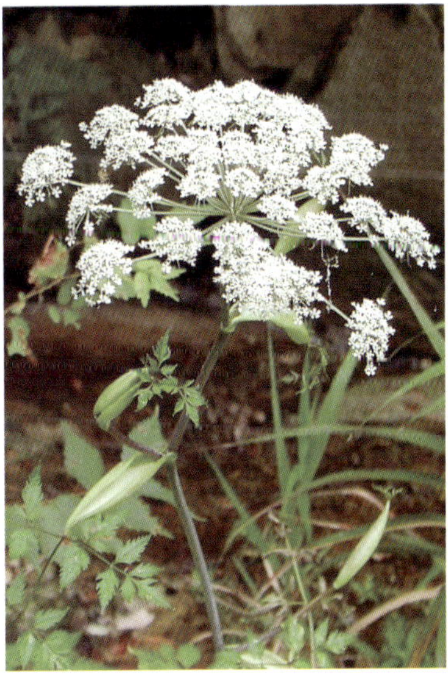

시호 Bupleurum falcatum

약효_ 해열, 해독, 소염, 간기능 강화에 효능이 있다.

뿌리가 매우 중요한 생약으로, 시호의 주요 성분인 사포닌(Saponin)은 간 장애 개선, 항염증, 스테로이드제 부작용 방지 등 뛰어난 작용을 하므로 다양한 한약제에 배합된다.

이용 부위 뿌리. **용법** 햇볕에 말려 생약으로 쓴다. **채취 시기** 10월. **분포** 전국. **자라는 곳** 해안, 산과 들의 초원. **생태** 다년생풀. **크기** 키 30~70㎝. **개화 시기** 8~9월. **꽃** 복산형 꽃차례이며, 작은 꽃은 노란색이다. **잎** 선형이며, 길이는 4~15㎝.

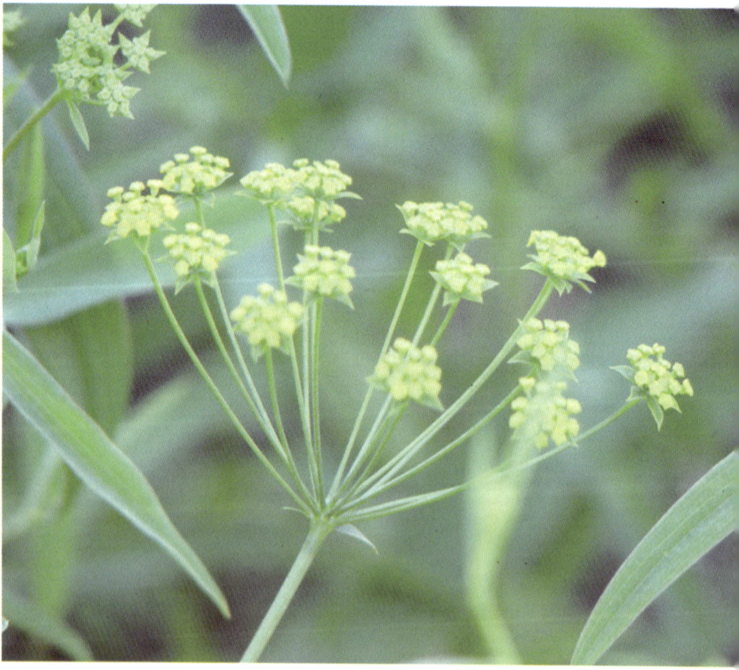

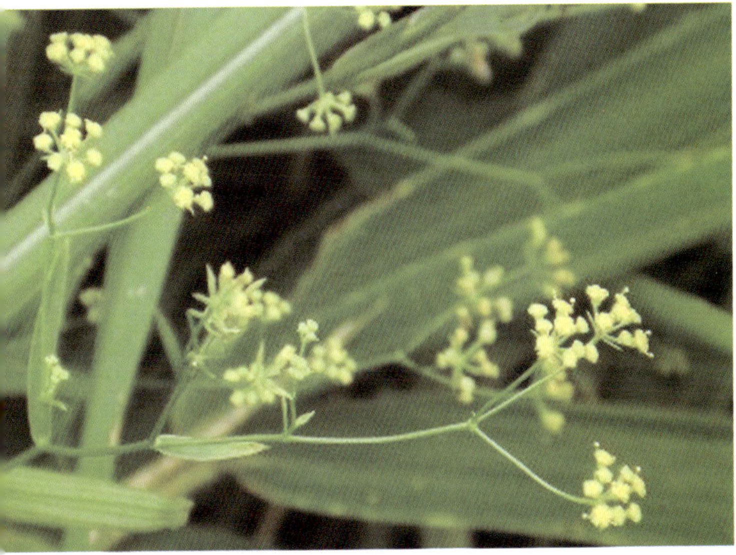

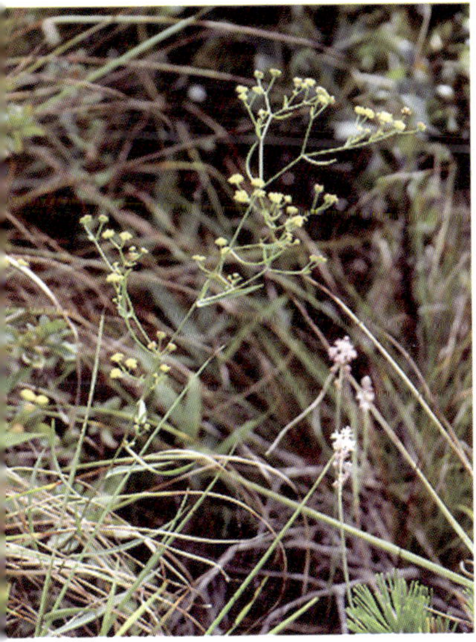

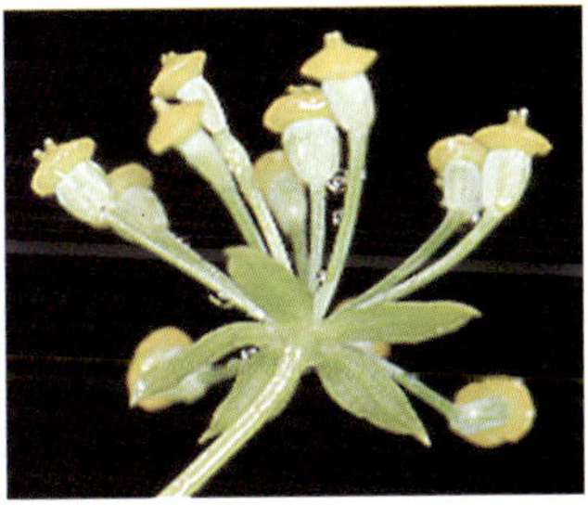

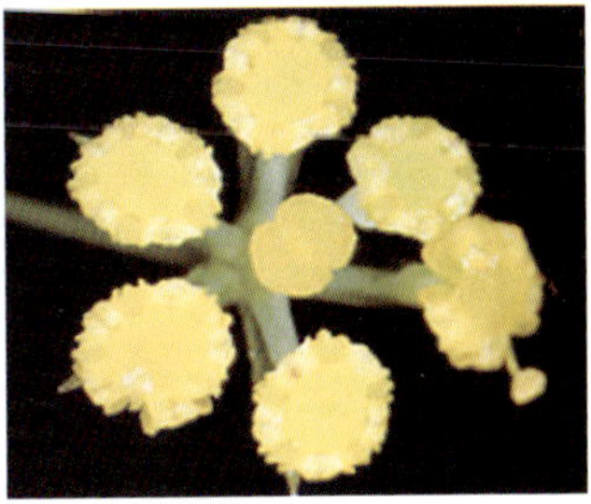

마타리 Patrinia scabiosaefolia

약효_ 소염, 해열, 배농, 정혈, 생리불순에 효능이 있다.

가을에 나는 대표적인 나물 가운데 하나로, 꽃은 잘 알려져 있다. 약용으로 이용하는 것은 뿌리 부분이며, 패장(敗醬)이라는 생약이다. 흰 꽃을 피우는 뚜깔의 뿌리도 패장이라고 하며 같은 약효가 있다. 뿌리 또는 풀 전체를 말린 다음 달여 복용하면 해열, 농을 제거하고, 피를 맑게 하는 작용을 한다. 또한 산후 회복을 촉진시키고, 생리 불순에도 효과가 있다.

이용 부위 전체. **용법** 햇볕에 말리고 달여 마심. **채취 시기** 10~11월. **분포** 전국. **자라는 곳** 양지바른 풀밭. **생태** 다년생풀. **크기** 키 60~100cm. **개화 시기** 7~8월. **꽃** 여러 갈래로 나뉜 가지에서 작은 꽃들이 모여 핀다. **잎** 깃털모양으로 3~5갈래이다.

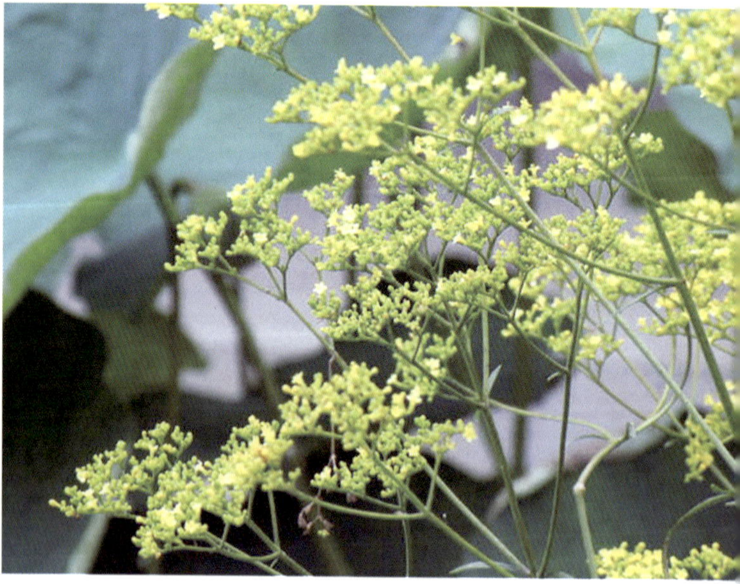

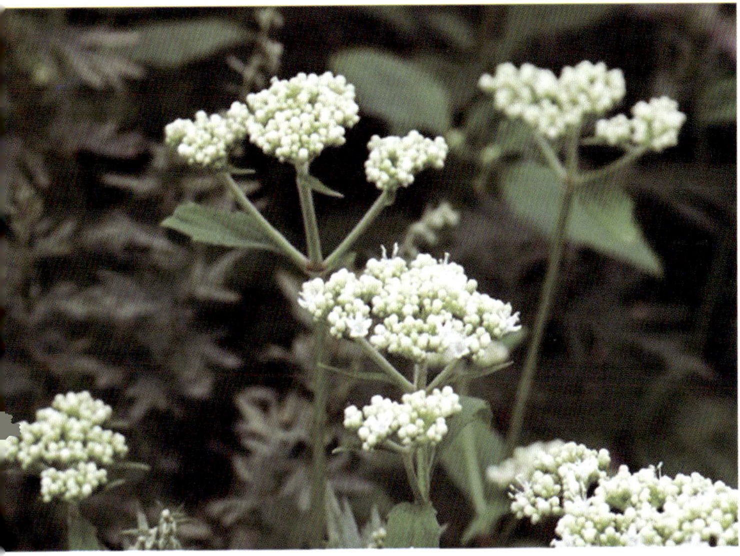

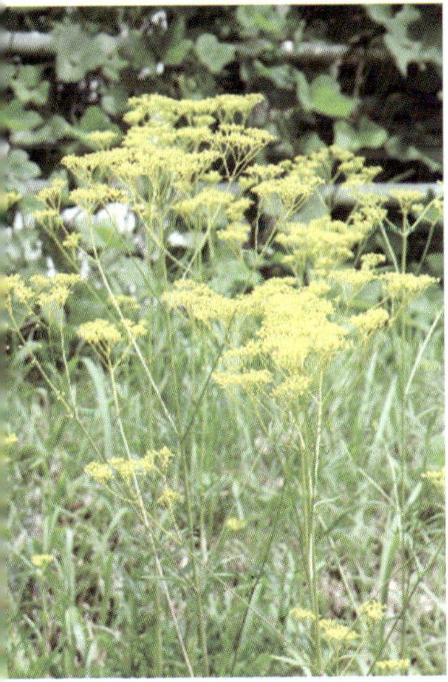

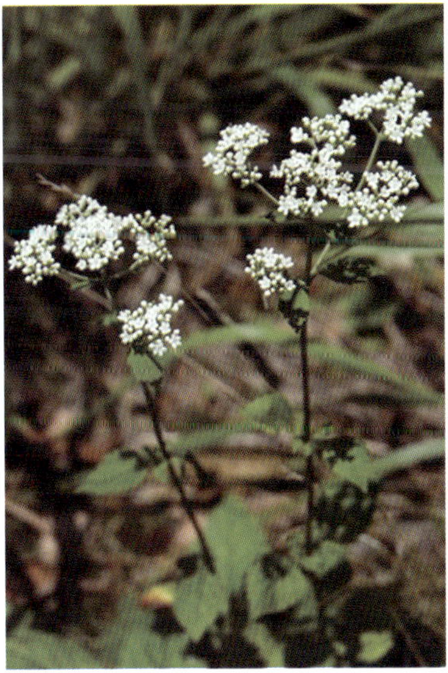

도꼬마리 Xanthium strumarium

약효_ 해열, 진통(열매), 벌레 물린 곳(잎)에 효능이 있다.

한방에서는 도꼬마리 과실을 창이자(蒼耳子), 잎을 창이초(蒼耳草)라고 하여 약용으로 쓴다. 큰도꼬마리는 미국 열대 지역이 원산지인 귀화식물로 도꼬마리보다 흔하게 볼 수 있고, 약효는 같다. 열매를 말린 다음 달여 마시면 해열과 진통 효과가 있다. 벌레 물린 곳에는 잎에서 나온 즙을 바르면 좋아진다. 잎은 여름에 채취한다.

이용 부위 열매, 잎. **용법** 햇볕에 말린 것을 달여 마심. **채취 시기** 8~9월. **분포** 원산지는 북미, 전국에 분포. **자라는 곳** 들, 길가. **생태** 한해살이풀. **크기** 키 50~200㎝. **개화 시기** 7~8월. **꽃** 자웅이주. 암꽃은 수꽃의 기부에 핀다. **잎** 난형~넓은 난형으로 얕게 3~5개로 갈라져 있다.

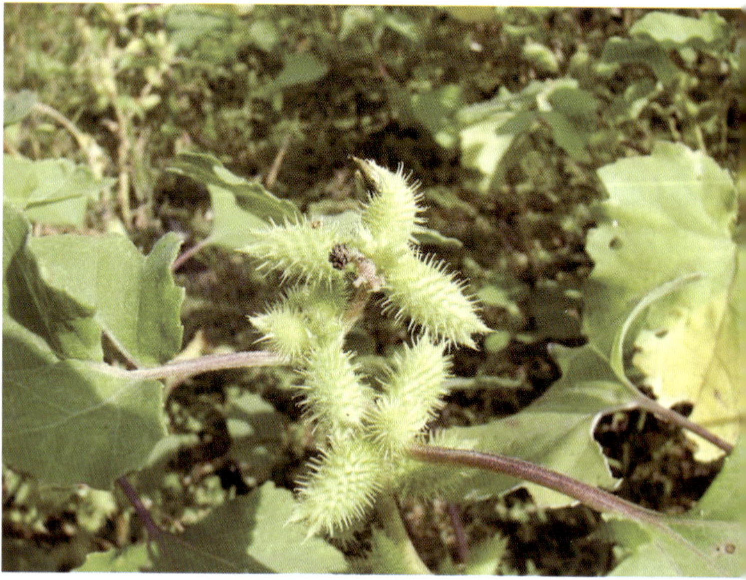

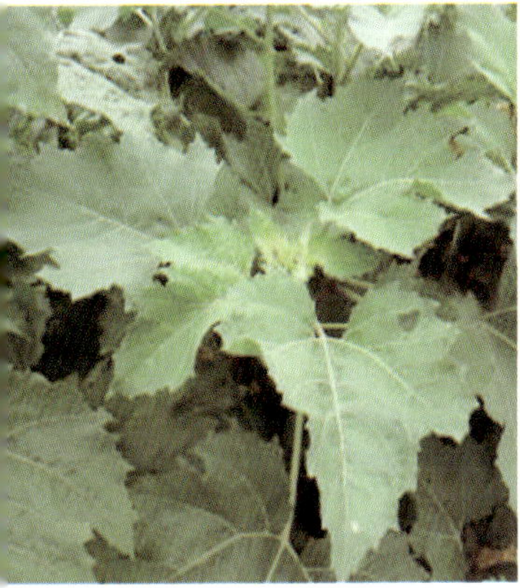
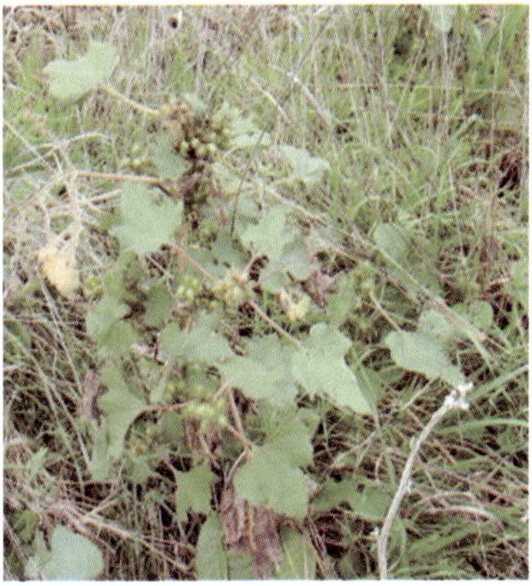
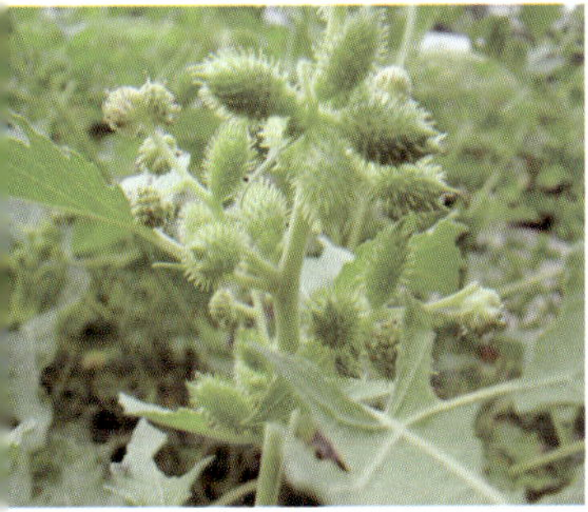
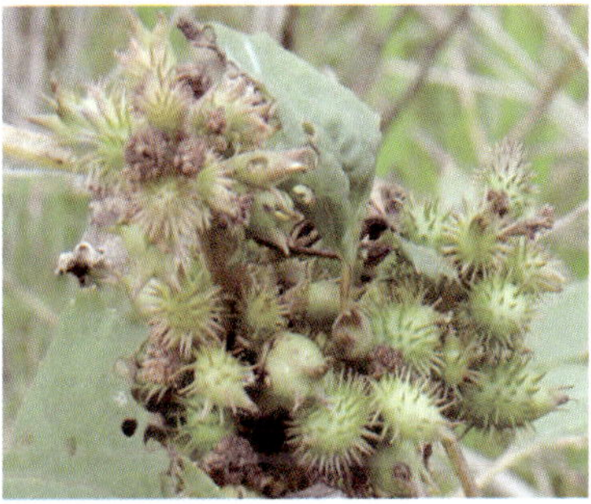
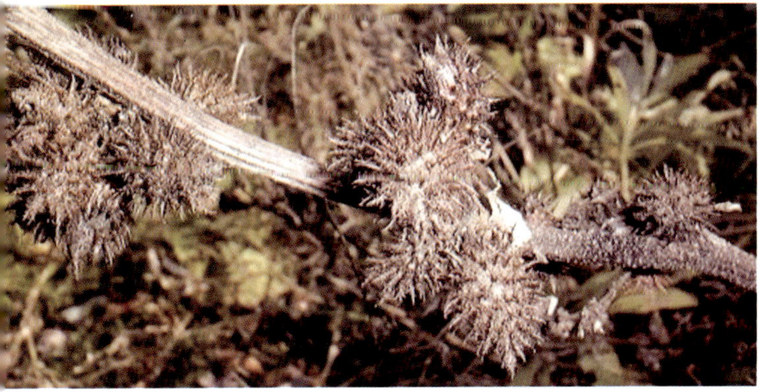

한련초 Eclipta prostrata

약효_ 새치, 이빨이 흔들릴 때, 충혈되고 짓무른 눈을 치료한다.

길거리나 논두렁 근처에서 자라는 일년생풀. 풀 전체를 말려 달여 마시면 혈액순환에 좋고, 새치, 잇몸병, 피로한 눈에 좋다. 짓무른 눈에는 차가운 한련초 달인 물로 눈을 씻으면 좋다. 직경 1㎝ 남짓 하는 작은 하얀색 꽃이 핀다. 꽃이 필 무렵에 풀 전체를 채취하여 햇볕에 말린다.

이용 부위 전체. **용법** 햇볕에 말려 달여 마심. **채취 시기** 9월. **분포** 전국. **자라는 곳** 습지, 논두렁. **생태** 한해살이풀. **크기** 키 20~60㎝. **개화 시기** 8~9월. **꽃** 하얀색이며 직경 1㎝. **잎** 피침형이며 길이는 3~10㎝.

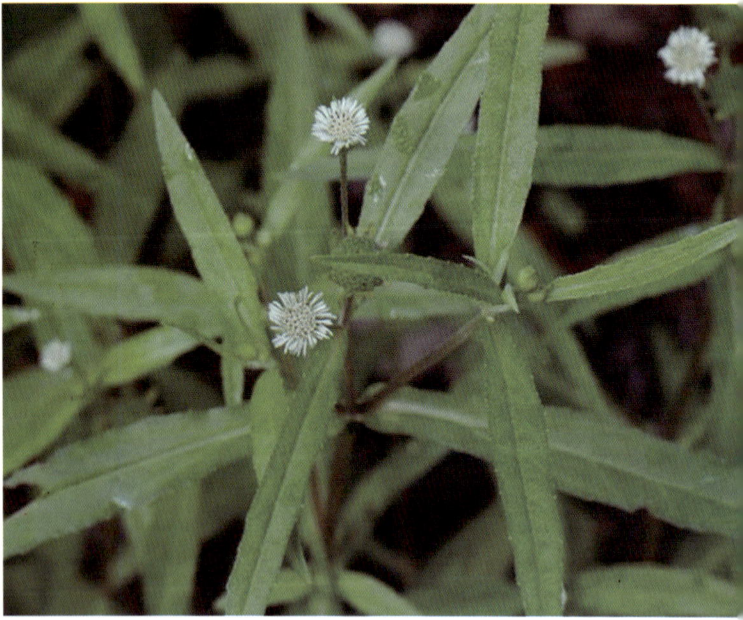

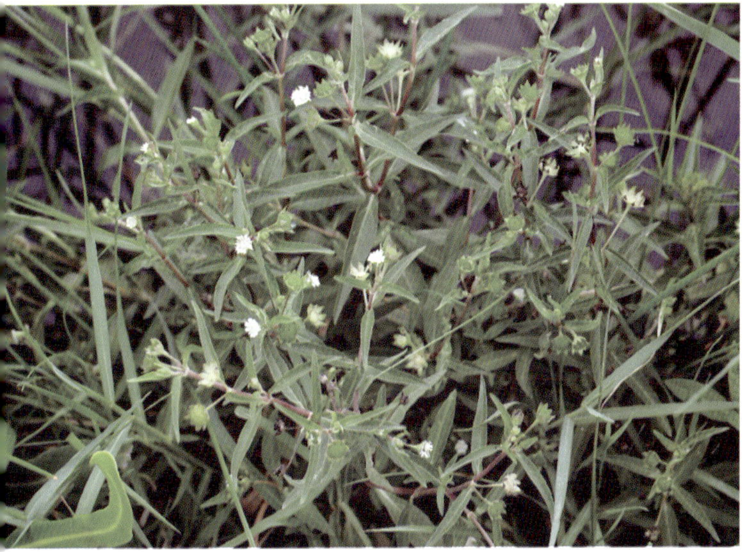

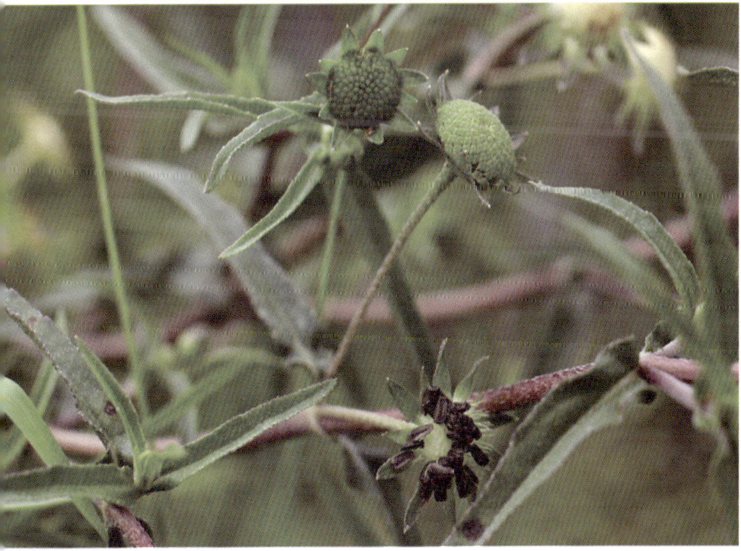

등골나물 Eupatorium fortunei

약효_ 이뇨, 부기, 당뇨병에 좋고, 혈액순환을 돕는다.

가을에 나는 일곱 나물 가운데 하나. 야생은 드물고, 관상용으로 마당 등에서 많이 재배한다. 혈액순환에 좋고, 이뇨 효과가 있다. 말리면 향기가 나고, 달여 마시거나 욕조에 담가 목욕을 하면 혈액순환을 돕는다. 꽃이 필 무렵 풀 전체를 채취해서 햇볕에 말린다.

이용 부위 전체. **용법** 햇볕에 말린 것을 달여 마심. **채취 시기** 9월. **분포** 중부지방. **자라는 곳** 강의 둑, 풀밭. **생태** 다년생풀. **크기** 키 1~1.5m. **개화 시기** 7~9월. **꽃** 담홍색을 띤 작은 꽃이 모여 핀다. **잎** 긴 타원형이며 3가닥으로 깊게 갈라져 있다.

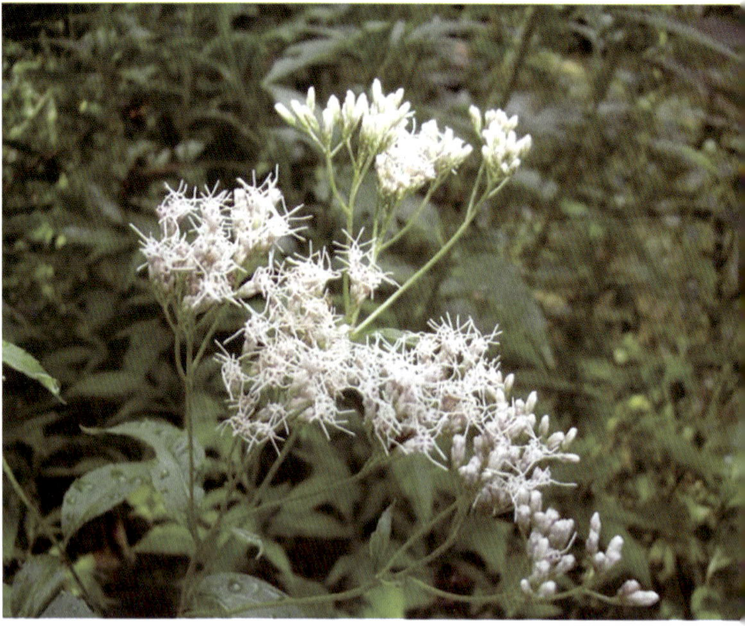

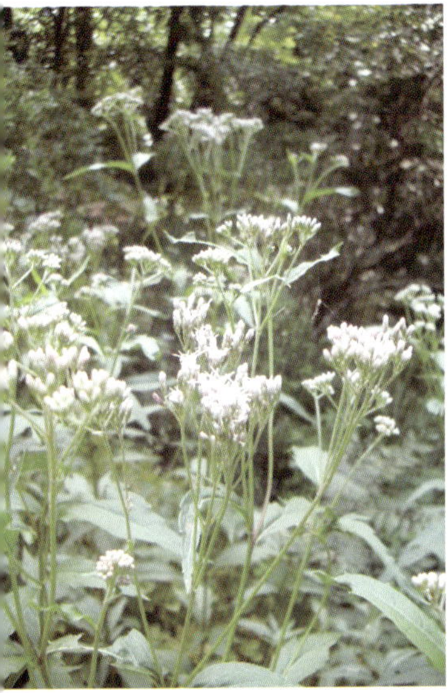
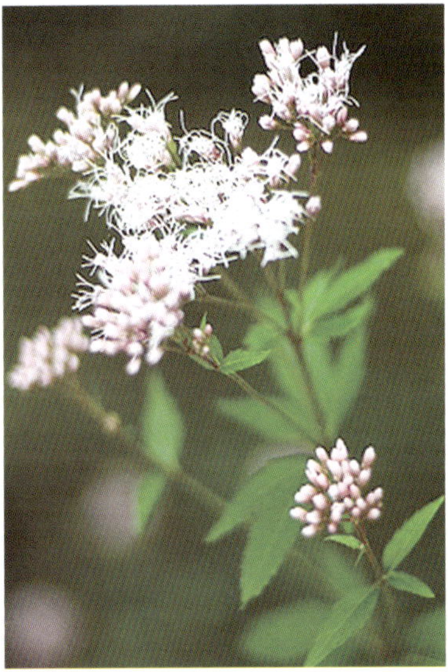
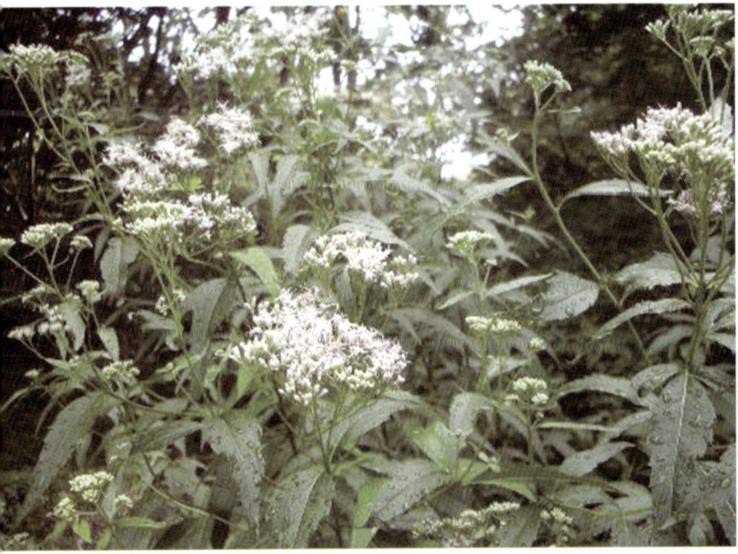

털진득찰 Siegesbeckia pubescens

약효_ 화농성 부기, 종기에 효능이 있다.

꽃을 감싸는 총포편에 무수한 선모가 나 있어서 만지면 끈적끈적한 것이 특징이다. 풀 전체를 햇볕에 말린 것을 달여 마시면 화농성 부기에 효능이 있다. 달여서 내복하는 방법 외에도 풀 전체를 검게 구워 식초와 섞은 것을 환부에 바른다. 비슷한 종으로서 포기 전체에 털이 적고 꽃줄기에 선모가 나는 것을 진득찰(S. glabrescens)이라고 한다. 진득찰의 약효도 같다. 열매는 사람들의 옷과 동물에게 붙어 이동한다.

이용 부위 전체. **용법** 햇볕에 말린 것을 달여 마심. **채취 시기** 10~11월. **분포** 남부지방. **자라는 곳** 산과 들. **생태** 한해살이풀. **크기** 키 50~100㎝. **개화 시기** 9~10월. **꽃** 노란색, 직경 2㎝. **잎** 계란형이며 길이는 8~19㎝.

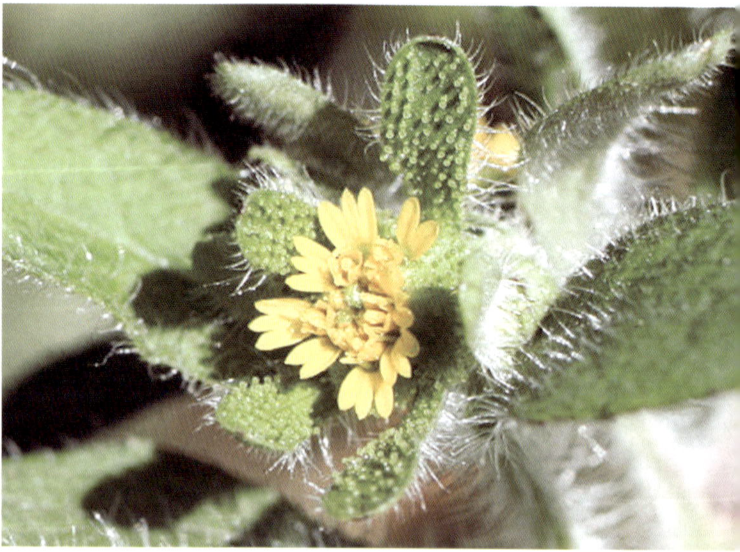

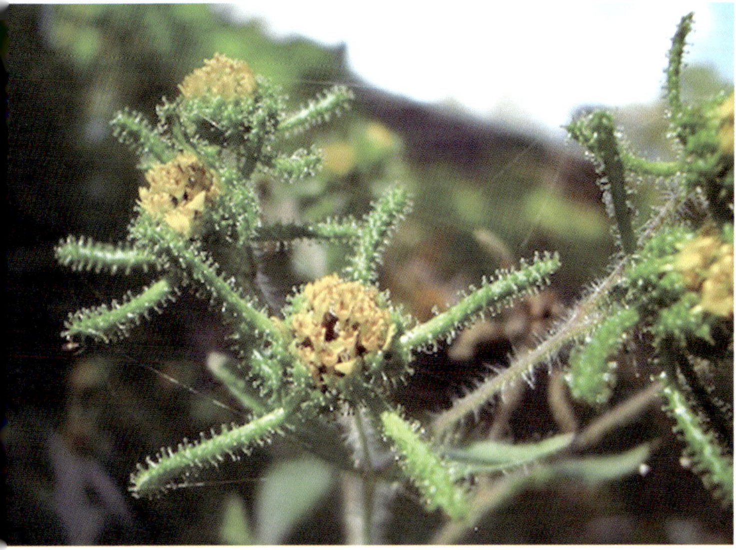

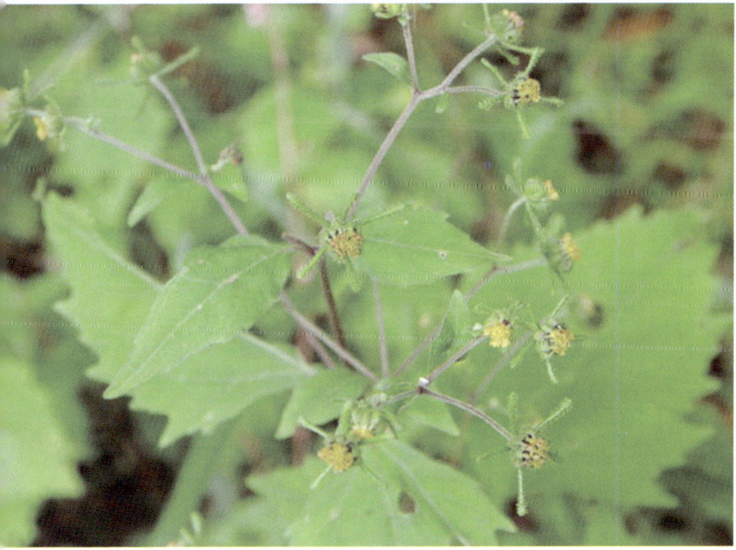

좀꿩의다리 Thalictrum minus var. hypoleucum

약효_ 복통, 위장병, 설사에 효능이 있다.

여름~초가을 무렵 낙엽송과 비슷한 담황백색 작은 꽃들이 소복하게 한데 모여 핀다. 예부터 복통에 드는 약으로 이용해 왔다. 잎은 씹으면 쓰고, 풀 전체를 말려 달여 위장을 튼튼하게 하는 약으로 쓴다. 복통을 동반한 설사, 과식에도 효능이 있다. 개화기에 풀 전체를 채취하여 햇볕에 말린다.

이용 부위 전체. **용법** 햇볕에 말린 다음 달여 마심. **채취 시기** 7~10월. **분포** 전국. **자라는 곳** 양지바른 풀밭, 숲. **생태** 다년생풀. **크기** 키 70~150㎝. **개화 시기** 7~8월. **꽃** 담황색이며, 수술의 꽃술이 많다. **잎** 3출복엽.

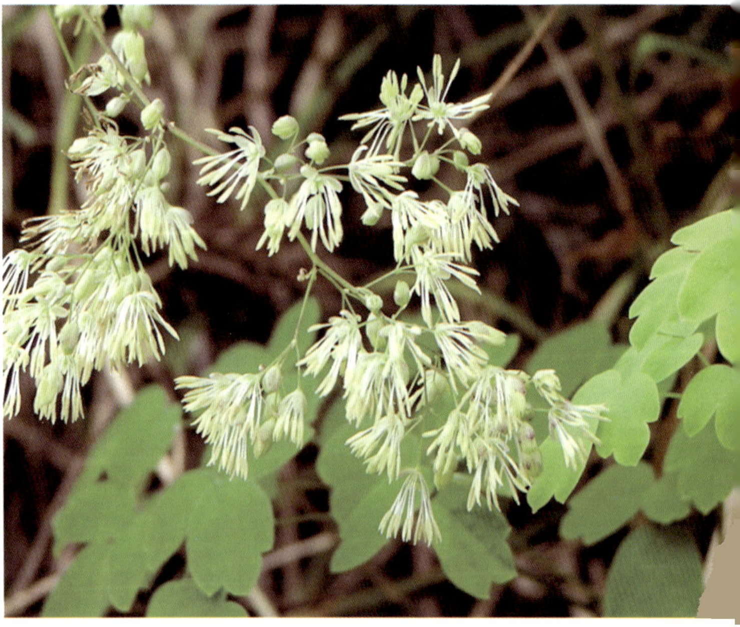

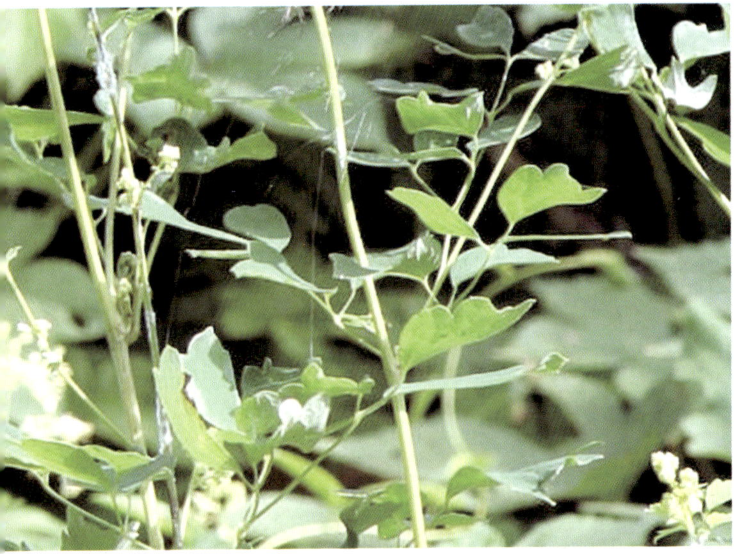
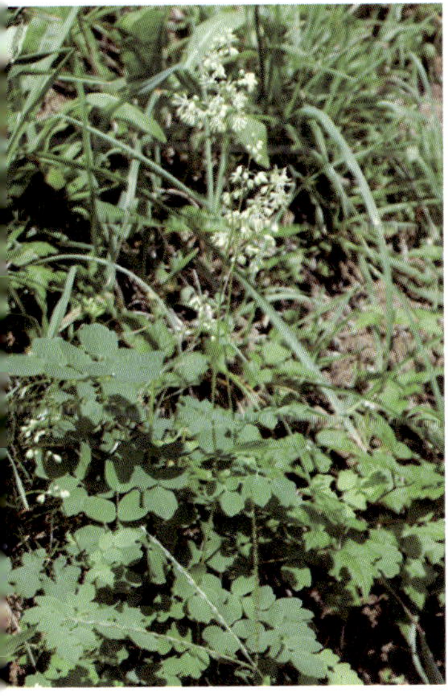
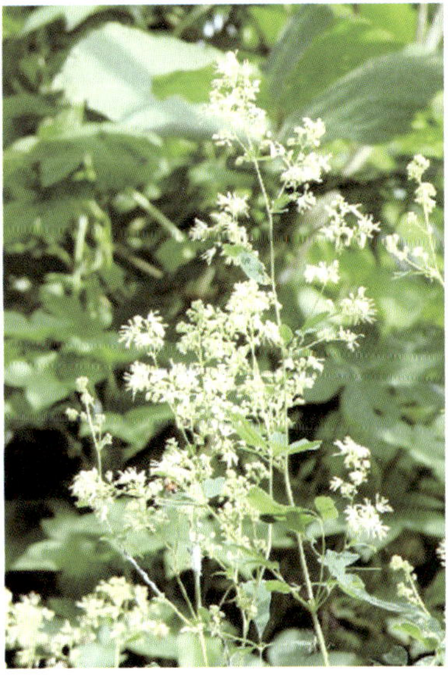

까치수염 Lysimachia clethroides

약효_ 타박상, 골절, 부기에 쓴다.

타박상과 골절에는 주로 바르는 약을 쓰는데, 달여서 마시면 그 증상을 경감시키는 효과가 있다. 낮은 지대의 습한 풀밭에서 서식한다. 줄기의 기부는 자줏빛을 띤 붉은색을 가지며 줄기 전체에 부드러운 털이 촘촘히 난다. 잎은 마주나지만 뭉쳐나는 것처럼 보이며, 양끝이 좁아져서 잎자루처럼 보이지만 실제로는 잎자루가 없다.

이용 부위 전체. **용법** 햇볕에 건조시켜 달여 마신다. **채취 시기** 6~7월. **분포** 전국. **자라는 곳** 산과 들의 풀밭. **생태** 다년생풀. **크기** 길이 60~100㎝. **개화 시기** 6~7월. **꽃** 길게 벼 이삭처럼 피어난다. 작은 꽃의 직경은 1㎝. **잎** 긴 타원형으로 길이가 8~15㎝.

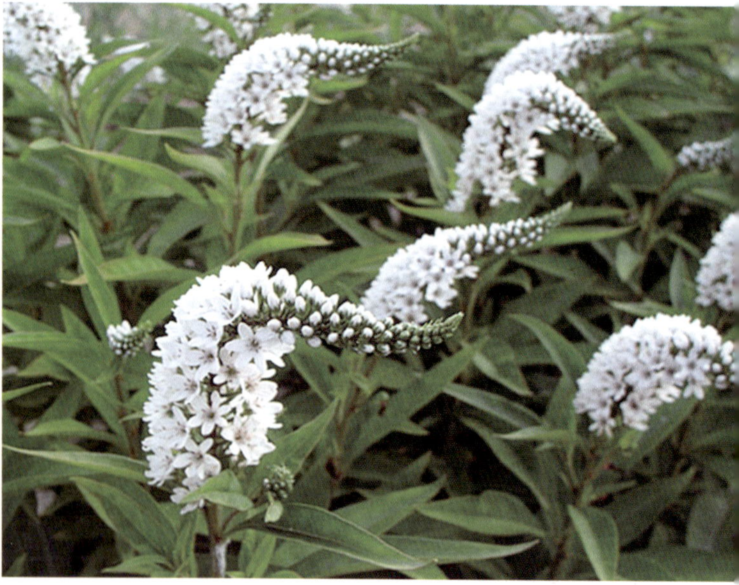

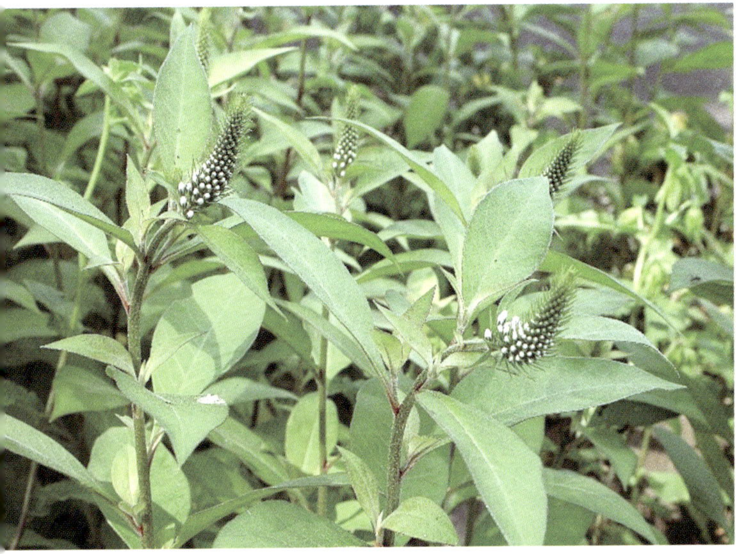

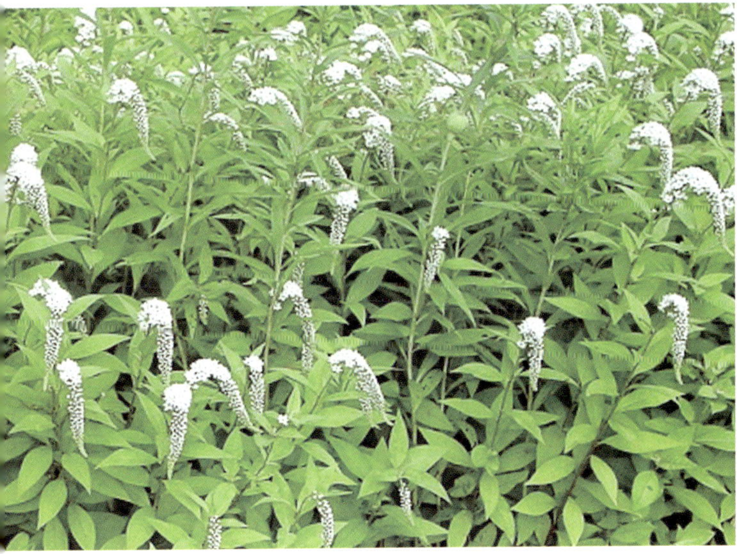

승마 Cimicifuga simplex

약효_ 해열, 진통, 치질, 편도선염에 효능이 있다.

새순은 삶아 물에 담갔다가 나물로 활용하고, 뿌리줄기는 말려 약으로 쓴다. 수염뿌리를 제거하고, 말린 뿌리는 검은 색이어서 검정승마라고도 하며, 생약으로 쓴다. 해열, 진통, 항문부분 궤양 억제 작용을 한다. 달여서 내복하면 편도선염과 치질에 좋다.

이용 부위 뿌리줄기. **용법** 햇볕에 말린 것을 달여 마신다. **채취 시기** 10~11월. **분포** 제주도, 거제도. **자라는 곳** 산과 들의 숲. **생태** 다년생풀. **크기** 키 1m. **개화 시기** 8~10월. **꽃** 하얀색, 브러시 모양으로 핀다. **잎** 3출복엽.

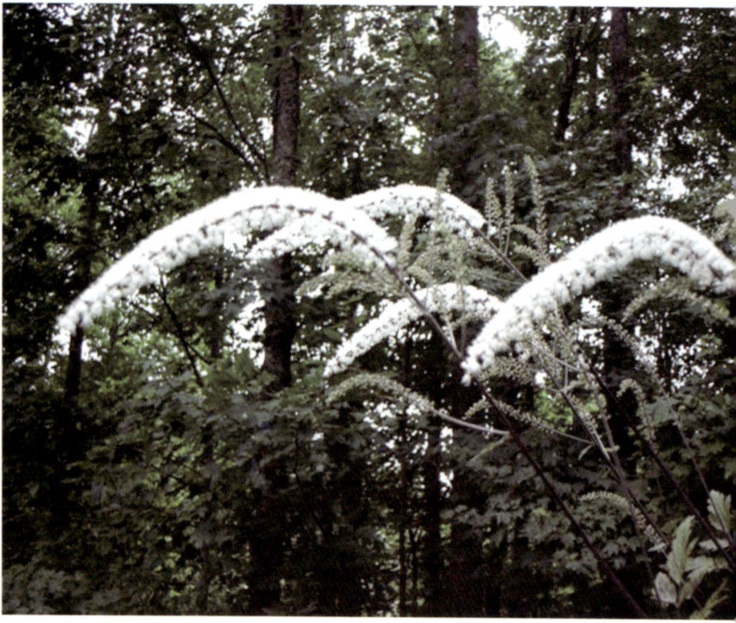

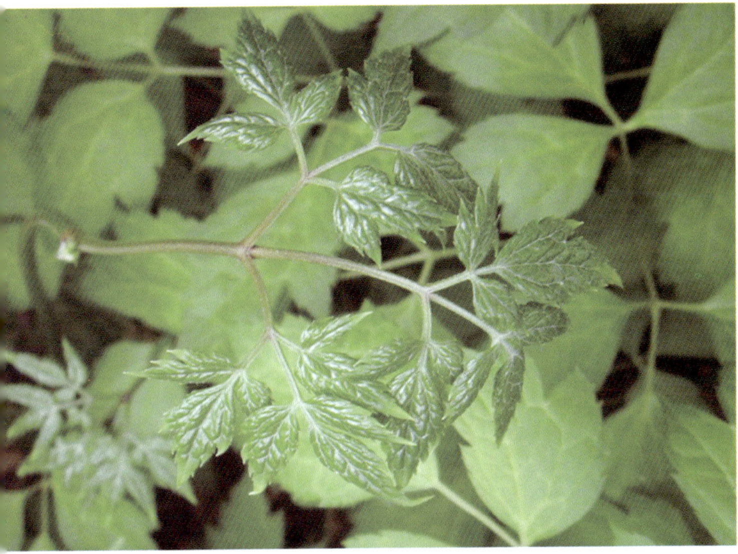

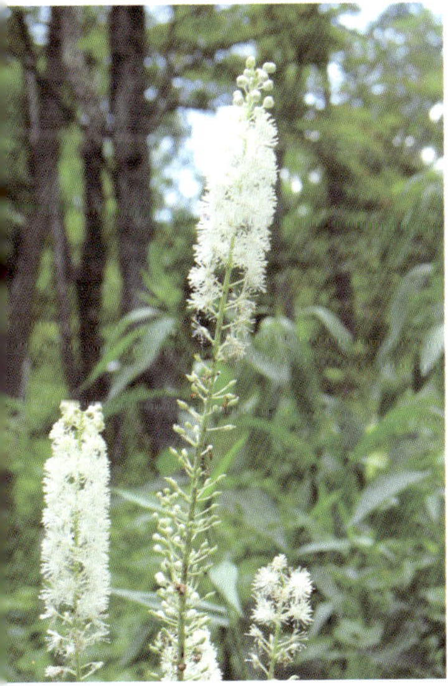

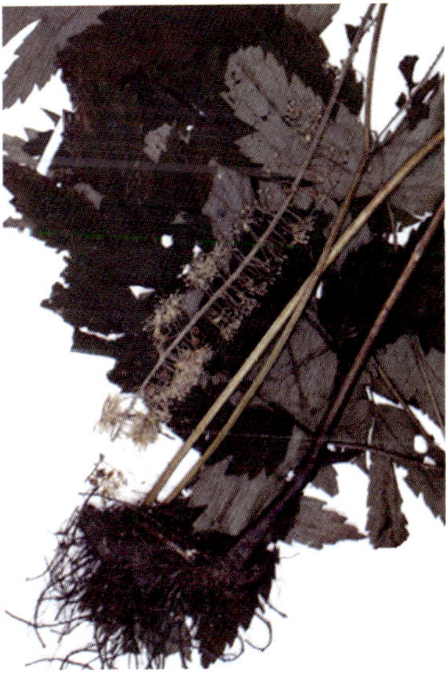

냉초 Veronicastrum sibiricum ssp.

약효_ 해독, 소염, 구내염에 효능이 있다.

여름에 높은 산에서 청자색 꽃을 피우고 높이 서 있는 모습을 볼 수 있다. 어린 순은 나물로 먹는다. 약용으로 사용하는 부위는 뿌리줄기이다. 건조시킨 것을 달여서 복용하면 해독, 소염에 효능이 있다. 구내염은 냉초를 달인 물로 목양치를 하면 좋다. 땅 위 부분이 시들었을 무렵에 뿌리줄기를 채취하고, 물에 잘 씻어 햇볕에 말린다.

이용 부위 뿌리줄기. **용법** 햇볕에 말린 것을 달여 마심. **채취 시기** 9~11월. **분포** 경기 · 강원이북 **자라는 곳** 습한 산지. **생태** 다년생풀. **크기** 키 80~150㎝. **개화 시기** 7~8월. **꽃** 이삭꽃차례이며 길게 청자색으로 모여 핀다. **잎** 4~8장이 여러 단에 겹쳐 돌려난다.

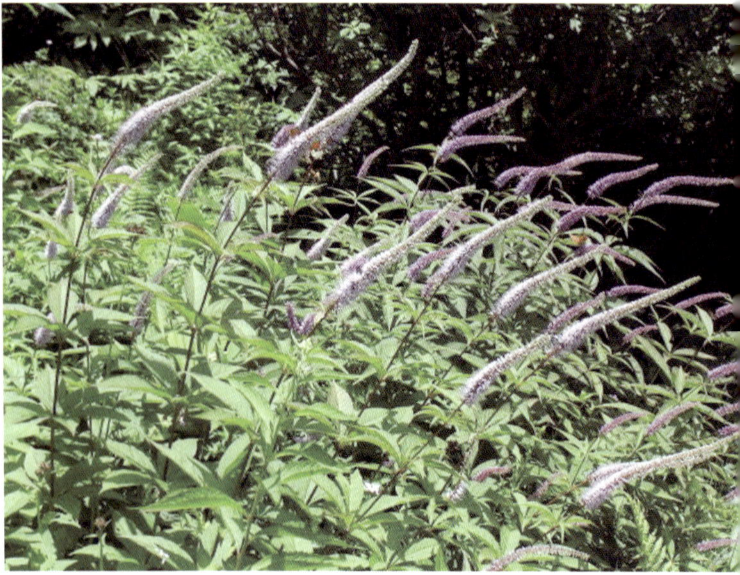

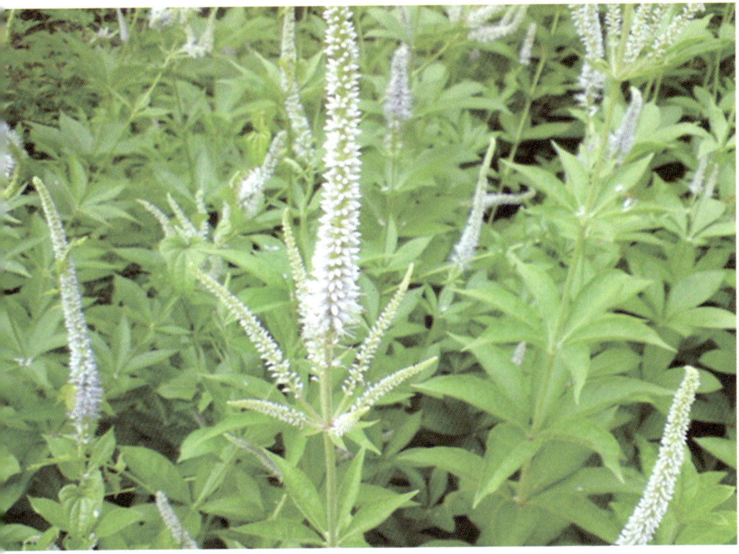

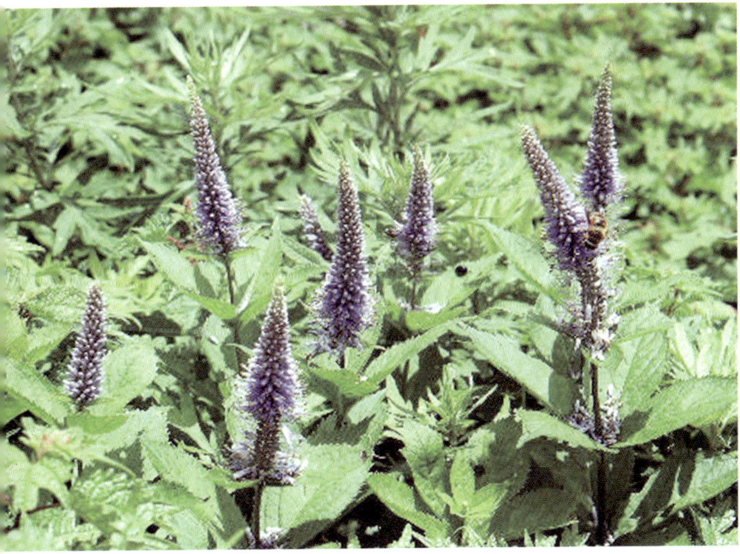

박하 Mentha arvensis var. piperascens

약효_ 목이 부었을 때, 청량, 건위, 식욕증진, 치통에 약효가 있다.

풀 전체에서 향기가 나서, 약용 외에도 향료, 청량제 등으로 이용한다. 야생종은 멘톨(menthol)이 많이 함유되어 있으나, 구미에서 허브로 재배하고 있는 민트(Mint) 종류의 향이 더 강하다. 식욕증진, 치통, 목이 부었을 때에 좋은 약효가 있다. 파스 등 습포제에도 배합한다. 생잎에 뜨거운 물을 부어 박하탕으로 만들어 마시거나, 말린 잎을 차로 마셔도 좋다.

이용 부위 줄기, 잎. **용법** 햇볕에 말린 다음 차로 마심. **채취 시기** 가을. **분포** 전국. **자라는 곳** 산과 들. **생태** 다년생풀. **크기** 키 20~60㎝. **개화 시기** 7~9월. **꽃** 담자색이며, 잎겨드랑이에서 돌려난다. **잎** 긴 타원형이며 길이는 2~8㎝.

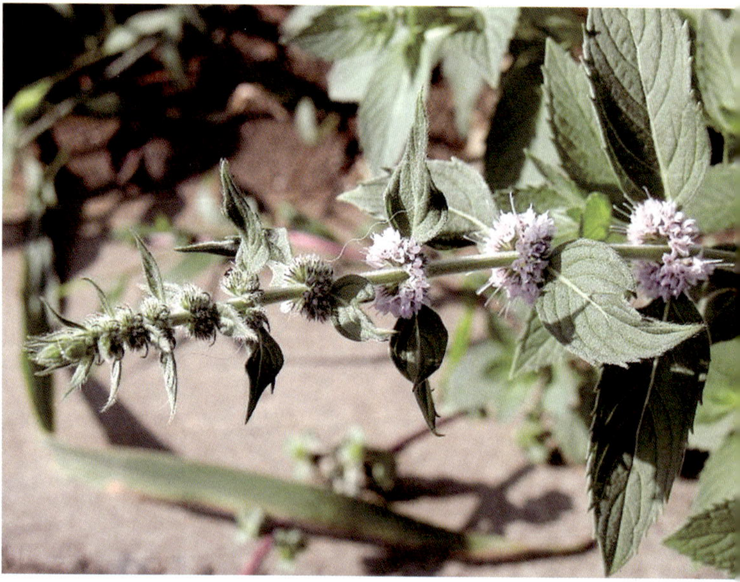

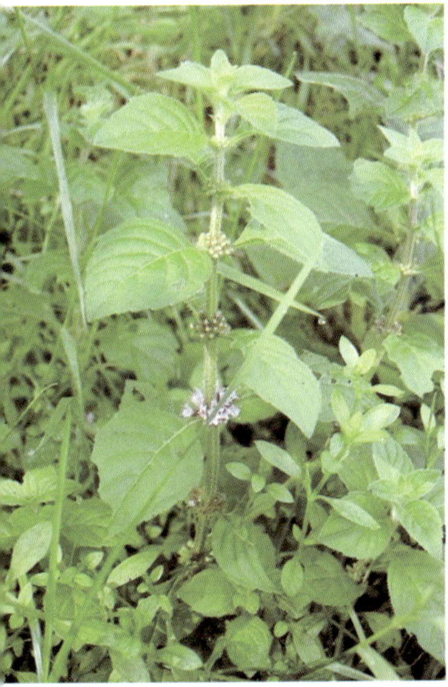
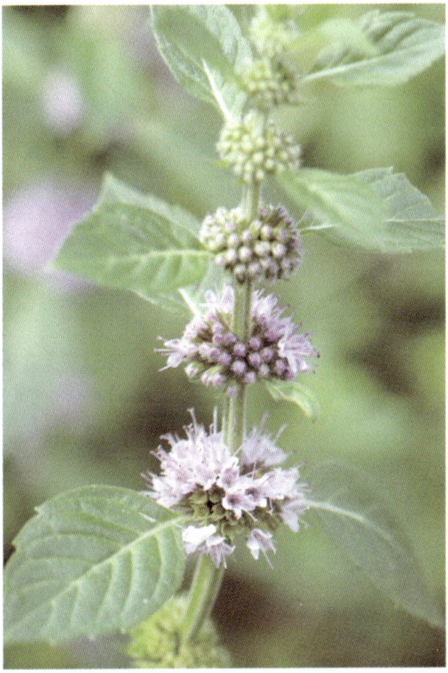
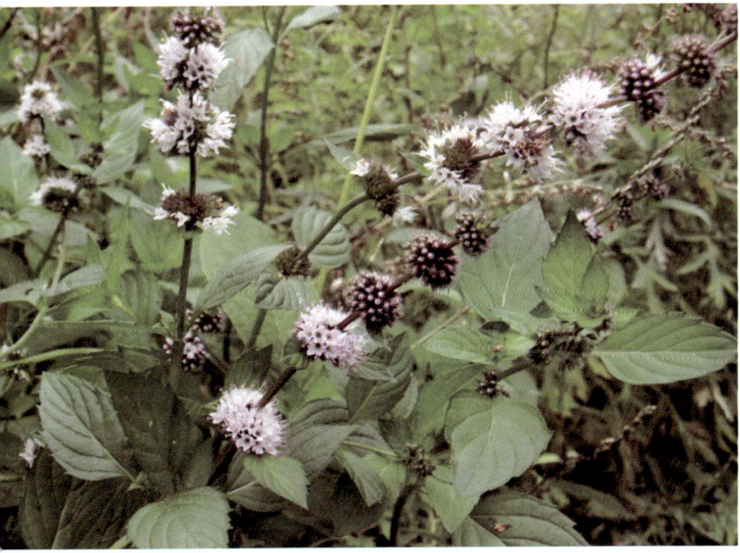

방아풀 Isodon japonicus

약효_ 위장병, 복통, 식욕부진에 좋은 약초로 쓰인다.

기사회생의 힘이 있어서 그 옛날, 산속에서 너무나 괴로운 복통에 시달려 죽어가던 사람이 있었는데 그때 그곳을 지나가던 한 고승이 나그네에게 이 풀을 씹게 하자 곧 나았다고 한다. 그래서 방아풀을 '연명초(延命草)'라고도 한다. 위장병, 복통, 식욕부진에 좋은 약초로 쓰인다. 말린 것을 달여 복용하거나, 분말로 만들어 내복한다. 어린순과 연한 잎은 데쳐서 나물로 먹는다.

이용 부위 줄기, 잎. **용법** 햇볕에 말린 것을 달여 마심. **채취 시기** 가을. **분포** 전국. **자라는 곳** 산과 들. **생태** 다년생풀. **크기** 키 50~100㎝. **개화 시기** 8~9월. 열매는 10월. **꽃** 연한 자주색이며 작고 원추꽃차례를 이룬다. **잎** 계란형으로 마주난다.

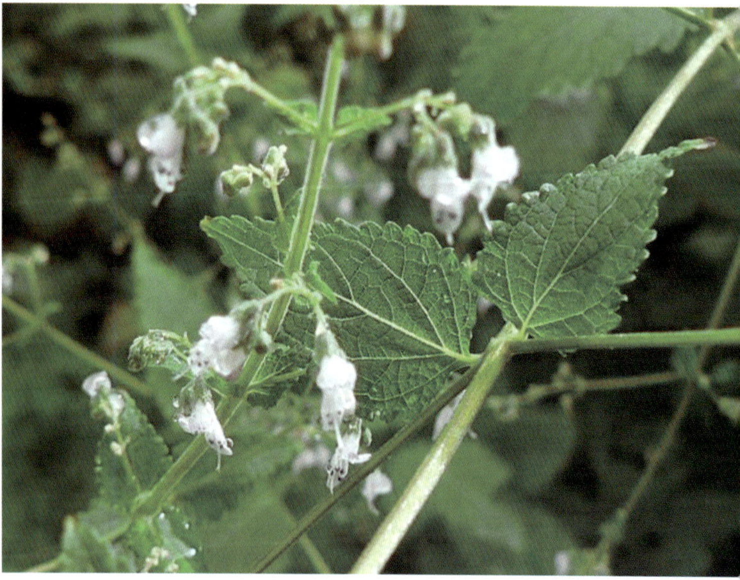

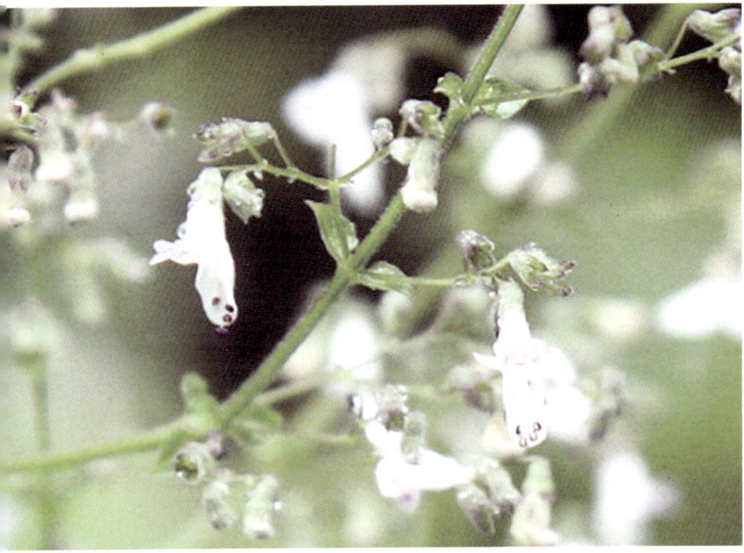

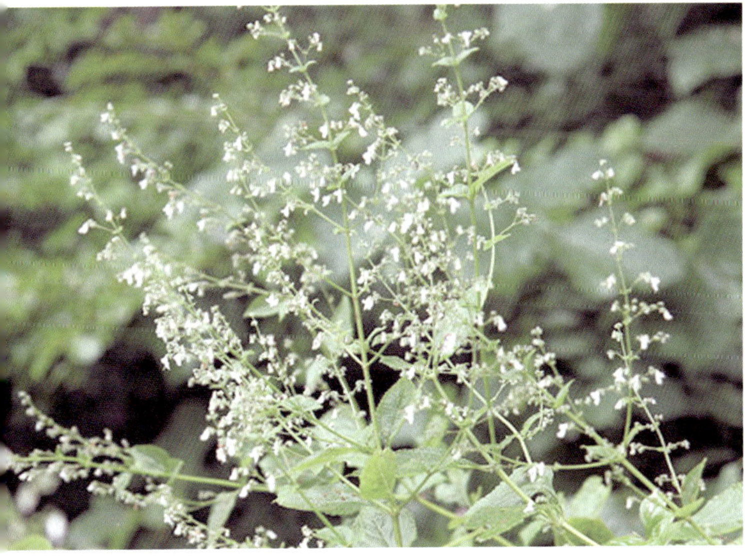

오이풀 Sanguisorba officinalis

약효_ 지혈, 항문출혈, 치질, 토혈, 자궁출혈 등의 지혈에 효능이 있다.

여름 끝자락에서 초가을에 걸쳐 초원 등에 독특한 색과 생태로 핀다. 뿌리에 타닌과 사포닌 성분이 함유되어 있어서 혈관을 수축시키는 수렴성이 있어, 발열을 동반한 설사, 항문출혈, 토혈, 자궁출혈 등의 지혈에 효능이 있다. 달여서 내복한다. 또한 화상의 외상 치료약으로 배합한다.

이용 부위 뿌리. **용법** 햇볕에 말린 것을 달여 마심. **채취 시기** 9~10월. **분포** 전국. **자라는 곳** 산과 들의 초원. **생태** 다년생풀. **크기** 키 50~100㎝. **개화 시기** 7~8월. **꽃** 검붉은 보라색이며, 줄기 끝에 작은 꽃이 밀집하여 핀다. **잎** 우상복엽.

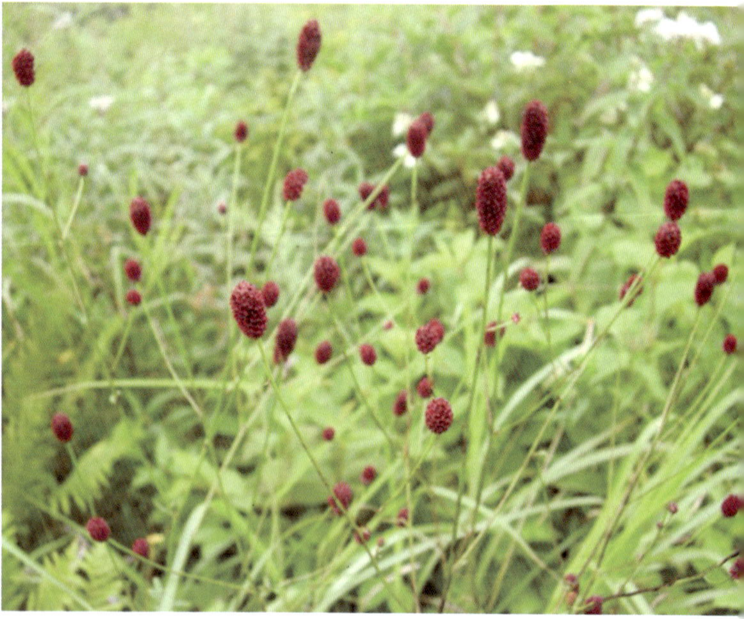

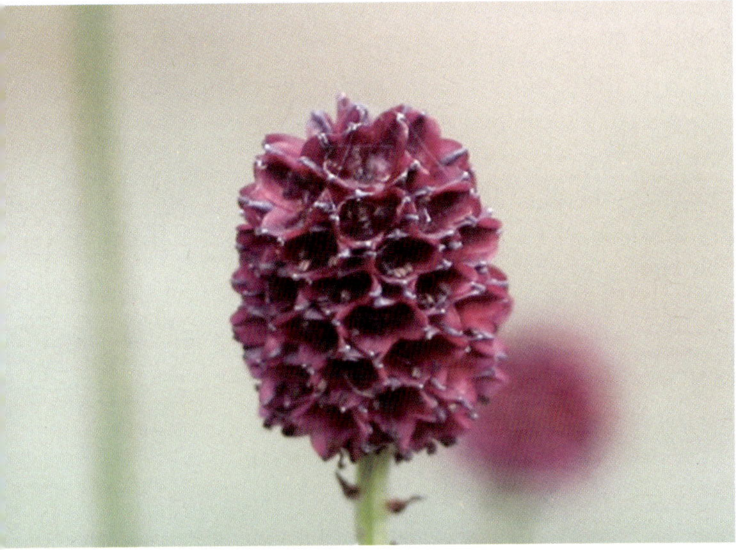

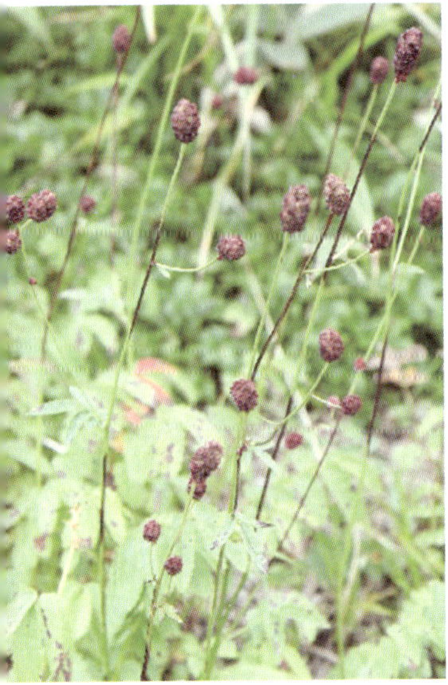

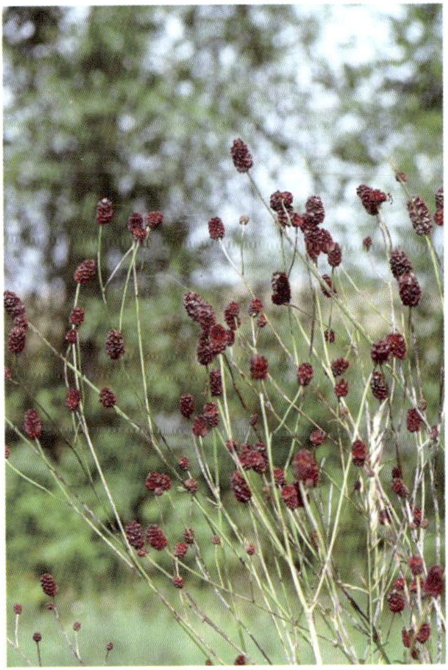

뱀딸기 Duchesnea chrysantha

약효_ 기침, 목의 통증, 종기, 치질에 효능이 있다.

먹어보면 달지도 않고 맛도 없어서 식용으로 쓰지는 않지만, 풀 전체를 건조시켜 약용으로 쓴다. 달여 마시면 기침과 목의 통증을 없애는 데 효과적이다. 달인 물로 몸을 씻으면 종기나 치질에 좋다. 목이 아플 때 이 물로 목을 헹구어도 좋고, 환부의 열을 내리는 효과도 있다. 뱀딸기의 노란색 꽃잎은 5장이며, 잎 겨드랑이에서 꽃자루가 나와 1송이씩 핀다.

이용 부위 전체. **용법** 햇볕에 말린 것을 달여 마심. **채취 시기** 4~6월. **분포 자라는 곳** 산길가, 논두렁, 밭두렁. 전국. **생태** 다년생풀. **크기** 지면에 뻗어 자람. **개화 시기** 4~6월. **꽃** 노란색이며 지경이 1.2~1.5㎝. **잎** 3출복엽.

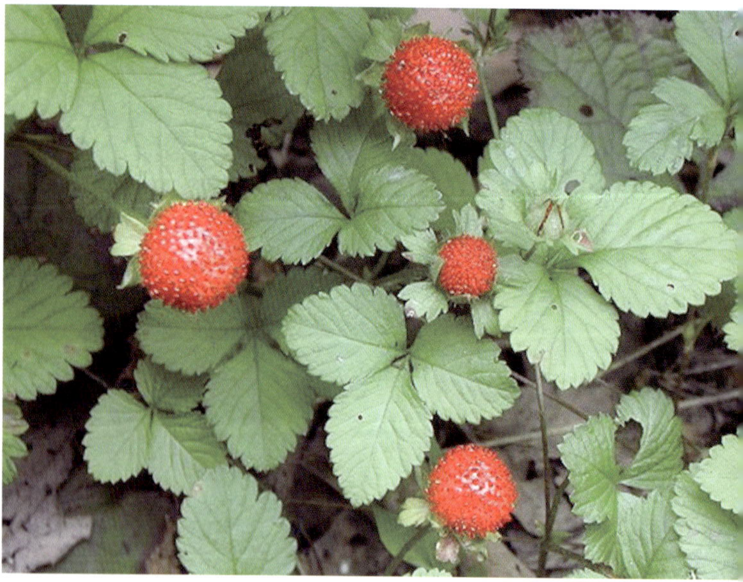

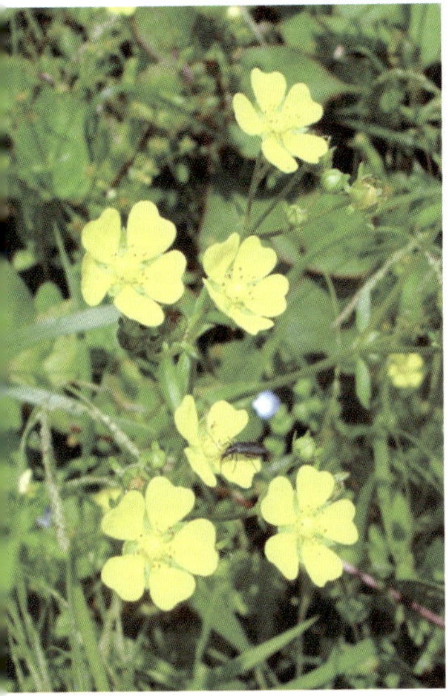

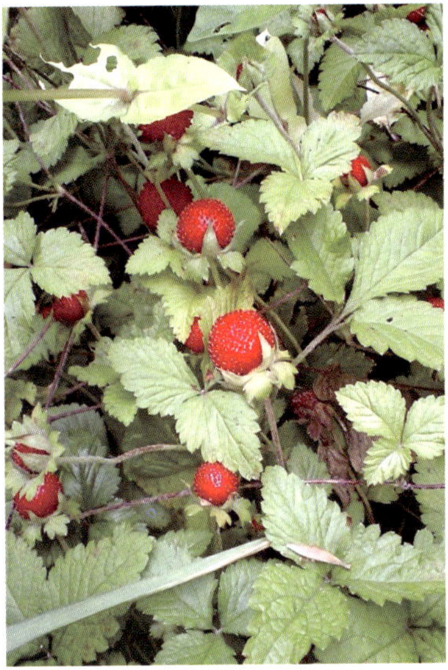

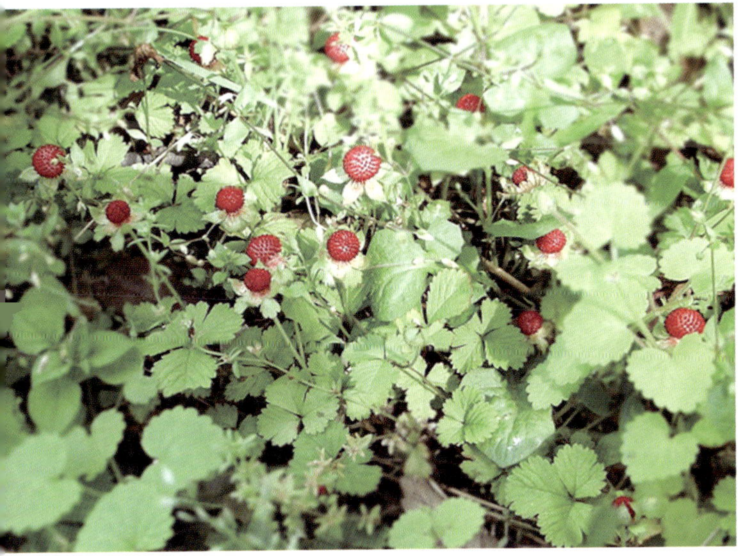

겨울딸기 Rubus buergeri

약효_ 자양 강장, 피로 권태, 중풍에 효과가 있고, 천식에도 좋다.

다른 나무들이 시들어가는 겨울에 아담한 붉은 열매를 맺으며, 먹을 수 있다. 풀 전체를 말려 약용한다. 달여서 복용하면 중풍에 효과가 있으며, 자양 강장, 피로회복 등에 효과가 있다. 또한 설탕과 함께 달여서 마시면 천식에도 좋다. 옛날에는 결핵 약으로도 복용했다.

이용 부위 전체. **용법** 햇볕에 말린 것을 달여 마심. **채취 시기** 9~11월. **분포** 전국. **자라는 곳** 산 **생태** 낙엽활엽교목. **크기** 높이 20㎝. **개화 시기** 8~9월. 열매는 10~11월. **꽃** 흰색이며 직경 1.5~2㎝. **잎** 심장형이며 길이는 5~10㎝.

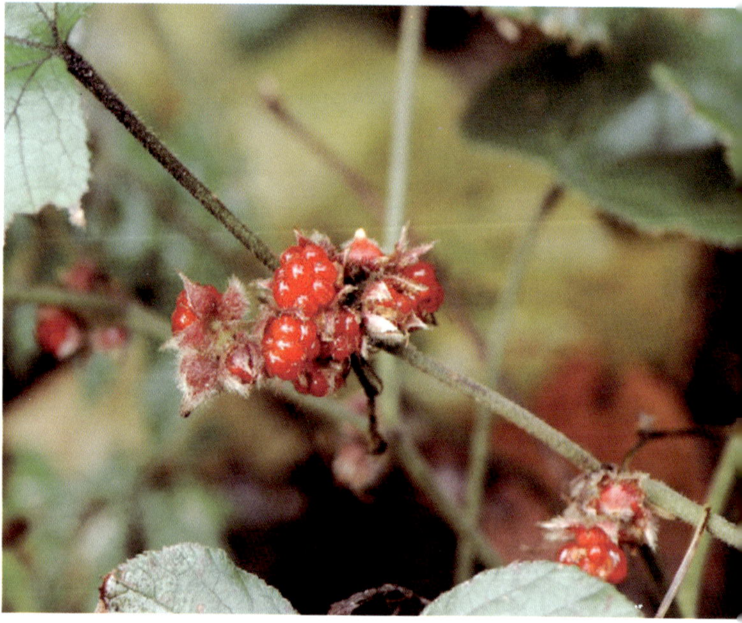

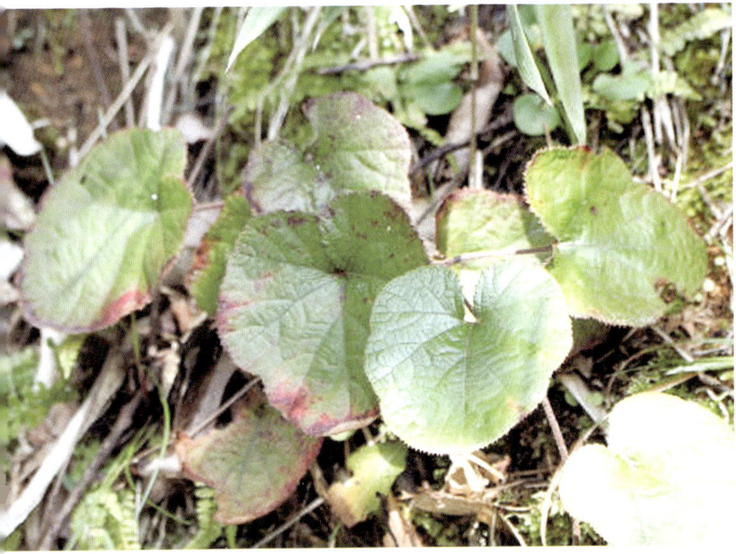

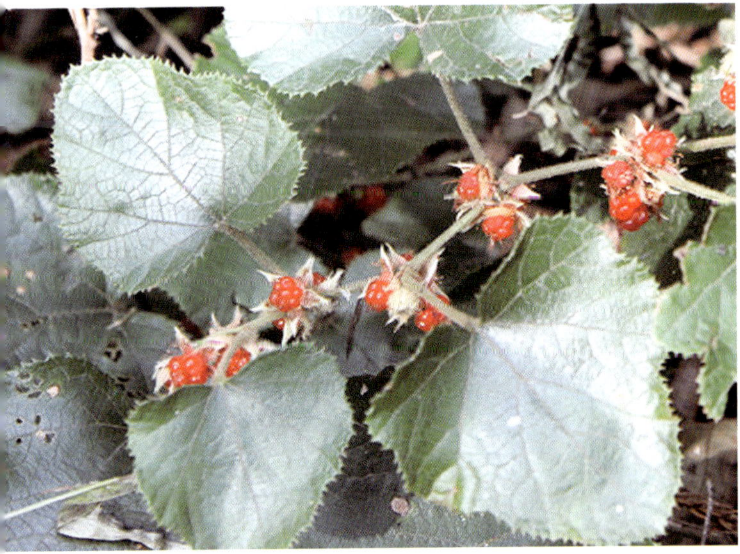

쇠비름 Portulaca oleracea

약효_ 벌레 물린 곳, 이뇨, 해독작용을 한다. 여드름에 좋다.

논이나 공터의 뜨거운 햇살 아래서도 잘 자라는 잡초와 같은 존재이다. 꽃은 해가 날 때 피었다 어두워지면 닫힌다. 다육질인 잎을 나물로 무쳐 먹으며 특유의 미끈거리는 느낌과 신맛이 진미다. 생잎의 즙은 벌레 물린 곳에 좋으며, 잎을 건조시켜 달여 마시면 이뇨와 해독제로 좋으며, 생즙은 거칠어진 입술과 태독, 여드름 등에 좋다.

이용 부위 잎, 전체. **용법** 잎의 생즙을 바름(잎), 햇볕에 건조시킨 것을 달인다(전체). **채취 시기** 7~10월. **분포** 전국. **자라는 곳** 밭, 노지. **생태** 1년초. **크기** 지면을 긴다. **개화 시기** 7~9월. **꽃** 노란색이며 직경 6~8㎜. **잎** 윤이 나고 조금 두텁다.

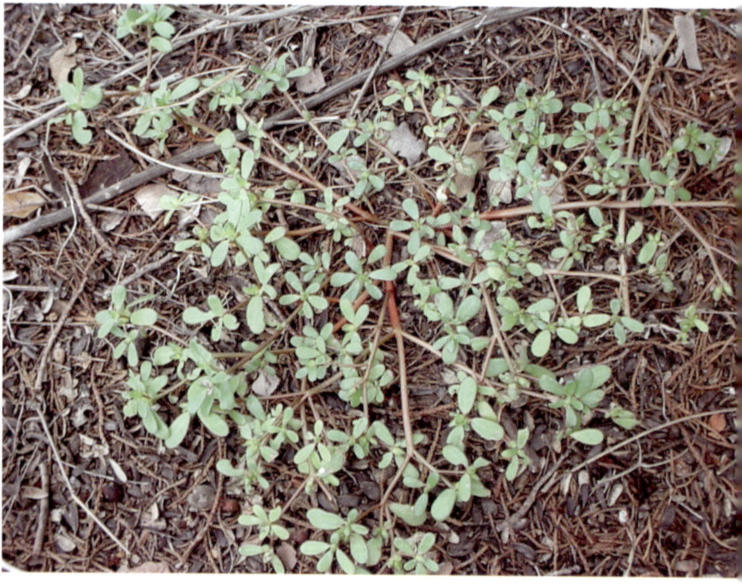

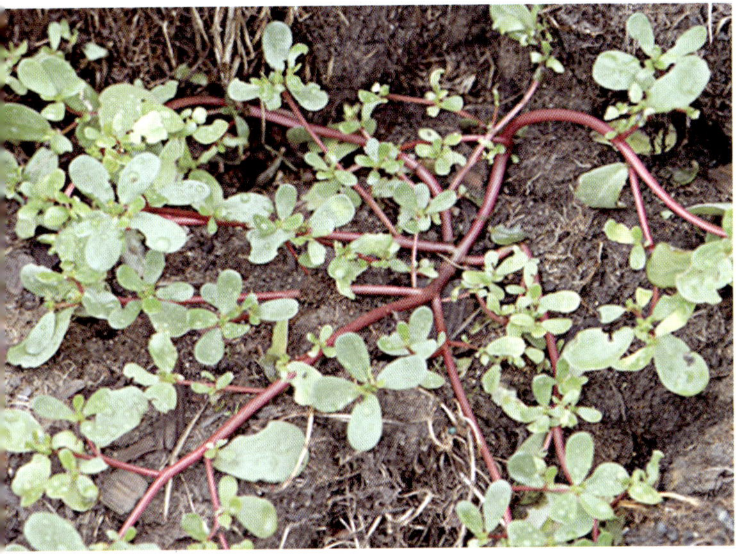

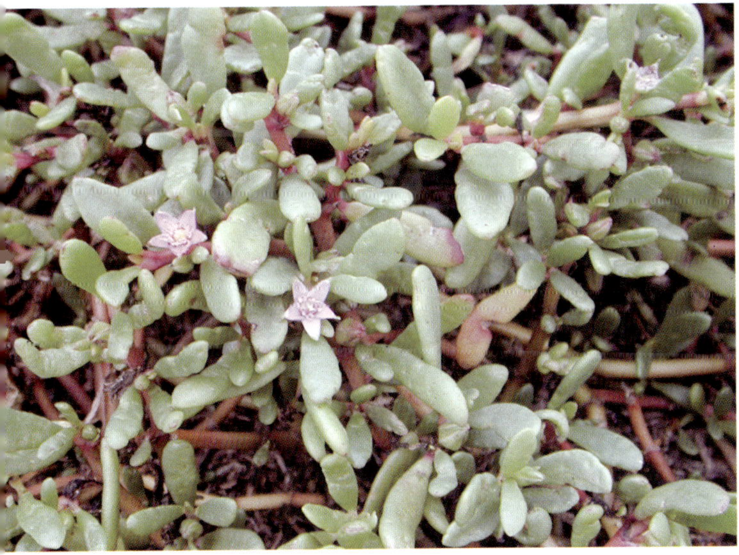

명아주 Chenopodium album var.

약효_ 위를 튼튼하게 하고, 설사에 좋다. 강장 효과, 치통을 완화시킨다.

되도록 새싹이 신선하고 부드러운 때 채취하여 햇볕에 건조한다. 체질에 따라서는 알레르기 반응을 일으켜 붓거나 가려움증이 일어나기도 하므로 조심해야 한다. 벌레 물린 곳에 바르는 등 복용하지 않고 사용할 때에는 생잎을 비벼, 그 즙을 바른다.

이용 부위 잎. **용법** 건조시킨 잎을 찐다. **채취 시기** 4~7월. **분포** 국토 전역. **자라는 곳** 밭, 길가 **생태** 일년초. **크기** 길이 1~1.5m. 이용하는 것은 50㎝ 정도 자란 어린 그루터기. **개화 시기** 9~10월. **꽃** 황록색을 띤 작은 꽃망울들이 무성하게 핀다. **잎** 삼각모양의 계란형으로 가장자리는 톱니 모양이다.

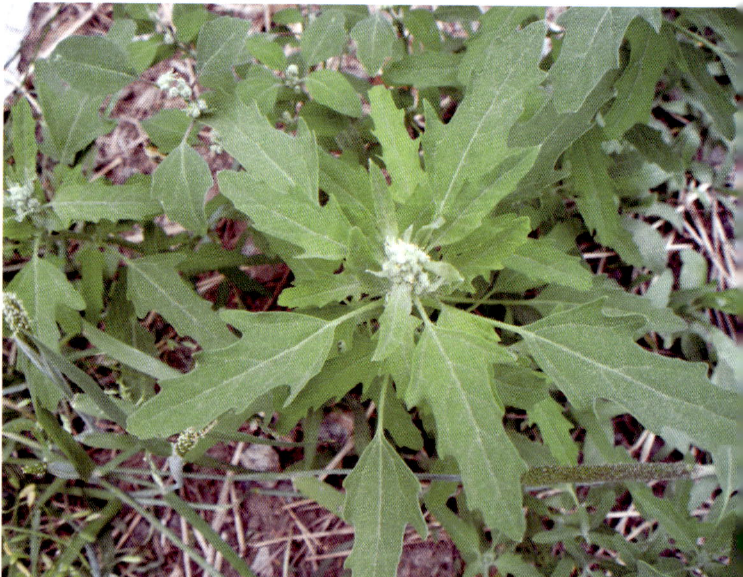

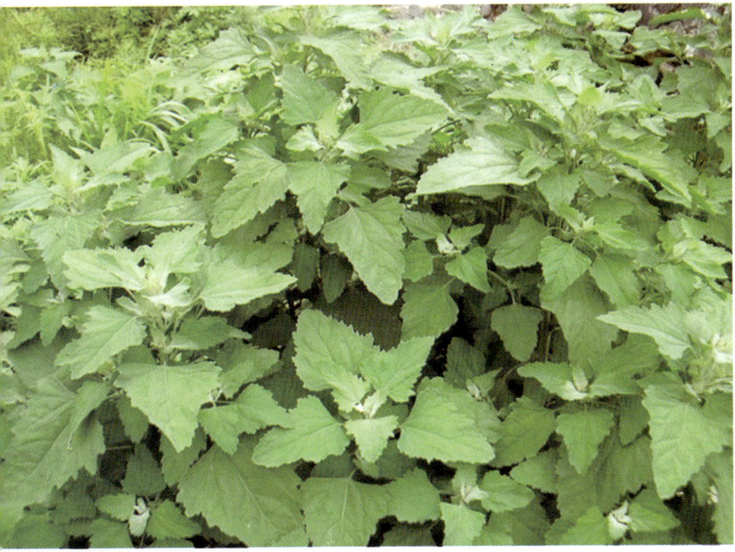

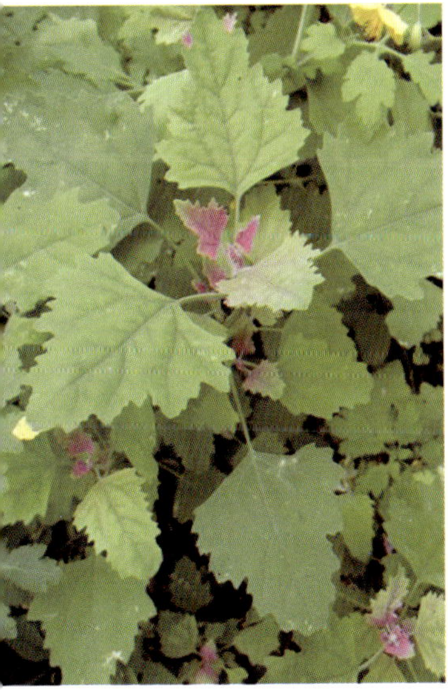

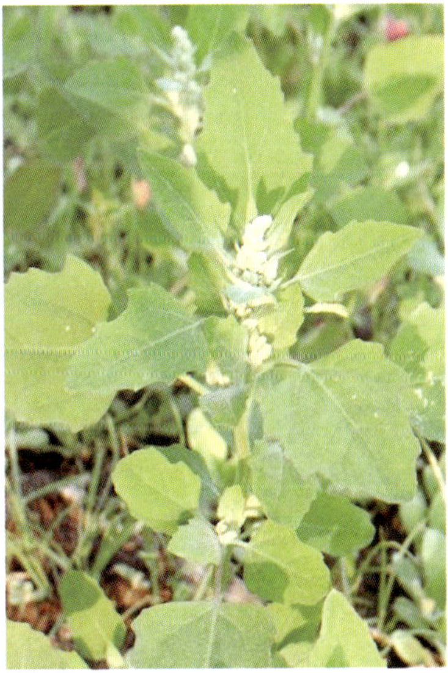

질경이 Plantago asiatica

약효_ 기침, 이뇨, 목 통증, 위장병에 효능이 있다.

조금 다져진 땅에 자라며, 군생한다. 차의 바퀴자국이 남아 있는 듯한 길가 리에 자란다고 하여 차전초(車前草)라고도 부른다. 이 씨앗을 한방에서는 차 전자(車前子)라고 부르며 약으로 쓴다. 잎에도 약효가 있다. 소염, 이뇨작용을 하며, 기침을 멎게 하고, 방광염에도 좋다. 씨는 천주머니에 넣어 달이는데 점액성이어서 조금 마시기 힘들다. 잎은 달여서 복용하면 목의 통증과 위장병에도 좋다.

이용 부위 잎, 씨앗. **용법** 햇볕에 말린 후 달여 마심. **채취 시기** 연중. **분포** 전국. **자라는 곳** 길가 공터. **생태** 다년생풀. **크기** 키 10~20㎝. **개화 시기** 6~8월. **꽃** 연한 녹색이며 이삭꽃차례로 핀다 **잎** 넓은 계란형이며 5개의 맥이 있어서 잘 잘리지 않는다.

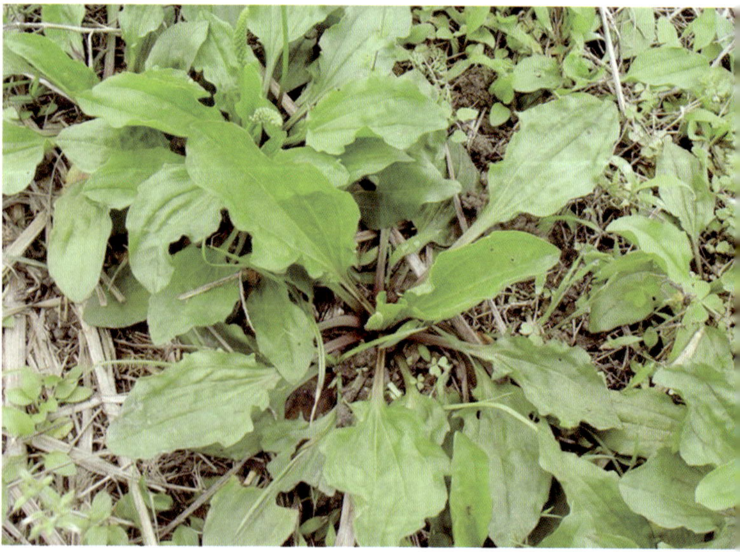

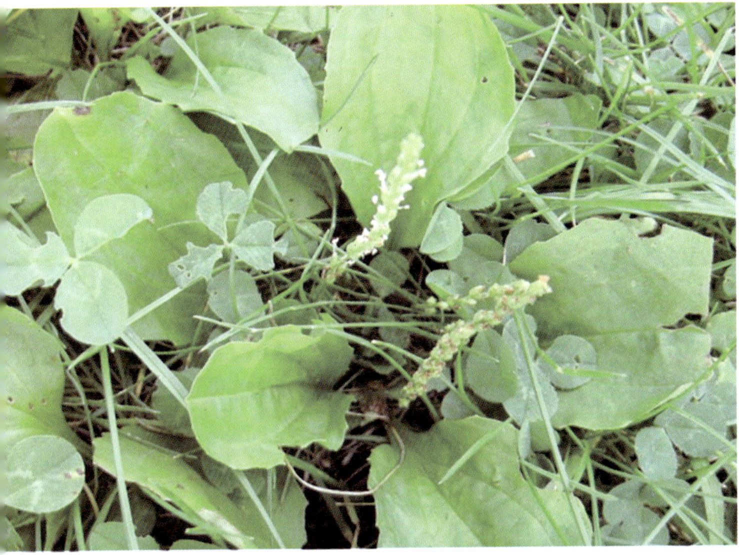

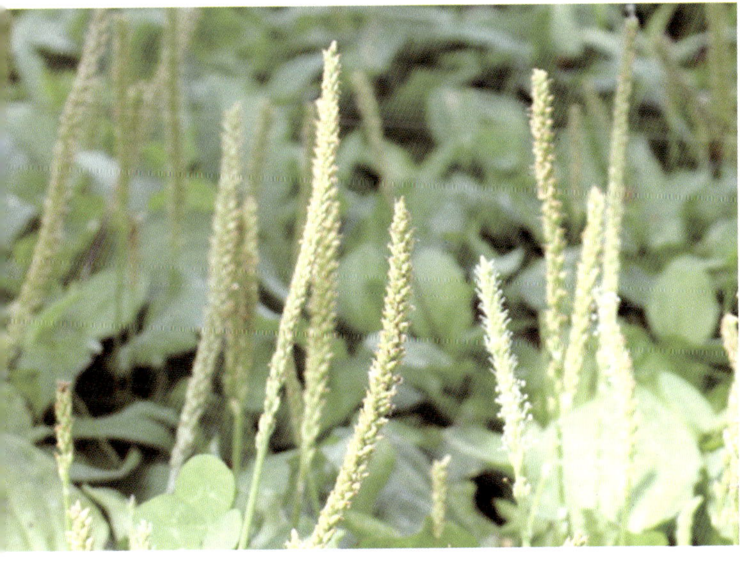

뚱딴지_ 돼지감자 Helianthus tuberosus

약효_ 당뇨병으로 인한 목마름, 갈증 해소에 좋다.

꽃이 국화와 닮았다. 덩이줄기에는 이눌린(inulin)이라는 다당류가 함유되어 있으나 소화 흡수되지 않기 때문에 영양가가 없어 다이어트에 좋다. 건조시킨 것을 달여 복용하면 당뇨병으로 인하여 목이 건조해지는 증상에 좋다. 삶거나 끓여 먹으면 된다.

이용 부위 덩이줄기. **용법** 햇볕에 말린 다음 달여 마심. **채취 시기** 가을~겨울. **분포** 원산지는 북미, 전국에 서식함. **자라는 곳** 풀밭. **생태** 다년생풀. **크기** 키 1.5~3m. **개화 시기** 8~10월. **꽃** 노란색이며 직경 6~8㎝. **잎** 타원형으로 어긋난다.

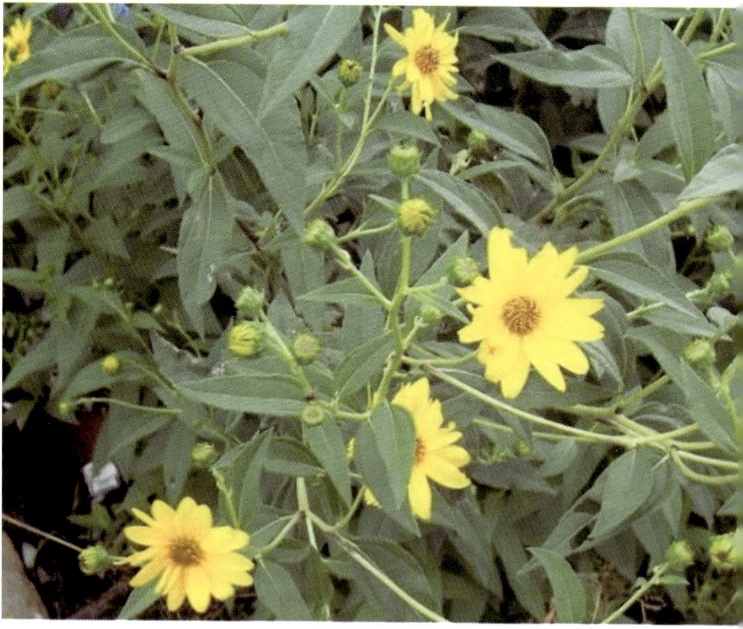

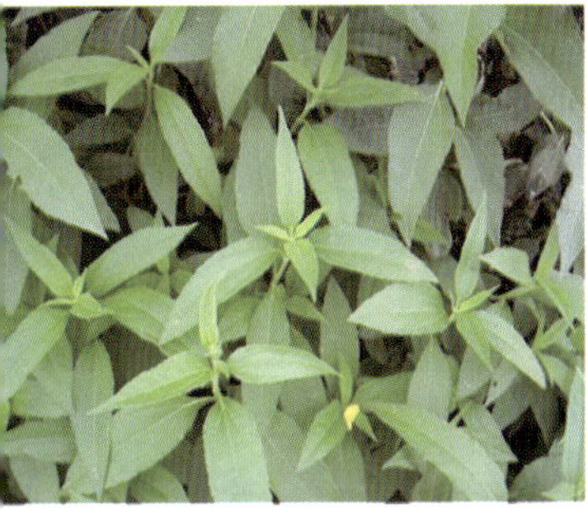
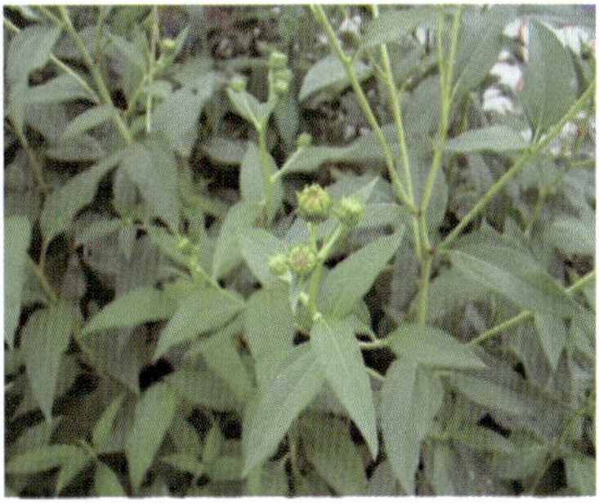
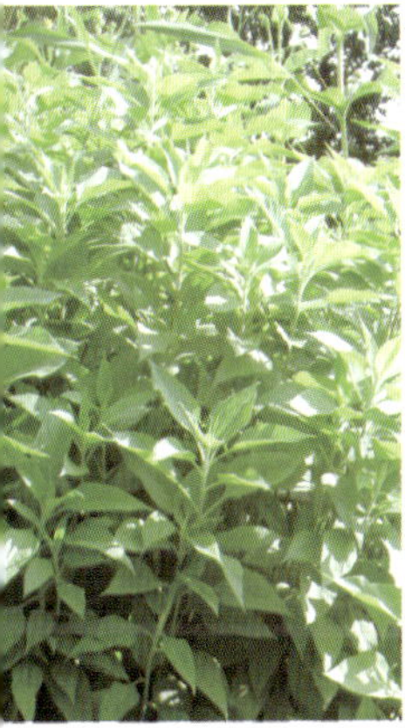
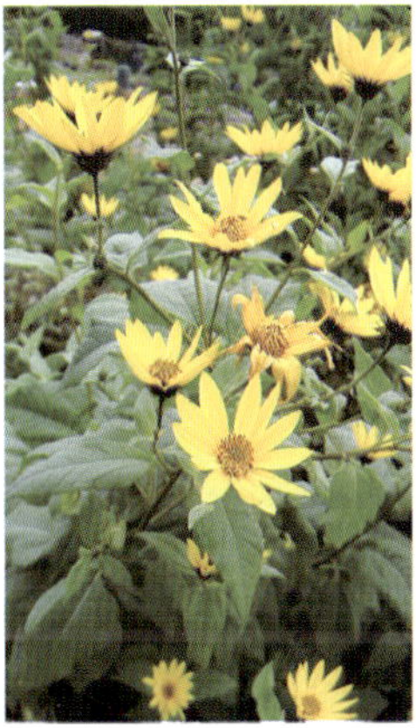
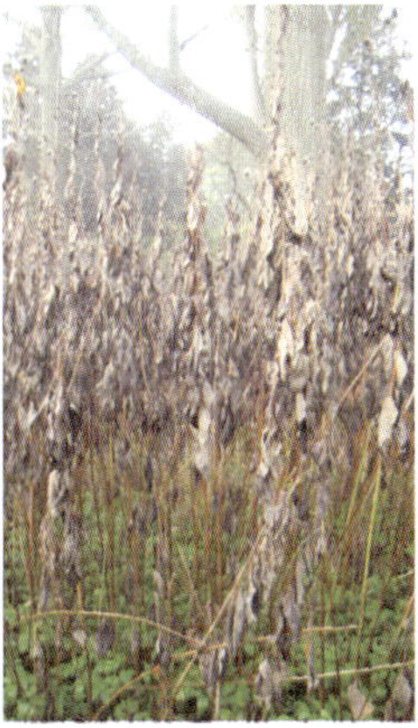
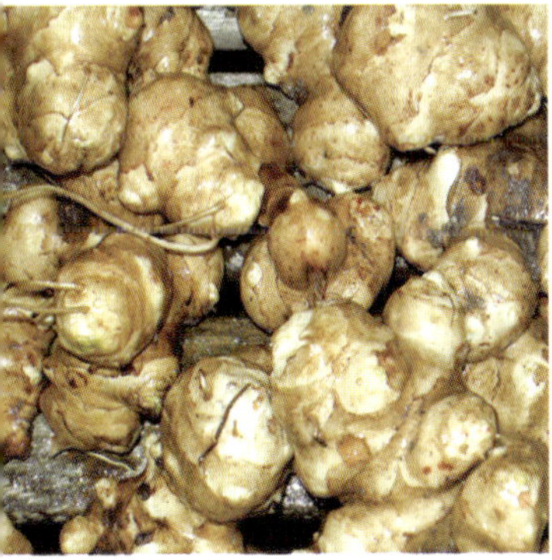
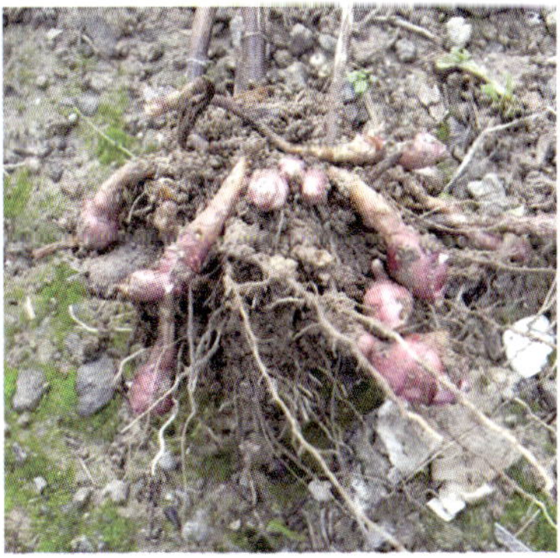

조릿대 Sasa veitchii var.

약효_ 당뇨병, 위염, 고혈압, 구취예방에 효과가 있다.

새싹일 때는 잎 전체가 녹색인데 겨울이 되면 테두리가 하얗게 변한다. 조릿대 잎으로 차를 내 마시기도 한다. 조릿대는 방부살균작용이 있어 음식을 싸는 용도로도 쓰인다. 잎은 찐 다음 말리거나, 말려 있는 새싹을 잘게 썰어 건조시키거나, 볶아서 보존한다.

이용 부위 잎. **용법** 새싹은 생으로 즙을 내서 먹는다. 잎은 햇빛에 건조시켜 볶아서 차로 마신다. **채취 시기** 새싹은 5~6월, 성장한 잎은 언제나. **분포** 제주도., 울릉도. **자라는 곳** 산지의 숲속. **생태** 다년생. **크기** 높이 약 1m. **개화 시기** 부정기적. **꽃** 녹색이며 작은 이삭은 2㎝. **잎** 긴타원형, 길이는 10~25㎝.

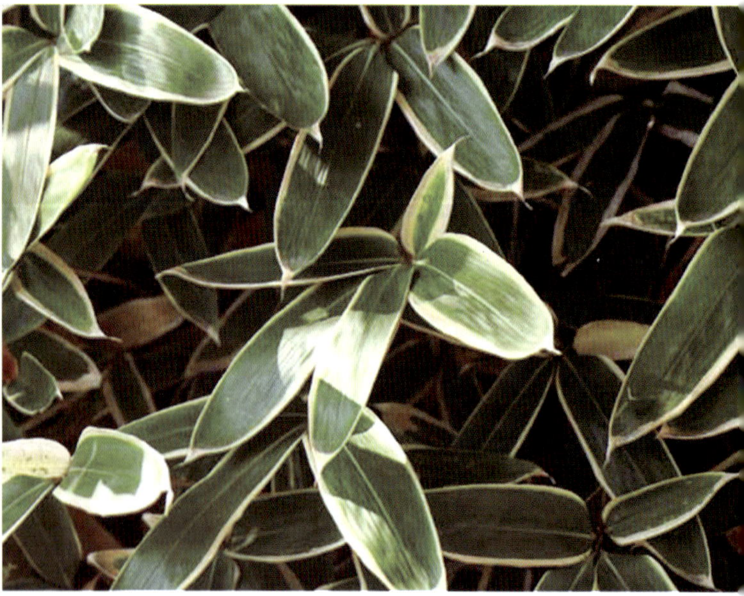

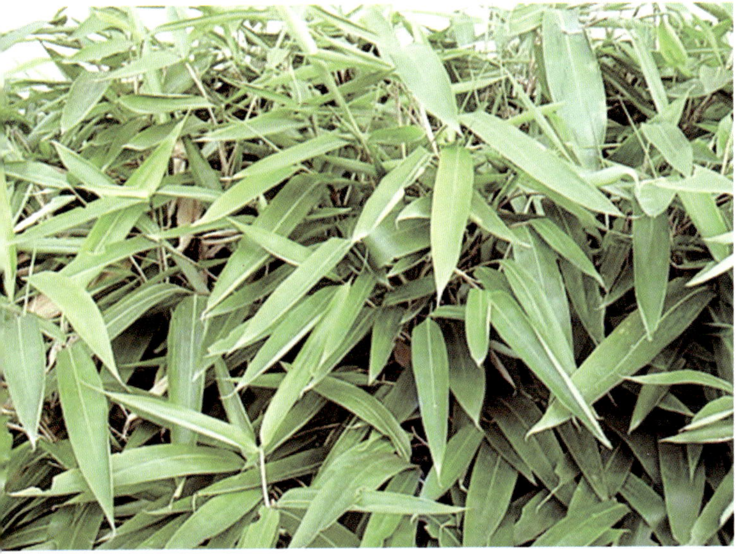

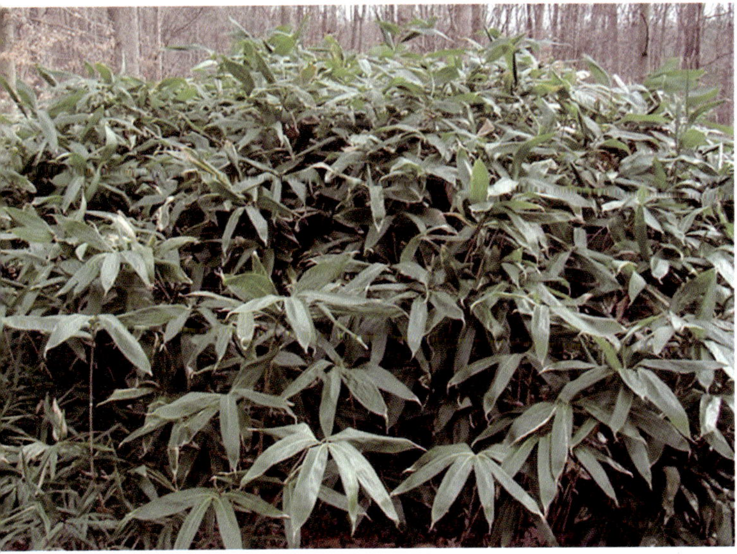

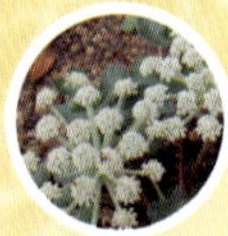

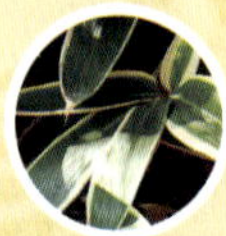

The Medicinal herb of Korea

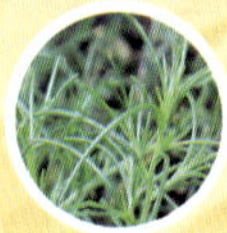

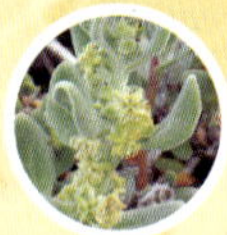

02
해양성 약초

수송나물 Salsola komarovii

약효_ 고혈압 예방. 약초라기보다는 자연식품으로, 매일 먹으면 몸에 좋다.

바다에 나는 톳과 생김새가 닮았다. 해안가에 자생하는 것을 채취하는데, 부드러운 것을 딴다. 강한 맛이 없어 살짝 데쳐 혀끝의 독특한 감각을 즐길 수 있다.

이용 부위 전체. **용법** 햇볕에 말린 것은 차로, 날것은 삶아 무쳐 먹는다. **채취 시기** 7~8월. **분포** 제주도와 서해안 등. **자라는 곳** 해안가 모래땅. **생태** 일년초. **크기** 길이 10~40㎝. **개화 시기** 7~10월. **꽃** 담녹색의 작은 꽃. **잎** 도톰하고 가는 원주형.

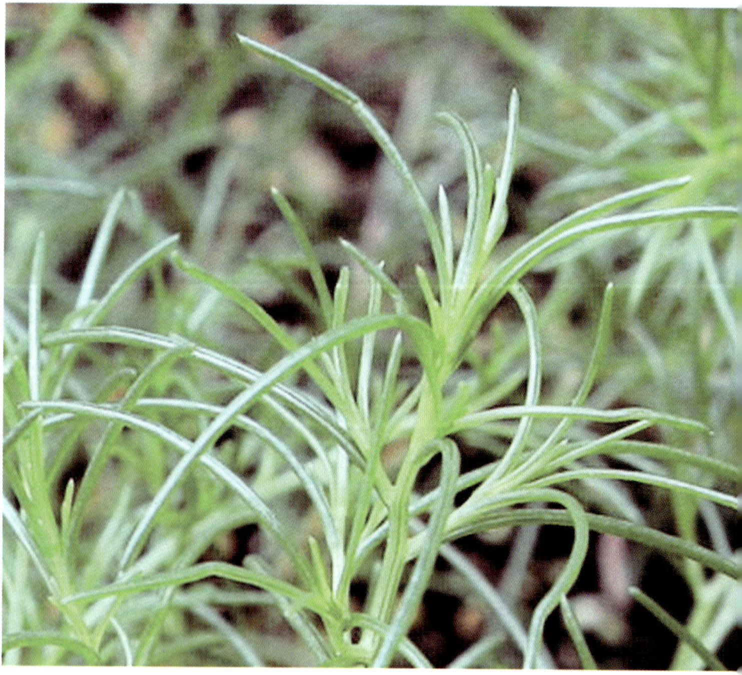

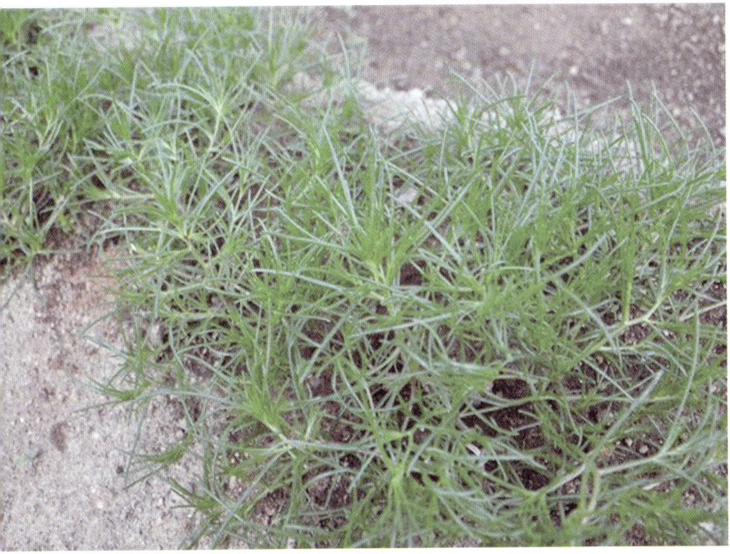

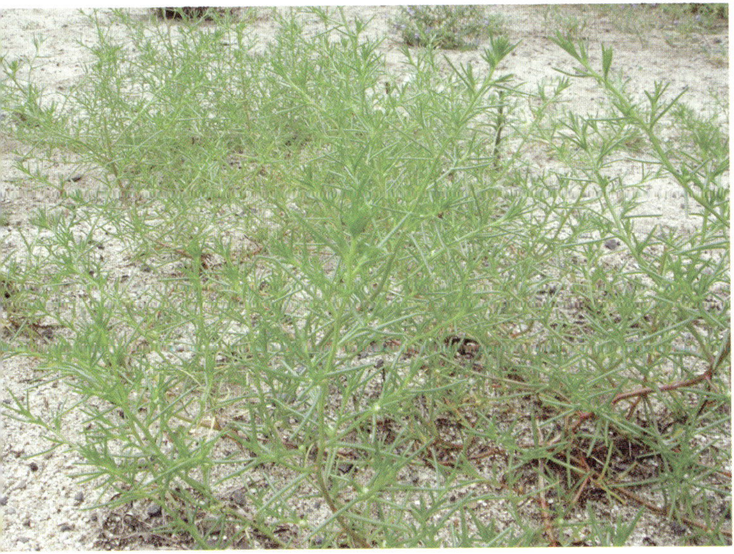

갯방풍 Glehnia littoralis

약효_ 기침, 목 통증, 코막힘 등에 효능이 있다.

황색의 뿌리가 땅속 깊이 곧게 뻗으며 줄기는 높이 5~20cm 정도로 짧게 자란다. 전체에 흰색의 융모가 덮여 있다. 뿌리의 겉껍질을 제거한 것을 북사삼이라고 하며 약으로 쓴다. 감기 초기 증상에 효능이 있는데, 기침, 목의 통증, 코막힘 등에 효과가 있다. 말린 뿌리를 달여 따뜻하게 마신다. 목욕제로 사용해도 몸이 따뜻해진다.

이용 부위 뿌리. **용법** 햇볕에 말려 달여 마신다. **채취 시기** 가을. **분포** 전국. **자라는 곳** 해안가. **생태** 다년생풀. **크기** 키 5~30㎝. **개화 시기** 6~7월. **꽃** 겹산형 꽃차례이며, 작은 흰색 꽃을 피운다. **잎** 3출복엽.

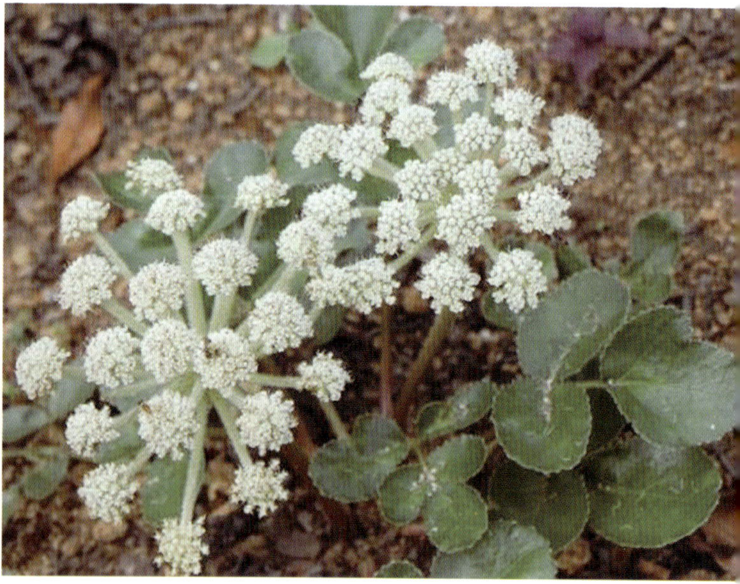

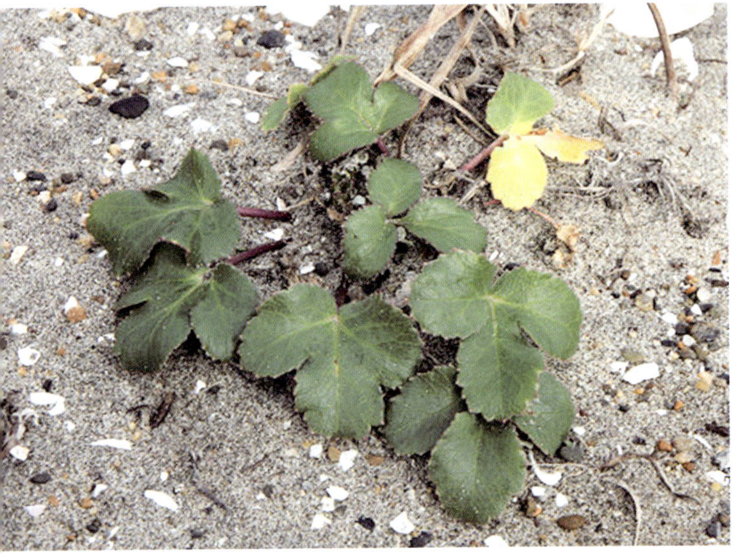

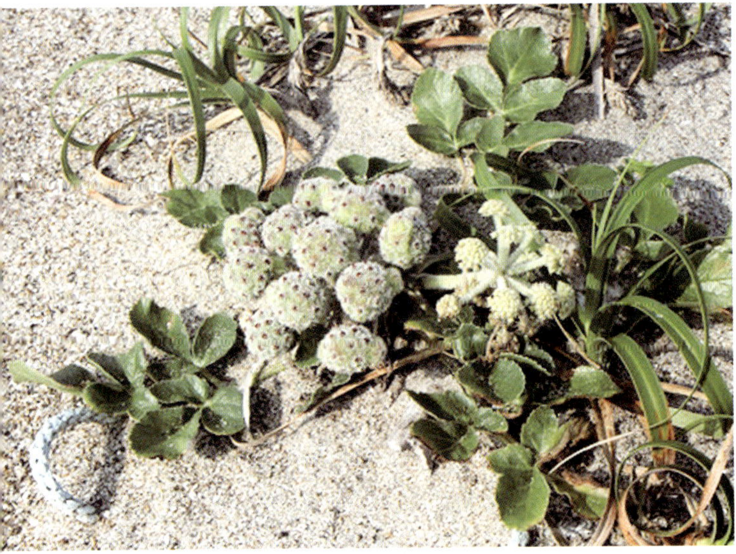

번행초 Tetragonia tetragonoides

약효_ 각종 위장병에 좋다.

해안가 모래밭에 피며, 봄에서 가을, 따뜻한 곳에서는 1년 내내 채취할 수 있다. 풀 전체를 볶거나 데쳐 먹을 수 있다. 건조하여 말린 것을 달이면 위장병에 좋아 예부터 위산과다, 위염, 장염 등의 증상에 복용해 왔다. 위암을 방지한다는 설도 있다.

이용 부위 전체. **용법** 햇볕에 말린 것을 달여 마심. **채취 시기** 3~11월. **분포** 제주도, 남부 섬지방 **자라는 곳** 해안가 모래밭. **생태** 다년생풀. **크기** 키 40~60㎝. **개화 시기** 3~9월. 열매는 8월. **꽃** 노란색이며 잎겨드랑이에 핀다. **잎** 난상 삼각형이며 길이는 3~7㎝.

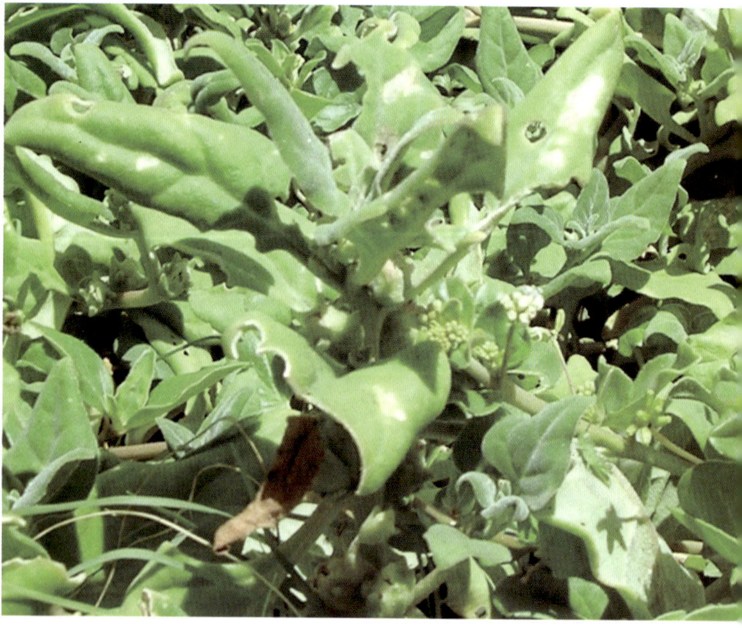

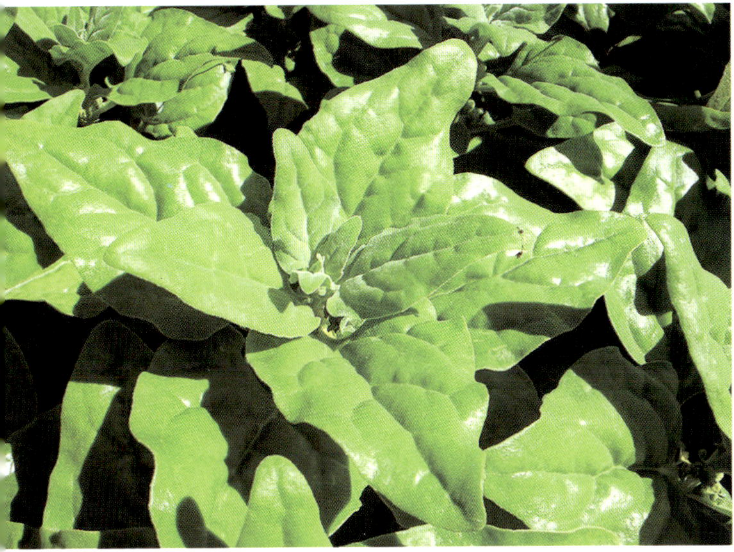

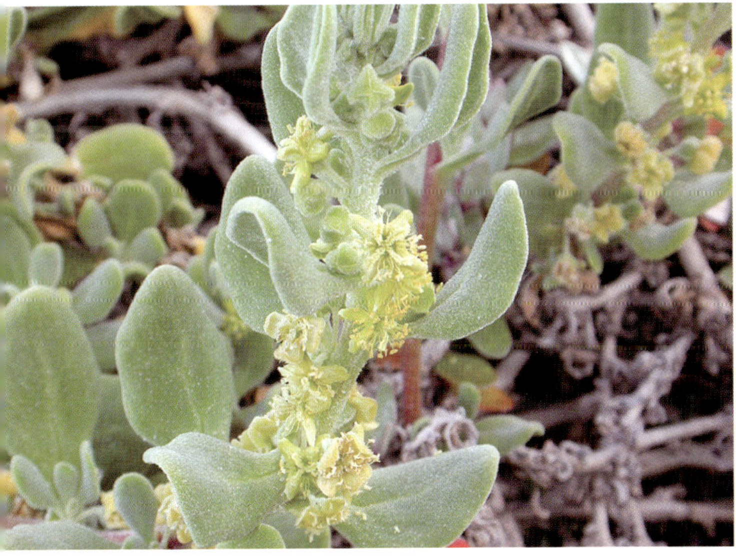

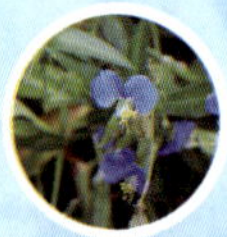

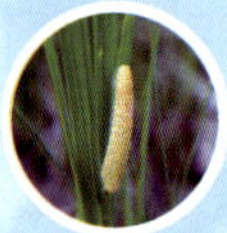

The Medicinal herb of Korea

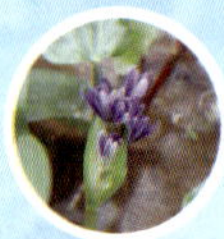

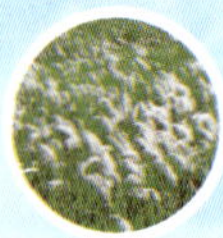

03

수생성 약초

띠_모초 Inperata cylindrica var.

약효_ 이뇨작용을 돕고, 기관지 천식을 해소시켜주고, 지혈을 돕는다.

어린 시절 시골에서 삐삐, 삘기라고도 불렀으며 꽃대 올라오는 걸 뽑아먹기도 했다. 어린 이삭꽃을 띠꽃이라고 하는데, 뽑아서 씹어보면 달콤한 맛이 난다. 줄기 속도 달다. 이것을 겨울에서 봄에 걸쳐 뽑아서 물에 씻어 그늘에서 말린 것을 약용한다. 줄기 속은 담황색으로 심이 있고 홀쭉한데, 건조시킨 다음에 잘게 잘라서 쓴다.

이용 부위 줄기 속. **용법** 줄기 속을 뽑아 수염은 제거한 다음 그늘에 말린 후, 찐다. **채취 시기** 11~3월. **분포** 전국. **자라는 곳** 하원, 둑, 제방. **생태** 다년초. **크기** 풀의 길이 30~80cm. **개화 시기** 4~6월. **꽃** 하얀색의 긴 이삭 모양. 10~20cm. **잎** 선형으로 가늘고 길다. 20~50cm.

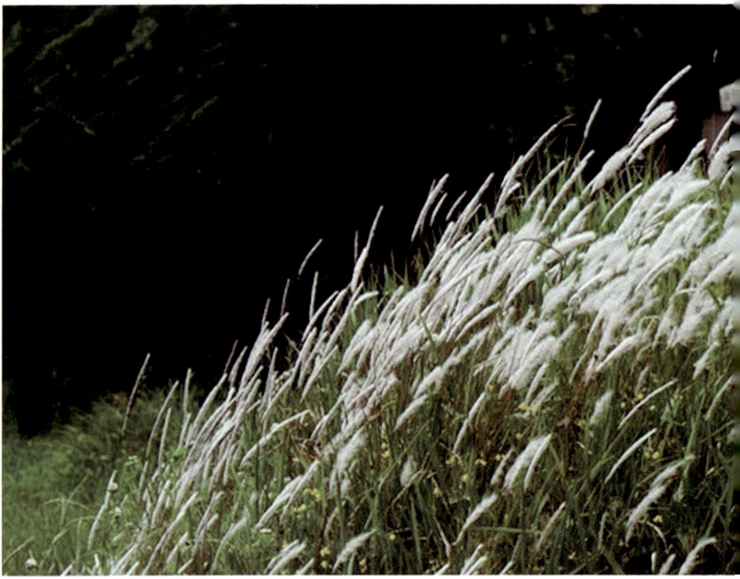

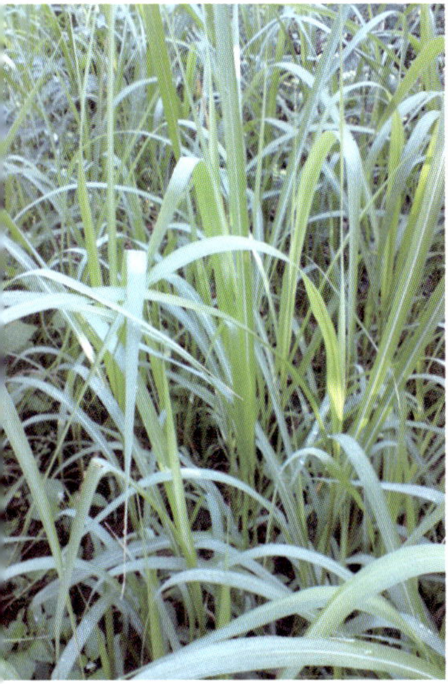

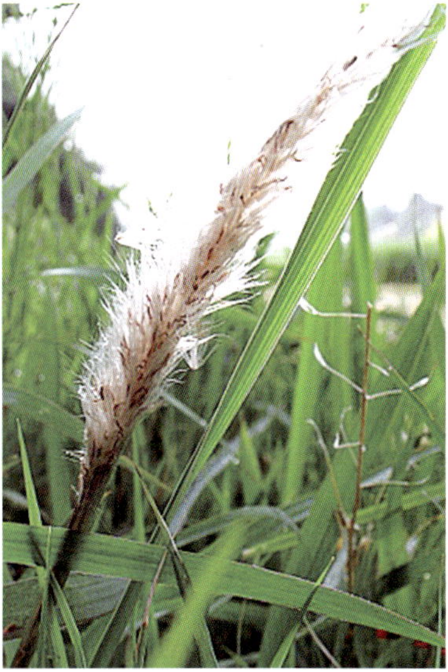

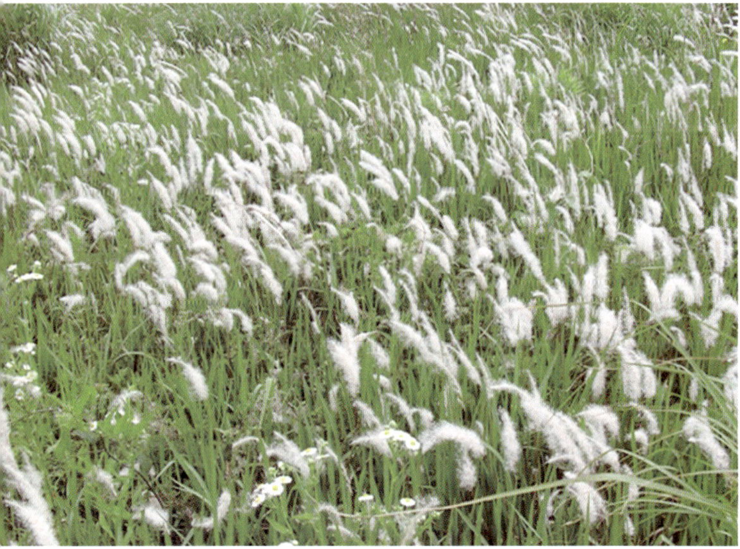

갈대 Phragmites communis

약효_ 인체의 수분대사를 조절한다.

물가에서 자라며, 물속에 있는 인산(燐酸)을 빨아들이는 등 정화 기능을 한다. 뿌리줄기가 지중에서 옆으로 뻗으며 길다. 그것을 파내서 막질로 된 껍질을 벗겨내고 말려 약용으로 쓴다. 말린 뿌리줄기를 달여서 복용하면 인체의 수분대사를 조절하고, 식중독, 딸꾹질, 간장병, 부기, 이뇨, 변비 등에 효능이 있다.

이용 부위 뿌리줄기. **용법** 햇볕에 건조시킨 것을 달여 마신다. **채취 시기** 가을~겨울. **분포** 전국. **자라는 곳** 강기슭, 호숫가, 습지. **생태** 다년생풀. **크기** 키 1.5~3m. **개화 시기** 8~10월. **꽃** 가지가 많이 달리는 꽃차례로 핀다. **잎** 넓은 선형으로 잎 뒷면은 희뿌옇다.

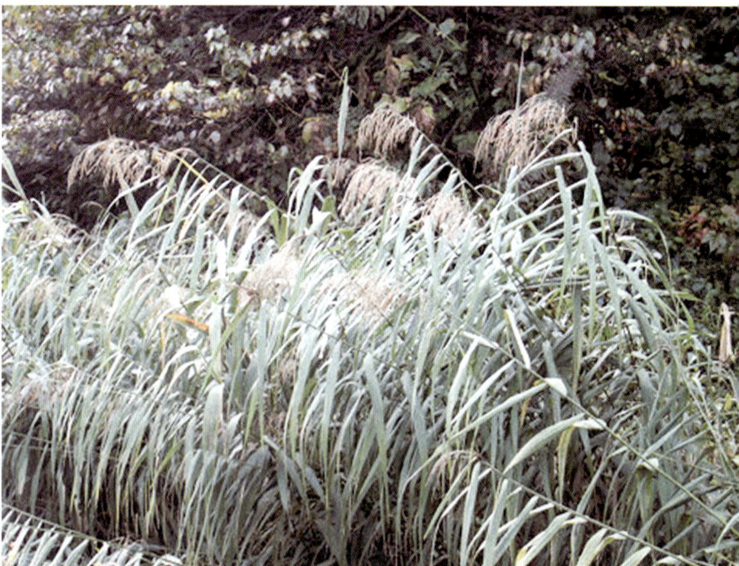

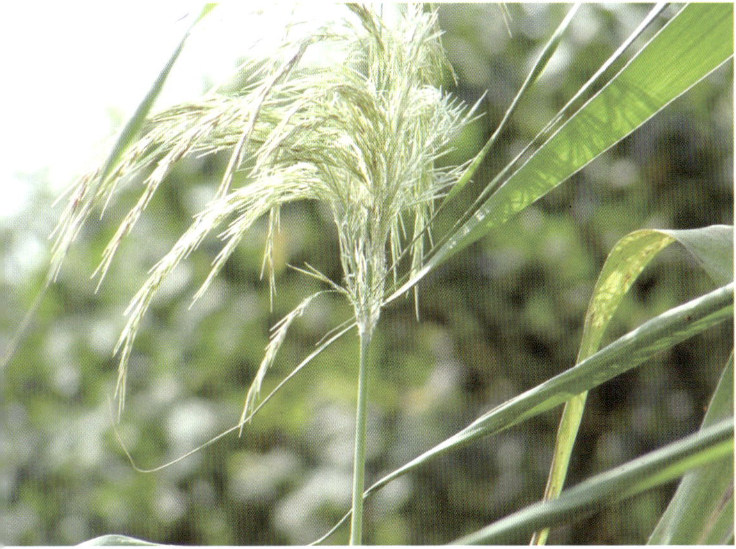

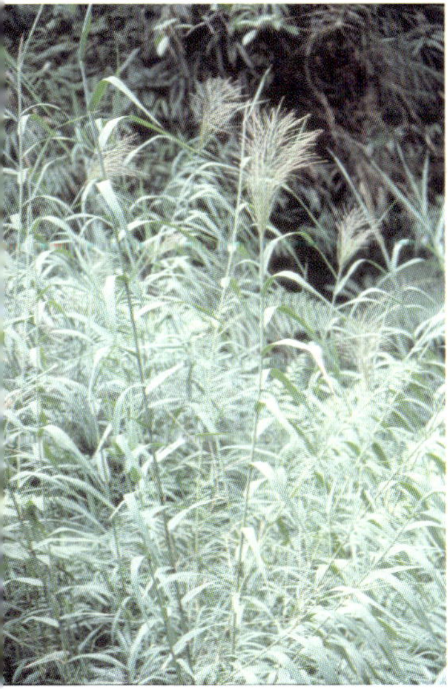

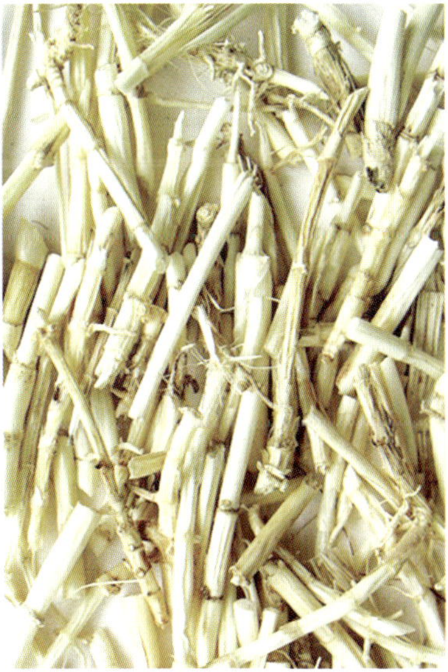

창포 Acorus calamus

약효_ 거친 피부를 윤기 있게 하고(잎), 위장을 튼튼하게 한다(뿌리줄기).

5월 5일 단오 때 이 잎을 삶아 우려낸 물에 머리를 감고, 목욕을 하는 풍습이 있다. 창포로 목욕을 하면 나쁜 액이 나가고 병에 걸리지 않는다고 한다. 종종 붓꽃과의 꽃창포와 혼동이 되곤 하는데 이 종은 창포과이다. 말린 뿌리줄기를 달여 마시면 위장에 좋은 약이 되나, 너무 많이 복용하면 소화관을 자극해 반작용을 일으킬 수 있다.

이용 부위 잎, 뿌리줄기. **용법** 잎은 목욕제로 사용. 뿌리줄기는 그늘에 말려 달인다. **채취 시기** 5월(잎), 8~9월(뿌리줄기). **분포** 남부지방. **자라는 곳** 물가, 습지. **생태** 다년생풀. **크기** 길이 1m. **개화 시기** 5~7월. **꽃** 이삭꽃차례이며 길이가 4~7㎝. **잎** 선형으로 중앙맥이 뚜렷하다.

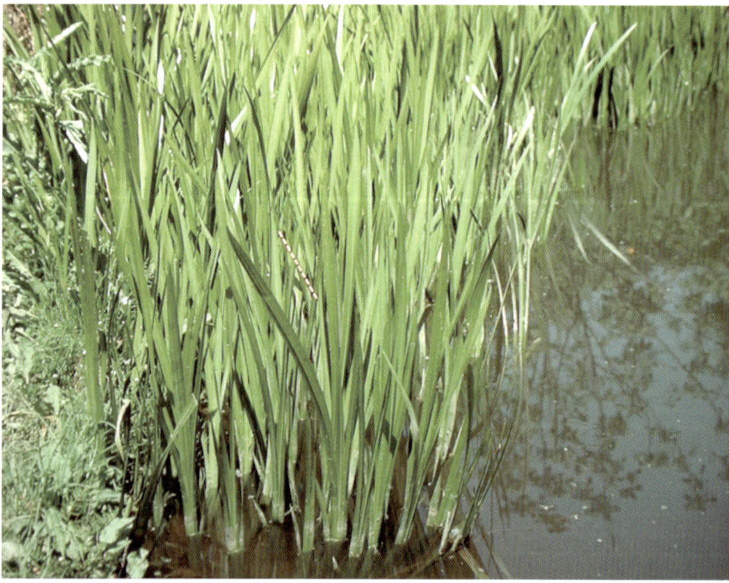

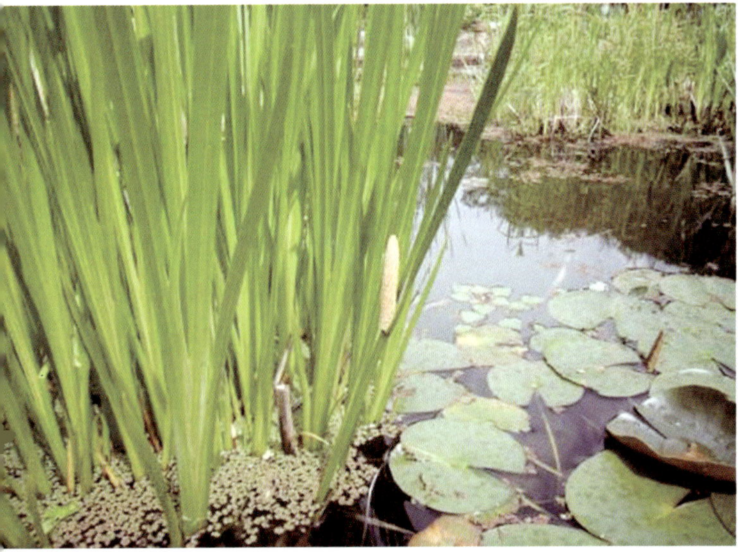

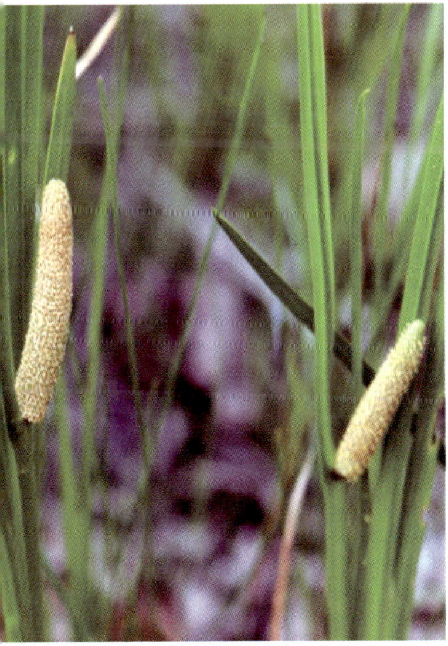

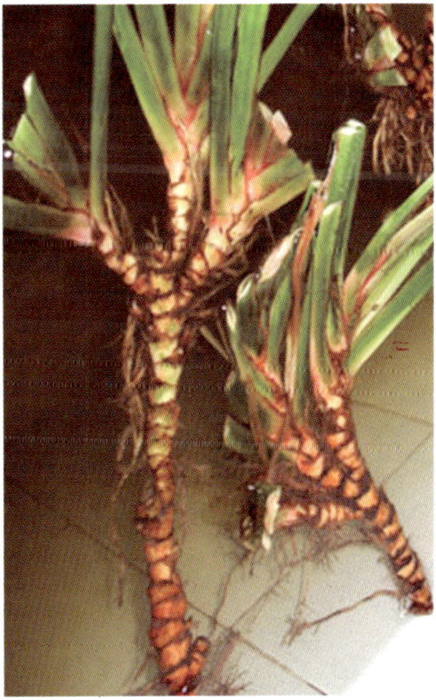

석창포 Acorus gramineus

약효_ 건위, 건망증, 치매예방에 효능이 있다.

5월 5일 단오 절기 때 쓰는 창포와 같은 종류로, 크기가 조금 더 작은 상록 다년생풀이다. 약용으로 사용하는 부위는 뿌리줄기이다. 오장을 보하고, 마음의 지향을 높이는 약효가 있다고 하여 현인이 되는 약이라고 불린다. 창량 건위약과 건망증 치료에 가루약으로 처방한다. 노인의 치매예방에도 효능이 있다.

이용 부위 뿌리줄기. **용법** 햇볕에 말린 것을 생약으로 쓰거나 약주로 만들어 먹는다. **채취 시기** 9~10월. **분포** 중부이남. **자라는 곳** 물가, 습지. **생태** 다년생풀. **크기** 키 10~30㎝. **개화 시기** 6~7월. **꽃** 담갈색 원주형이며 길이는 5~10㎝. **잎** 선형이며 길이는 20~50㎝.

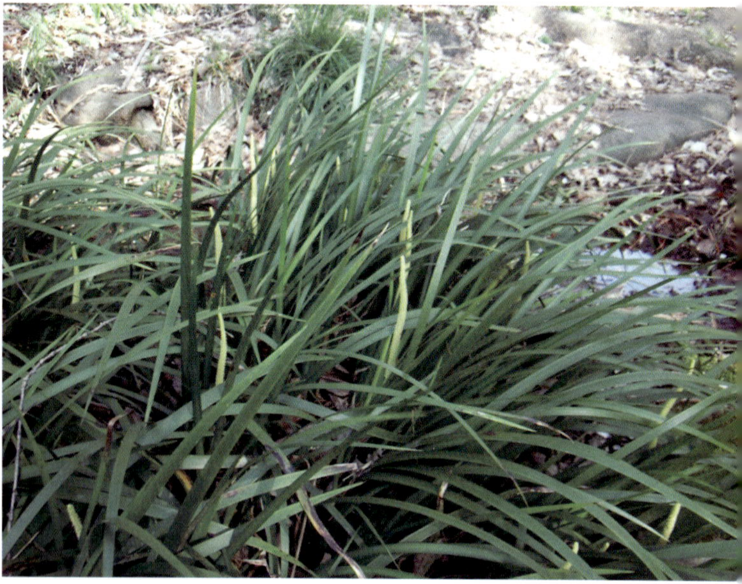

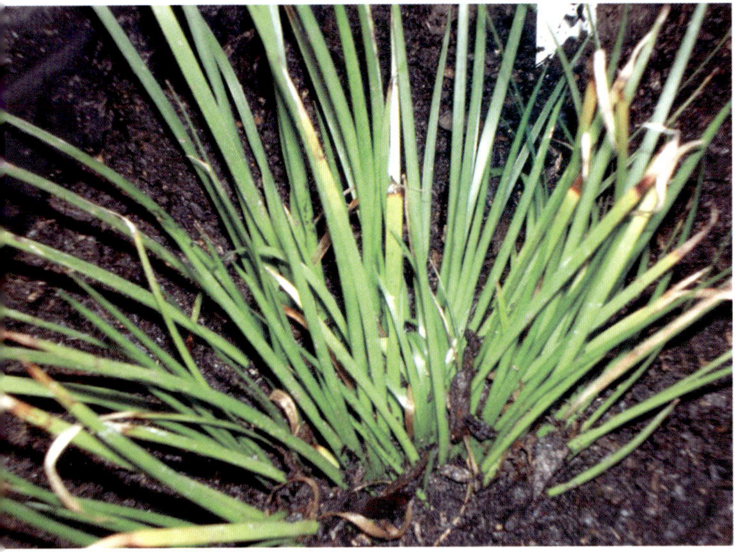
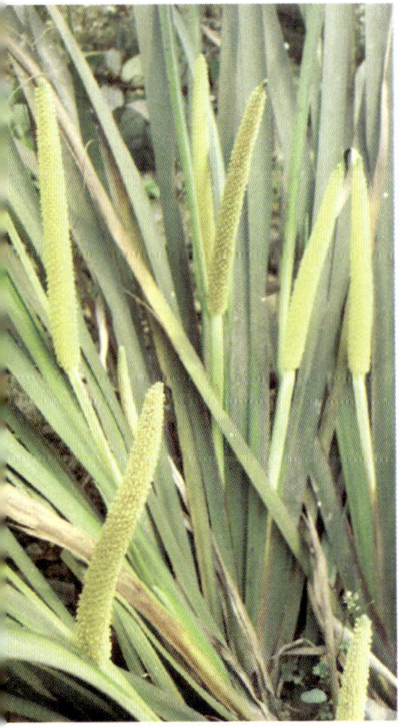
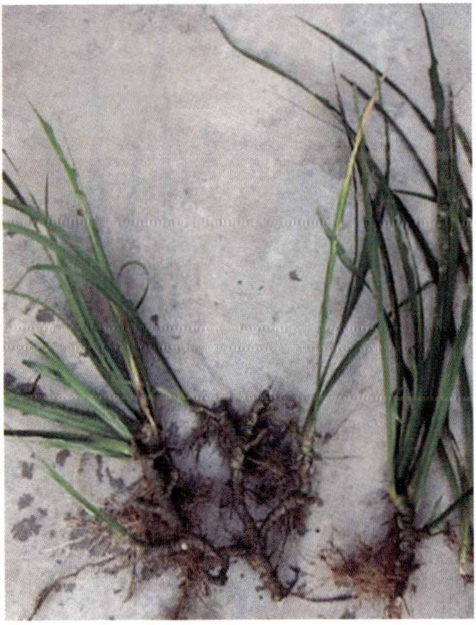

부들_포황 Typha latifolia

약효_ 상처, 지혈, 화상에 특히 효과가 있고, 이뇨에도 효과가 있다.

옛이야기 중에 가죽이 벗겨진 채 고통스러워하던 토끼가 이 식물의 꽃가루를 바르고 나았다는 이야기가 있다. 그만큼 지혈에 효과적이다. 약용으로 사용하는 것은 가을의 갈색 이삭이 아니라 초여름 꽃이 필 무렵의 화분이다. 화분의 색이 노랗다고 하여 포황(蒲黃)이라고도 한다. 환부에 직접 바르는 것 외에도 쪄서 내복하면 지혈과 이뇨에도 효과가 있다.

이용 부위 꽃가루. **용법** 이삭꽃 윗부분에 달린 수꽃이삭의 꽃가루를 모아 말린 다음, 환부에 바른다. **채취 시기** 5~8월. **분포** 전국. **자라는 곳** 연못 가장자리, 습지. **생태** 다년생풀. **크기** 높이 1.5~2m. **개화 시기** 6~8월. **꽃** 10~20㎝ 높이의 암꽃이삭 위에 수꽃이삭이 있는데 가을이면 없어진다. **잎** 선형으로 1~2m.

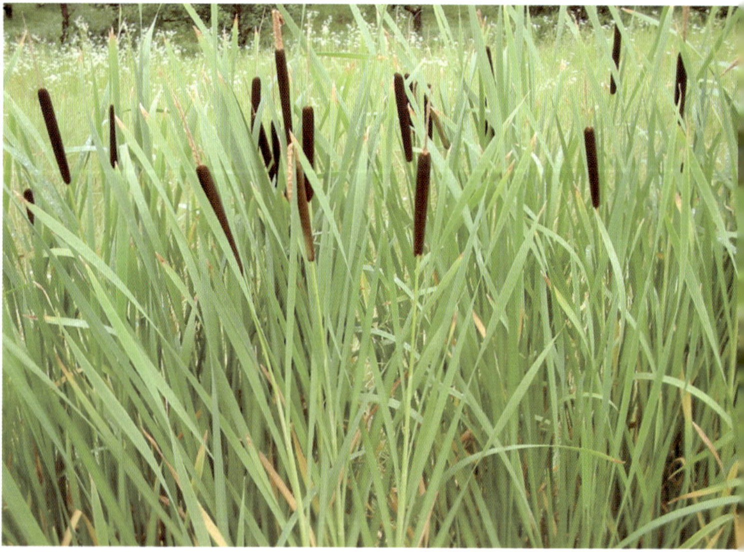

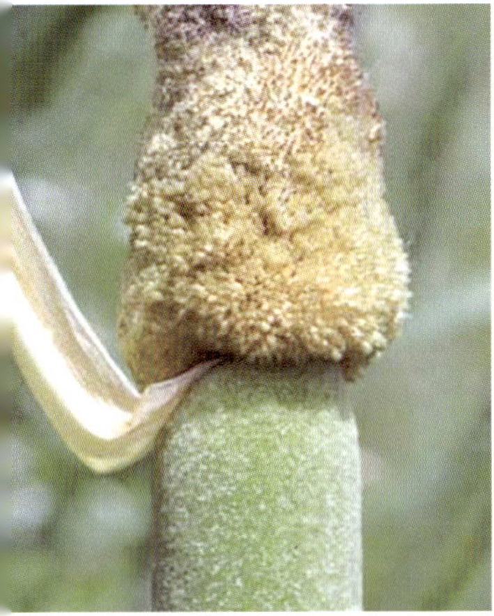
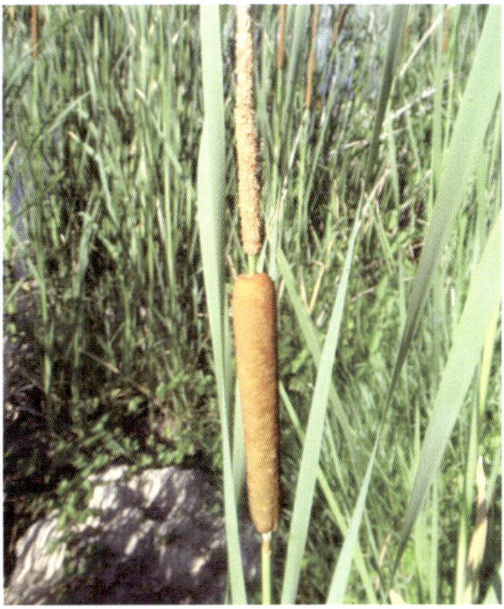
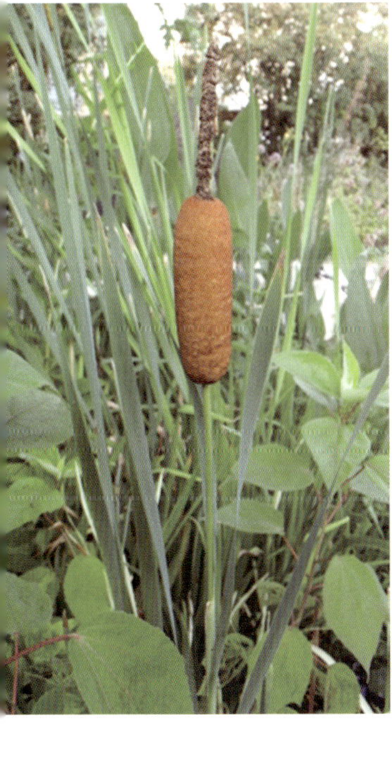
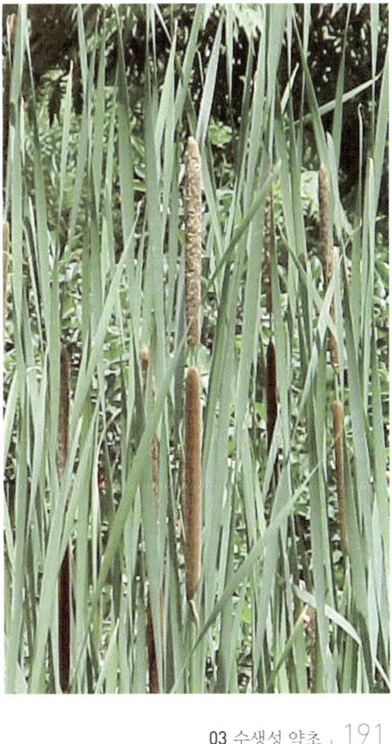

부처꽃 Lythrum salicaria

약효_ 위장의 열을 빼고, 목마름을 동반한 위통, 설사에 효능이 있다.

부처꽃은 백중맞이 때 바치는 공물에 물을 부을 때 쓰이는 등, 불교에서 많이 사용한다. 꽃이 필 무렵 채취하여 말린 것을 약용으로 사용한다. 위장의 열을 빼는 효능이 있고, 열을 동반한 설사, 목마름을 동반한 위통 등의 증상에 말린 털부처꽃 풀을 달여 마시면 좋아진다.

이용 부위 전체. **용법** 햇볕에 말린 것을 달여 마심. **채취 시기** 7~8월. **분포** 전국. **자라는 곳** 냇가 습지. **생태** 다년생풀. **크기** 길이 50~150㎝. **개화 시기** 7~8월. **꽃** 붉은 보라색. **잎** 넓은 피침형이며 마주난다.

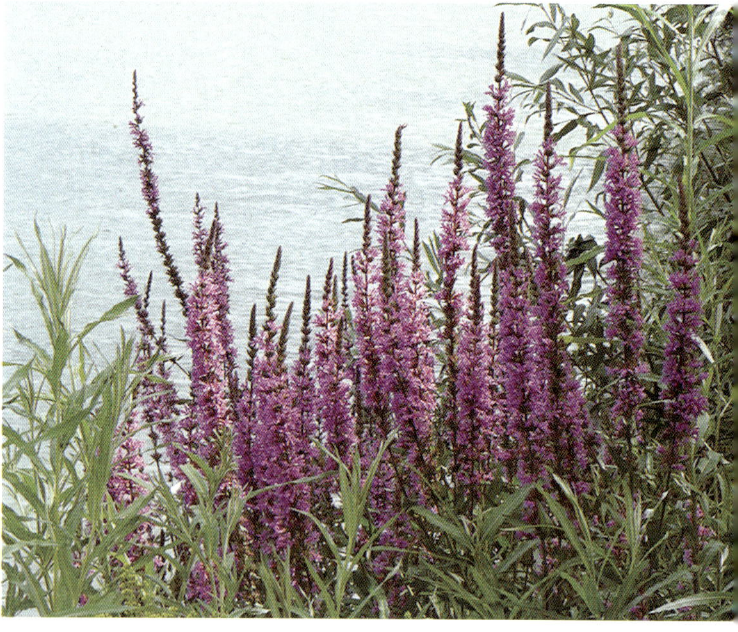

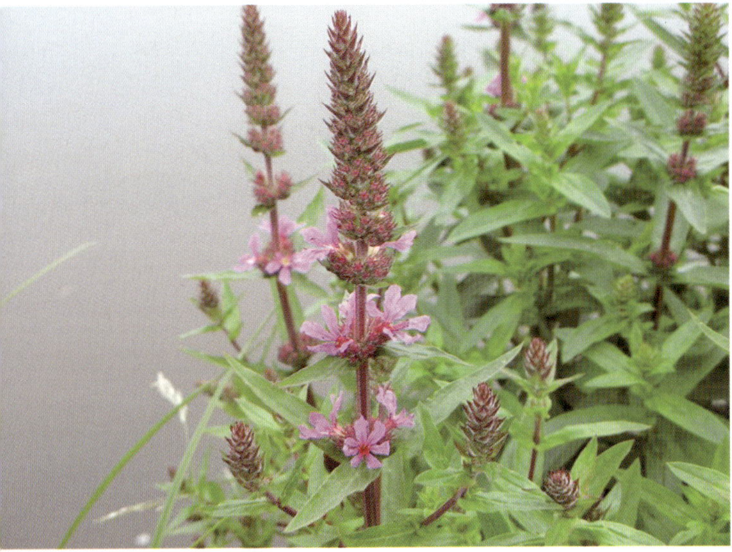

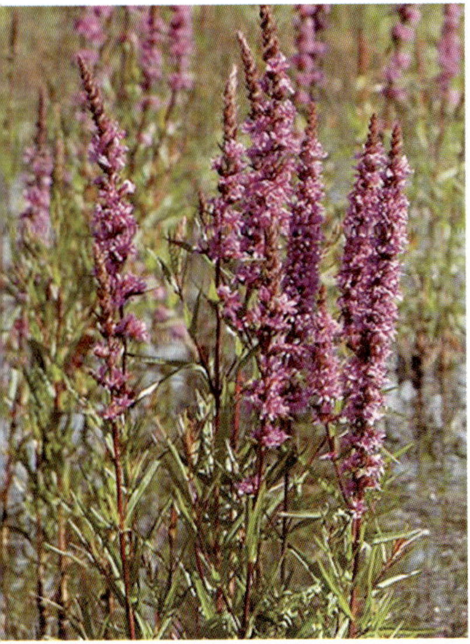

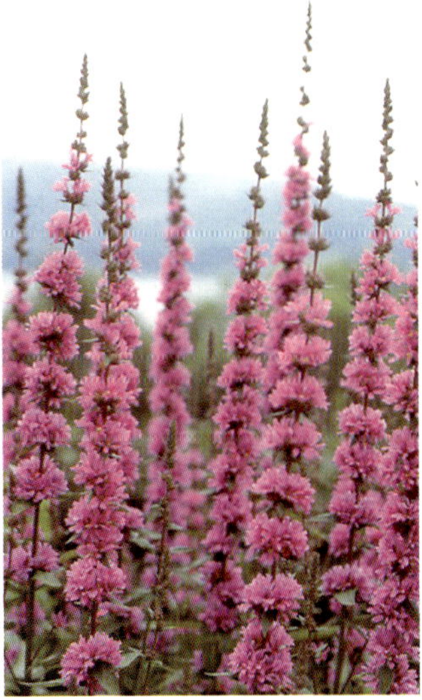

달개비_닭의장풀 Commelina communis

약효_ 해열, 설사, 감기, 편도선염, 습진, 땀띠에 쓴다.

어디에서나 쉽게 볼 수 있는 풀인데 약용으로 쓰인다. 꽃은 오전에 피는 반일화(半日花)인데, 시원한 계절이 되면 오후까지 피어 있기도 한다. 꽃이 필 무렵에 전체를 채취하여 찐 다음 건조시켜두었다가 달여 마시면 해열과 설사, 감기나 목의 통증, 편도선염 등에 좋다. 이 즙으로 습진과 땀띠가 난 부위를 씻거나, 말린 것을 주머니에 넣어 욕조에 담가 목욕을 해도 좋고, 환부의 열을 뺀다.

이용 부위 전체. **용법** 찐 다음 건조시킨 것을 달여 마시거나 바른다. **채취 시기** 6~10월. **분포** 전국. **자라는 곳** 길거리, 풀밭. **생태** 1년생풀. **크기** 길이 20~50㎝. **개화 시기** 6~10월. **꽃** 보라색이며 반나절만 폈다가 접힌다. **잎** 긴 계란형으로 길이는 5~8㎝.

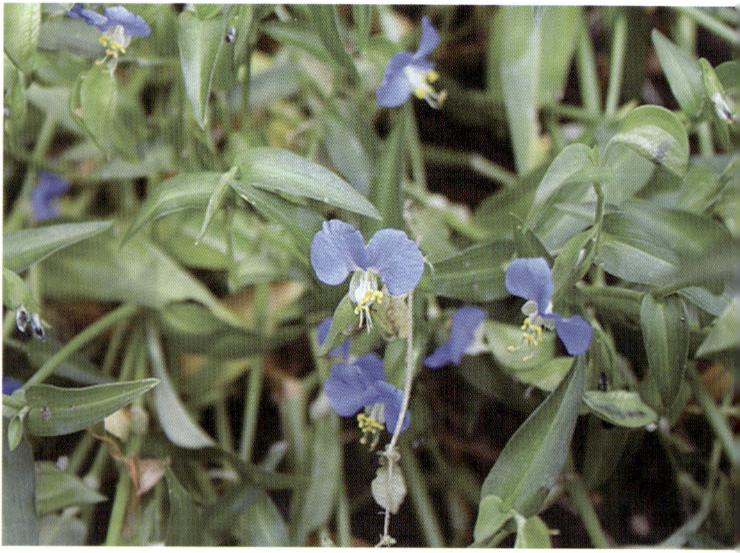

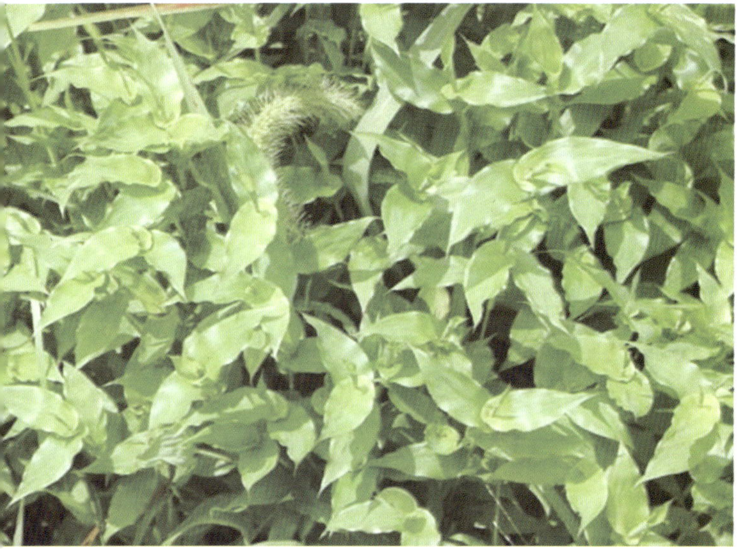

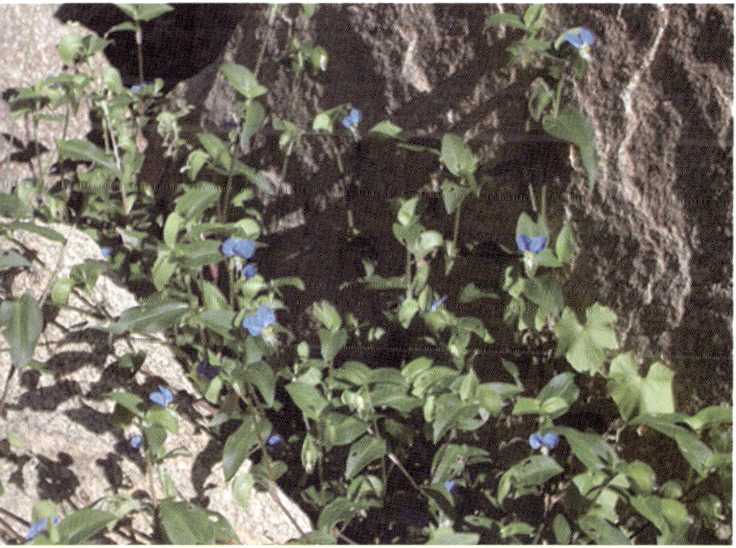

물달개비 Monochoria vaginalis

약효_ 더위 먹은 증상, 일사병에 효능이 있다.

늪지나 논에서 서식하며 벼의 성장을 방해하는 잡초로서 미움받는 존재다. 그러나 제초할 때 풀 전체를 채취해 햇볕에 말리면 일사병과 더위 먹은 증상에 효능을 발휘하는 약재가 된다. 과거에는 줄기와 잎을 식용으로 활용하기도 했다. 잡초를 제거할 때 풀 전체를 뿌리째 뽑아 잘 씻어 소쿠리 같은 것에 담아 말려서 사용한다.

이용 부위 전체. **용법** 햇볕에 말린 것을 달여 마신다. **채취 시기** 여름. **자라는 곳** 논, 늪. **분포** 전국. **생태** 1년초. **크기** 길이 7~10㎝. **개화 시기** 9~10월. **꽃** 보라색이며 직경이 1.5~2㎝. **잎** 잎자루는 길고 잎은 심장형으로 길이는 3~7㎝.

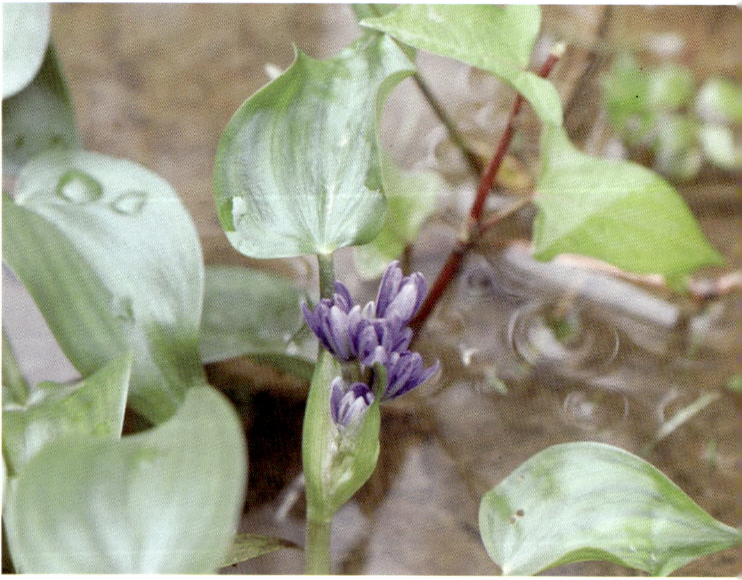

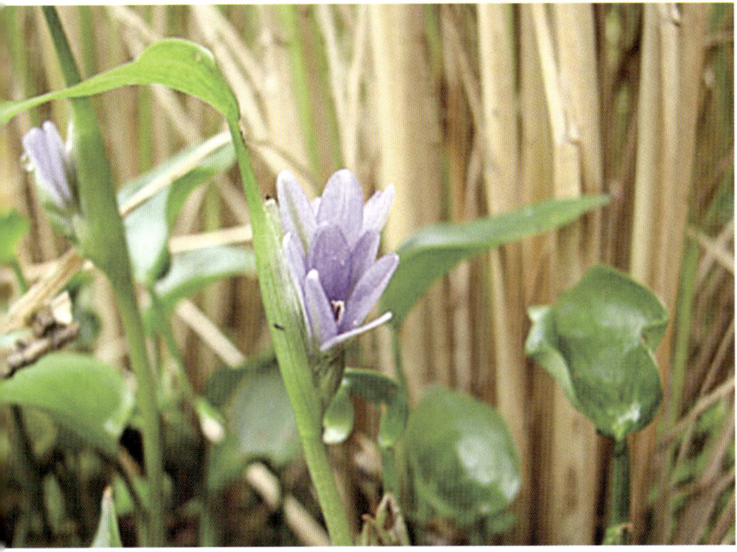

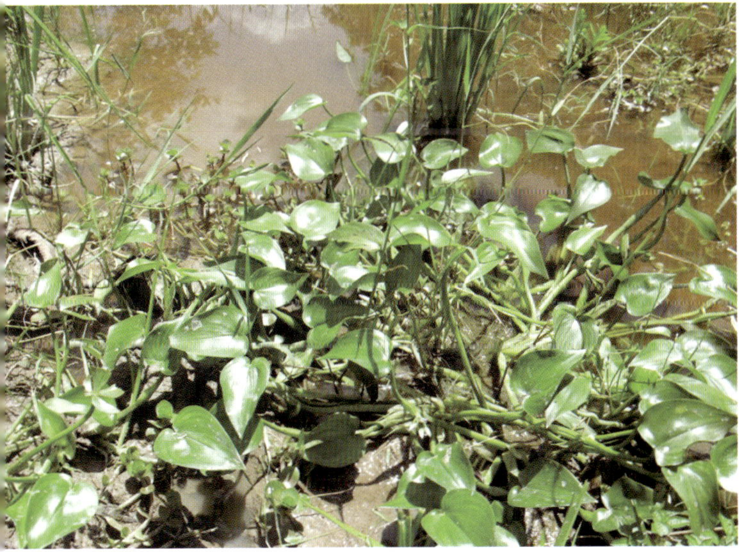

개연꽃 Nuphar japonicum

약효_ 산전 · 산후의 출혈을 막고, 강장제로도 쓰인다.

물가에서 자라며, 뿌리줄기가 뼈와 비슷하다고 하여 '천골(川骨)'이라고도 한다. 과거, 기근이 심각했을 때 이 뿌리를 식용으로 먹기도 했다. 성분에 생리 활성물질인 알칼로이드가 함유되어 있어 혈액 정체를 막고 신선한 혈액을 이끄는 작용을 한다. 때문에 산전·산후 부인들 약에 배합된다. 뿌리줄기 채취는 개화기 후나 또는 가을에서 겨울에 이루어진다.

이용 부위 뿌리줄기. **용법** 세로로 가른 후 햇볕에 말린 것을 달인다. **채취 시기** 개화시기 이후 또는 가을~겨울. **분포** 남부지방. **자라는 곳** 시냇가, 연못. **생태** 다년생풀. **크기** 수심에 따라 다름. **개화 시기** 6~9월. **꽃** 노란색이며 직경 4~5㎝. **잎** 긴 계란형으로 기부는 화살촉 모양. 물 위로 나온 잎은 20~40㎝.

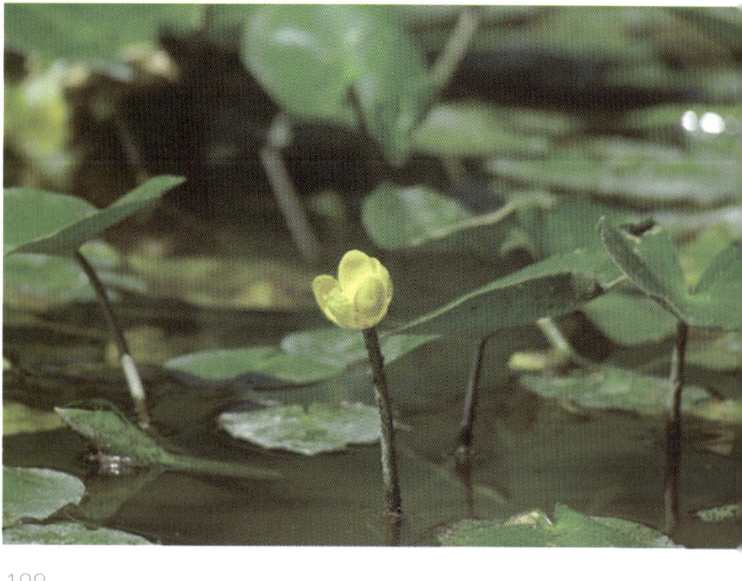

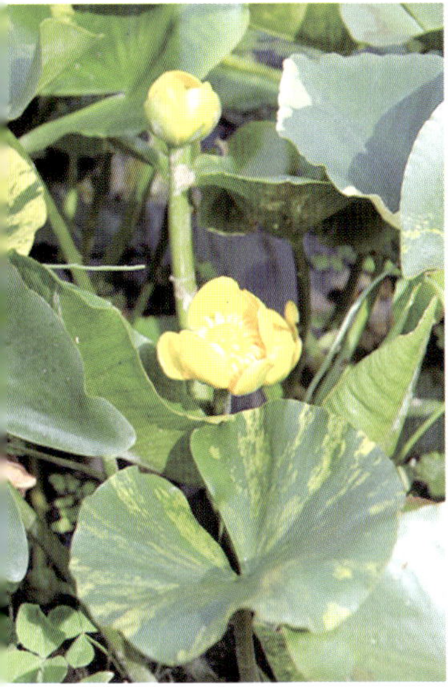
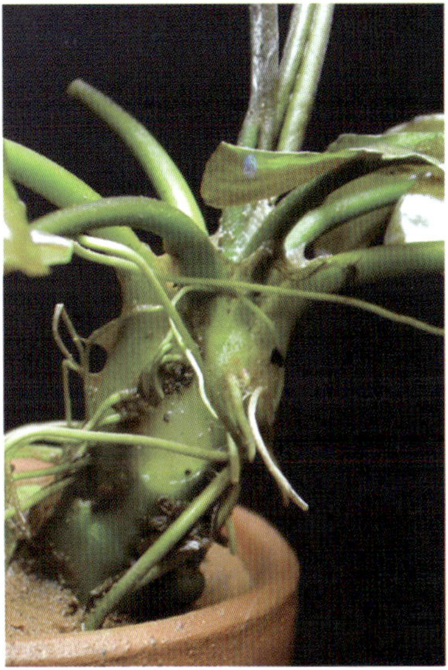
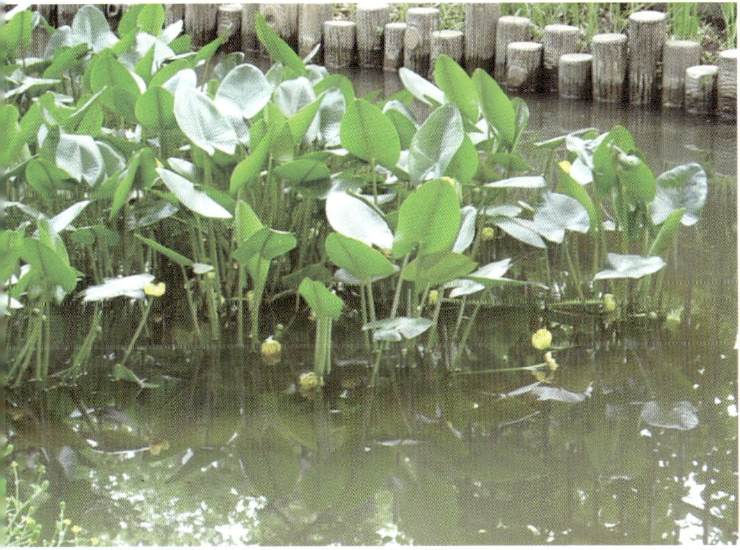

조름나물 Menyanthes trifoliata

약효_ 위장을 튼튼하게 하고 신경을 안정시킨다.

습지에서 자라며, 두꺼운 뿌리줄기는 옆으로 뻗어나가며 주변 일대에 군생한다. 잎은 잎자루가 길고, 3장의 소엽으로 이루어져 있다. 이 잎을 잎자루까지 채취하여 약용으로 사용한다. 말린 것을 달여 복용하는데, 아주 쓰지만 위장을 튼튼하게 한다. 한방 이름은 수채(睡菜)인데, 이는 잠을 잘 들게 하고, 정신불안 증세에도 효능이 있다는 뜻이다.

이용 부위 잎. **용법** 햇볕에 말려 달여 마심. **채취 시기** 8월. **자라는 곳** 늪지대, 습지. **분포** 대관령 · 삼척 이북. **생태** 다년생풀. **크기** 키 20~30㎝. **개화 시기** 5~8월. **꽃** 하얀색이며 안쪽에 털이 나 있다. 직경 1~1.5㎝. **잎** 3장의 소엽으로 이루어지며, 소엽의 길이는 4~8㎝.

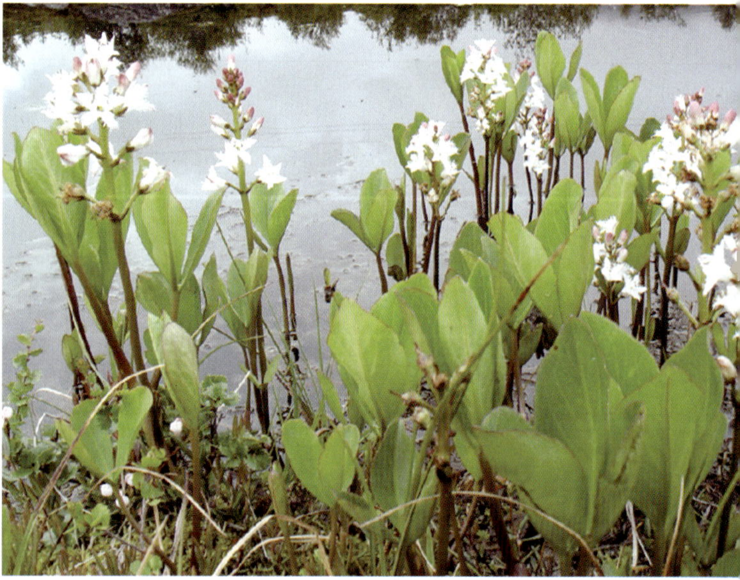

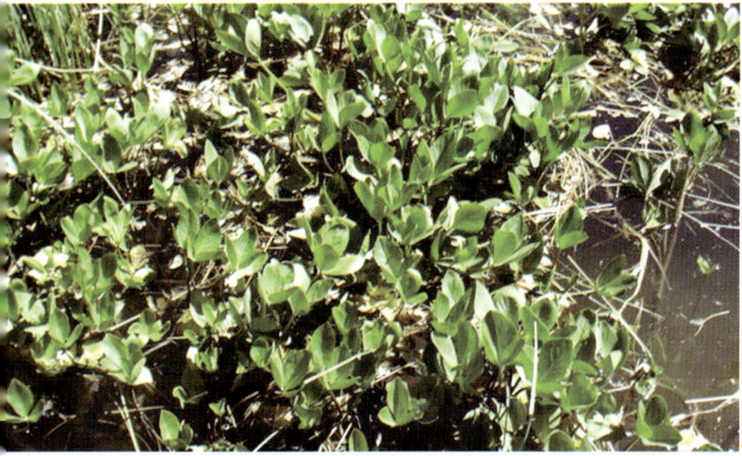

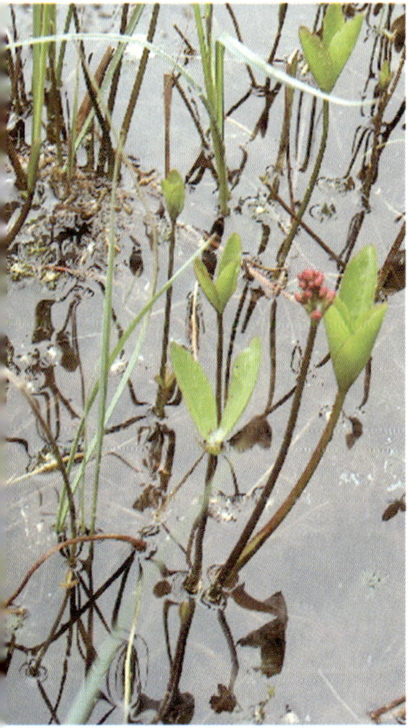

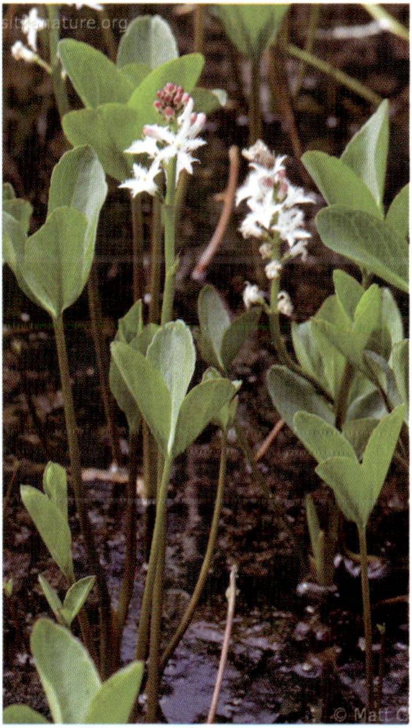
© Matt C

질경이택사 Alisma plantago-aquatica var.

약효_ 이뇨, 부기, 현기증, 고지혈증 개선 등에 효능이 있다.

전남이북 지방에 자라는 잡초이다. 땅 속에 있는 덩이줄기는 약용으로 쓴다. 연못 등 얕은 수중에서 자란다. 잎은 숟가락 모양이다. 땅 아래 있는 덩이줄기를 '택사(澤瀉)'라고 부르며 생약으로 쓴다. 이뇨 작용을 하며, 콜레스테롤을 내리는 효과가 있으므로 고지혈증 개선제로도 사용한다.

이용 부위 덩이줄기. **용법** 햇볕에 말린 다음 생약으로 복용. **채취 시기** 10월. **분포** 전남이북. **자라는 곳** 수전, 연못. **생태** 다년생풀. **크기** 키 50~120㎝. **개화 시기** 7~9월. **꽃** 하얗고 오후에 피는 일일화. 직경 약 7㎜. **잎** 숟가락 모양이며, 길이 5~17㎝.

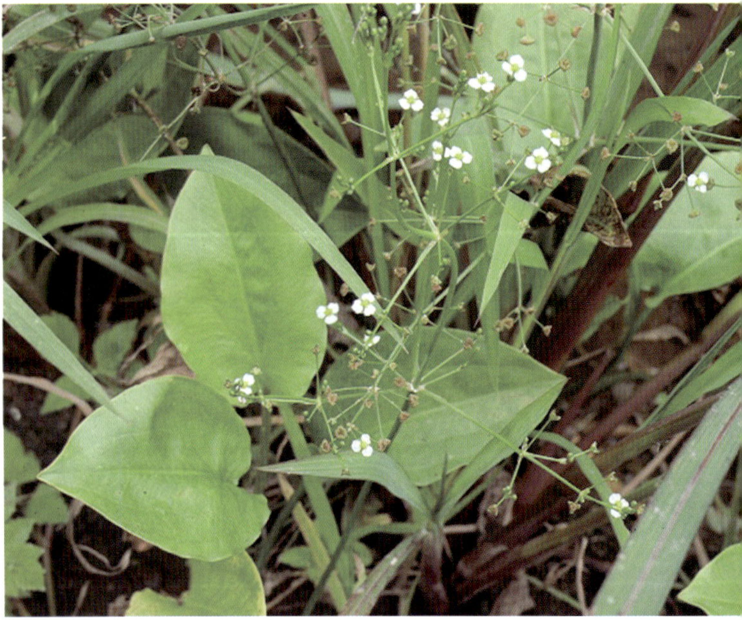

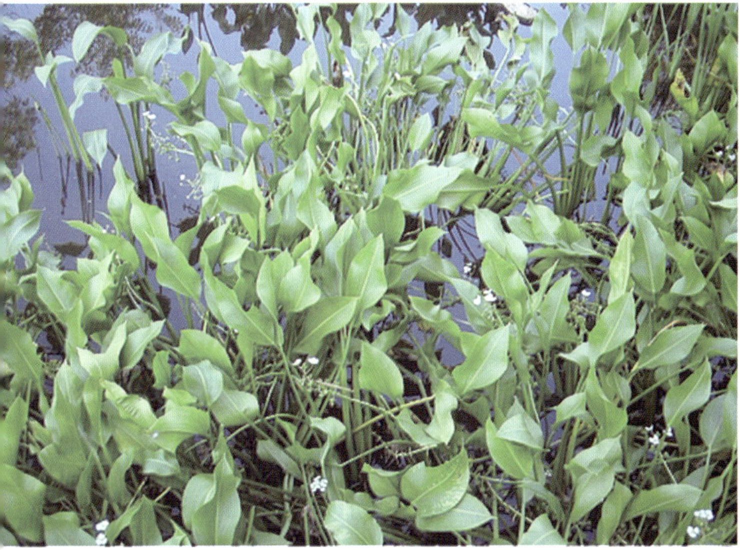

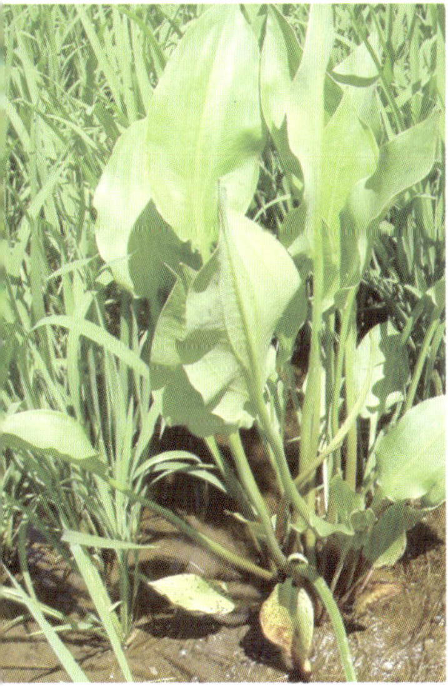

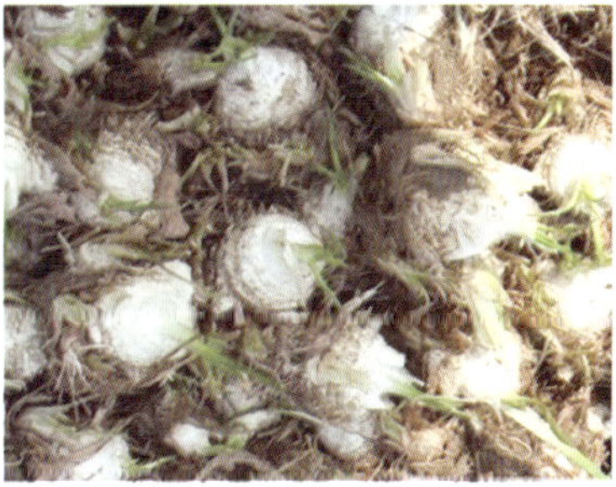

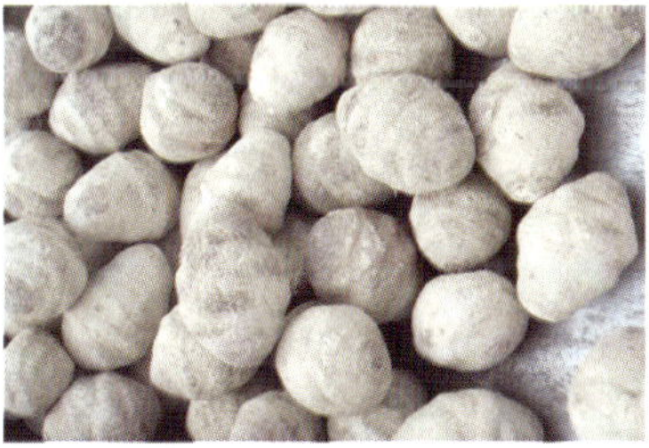

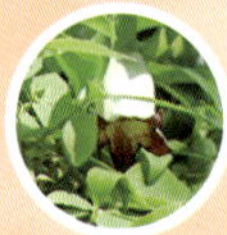

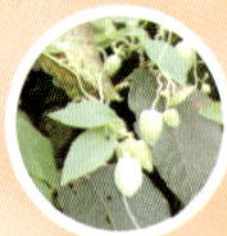

The Medicinal herb of Korea

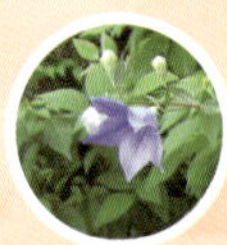

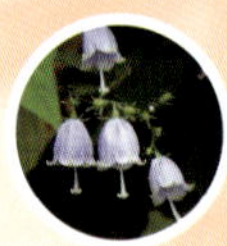

04 산삼을 닮은 약초

더덕_만삼 Codonopsis lanceolata

약효_ 피로회복, 자양강장에 효과가 좋다. 담을 없애는 데도 좋다.

뿌리가 인삼과 비슷하여 '줄기인삼' 이라고도 한다. 건조시킨 뿌리를 소주에 담가 약주를 담근다. 덩굴을 자르면 하얀 유액이 흐르는데, 부은 곳이나 상처에 좋다. 더덕을 끓일 때는 뿌리를 둥글게 잘라 햇볕에 말린 것을 이용하며, 생잎을 사용할 때는 빻아 즙을 내고 하얀 즙과 함께 바른다.

이용 부위 뿌리, 줄기 잎. **용법** 햇빛에 건조시킨 다음 찐다. **채취 시기** 5~7월. **분포** 전국. **자라는 곳** 산지의 양지 쪽 숲. **생태** 낙엽교목. **크기** 나무 높이 10~15m. **개화 시기** 5월. **꽃** 잎과 함께 가지 끝에 작은 하얀 꽃을 피운다. **잎** 3겹 복엽으로 작은 잎의 길이는 5~12㎝.

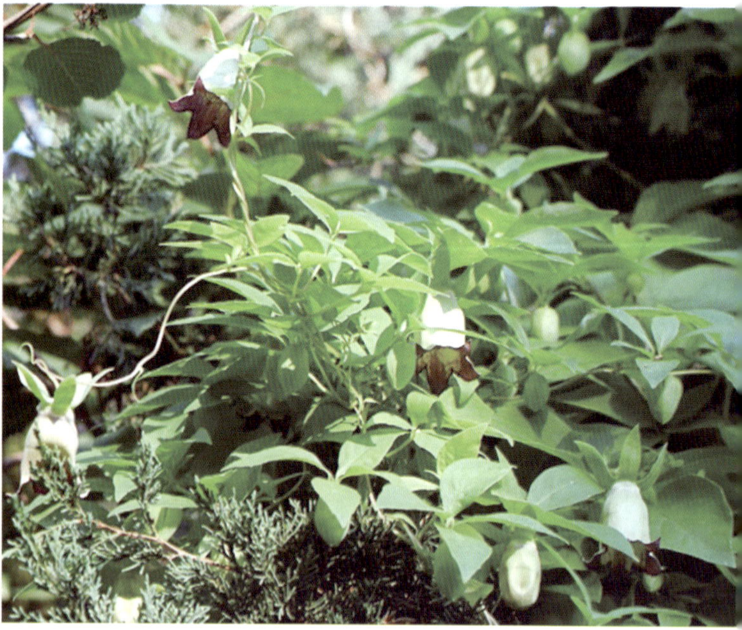

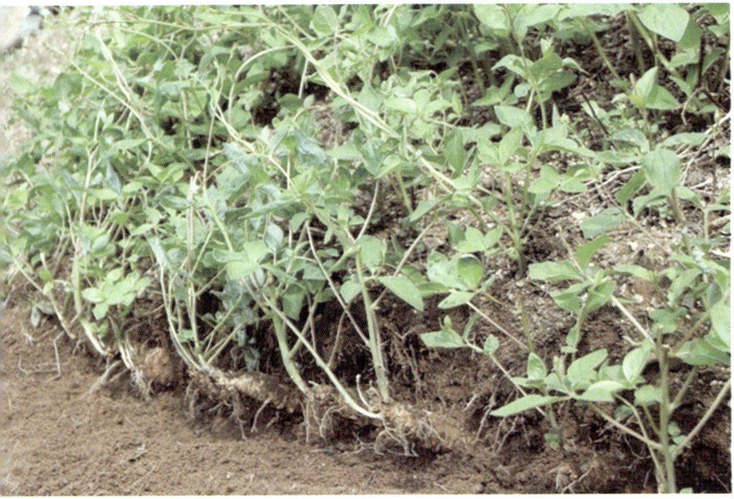

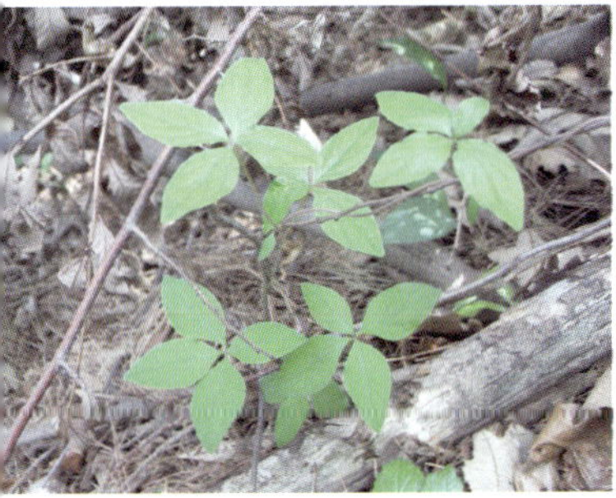

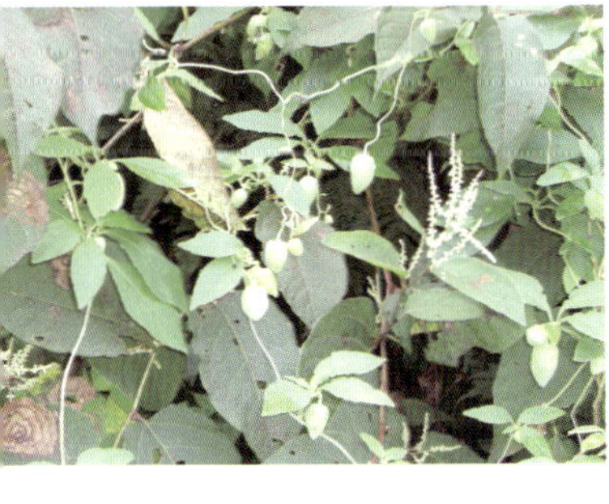

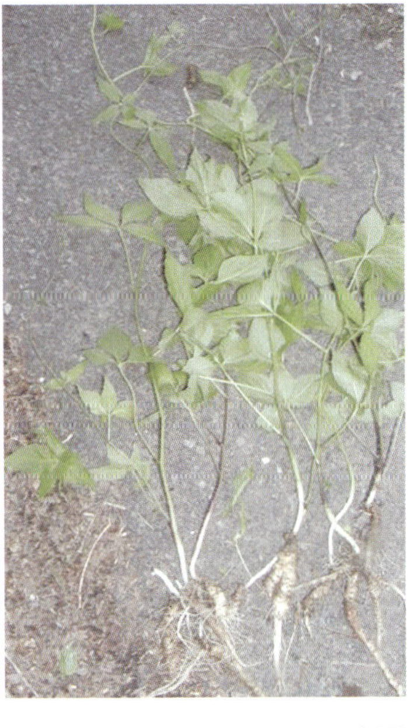

도라지 Platycodon grandiflorum

약효_ 편도선염, 기침, 목의 통증, 가래에 효능이 있다.

가을에 나는 일곱 나물 가운데 하나로, 재배를 주로 한다. 야생은 매우 적다. 뿌리는 기침과 목의 통증에 좋다. 타닌 성분이 함유되어 있어 말린 뿌리를 달여서 복용하면 기침을 가라앉히고 목을 촉촉하게 한다. 항염증 작용을 하며 편도선염에도 좋다. 달인 물로 목을 헹구는 것도 좋다.

이용 부위 뿌리. **용법** 햇볕에 말린 것을 달인다. **채취 시기** 늦여름~가을. **분포** 전국. **자라는 곳** 산과 들. **생태** 다년생풀. **크기** 키 50~100㎝. **개화 시기** 7~8월. **꽃** 종 모양이며, 5갈래로 갈라져 있으며, 직경이 4~5㎝. **잎** 긴 난형~넓은 난형의 잎이 어긋난다.

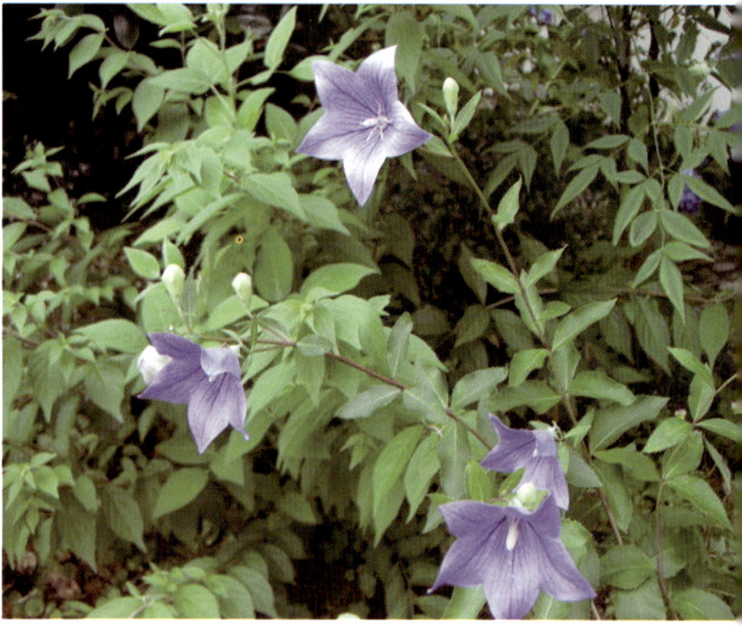

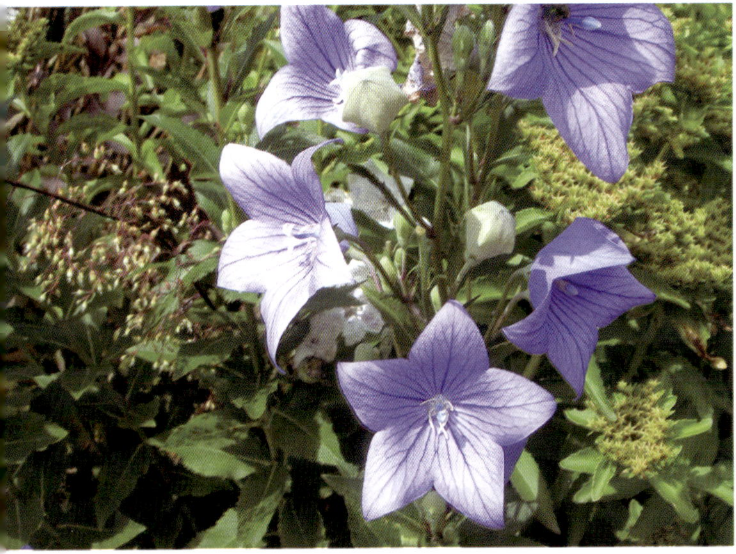

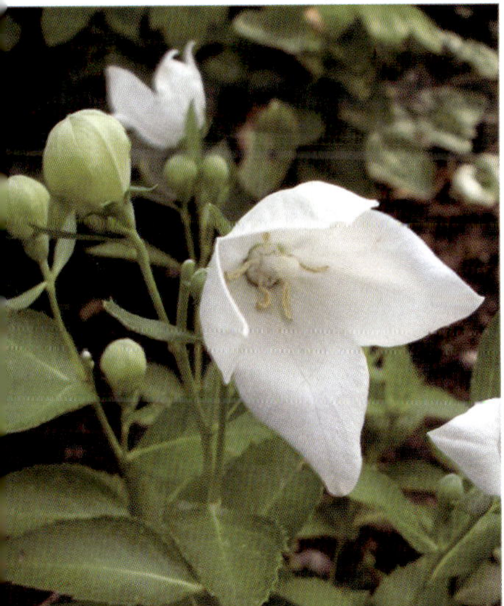

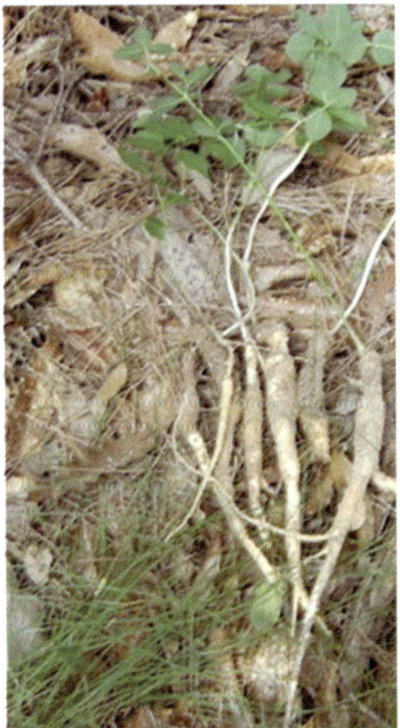

잔대 Adenophora triphylla var. japonica

약효_ 편도선염, 기침, 목의 통증, 가래에 효능이 있다.

이른 봄에 나는 새순은 나물로 먹는다. 여름에 줄기 끝에 나는 꽃은 밑에서부터 차례로 핀다. 뿌리는 사삼(沙蔘)이라고 하여 도라지와 마찬가지로 기침과 가래를 없애는 데 좋아 약용으로 사용한다. 뿌리는 잘게 잘라 햇볕에 말린다. 달여서 그냥 마시면 쓰기 때문에 설탕 등을 넣으면 한결 마시기 쉽다.

이용 부위 뿌리. **용법** 햇볕에 말린 것을 달여 마심. **채취 시기** 10월. **분포** 전국. **자라는 곳** 산과 들. **생태** 다년생풀. **크기** 키 40~ 100㎝. **개화 시기** 7~9월. **꽃** 종 모양이며 길이는 2㎝. **잎** 타원형으로 둘러난다.

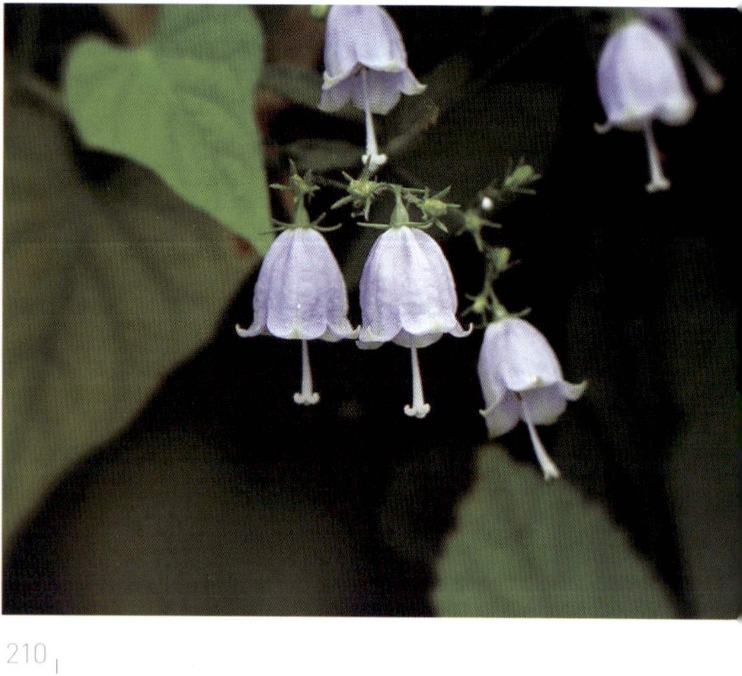

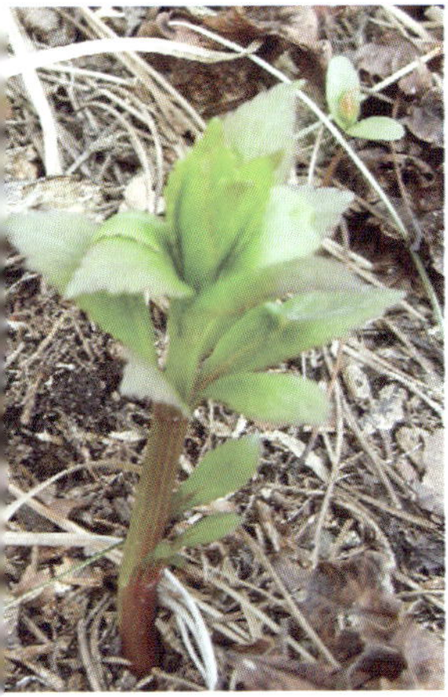
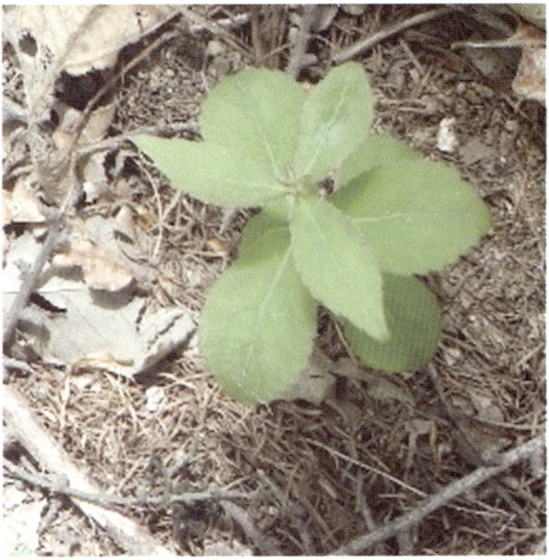
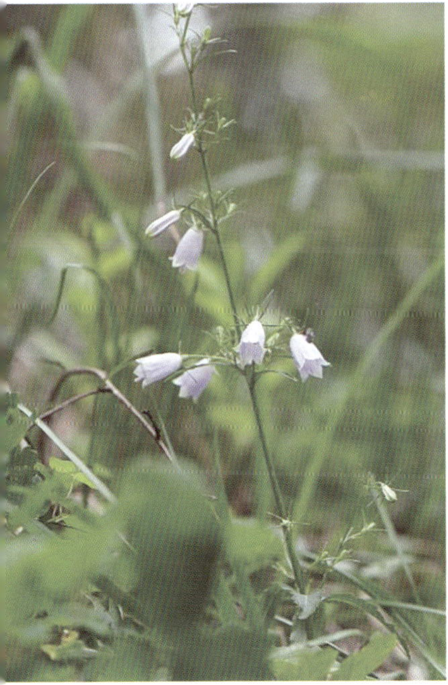
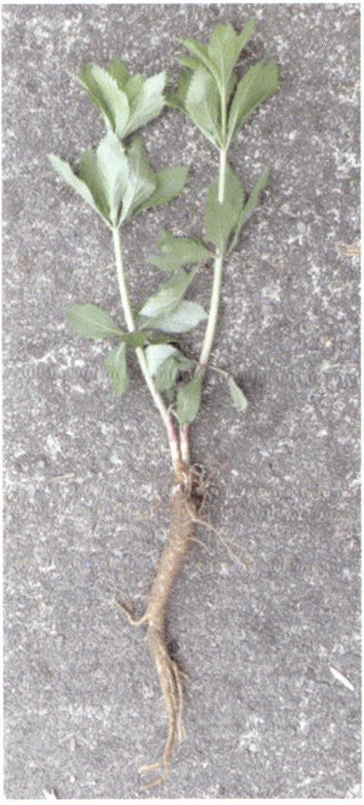

삽주 Atractylodes japonica

약효_ 건위, 구토, 설사 등에 효과적이다.

봄에 나는 새싹은 맛있는 산나물 가운데 하나이다. 또한 이 풀을 태웠을 때 나는 연기는 곰팡이를 막는 작용을 한다. 약용으로 이용하는 것은 뿌리줄기로, 삽주 뿌리를 백출(白朮), 가는 잎과 가는 뿌리를 창출(蒼朮)이라 하고 생약으로 쓴다. 수분 대사 작용이 이상한 증상에 효과적이며, 구토, 설사, 건위, 이뇨 등에 효과적이다.

이용 부위 뿌리줄기. **용법** 햇볕에 말린 것을 달여 마심. **채취 시기** 7~10월. **분포** 전국. **자라는 곳** 산과 들. **생태** 다년생풀. **크기** 키 30~60㎝. **개화 시기** 여름~가을. **꽃** 흰색이며 직경 1~2㎝. **잎** 타원형이며 어긋난다.

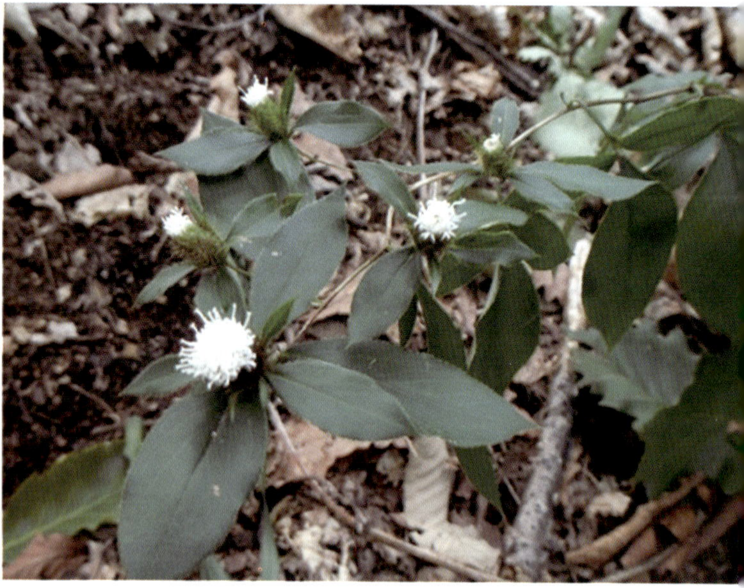

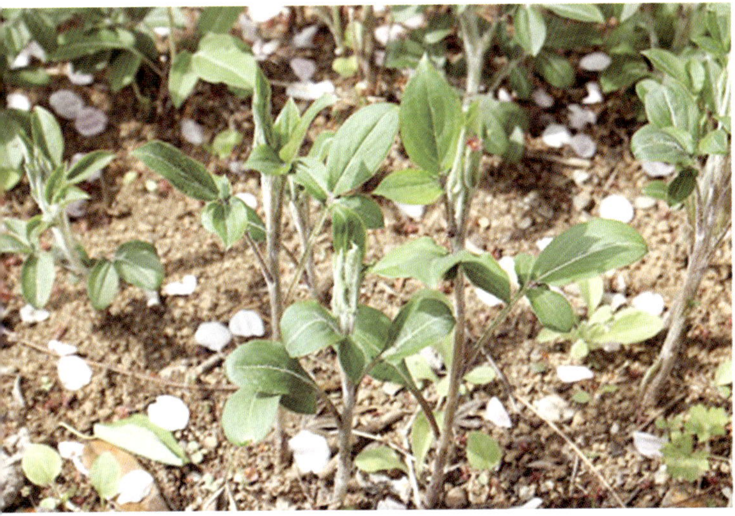

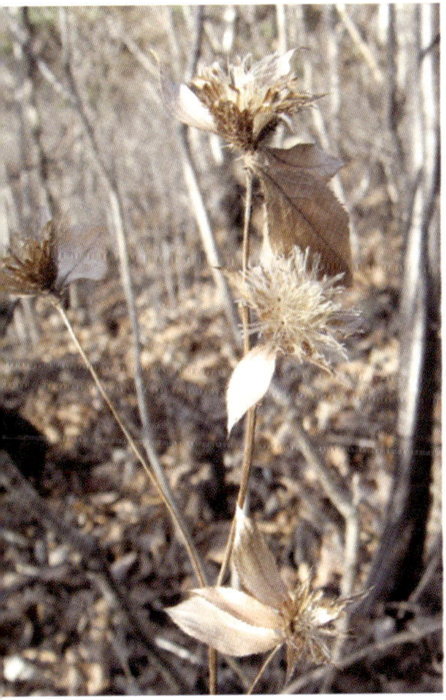

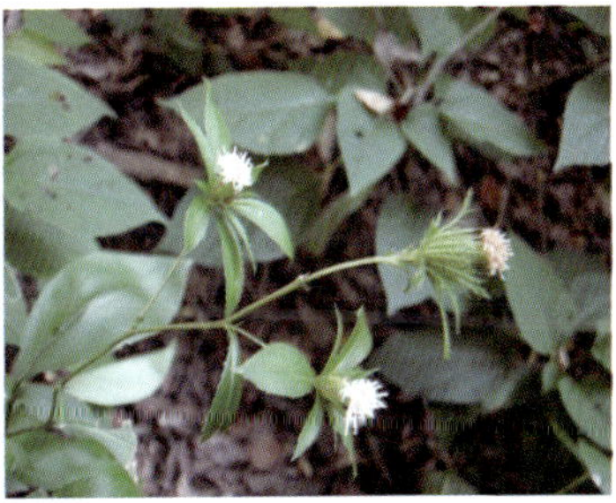

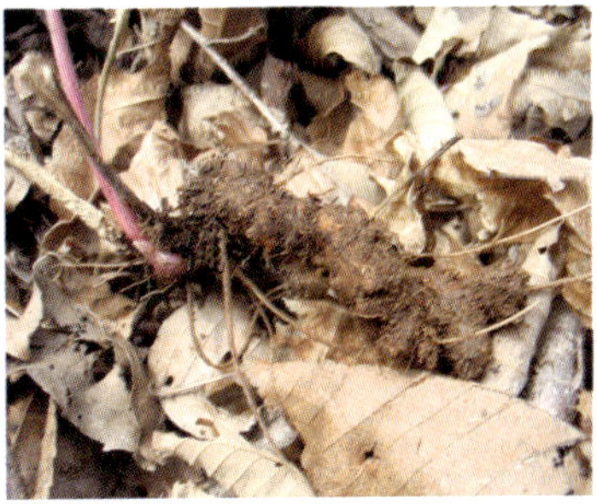

산삼 Panax ginseng

약효_ 산삼의 효능은 삼칠효(蔘七效)라 하여 크게 7가지가 있다.

우리나라에서 산삼은 삼국시대 이전부터 민간에 체득된 경험적 효험이 계승되어 고려인삼이 약용으로 이용되면서 널리 알려지기 시작했다고 볼 수 있다.

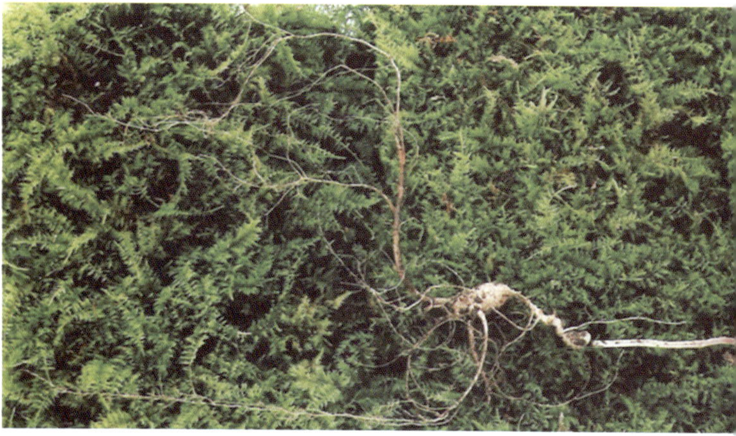

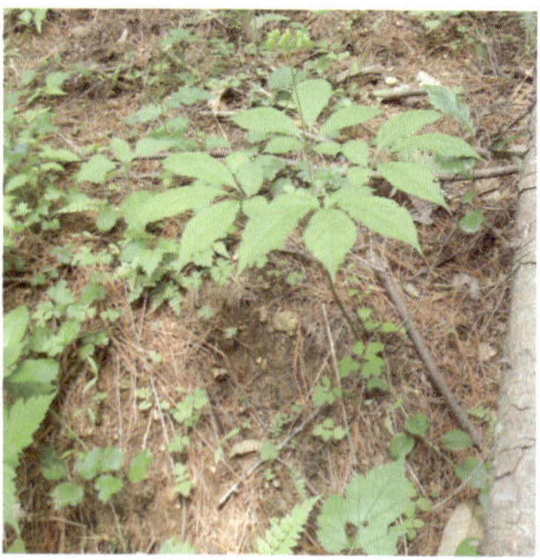

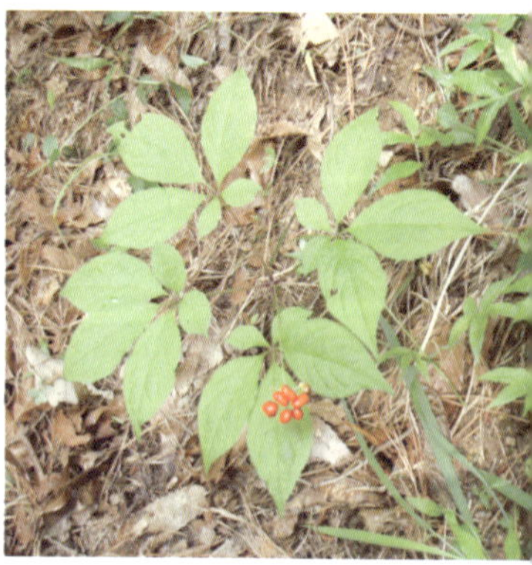

산삼의 종류

심마니들은 산삼을 한 20가지 정도로 분류하나 통상 4가지로 구분한다.

천종산삼(天種山蔘) 산삼의 원종으로 옛날부터 산에서 자생하여 자연 상태 그대로 자란 순수종 산삼을 말한다. 요즘에는 천종산삼을 보기가 힘들다.

지종산삼(地種山蔘) 인삼종이 야생화되어 원종으로 회귀되어 가며 자라는 비순수종의 산삼을 말한다.

인종산삼(人種山蔘) 천종과 지종이 순수한 야생삼인 데 비해 인종산삼은 인공적으로 씨를 뿌려 재배한 삼으로, 산양삼과 장뇌삼(씨장뇌, 묘장뇌)이 있다.

산양산삼(山養山蔘) 산삼 종자를 야생에 뿌려 자연 상태로 자라도록 내버려두어 산삼에 가깝게 자란 장뇌삼을 말한다. 산양산삼은 자연 상태에서 자랐기 때문에 산삼과 구분이 어렵다.

산삼의 성장

무성한 수림의 어둠 속에서 자라는 산삼은 나뭇잎이 썩어 형성된 부엽토에서 주로 자란다. 재배인삼은 6년 동안에 평균 80g 정도 자라는 데 비하여 산삼은 47년 동안에 불과 58g밖에 자라지 못한다. 또 생육조건이 나쁜 곳에서는 140년 동안 불과 2~3g밖에 자라지 않는 것도 있다.

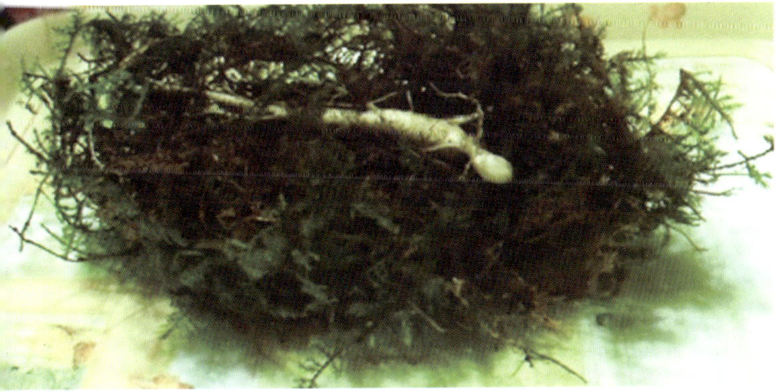

산삼의 연령

자연에서 자생을 하던 산삼의 씨앗을 집에서 기르면서 인삼(人蔘) 또는 가삼(家蔘)이 되었다. 요즘에는 인삼의 익은 씨를 새나 짐승들이 따먹고 배설 또는 뱉어 버린 것이 자연적으로 발아하여 자라고, 또 씨앗이 떨어지고 하여 3대가 넘어가야만 천종산삼의 자격을 갖추었다고 할 수 있다.

산삼은 4월 말경에 싹이 돋아 5월 초경에 꽃 피고, 이 꽃은 흰색 작은 봉오리를 가지며, 꽃이 지고 나면 열매가 성숙되어 7월 중순경에서 8월 초경에 붉게 익으며, 8월 중순이면 낙과(落果)된다.

특히, 산삼의 뇌두(腦頭)는 한 위치에서 오랜 기간 동안 싹이 계속해서 발아하고 이러한 기간이 끝나면 다음 뇌두에서 발아한다. 그러므로 뇌두의 모양은 일정한 주기의 완만한 나선모양으로 형성되는 것이 산삼의 특징이다.

자연산삼은 잎의 수, 크기, 잎의 가지의 수에 따라 산삼의 연령과 비례한다고 볼 수 없으며 줄기의 굵기, 뿌리(몸통) 상태, 뇌두의 상태 등으로 산삼의 연령을 알 수 있다. 산삼은 초기에는 3개의 잎으로 발아하여 5개의 잎으로 자라는데, 기간은 수년이 걸린다.

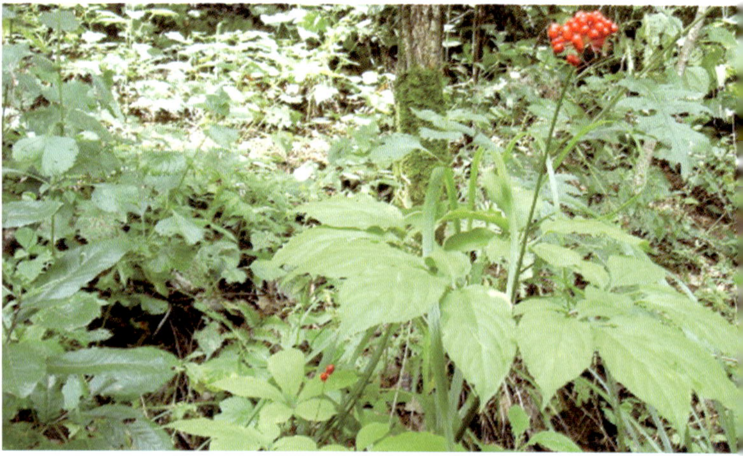

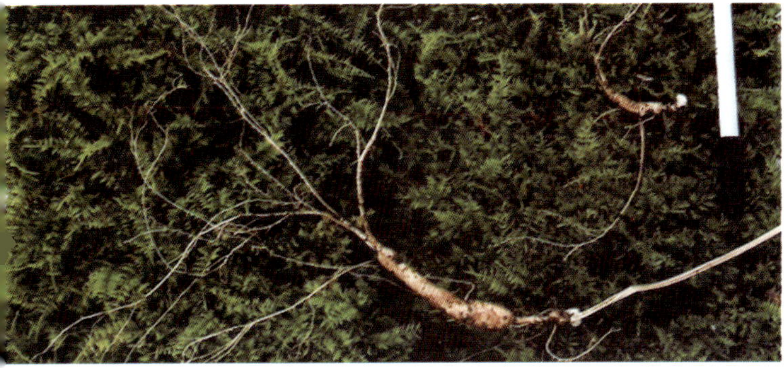

산삼(山蔘)의 7가지 효능_ 삼칠효(蔘七效)

중국의 후한(後漢)에서 삼국시대 사이에 성립된 본초서(本草書)인 『신농본초경(神農本草經)』에는 산삼의 효능이 다음과 같다고 적혀 있다.

一. 보기구탈(補氣救脫)

원기를 보하고 허탈을 다스린다.

二. 익혈복맥(益血服脈)

혈액을 이롭게 하고 맥을 고르게 한다.

三. 양심안신(養心安神)

마음을 편안하게 하고 정신을 안정시킨다.

四. 생진지갈(生津止渴)

체액을 보충하고 갈증을 해소시킨다.

五. 보폐정천(輔肺定喘)

폐기능을 보호하고 기침을 멈춘다.

六. 건비지사(健脾止瀉)

위장을 튼튼하게 하고 설사를 멈춘다.

七. 탁독합창(托毒合瘡)

체내의 독을 제거하고 종기를 삭혀준다.

천마 Gastrodia elata

약효_ 강장, 강정, 고혈압, 동맥경화증, 진통 등에 효능이 있다.

천마는 뽕나무버섯균에 공생하는 다년생 난과 식물로서 약제로 쓰이는 것은 땅속줄기이다. 천마의 주된 건강 성분은 가스트로딘(Gastrodin)이라는 항산화 물질이다. 폴리페놀의 일종인 이 성분은 몸 안에 생긴 유해산소를 없앤다. 고혈압, 동맥경화증, 현기증, 머리가 찢어질 것 같은 두통 등에 효능이 있다. 뿌리줄기를 파서 물로 잘 씻은 다음 얇게 썬다. 그것을 따뜻한 물에 데쳐 햇볕에 말린 것을 달여서 이용한다.

이용 부위 뿌리줄기. **용법** 햇볕에 말린 것을 달여 마심. **채취 시기** 6~8월. **분포** 전국. **자라는 곳** 잡목림 숲 속. **생태** 부생식물. **크기** 키 60~100㎝. **개화 시기** 6~7월. **꽃** 황적색이며 이삭꽃차례로 핀다. **잎** 엽록체는 없고, 초상엽은 막질로 밑부분의 줄기를 감싼다.

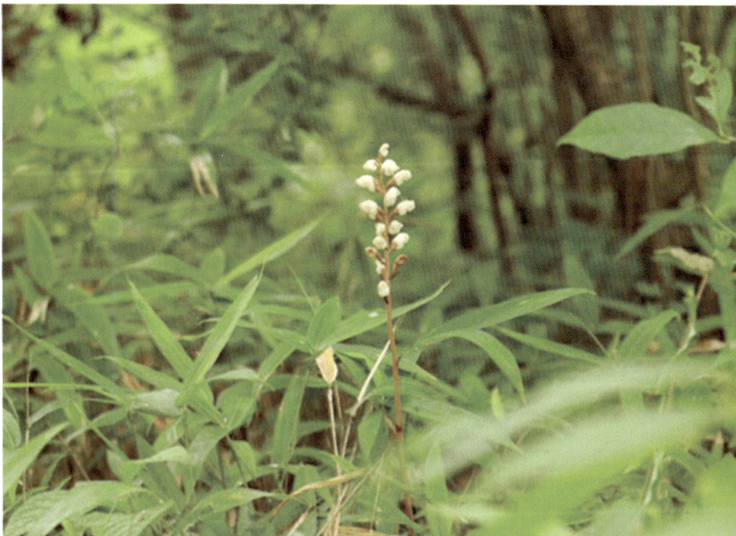

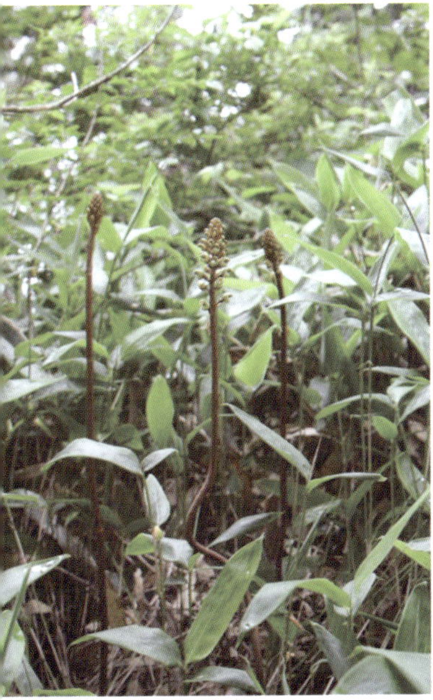
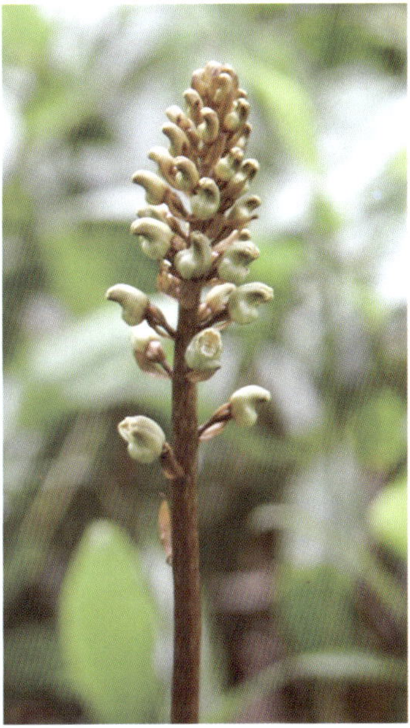
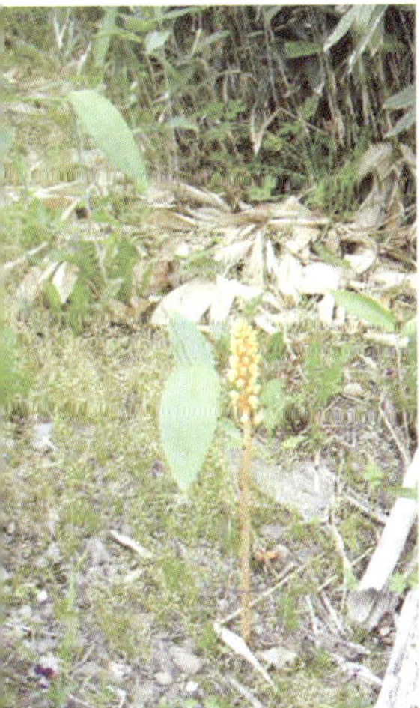
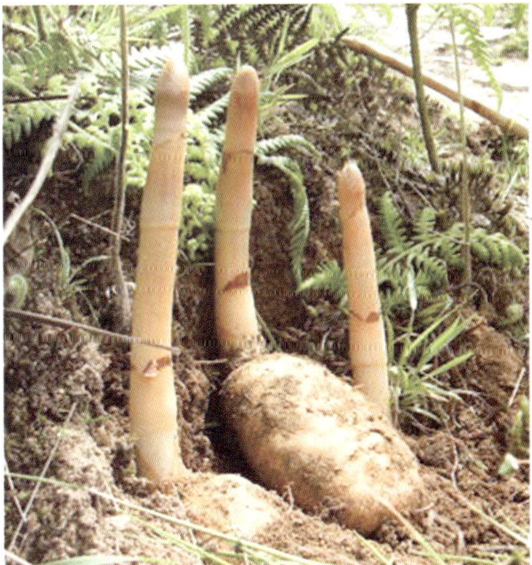

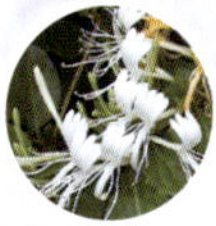

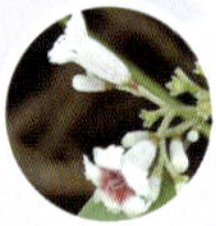

The Medicinal herb of Korea

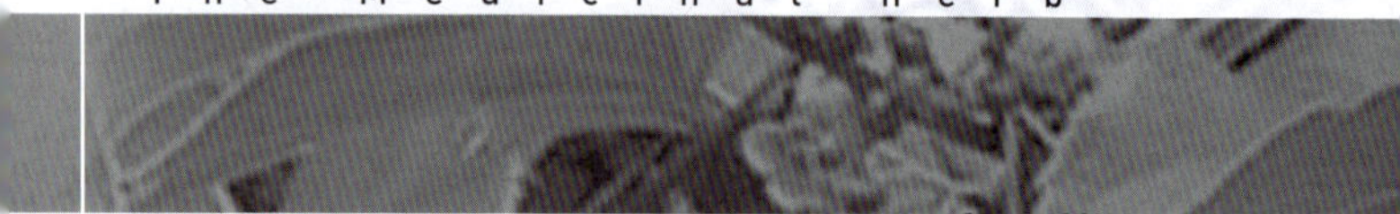

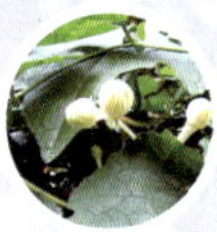

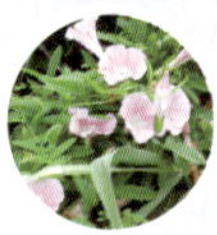

05
덩굴성 약초

참마 Dioscorea japonica

약효_ 자양 강장, 설사, 빈뇨에 효과가 있다.

끈적끈적한 독특한 풍미의 맛을 느낄 수 있는데, 껍질을 벗겨 말린 것을 산약(山藥)이라고 하여 생약으로 쓴다. 남성 호르몬 증강 작용을 하며, 중년 이후 정력 보강과 빈뇨에 효과가 있다. 가정에서 먹을 때는 뿌리를 갈아 먹거나, 잘게 썰어 날것 그대로 먹으면 남녀노소 모두의 자양에 좋다.

이용 부위 뿌리줄기. **용법** 생식 또는 그늘에서 말린 것을 달여 마신다. **채취 시기** 8월. **분포** 전국 **자라는 곳** 산과 들. **생태** 다년생풀. **크기** 덩굴성. **개화 시기** 6~7월. **꽃** 자웅이주. 수꽃차례는 꼿꼿이 서 있고, 암꽃차례는 밑을 향해 처져 있다. **잎** 삼각상피침형이며 길이는 5~10㎝.

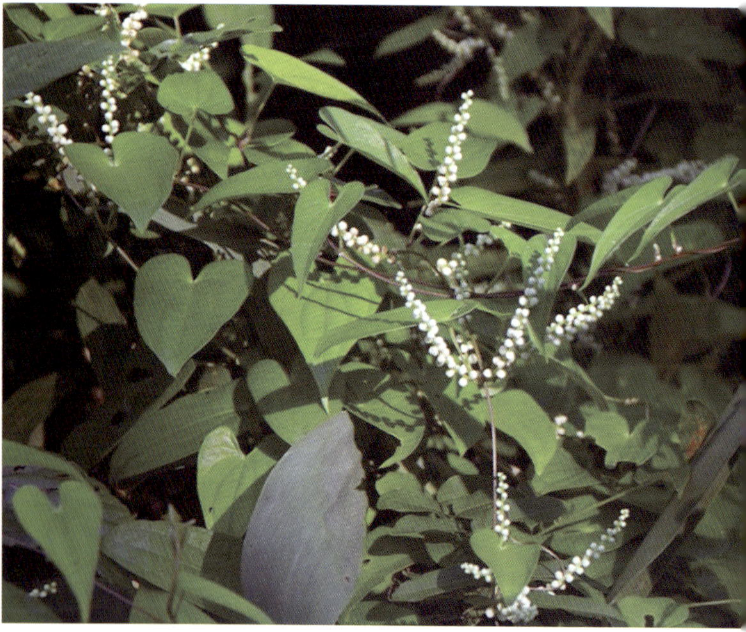

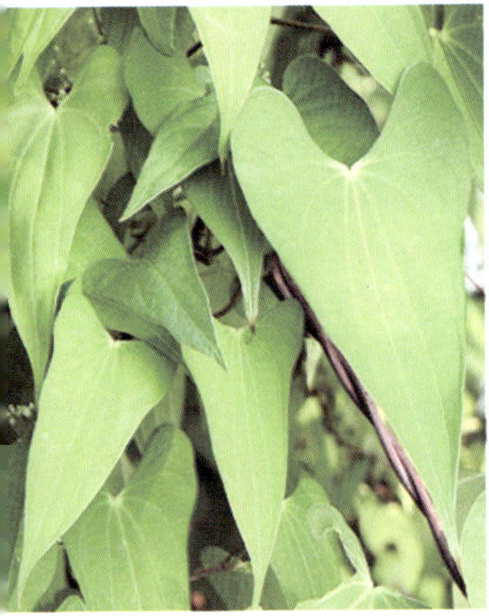
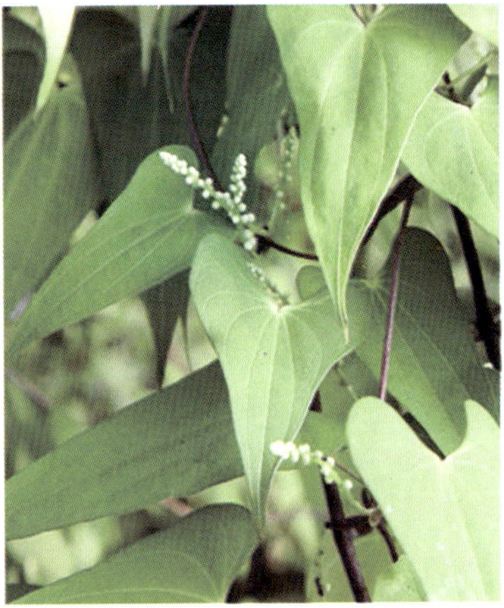
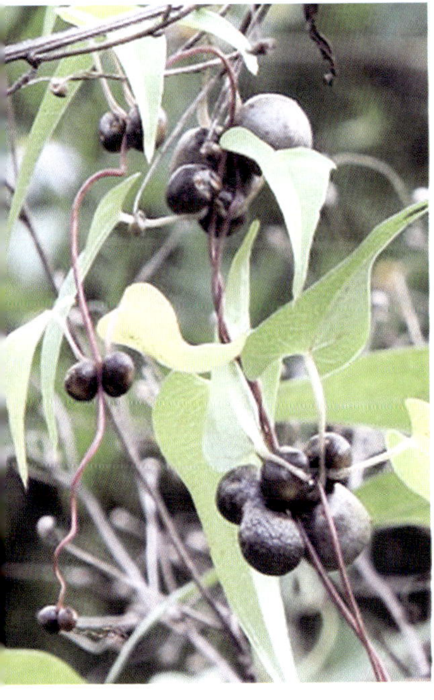
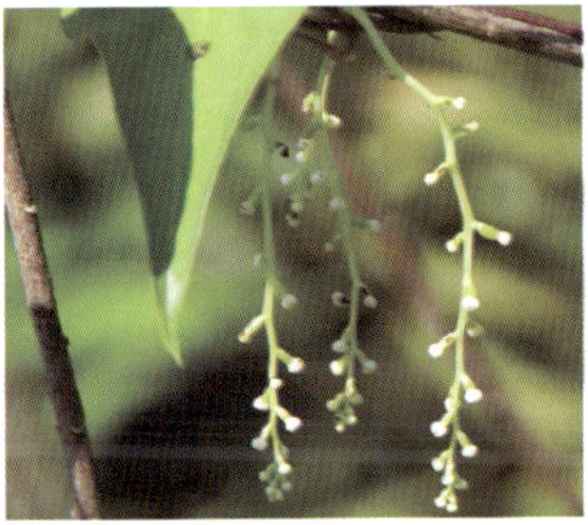
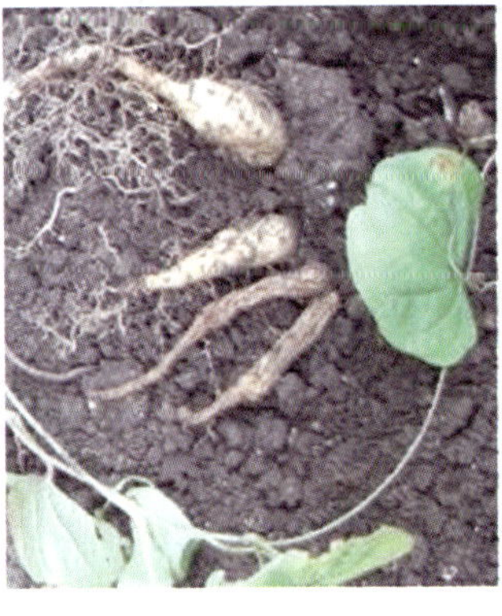

인동덩굴 Lonicera japonica

약효_ 줄기 잎은 신경통 · 요통에, 꽃은 감기 · 목의 통증에 효능이 있다.

꽃이 피기 시작할 무렵에는 하얗다가 점차 노란색으로 변한다. 향이 달콤하다. 꽃은 달여서 내복하며, 잎은 불에 볶아 인동차로 마신다. 줄기 잎을 주머니에 넣어 욕조에 담가 목욕을 하면 피부가 진정되고 습진, 땀띠, 신경통, 요통 등에 좋다. 꽃을 따다 설탕과 함께 소주에 담그면 맛있는 인동주가 된다.

이용 부위 줄기 잎, 꽃. **용법** 햇볕에 말린 것을 달인다. **채취 시기** 5~6월(꽃), 7~9월(줄기 잎). **분포** 한국 전역. **자라는 곳** 산야, 노지. **생태** 반상록활엽 덩굴성 관목. **크기** 덩굴이 감고 올라간다. **개화 시기** 5~6월. **꽃** 처음에는 하얗다가 점차 노란색이 된다. **잎** 타원형이며 길이는 3~7㎝.

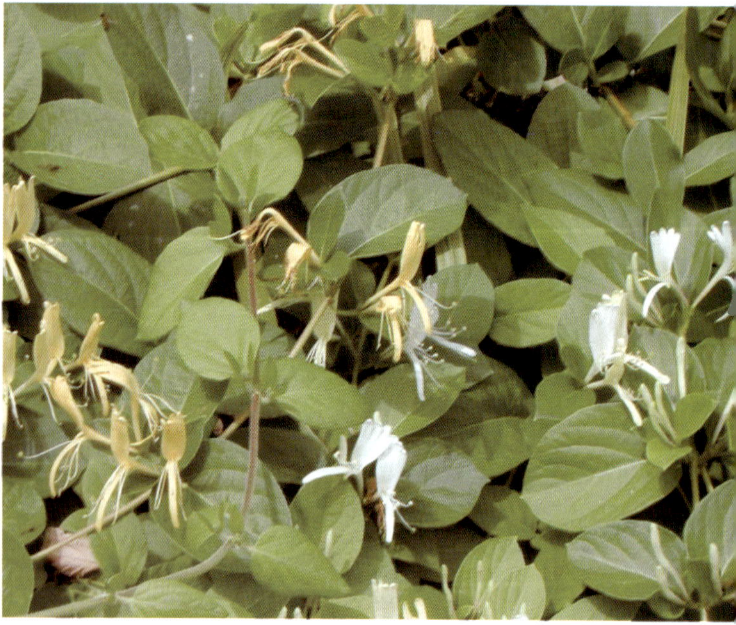

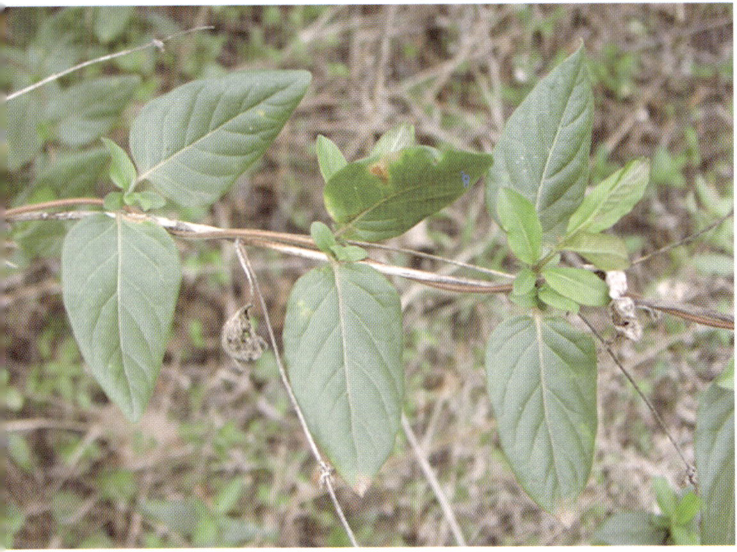

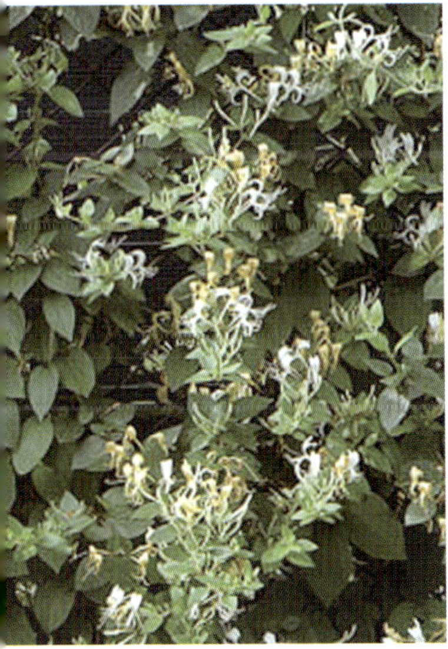

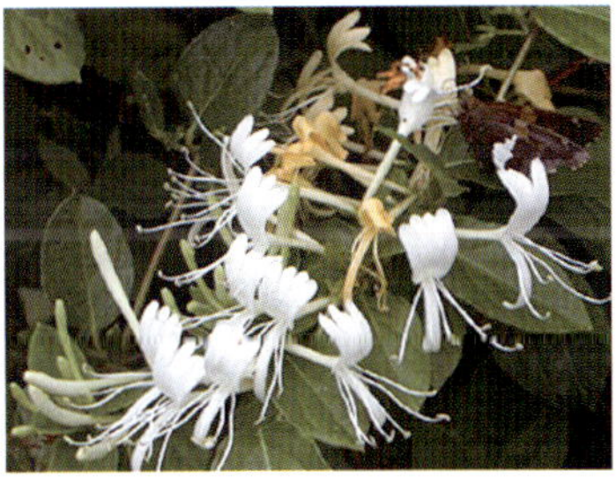

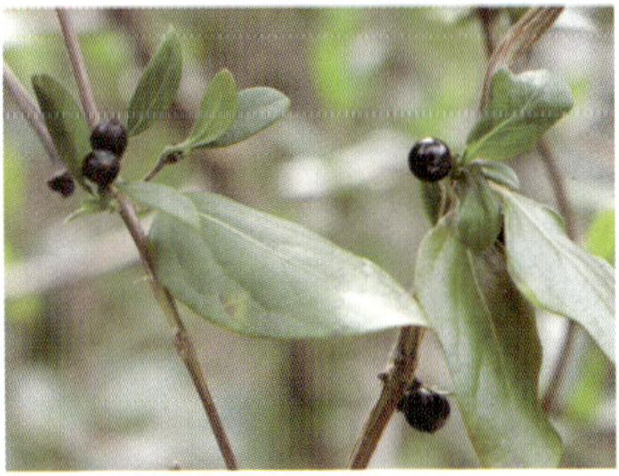

계요등 Paederia scandens var.

약효_ 건조해서 튼 피부, 동상에 약효가 있다.

꽃과 잎, 열매를 주무르거나 짓누르면 악취가 난다. 최근에는 살갗이 거칠어지거나 추위로 트고, 동상에 걸려 아픈 손을 끌어안고 있는 아이들은 거의 볼 수 없게 되었다. 또 좋은 피부용품들이 많아졌지만, 잘 익은 계요등 과실 즙은 천연 엑기스 100%의 피부보호제이다. 조금 진한 냄새가 나기는 하지만 피부에 매우 좋다.

이용 부위 열매. **용법** 숙성한 열매를 짓이겨 낸 즙을 바른다. **채취 시기** 8~9월. **분포** 경기 이남. **자라는 곳** 숲의 양지나 물가. **생태** 다년생풀. **크기** 덩굴 생태로 다른 것을 감고 자란다. **개화 시기** 7~8월. **꽃** 가운데는 빨갛고 전체는 하얗다. **잎** 긴 계란형이며 마주난다.

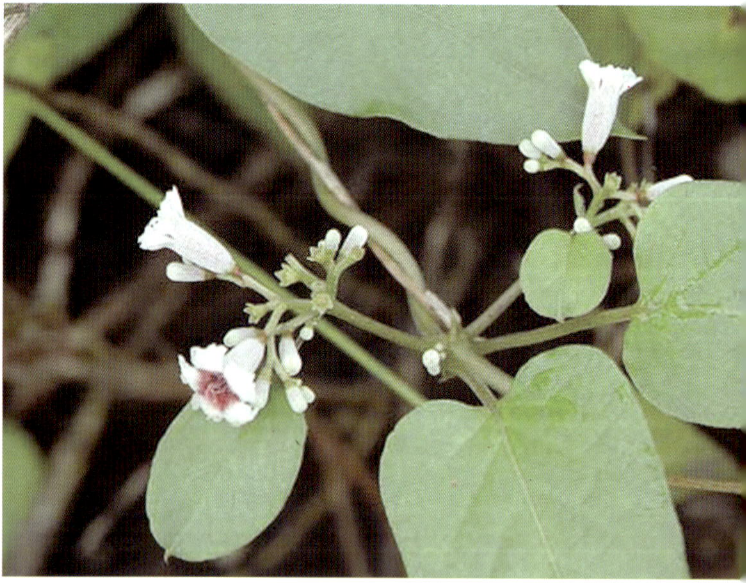

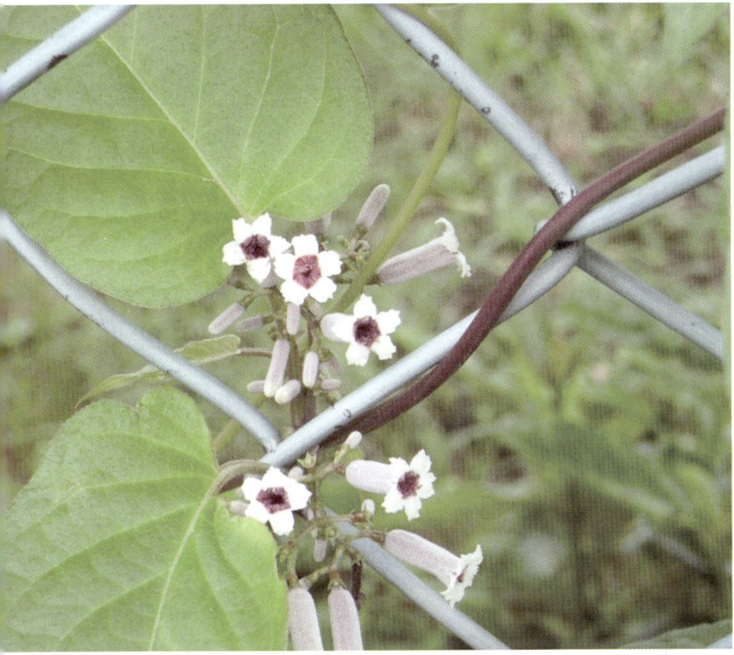

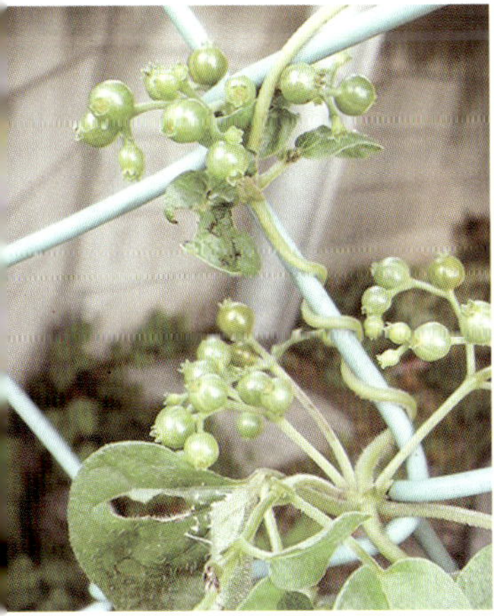

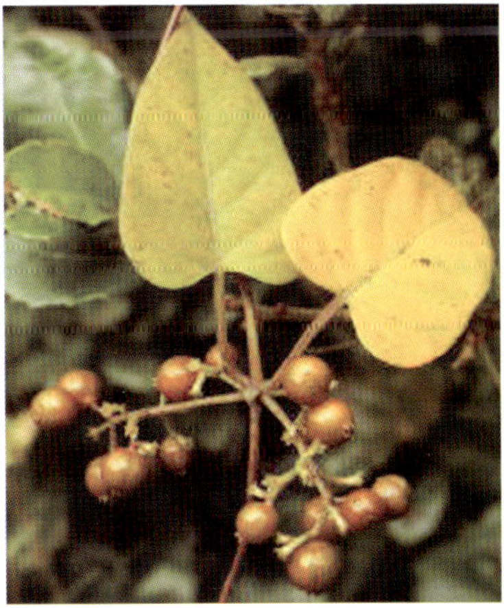

으름덩굴 Akebia quinata

약효_ 이뇨에 효능이 있고(덩굴), 소염과 해독에 효과가 좋다(열매).

덩굴을 잘라 불면 공기가 통한다고 해서 목통(木通)이라고도 한다. 굵은 덩굴의 단면을 둥글게 잘라 햇볕에 말린 것을 이뇨 약으로 쓴다. 아케빈(akebin) 등 사포닌(saponin) 성분을 함유하고 있어 부기를 동반한 질환의 이뇨에 효능이 있다. 덩굴 외에도 무르익은 열매가 절로 터지기 전에 채취하여 말리면 소염과 해독에 효과가 좋은 약으로 활용할 수 있다.

이용 부위 덩굴, 열매. **용법** 햇볕에 말린 것을 달인다. **채취 시기** 9~11월. **분포** 황해도 이남. **자라는 곳** 산자락, 숲. **생태** 낙엽덩굴식물. **크기** 다른 것을 말아 올라간다. **개화 시기** 4~5월. 열매는 9~10월. **꽃** 자웅이주. 직경 1㎝(수꽃). 암꽃은 조금 더 크다. **잎** 복엽으로, 소엽이 5장이다.

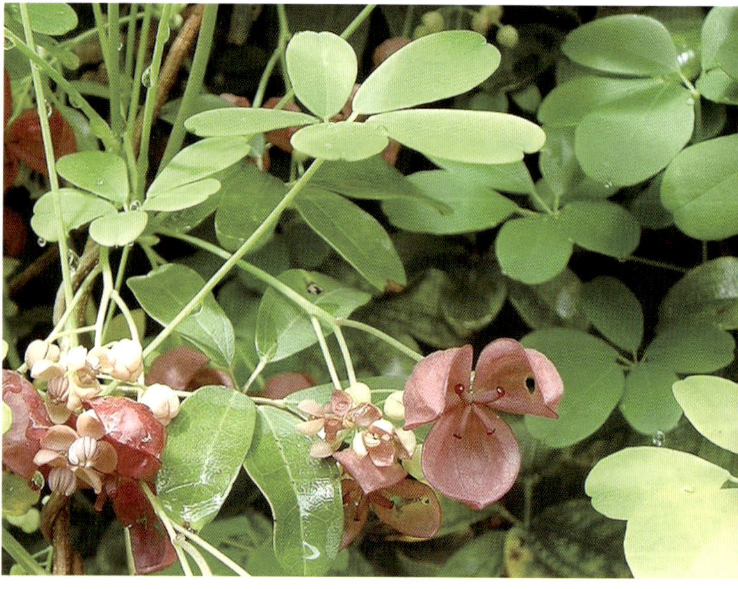

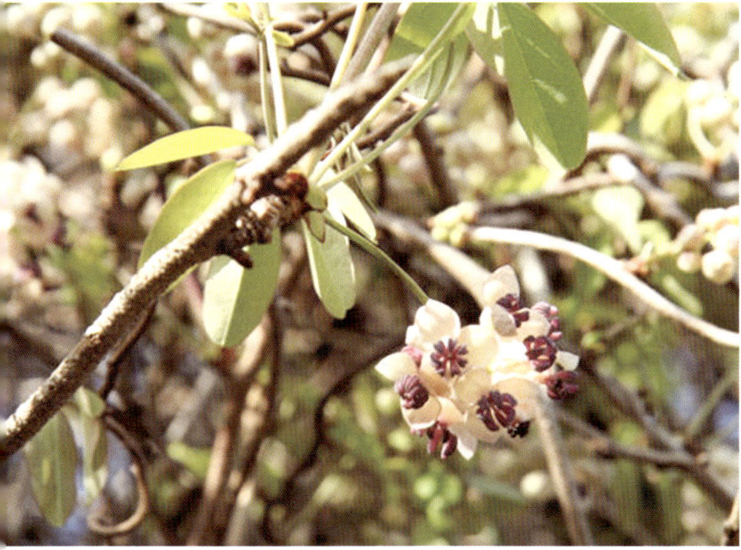

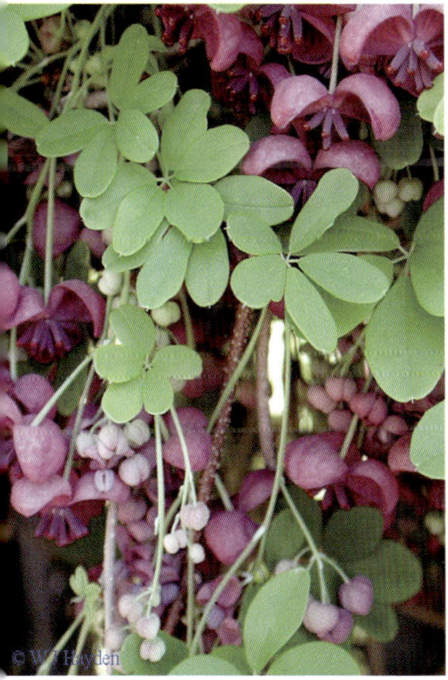
© W J Hayden

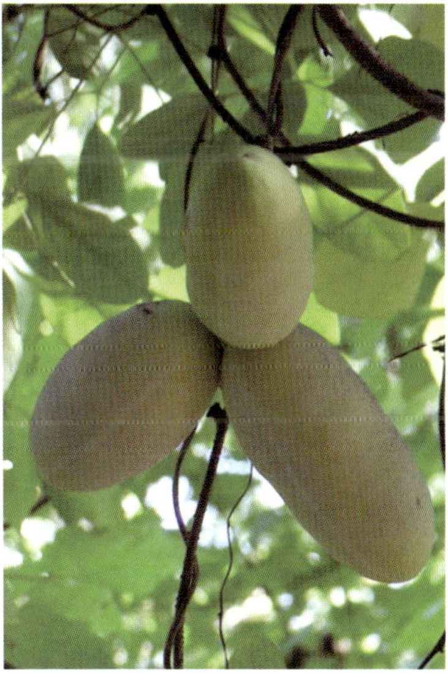

취참외 Trichosanthes cucumeroides

약효_ 뿌리는 자궁의 혈액순환을 돕고, 열매즙은 튼 피부에 좋다.

땅 속에 덩이뿌리가 있고, 지상에 있는 부분은 덩굴과로 다른 것을 감고 잘 번성한다. 가을에 붉게 물드는 열매는 특히 눈에 잘 띈다. 뿌리는 자궁에 정체하는 혈액의 흐름을 원활하게 하고, 열매를 짠 즙과 검게 구운 것은 모두 피부가 튼 곳에 잘 듣는다. 뿌리는 껍질을 제거하고, 잘게 잘라 햇볕에 말린 것을 달여 마신다. 말린 뿌리는 '왕과' 라고 한다. 열매는 으깨서 그 즙을 바른다.

이용 부위 뿌리, 열매. **용법** 햇볕에 말려 달임(뿌리), 날것 혹은 검게 굽는다(열매). **채취 시기** 가을~겨울. **분포** 중부이남. **자라는 곳** 덤불 숲, 나무가 밀생한 곳. **생태** 다년생풀. **크기** 덩굴성식물로 다른 대상을 감고 자란다. **개화 시기** 6~9월, 열매는 9~10월. **꽃** 밤에 피며, 레이스 형상의 하얀 꽃. **잎** 어긋난다.

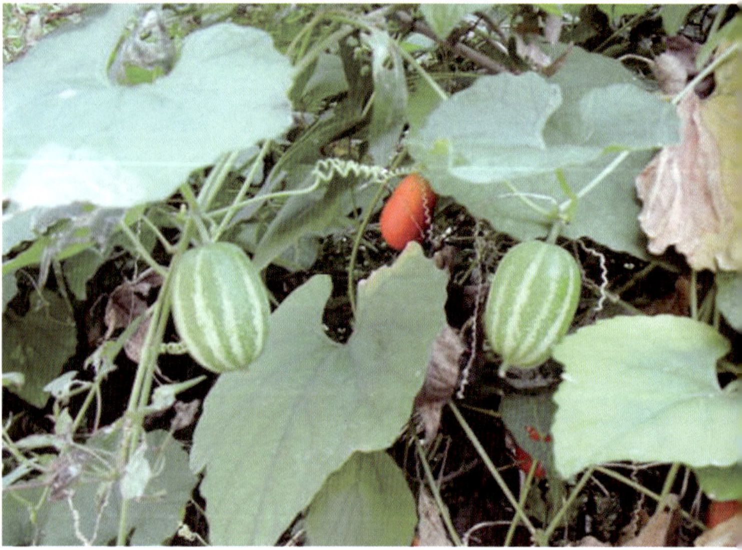

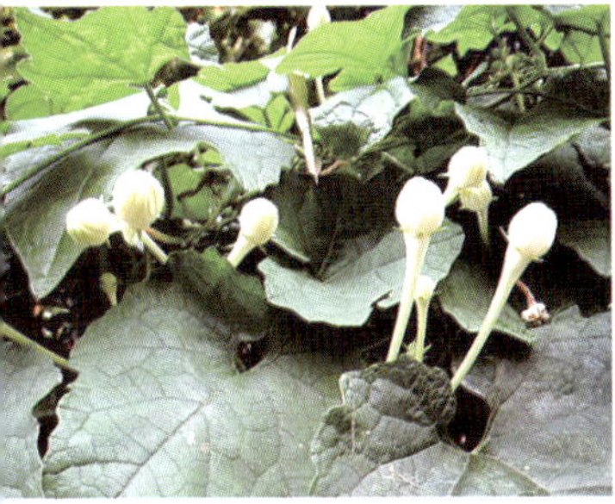
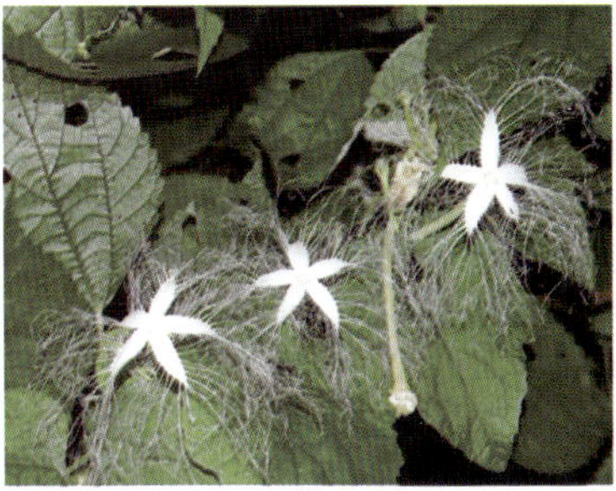
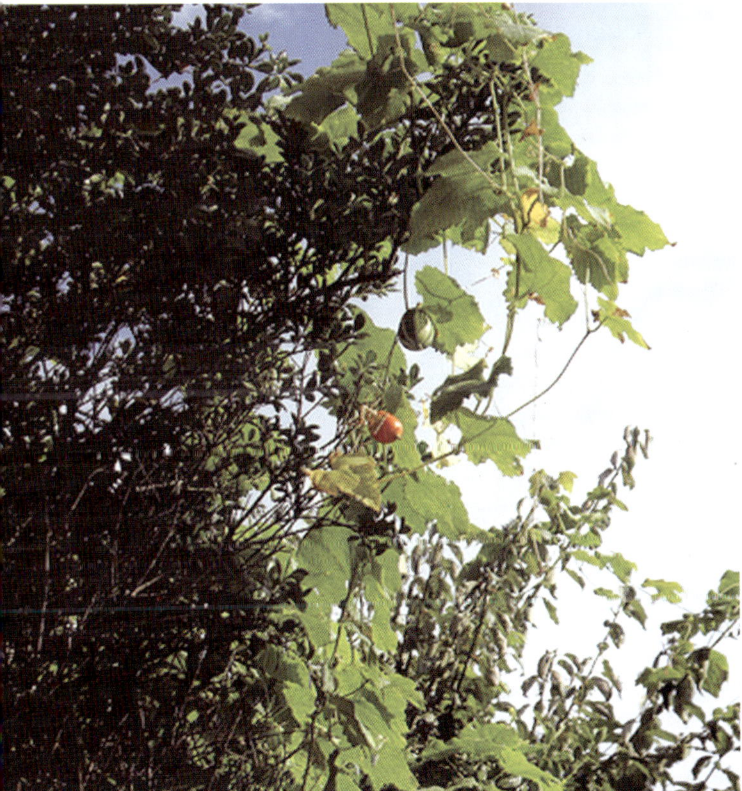

노랑하늘타리 Trichosanthes kirilowii var.

약효_ 땀띠(뿌리)와 기침(씨)에 약효가 있다.

쥐참외와 매우 비슷하지만 열매 색깔이 노랗다. 꽃도 비슷하지만 실타래 부분이 더 짧다. 뿌리는 전분질이 풍부하며, 정제된 하얀 가루는 '천화분'이라고 하여 땀띠약으로 쓴다. 열매는 물로 씻고 씨만 걸러내서 그늘에 말린 것을 달여 마시면 기침약이 된다. 줄기와 잎이 더 이상 자라지 않고 말라버렸을 때 뿌리와 열매를 채취한다.

이용 부위 뿌리, 씨. **용법** 뿌리는 말린 다음 가루로 만든 것을 바른다. 씨는 열매에서 따로 빼고 말린 뒤 달여 마심. **채취 시기** 가을~겨울. **분포** 제주도, 전남. **자라는 곳** 숲, 덤불숲. **생태** 다년생 풀. **크기** 덩굴성식물. **개화 시기** 7~8월. **꽃** 밤에 하얀 레이스처럼 핀다. **잎** 3~5개로 연하게 갈라져 있다.

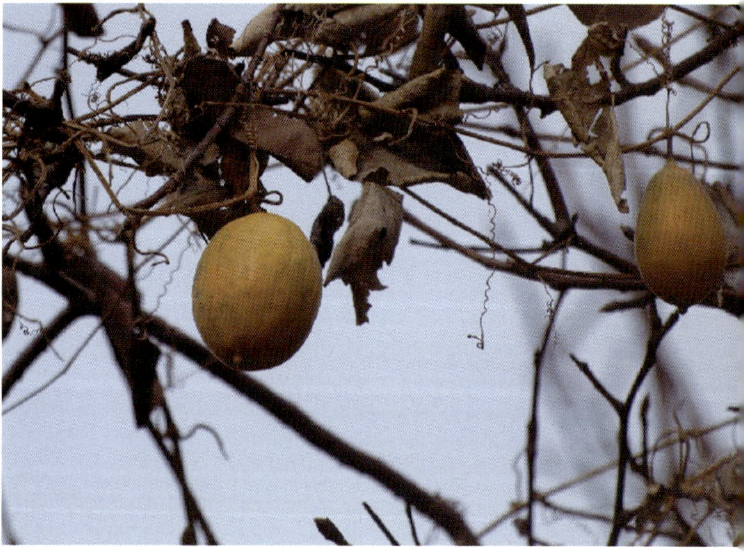

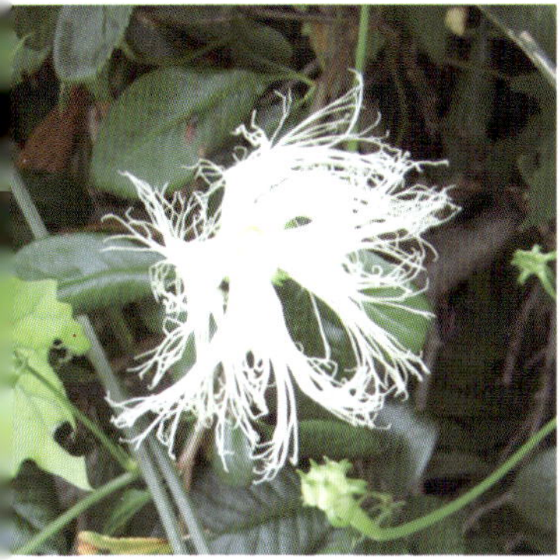
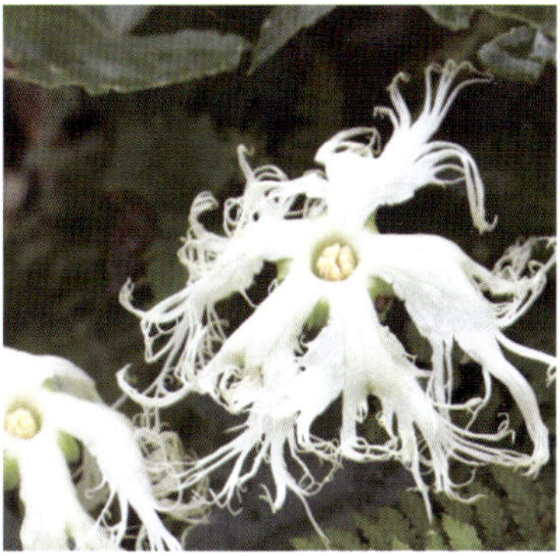
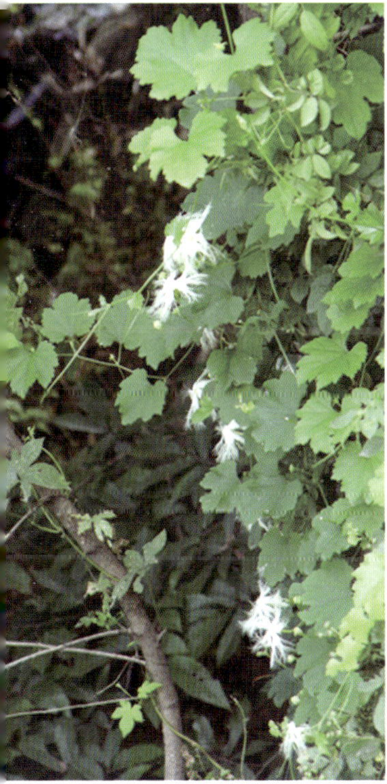
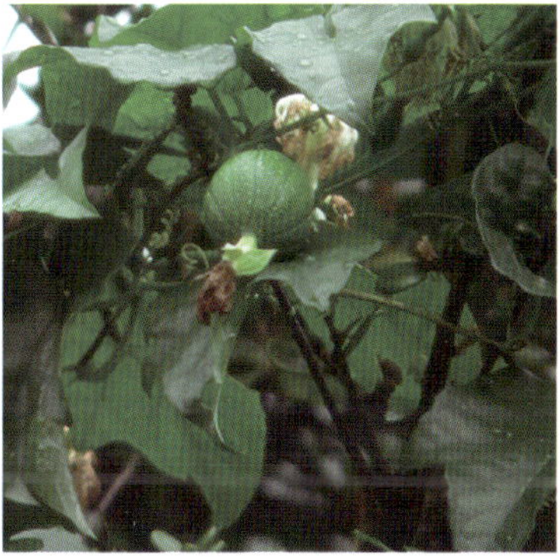
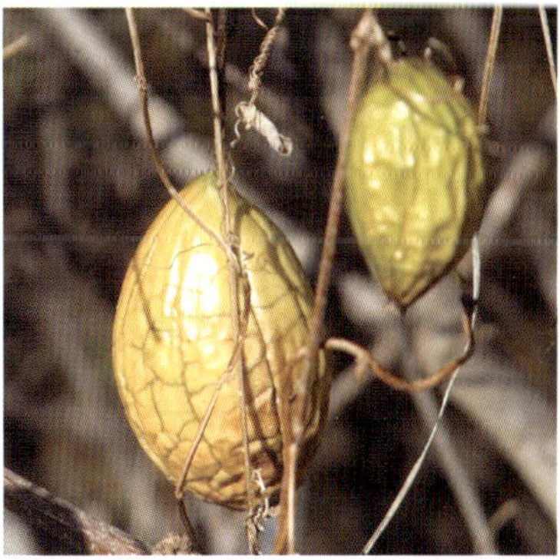

메꽃 Calystegia japonica

약효_ 벌레 물린 데, 당뇨병, 고혈압예방, 신경통에 효능이 있다.

나팔꽃은 재배종이지만 메꽃은 야생종이다. 여름 햇살을 받으며 길가나 둑에서 깔때기 모양의 꽃을 피운다. 꽃은 날마다 피는 일일화(一日花)이다. 생잎의 즙은 벌레 물린 데 좋고, 풀 전체를 말려 달인 것을 복용하면 당뇨병과 고혈압 등 생활습관으로 야기된 병에 좋다. 욕조에 말린 메꽃풀을 넣어 그 물로 목욕을 하면 신경통 등에 좋다.

이용 부위 전체. **용법** 햇볕에 말려 달여 마신다. **채취 시기** 6~8월. **분포** 전국. **자라는 곳** 노지, 황무지. **생태** 다년생풀. **크기** 덩굴식물이다. **개화 시기** 6~8월. **꽃** 담홍색이며 깔때기 모양. 직경 5㎝. **잎** 좁고 긴 타원형이며 기부는 양쪽으로 튀어나온 화살촉 모양.

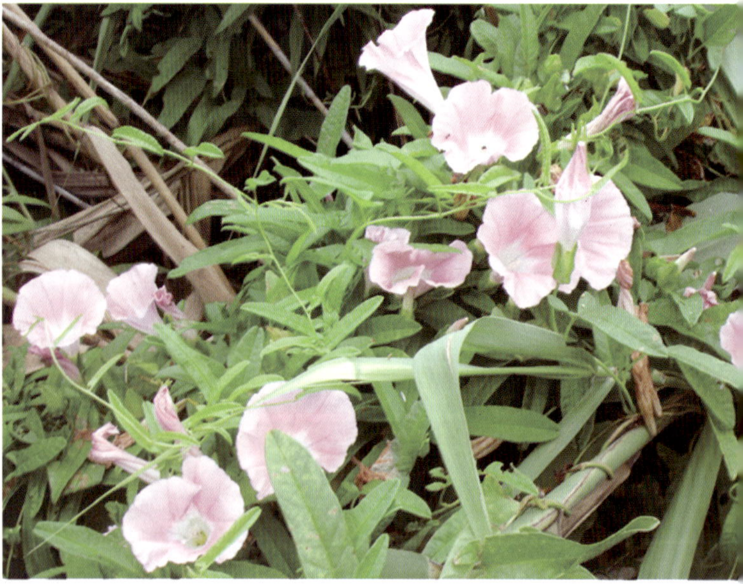

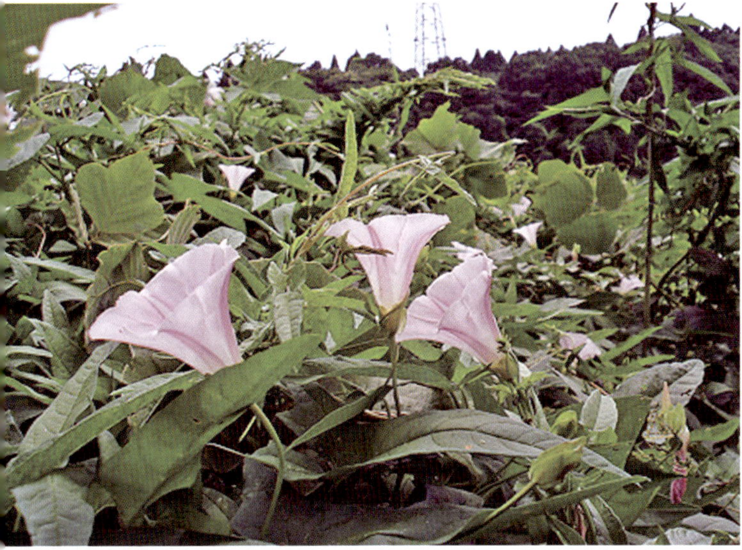

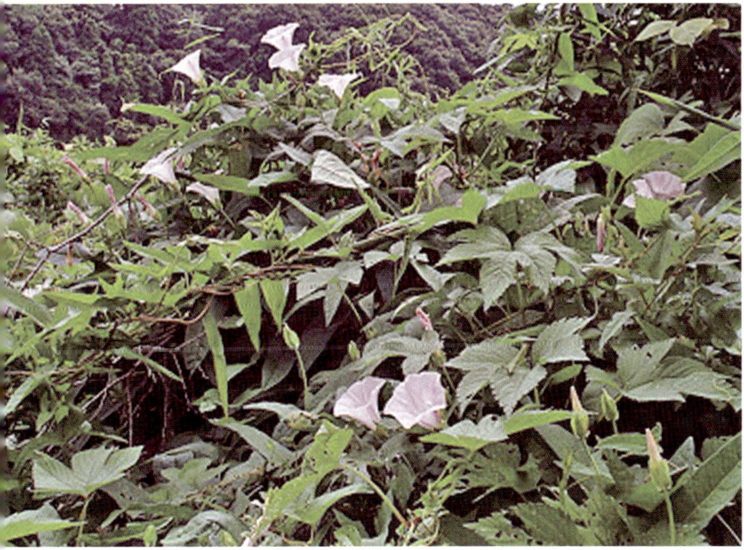

하수오 Polygonum multiflorum

약효_ 회춘, 자양 강장, 변비, 피로권태 등에 약효가 있다.

원산지는 중국이다. 중국의 전설에 따르면 하수오(何首烏)라는 마흔이 넘은 노총각이 있었는데 이 풀의 뿌리를 술로 빚어 마시니 머리가 검어지고, 그 후 십 년 사이에 여러 명의 아들을 얻었다고 한다. 혈액순환을 좋게 하고, 머리를 검게 하며, 자양강장, 변비 개선 등에 좋아 약주로 마신다. 땅속으로 뻗는 뿌리는 둥근 덩이뿌리를 형성한다.

이용 부위 뿌리. **용법** 햇볕에 말린 것을 달여 마신다. **채취 시기** 가을~겨울. **분포** 전국. **자라는 곳** 강변, 철로변. **생태** 다년생풀. **크기** 덩굴성식물. 좌우 양쪽으로 감기는 것이 특징이다. **개화 시기** 8~9월. **꽃** 담녹색 작은 꽃이 모여 핀다. **잎** 심장난형이며 길이는 3~9㎝.

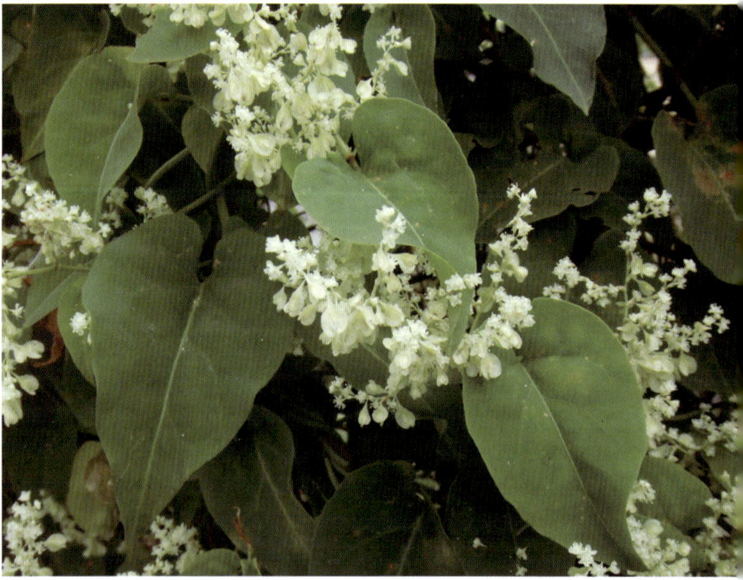

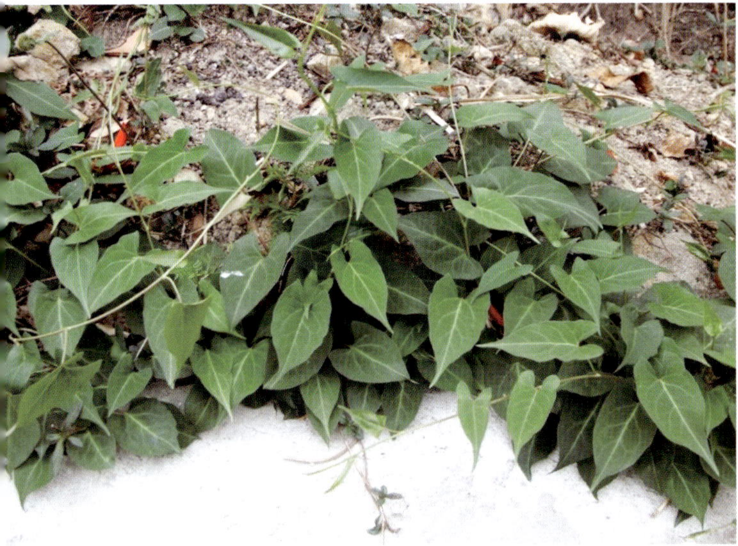

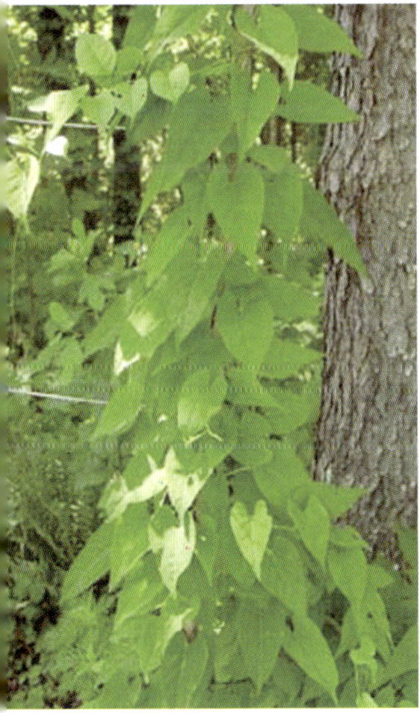

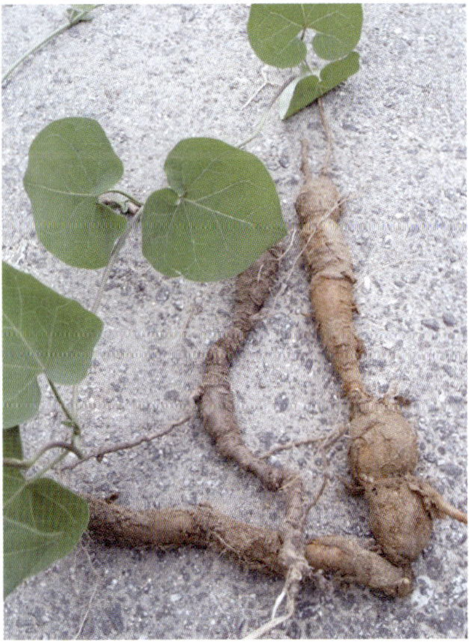

댕댕이덩굴 Cocculus trilobus

약효_ 강한 진통 작용을 하며, 근육통, 신경성 관절염에 쓴다.

덩굴성 목본식물로, 줄기와 뿌리줄기를 말리면 방기(防已)라고 하는 생약이 된다. 시노메닌(Sinomenine)이라는 모르핀과 닮은 알칼로이드 성분을 함유하고 있어 강한 진통 작용을 하며, 근육통, 신경통, 관절염 등에 약효가 있다.

이용 부위 줄기, 뿌리. **용법** 동그랗게 잘라 말린 다음 달여 마심. **채취 시기** 10~11월. **분포** 전국. **자라는 곳** 산과 들. **생태** 낙엽 덩굴나무. **크기** 덩굴로 길게 말아 올라가며 자란다. **개화 시기** 6~7월, 열매는 10월. **꽃** 자웅이주. 황백색 작은 꽃을 피운다. **잎** 넓은 난형이며 길이는 3~12㎝.

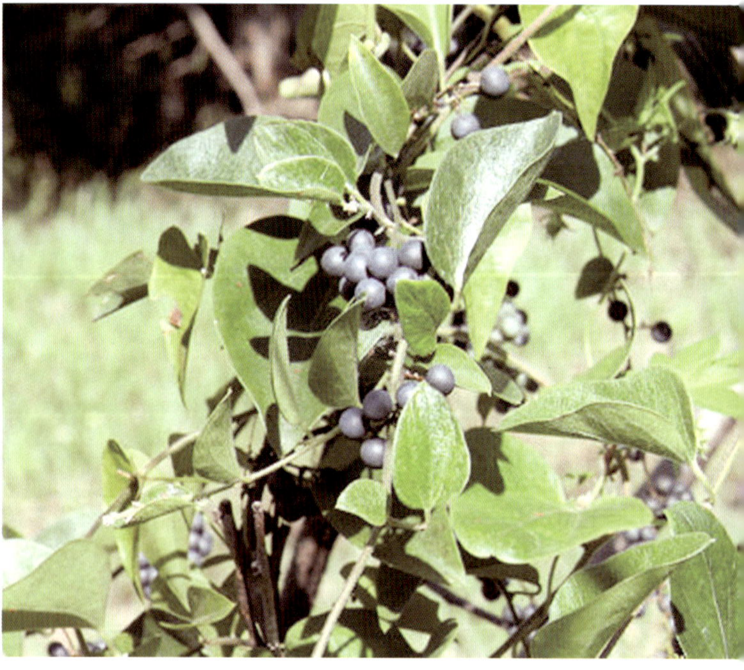

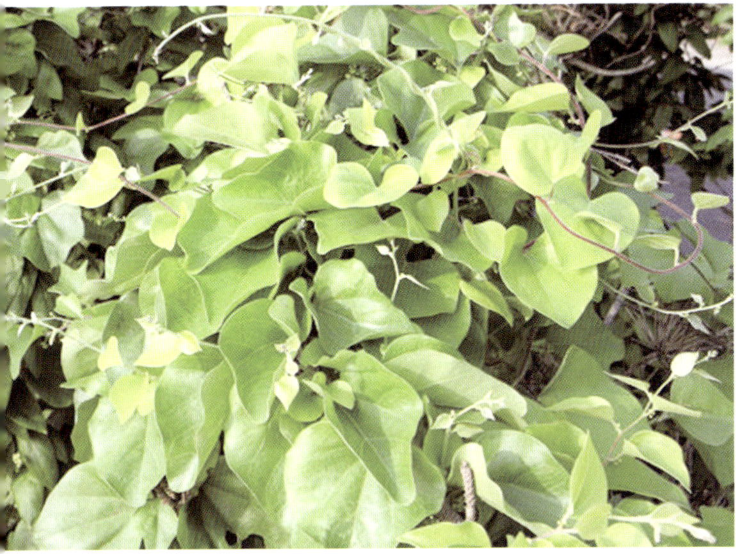

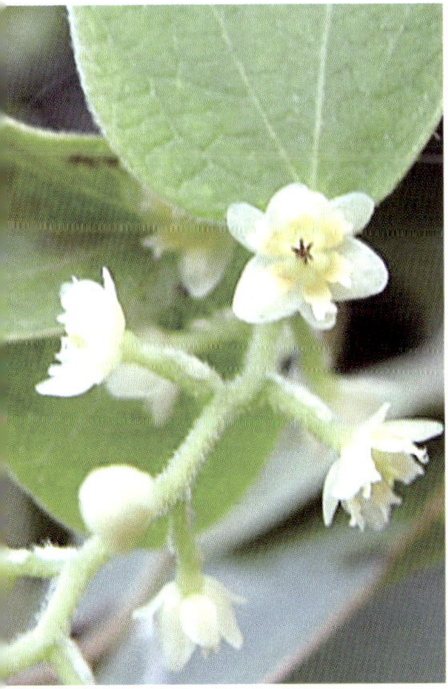

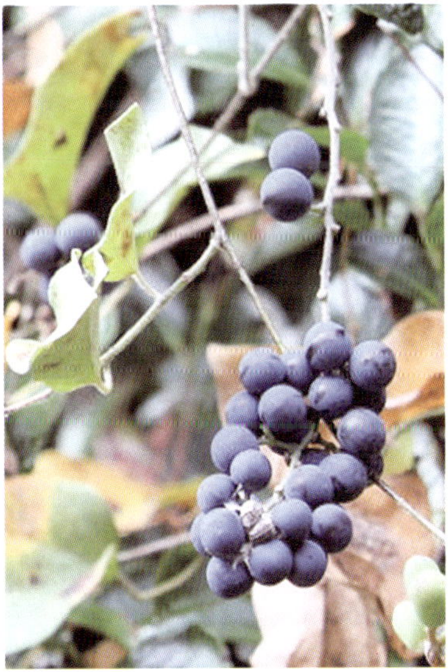

새삼 Cuscuta japonica

약효_ 자양 강장, 피로와 권태(씨), 여드름과 땀띠(줄기)에 좋다.

긴 덩굴을 여러 식물에게 칭칭 감으며 자라는 기생식물이다. 씨는 토사자(菟絲子)라 불리며 약제로 쓰인다. 씨를 달여 마시면 자양 강장, 피로와 권태에 효능이 있으며, 줄기 즙은 여드름과 땀띠에 좋다. 열매가 익기 직전인 가을에 채취하여 그늘에서 말린 다음 풀을 쳐내고 씨만 걷는다.

이용 부위 줄기, 씨. **용법** 그늘에서 말린 열매를 채취하여 달여 마신다. **채취 시기** 9~10월. **분포** 전국. **자라는 곳** 산과 들, 덩굴숲. **생태** 한해살이풀. **크기** 덩굴성. **개화 시기** 8~9월. 열매는 10~11월. **꽃** 꽃은 흰색이며 이삭 꽃차례로 많이 핀다. **잎** 엽록소가 없고, 잎은 작은 비늘 모양으로 퇴화되었다.

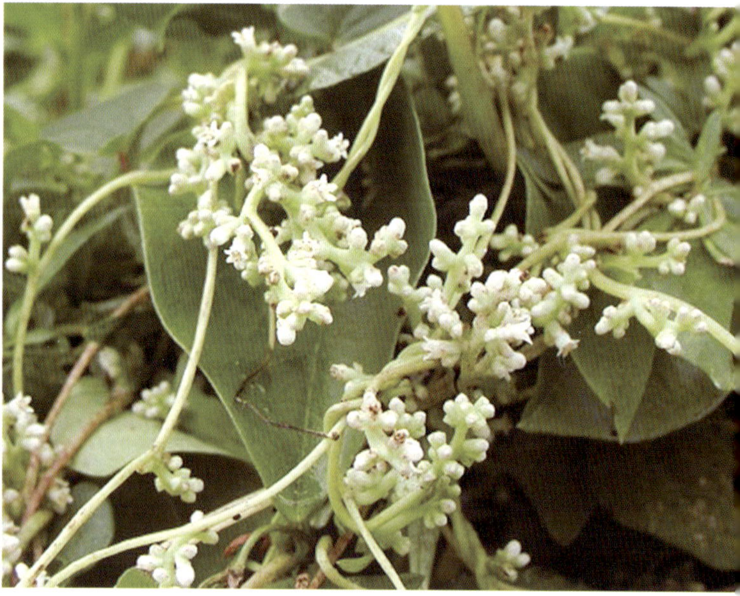

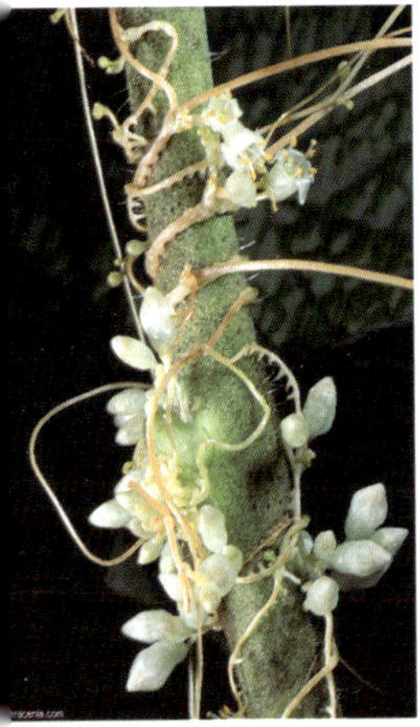

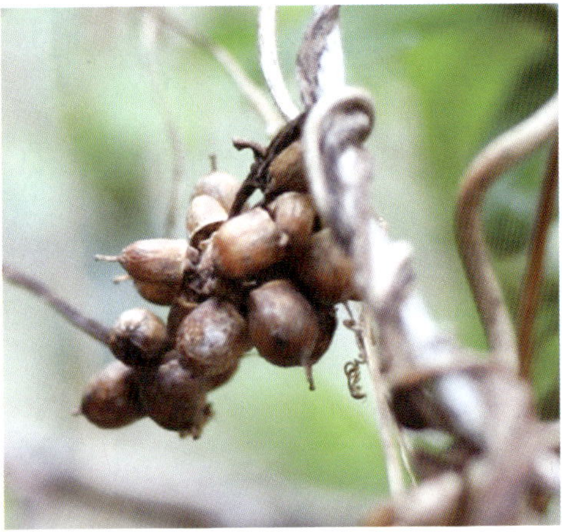

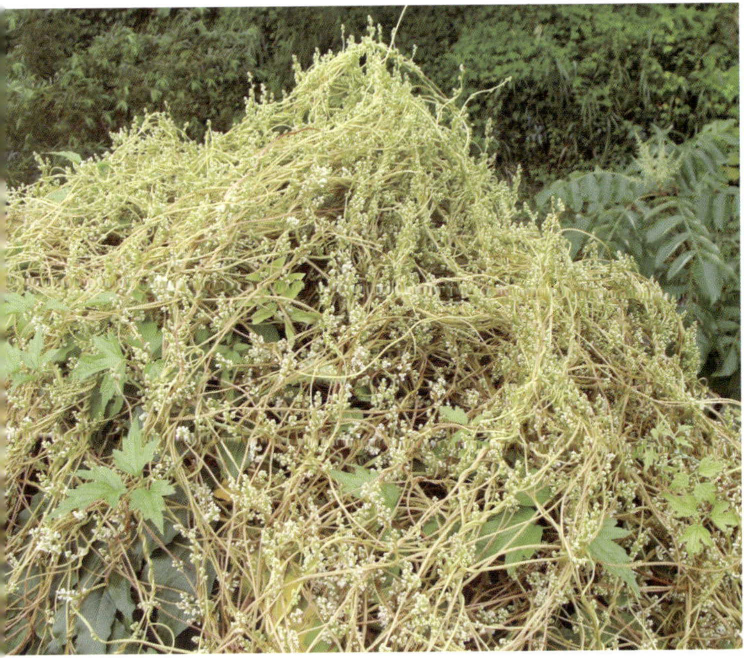

머루 Vitis coignetiae

약효_ 빈혈, 불면, 냉증, 식욕부진 등에 좋다.

야생으로 자라는 대표적인 포도이다. 먹을 수 있다. 과일주와 주스, 잼 등으로 만든다. 약효는 빈혈, 불면, 냉증, 식욕 부진 등에 좋다. 날것 그대로 믹서로 갈아 주스로 만들어 마셔도 맛있지만, 야생에서 자란 것은 신맛이 강하기 때문에 기호에 따라 설탕을 더해도 좋다. 씨가 있으므로 걸러내서 마시는 것이 좋다.

이용 부위 열매. **용법** 날것 그대로 믹서에 갈아 마심. **채취 시기** 9~11월. **분포** 전국. **자라는 곳** 산, 계곡. **생태** 낙엽 덩굴식물. **크기** 덩굴손으로 말아 올라가며 길게 뻗어나간다. **개화 시기** 5~6월. 열매가 익는 시기 9~10월. **꽃** 황록색 작은 꽃. **잎** 심장원형. 길이는 10~30㎝.

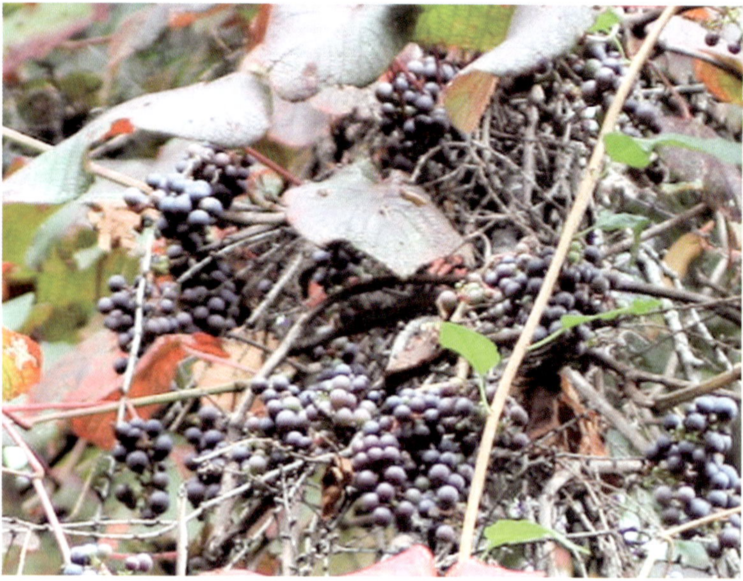

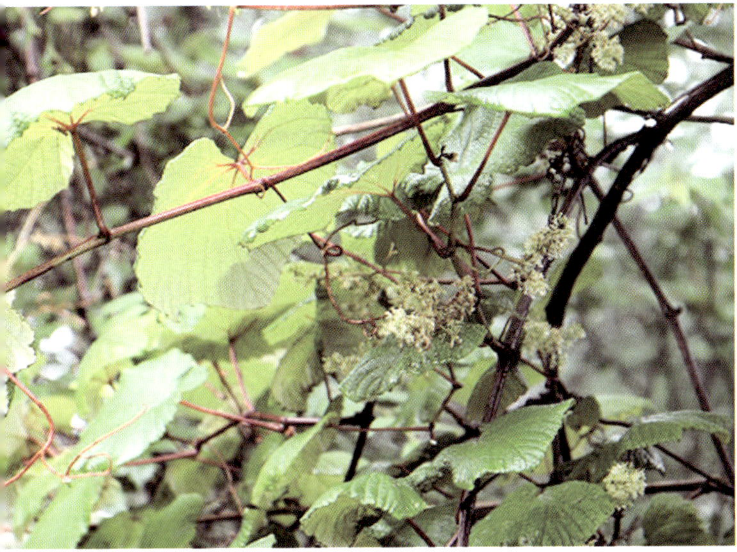

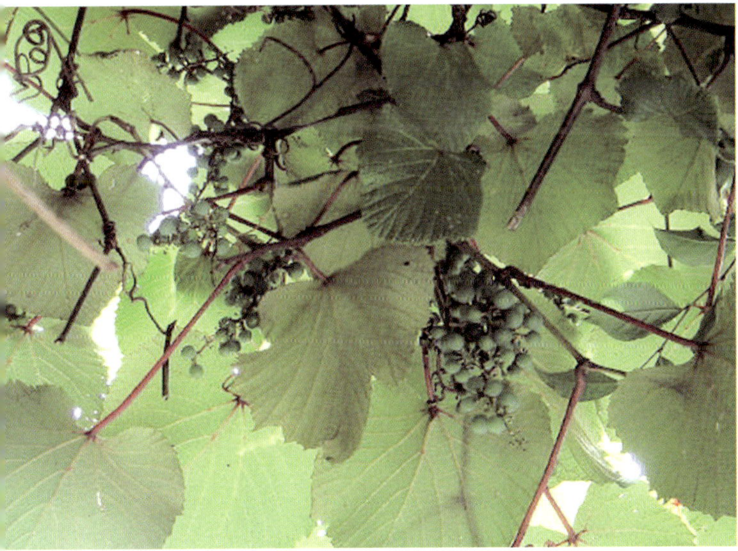

개머루 *Ampelopsis brevipedunculata*

약효_ 위궤양, 십이지장 궤양(뿌리), 타박상, 삐었을 때(벌레가 알을 깐 열매).

열매는 보기에 아름답지만 생으로 먹을 수는 없다. 열매는 벌레의 요충이 사는 집이 되어 부풀어 오른 것이 많다. 그런데 이것이 약으로 쓰인다. 벌레가 알을 깐 열매를 소주에 담근 액체에 밀가루를 섞어 반죽한 것을 타박상이나 삔 곳에 붙이면 치유의 효과가 있고, 말린 뿌리를 달여 마시면 위장병에도 좋다.

이용 부위 뿌리, 벌레가 알을 깐 열매. **용법** 햇볕에 말린 것을 달인다(뿌리), 소주로 습포(벌레가 알을 깐 열매). **채취 시기** 가을. **분포** 전국. **자라는 곳** 산과 들. **생태** 낙엽 덩굴식물. **크기** 덩굴이 갈지자로 길게 자란다. **개화 시기** 6~7월, 열매는 가을. **꽃** 노란색 작은 꽃을 모여 피운다.

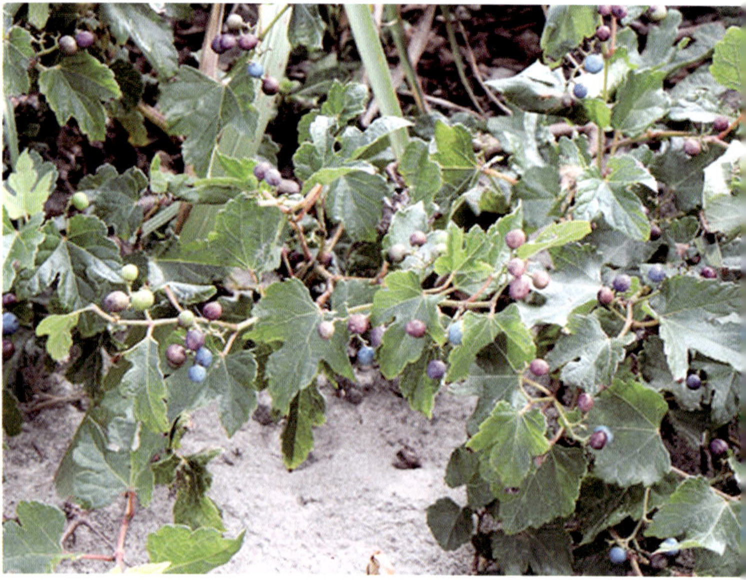

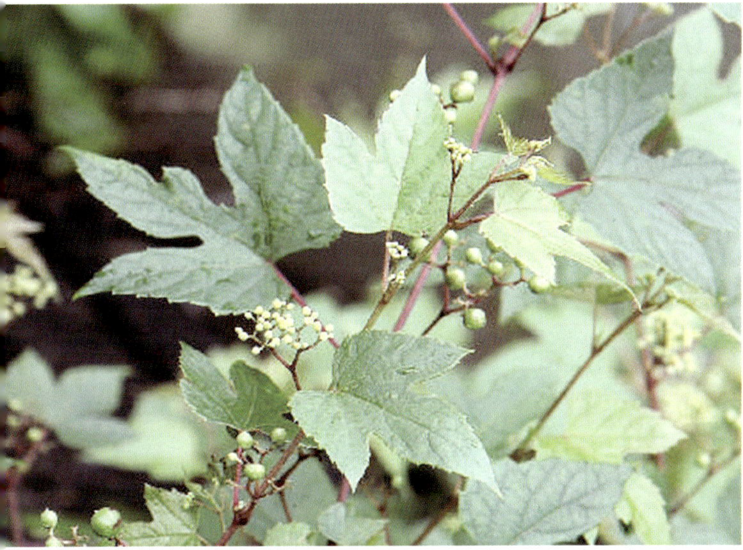

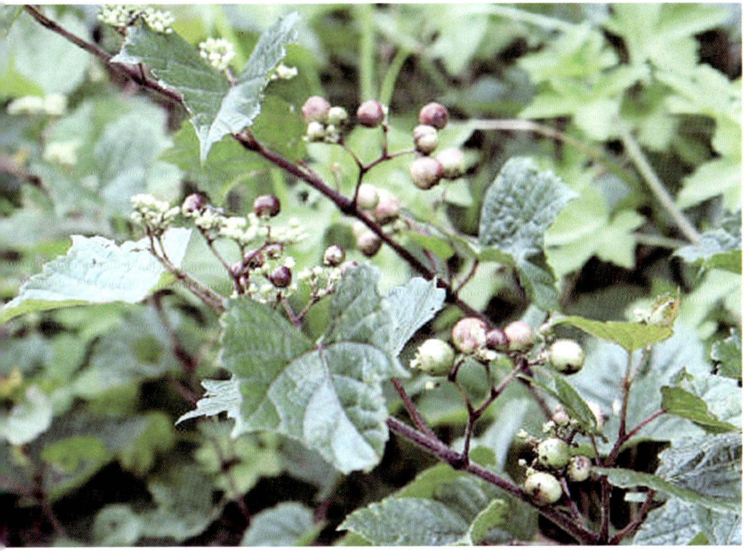

청미래덩굴 Smilax china

약효_ 이뇨, 종기, 뾰루지 등에 쓰인다.

새싹은 산나물로 먹는다. 열매는 녹색일 때부터 붉게 물들 때까지 덩굴식물 꽃 재료로 활용한다. 말린 뿌리줄기를 달여 마시면 이뇨를 돕고, 종기 · 뾰루지 등의 완화제로 쓰인다. 민간요법에서는 잎을 달여 감기로 인한 발한과 열을 내리는 약으로 쓴다.

이용 부위 뿌리줄기. **용법** 햇볕에 말린 다음 달여 마심. **채취 시기** 10~11월. **분포** 중부이남. **자라는 곳** 산과 들. **생태** 낙엽덩굴식물. **크기** 덩굴이 말아 올라가며 무성해진다. **개화 시기** 5월. 열매는 9~10월. **꽃** 자웅이주. 황록색 작은 꽃을 피운다. **잎** 타원형이며 길이는 3~12㎝.

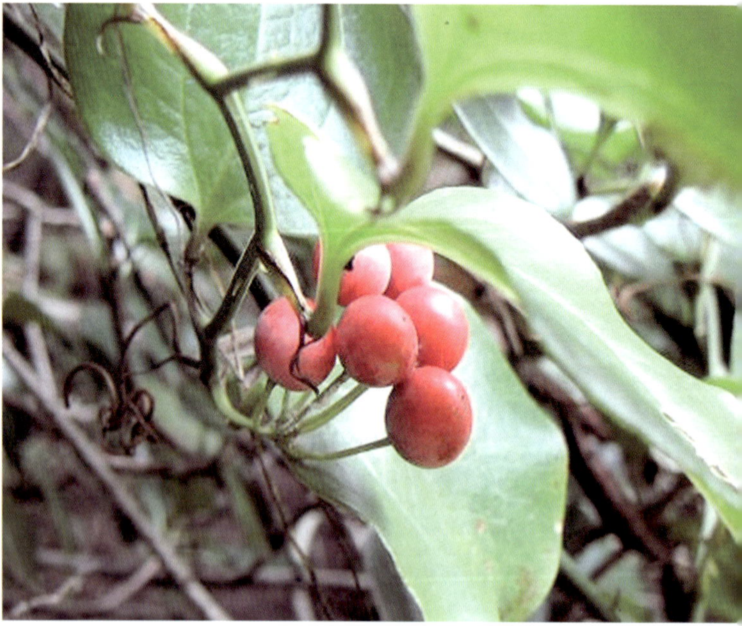

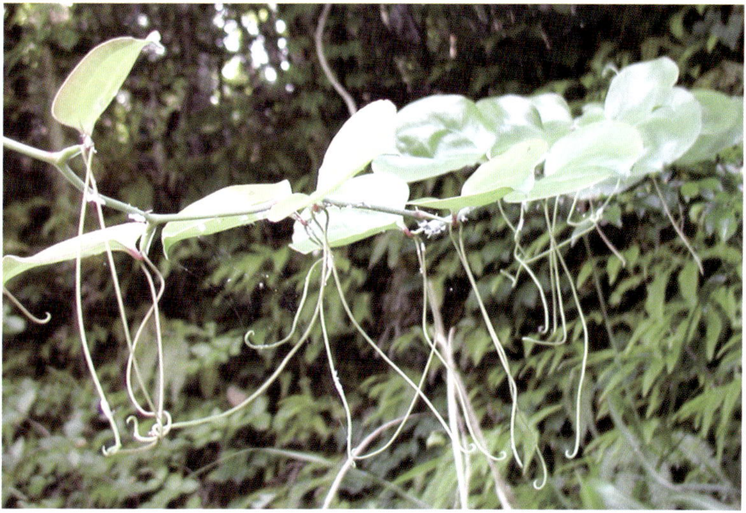

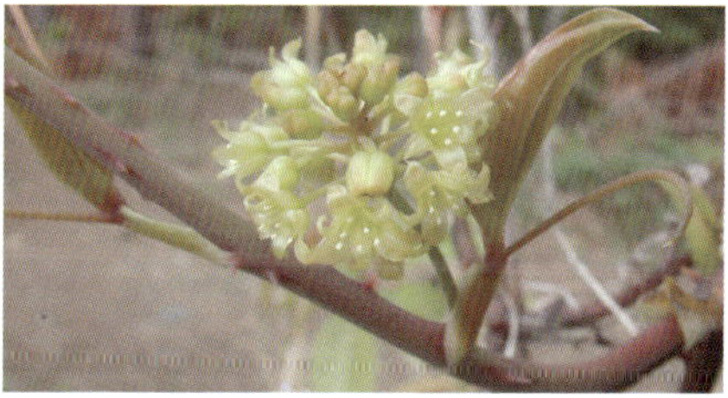

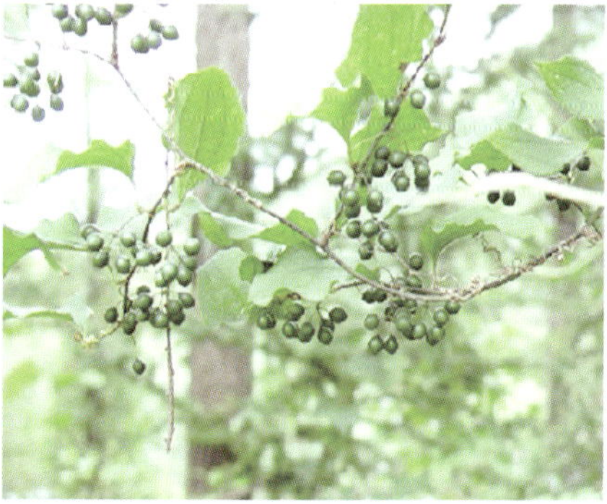

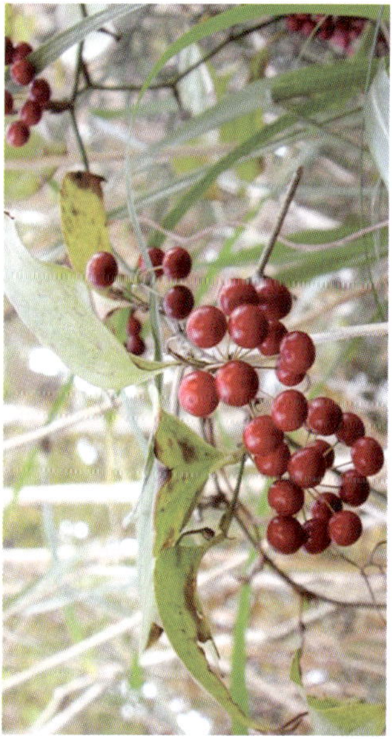

다래나무 Actinidia arguta

약효_ 당뇨병(열매), 과식, 설사(잎)에 효능이 있다.

깊은 산의 숲 속에서 자란다. 외관이 녹색이라 익을 때 보여주는 색색의 아름다움은 없지만, 한 번 먹으면 꼭 다시 먹고 싶어지는 자연의 달콤한 풍미가 있다. 열매는 껍질을 벗겨 먹으면 당뇨병과 쉽게 마르는 목에 좋다고 한다. 잎은 말려서 달여 마시면 설사를 멈추게 하는 효과가 있다. 열매는 만졌을 때 부드러운 것이 달다. 딱딱한 것은 과실주로 담근다.

이용 부위 열매, 잎. **용법** 열매는 약주로, 잎은 말려서 달여 마심. **채취 시기** 8~10월. **분포** 전국. **자라는 곳** 깊은 산속 숲. **생태** 낙엽 덩굴식물. **크기** 덩굴로 말아 올라가며 자란다. **개화 시기** 5~6월. 열매는 8~10월. **꽃** 흰색 양성화로 수꽃과 암꽃이 있다. **잎** 타원형이며 길이는 5~12㎝.

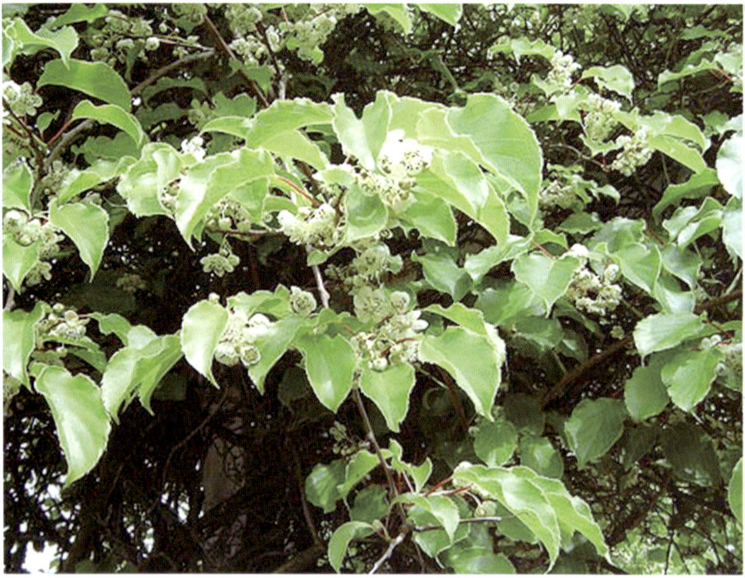

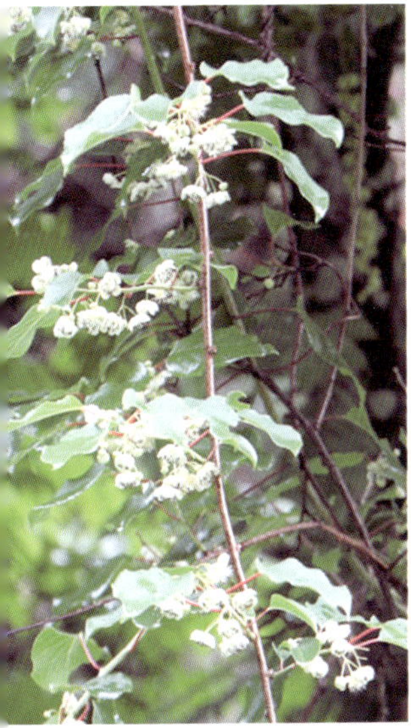
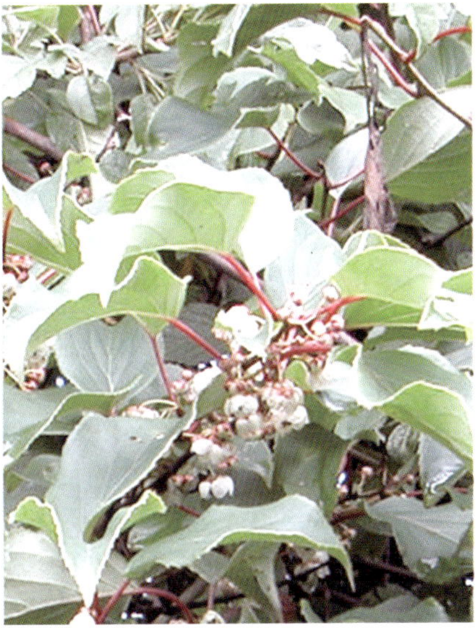
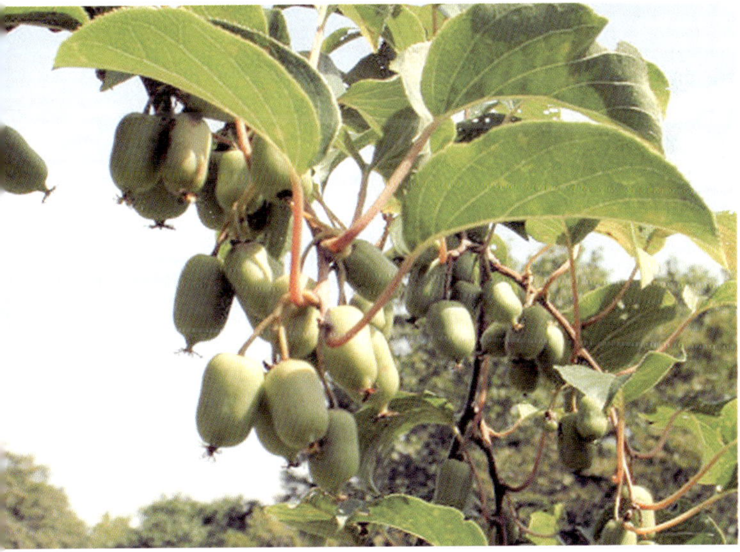

개다래나무 Actinidia polygama

약효_ 냉증, 요통, 신경통, 불면증에 약효가 있다.

나그네가 이 열매를 먹고 피로를 회복하고 다시 길을 떠났다는 열매다. 몸을 따뜻하게 하고, 혈액순환을 좋게 한다. 약효가 높은 것은 열매 안에 벌레가 알을 깐 것인데, 울퉁불퉁한 생태로 변한 열매를 따서 약으로 쓴다. 열탕에 5분 정도 담가 벌레를 죽이고 말린 다음, 분말로 만들어 복용하거나, 술에 담가 약주로 만든다. 정상적인 열매는 과실주로 담그면 좋다.

이용 부위 열매(벌레가 알을 깐 열매). **용법** 열탕에 담갔다가 말려 분말로 만든다. **채취 시기** 9~10월. **분포** 전국. **자라는 곳** 산골짜기. **생태** 낙엽 덩굴식물. **크기** 덩굴로 말아 올라가며 자란다. **개화 시기** 6~7월. 열매는 9~10월. **꽃** 직경 2cm이며, 암수 양성화가 있다. **잎** 계란형이며 길이는 10cm.

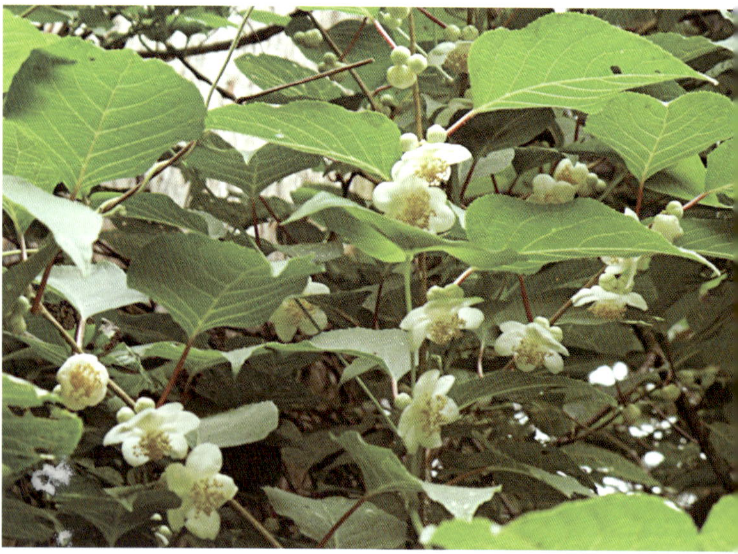

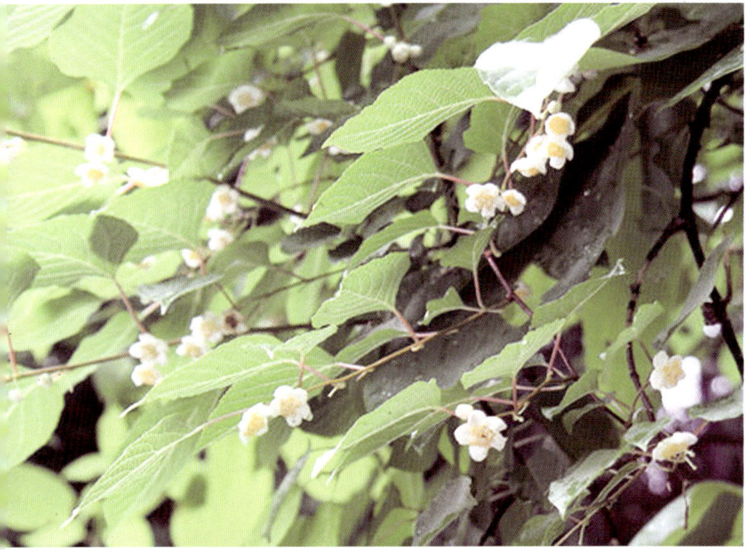

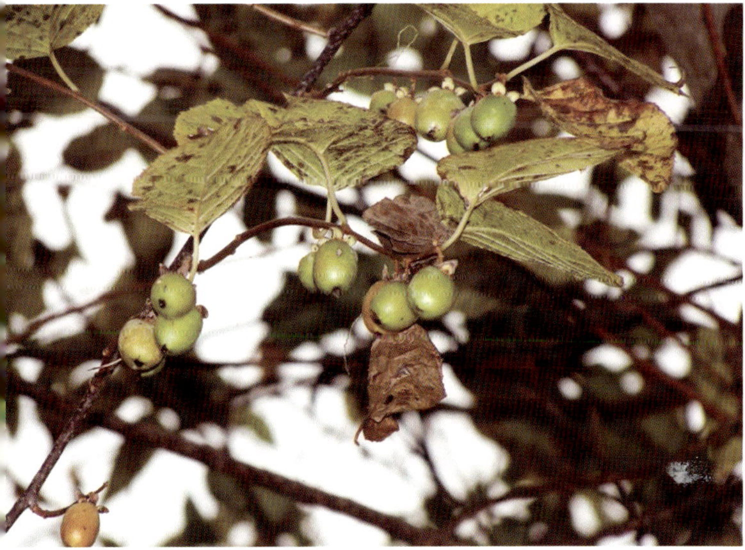

칡 Pueraria lobata

약효_ 해열, 두통, 발한, 어깨 결림, 설사에 효능이 있다.

뿌리에는 다량의 전분이 함유되어 있어, 정제하면 다량의 칡가루가 만들어진다. 생약인 갈근(葛根)은 뿌리껍질을 벗겨 물에 담근 다음, 네모나게 잘라 햇볕에 말린 것이다. 칡가루에 뜨거운 물을 탄 칡탕은 감기와 설사에 좋고, 갈근을 달여 복용하면 해열, 발한, 어깨 결림에 좋다. 꽃은 말려서 뜨거운 물을 부었다 식혀 마시면 숙취해소에 좋고, 잎을 갈아 만든 즙은 상처에 바르면 좋다.

이용 부위 뿌리, 꽃, 잎. **용법** 껍질을 벗겨 자른 것을 말려 달여 마심(뿌리). **채취 시기** 가을~겨울(뿌리). **분포** 전국. **자라는 곳** 산기슭. **생태** 다년생풀. **크기** 덩굴성이며 20m 정도로 자란다. **개화 시기** 8월. **꽃** 붉은빛이 도는 자주색으로 핀다. **잎** 큰 3출복엽이며, 뒷면에 흰 털이 난다.

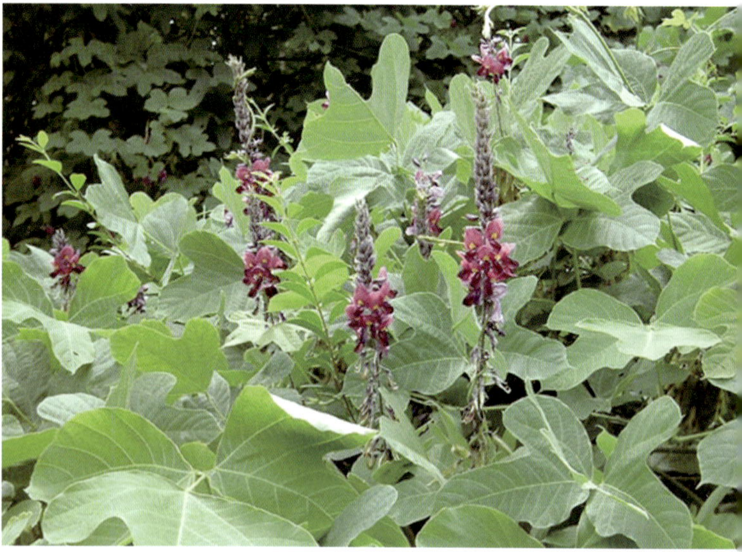

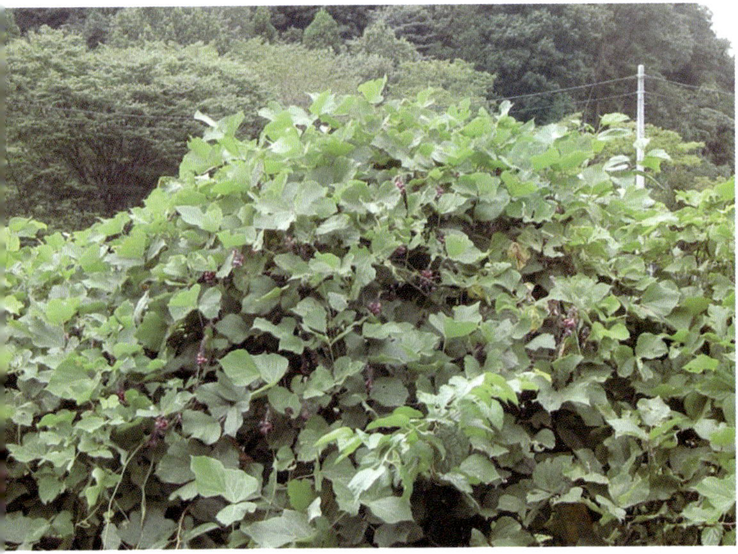

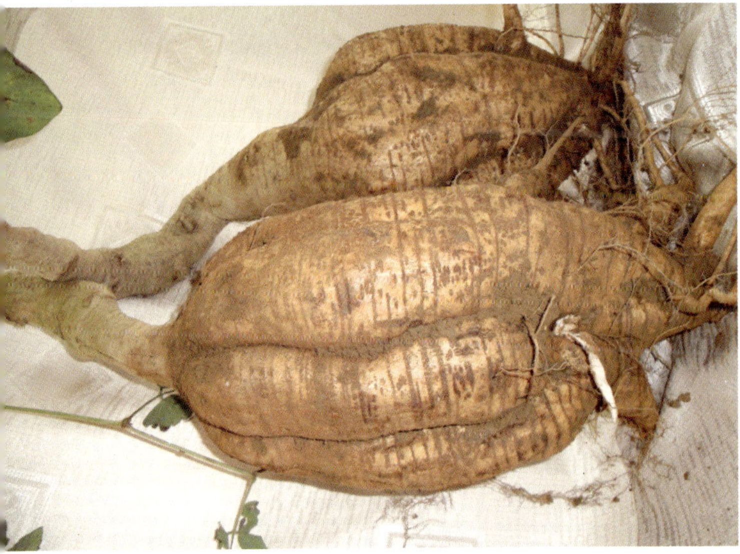

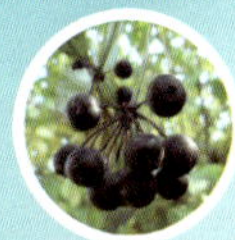

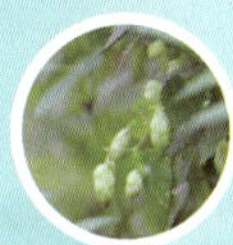

The Medicinal herb of Korea

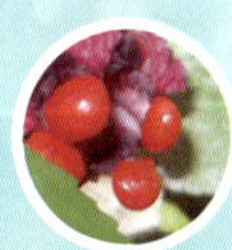

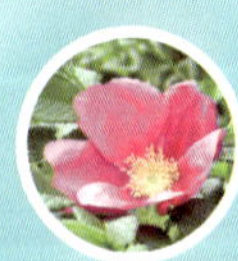

06
약용 나무

겨우살이 Viscum album ssp.

약효_ 요통, 무릎 관절통, 부인병에 약효가 있다.

팽나무, 느티나무, 밤나무, 벚나무, 너도밤나무, 졸참나무 등의 낙엽수에 기생하며 숙주의 영양분과 수분으로 자라는 반기생식물이다. 줄기와 잎을 채취하여 잘게 썰어 햇볕에 말린 것을 약용으로 쓴다. 달여서 복용하면 무릎과 허리가 묵직한 관절통과 요통에 좋고, 임산부의 요통, 부인병 약으로도 많이 쓰인다.

이용 부위 줄기잎. **용법** 잘게 썰어 말린 것을 달인다. **채취 시기** 연중. **분포** 전국. **자라는 곳** 나무 위. **생태** 다른 나무에 기생. 상록관목. **크기** 직경 40~50㎝. **개화 시기** 4월. **꽃** 자웅이주. 노란색 작은 꽃이 핀다. **잎** 누운 피침형이며, 길이는 3~6㎝.

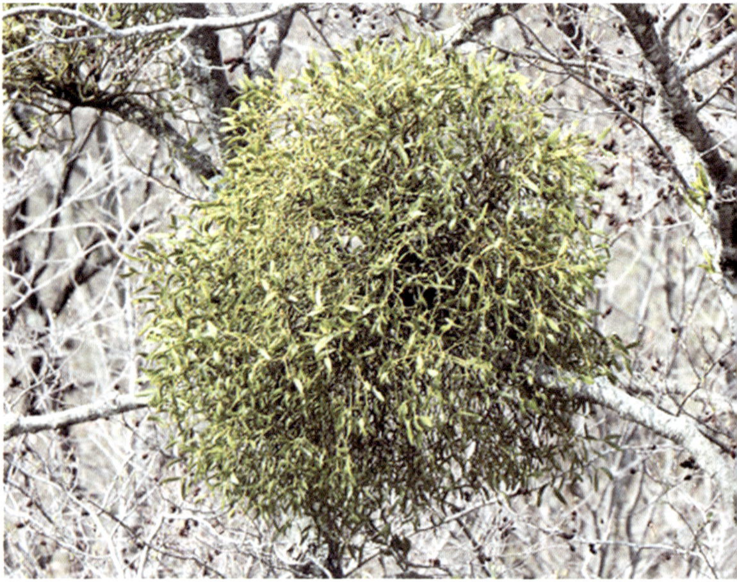

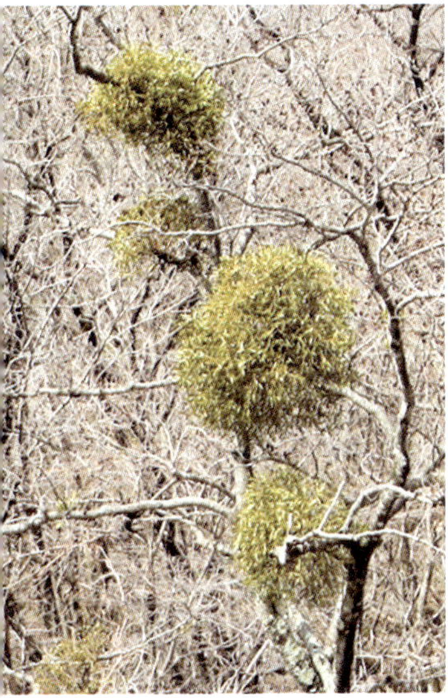

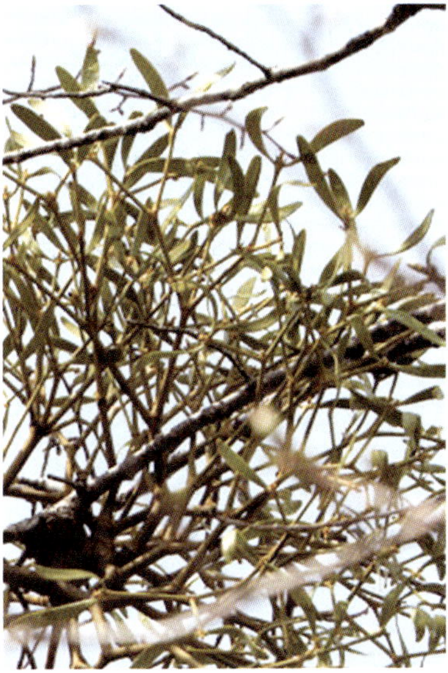

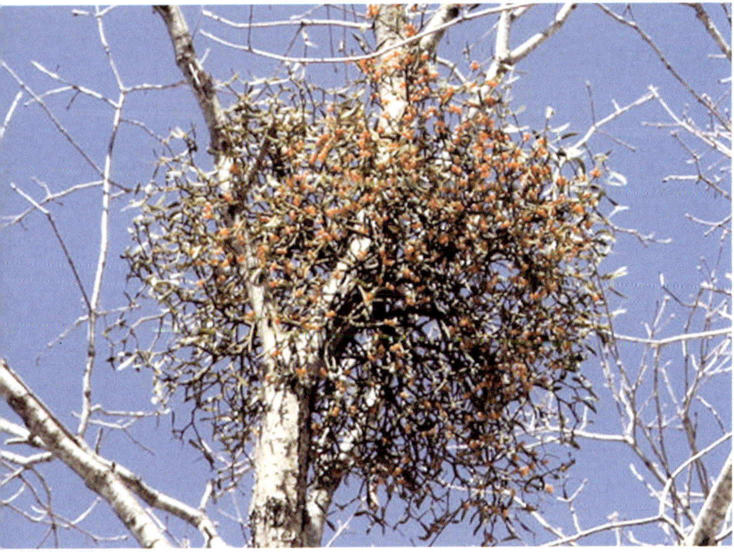

오가피 Acanthopanax sieboldianus

약효_ 자양강장에 효과가 있으며, 관절통과 요통을 완화시킨다.

오가피주는 가시오가피의 뿌리껍질로 담근 것으로 향이 강하다. 오가피주는 하반신을 따뜻하게 하는 작용이 있어 냉증과 발의 부기를 빼는 데 효과적이다. 봄에 싹이 나오기 전 뿌리를 캐내 껍질을 벗기고 물로 씻어 말린 후 사용한다. 어린잎은 식용으로도 사용한다. 암수딴그루로, 암그루에는 직경 5~6㎜의 동그란 모양의 과실이 열리며, 가을에는 검게 익는다.

이용 부위 근피(根皮). **용법** 뿌리껍질을 벗겨 햇빛에 말린 것을 찐다. 또는 술에 담가 오가피주로 만든다. **채취 시기** 싹이 나기 전. **분포** 전국. **자라는 곳** 산지의 잡목림. **생태** 낙엽관목. **크기** 높이 2~3m. **개화 시기** 5~6월. **꽃** 담녹색으로 작고, 공 모양으로 핀다. **잎** 5장의 소엽으로 가늘고 길다.

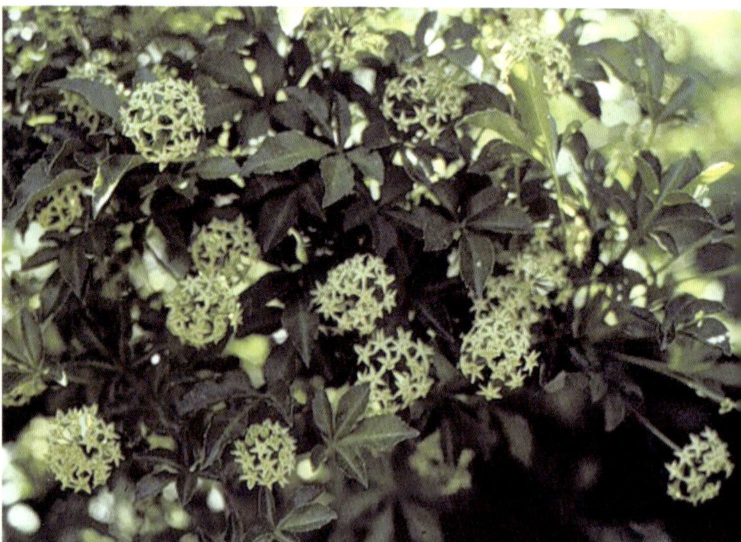

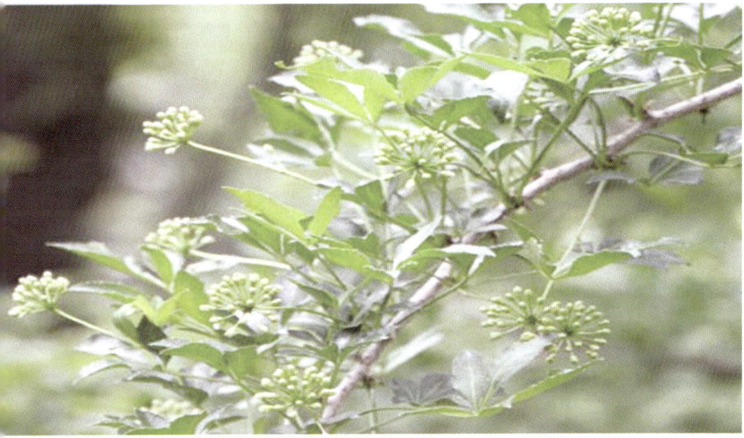

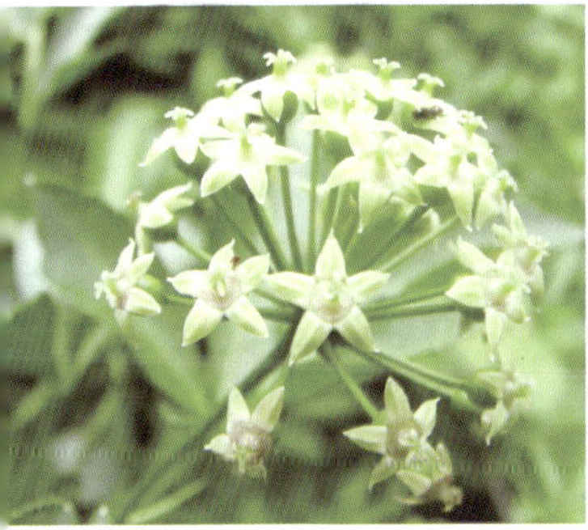

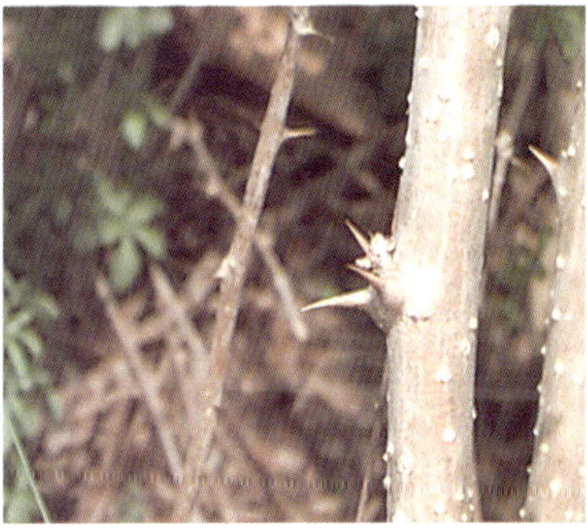

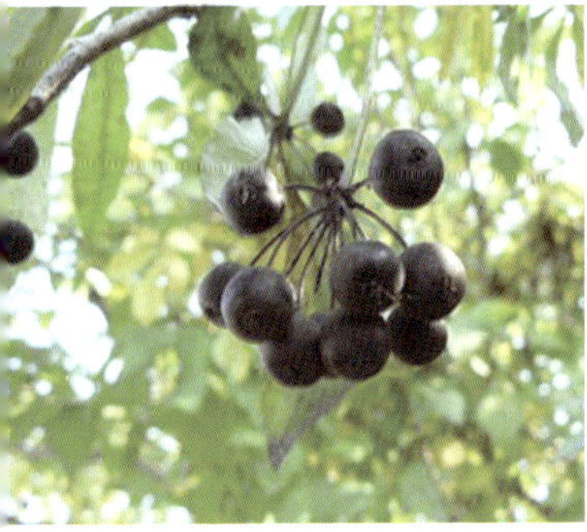

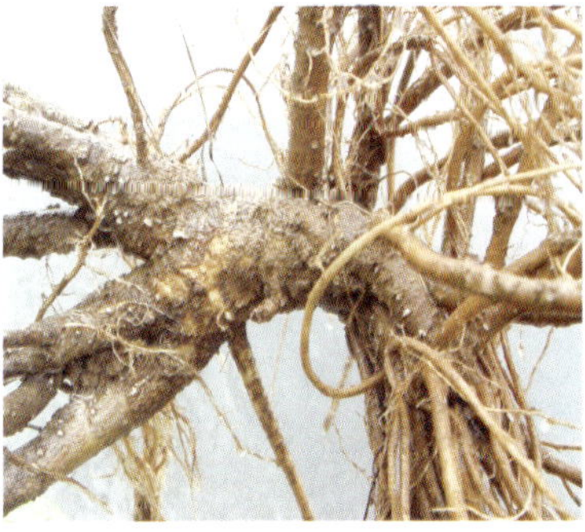

두릅나무 Aralia elata

약효_ 당뇨병, 신장병에 약효가 있다.

새싹은 귀한 산나물로 여겨져 재배하기도 한다. 나무줄기에 날카로운 가시가 있다. 약용하려면 새싹이 나오기 전에 파낸 뿌리껍질과 나무껍질을 사용한다. 혈당치를 내리는 작용을 하며 이뇨에도 좋다. 뿌리껍질이나 나무껍질은 잘게 썰어서 말린 다음 푹 찌고 하루에 3번 복용한다. 두릅나무 열매는 직경 3㎜ 정도로 생태는 동그랗다. 가을에 검게 익는다.

이용 부위 근피, 수피. **용법** 나무의 뿌리껍질을 벗겨 햇빛에 말린 것을 찐다. 수피도 똑같이 한다. **채취 시기** 싹이 나기 전. **분포** 전국. **자라는 곳** 산지의 숲. **생태** 낙엽저목. **크기** 나무 높이 3~5m. **개화 시기** 8~9월. **꽃** 좁쌀 크기의 작은 흰색 꽃들이 많이 핀다. **잎** 잎은 어긋난 겹잎, 잔잎의 길이는 5~12㎝.

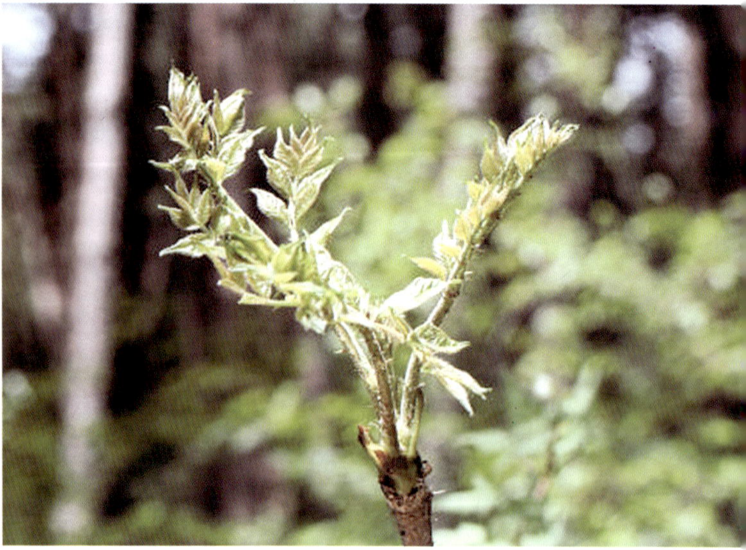

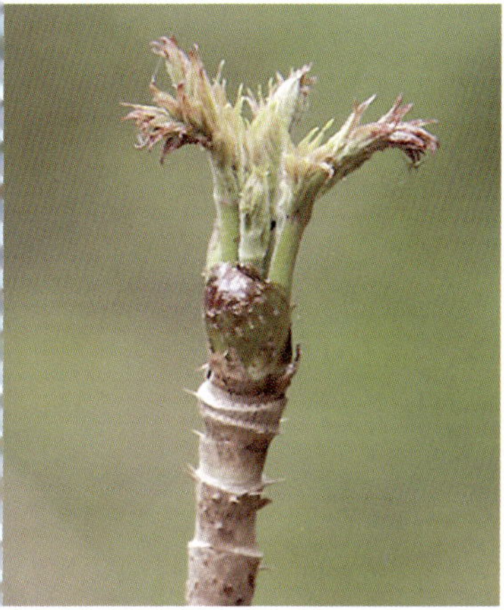
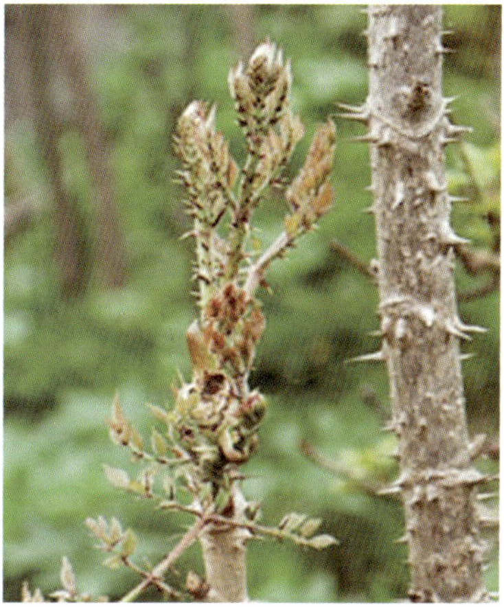
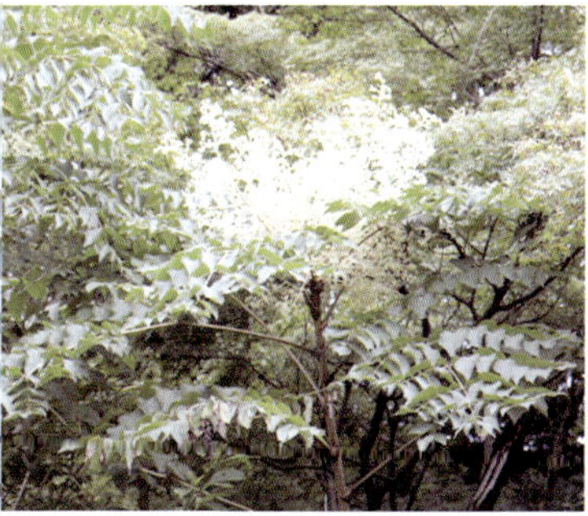
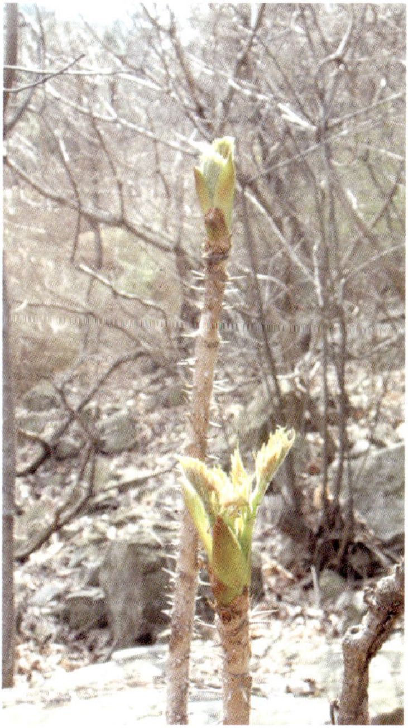
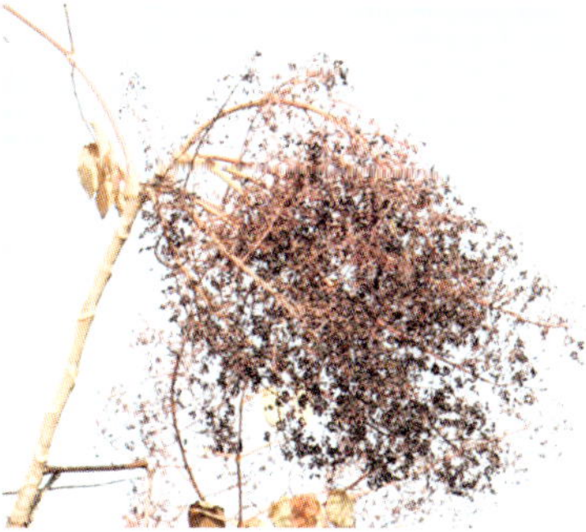

홉 Humulus lupulus var.

약효_ 과식 등 소화계통에 좋지만 위가 약한 체질은 안 맞는다.

홉은 쓴맛을 내는 맥주의 원료이다. 한국에서는 맥주 제조회사들이 설립되면서 1934년 함남 혜산 지방에서 처음으로 재배되었다. 지금은 주로 대관령 일대의 고지대에서 재배하고 있다. 이 종 역시 쓴맛이 나며, 말려서 달이면 약용으로 사용한다. 녹색 솔방울 모양이 암꽃차례이고, 포엽이 겹쳐져 있는 것을 채취한다.

이용 부위 암꽃차례. **용법** 햇볕에 건조시켜 달여 마심. **채취 시기** 8~9월. **분포** 대관령 등의 고지대. **자라는 곳** 산과 들의 숲. **생태** 다년생 덩굴식물. **크기** 덩굴로 엉키며 무성하게 자란다. **개화 시기** 8~9월. **꽃** 자웅이주. 수꽃차례의 길이는 10~15㎝이며, 암꽃차례의 길이는 2~3㎝. **잎** 계란형으로 긴 무늬가 있다.

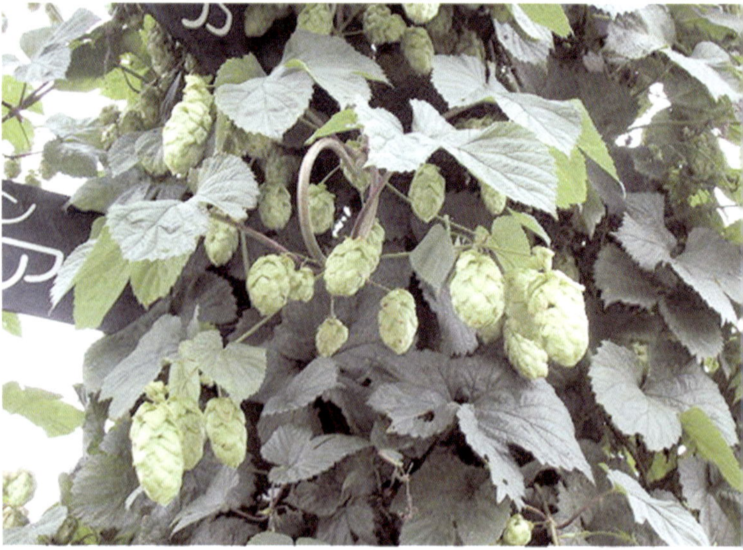

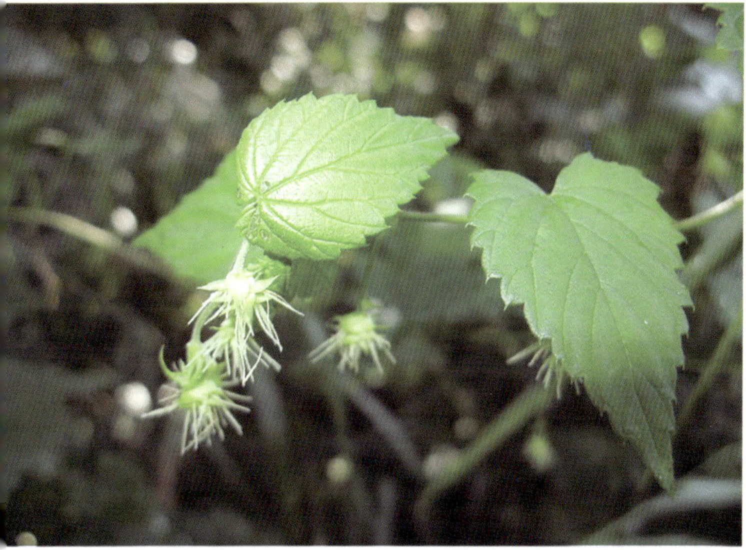

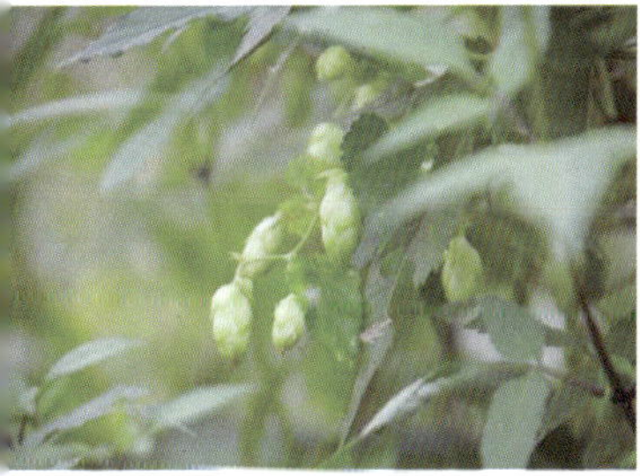

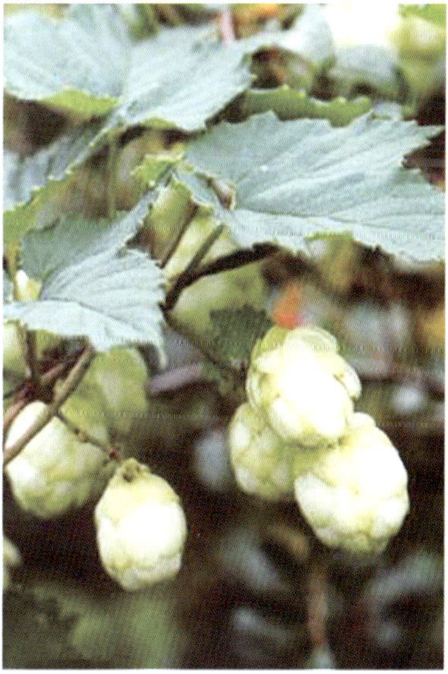

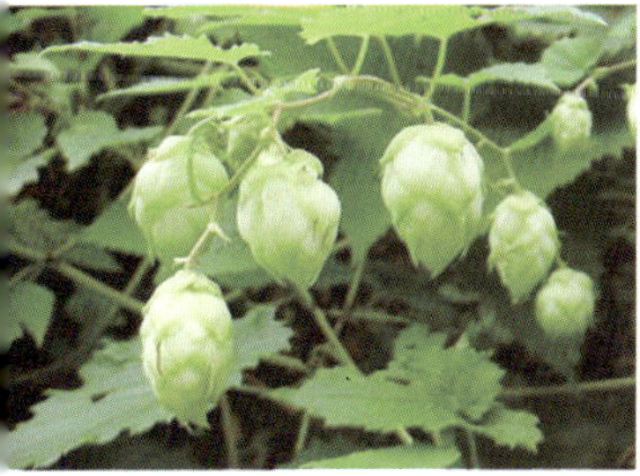

접골목 Sambucus sieboldiana

약효_ 타박상, 골절, 염좌, 신경통에 효능이 있다.

타박상과 골절, 염좌(인대의 섬유가 늘어나거나 찢어진 증상) 등에 좋아 접골목이라고 한다. 가지를 검게 태워 가루로 만든 것에 밀가루를 섞어 환부에 붙이고, 달인 액체에 적신 천을 붙인다. 또한 말린 것을 천주머니에 넣어 욕조에 담가 목욕을 하면 신경통에 좋다. 가지 외에 꽃은 반쯤 열렸을 때 채취해서 그늘에 말린다.

이용 부위 가지. **용법** 잘게 잘라 햇볕에 말린 것을 달여서 바른다. **채취 시기** 7~8월. **분포** 전국. **자라는 곳** 산야. **생태** 낙엽활엽관목. **크기** 높이 3~6m. **개화 시기** 4~5월. **꽃** 담황백색으로 작은 꽃이 많이 붙어 있다. **잎** 복엽으로 소엽은 2~3쌍으로 난다. 길이는 5~15㎝.

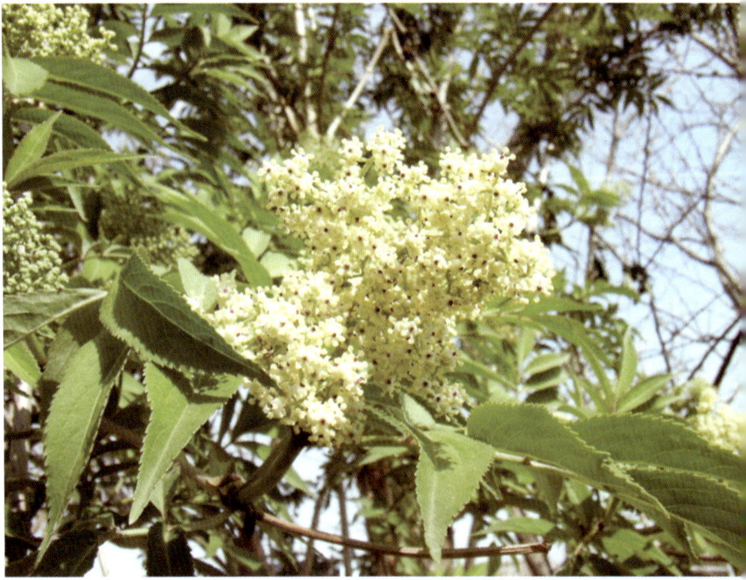

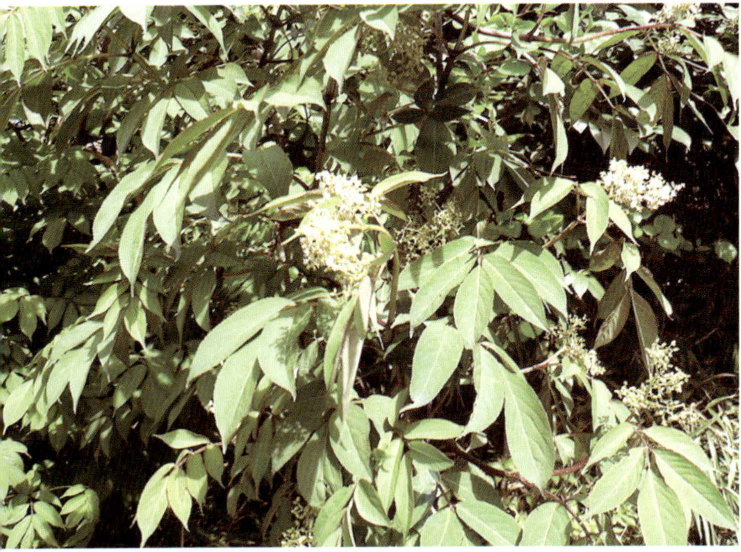

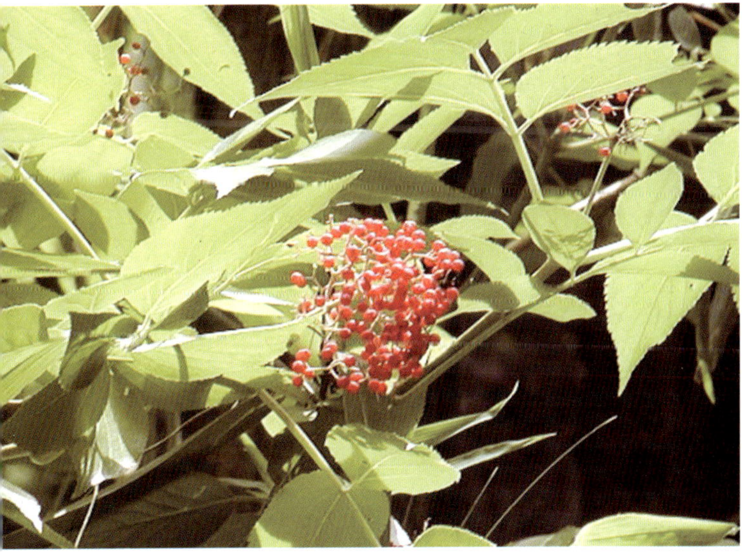

예덕나무 Mallotus japonicus

약효_ 위염, 위궤양(나무껍질), 치질, 벌레 물려 부은 데, 땀띠(잎)에 좋다.

새싹은 붉은색이며 잎이 떡갈나무 잎과 닮았는데, 떡갈나무는 참나무과로 과가 다르다. 말린 나무껍질을 달이면 위염과 위궤양에 좋고, 건조시킨 잎을 달인 엑기스는 치질, 벌레 물려 부은 곳에 좋고, 말린 잎을 목욕제로 쓰면 땀띠를 없애는 데도 효과적이다. 잎은 여름에, 나무껍질은 가을에 채취하여 햇볕에 말린다.

이용 부위 나무껍질, 잎. **용법** 햇볕에 말린 것을 달여 마심. **채취 시기** 잎은 여름, 나무껍질은 가을. **분포** 해안가. **자라는 곳** 야생의 숲. **생태** 낙엽소교목. **크기** 높이 5~10m. **개화 시기** 7월. **꽃** 수꽃은 담황색, 암꽃은 붉은색을 띤다. **잎** 새싹은 붉은색이고 자라면 녹색으로 변한다. 둥근 난형으로 길이는 10~20㎝.

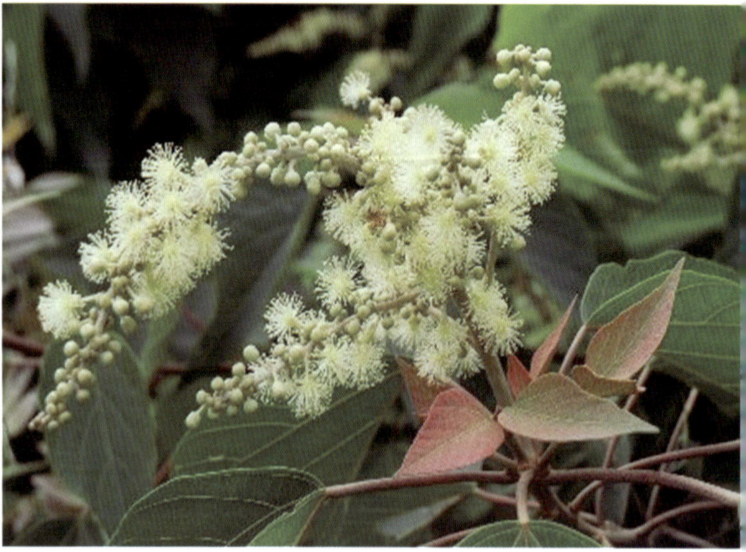

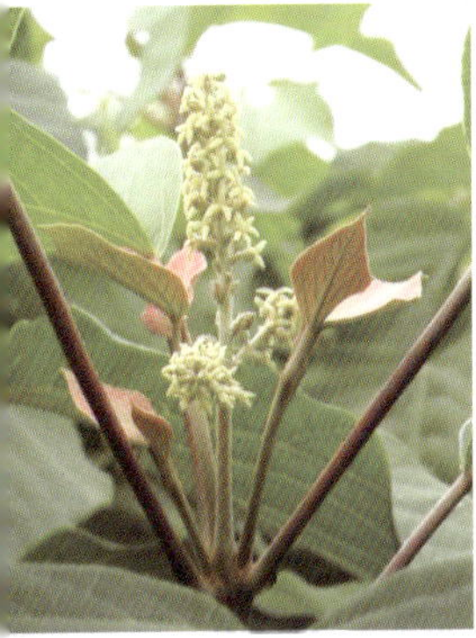
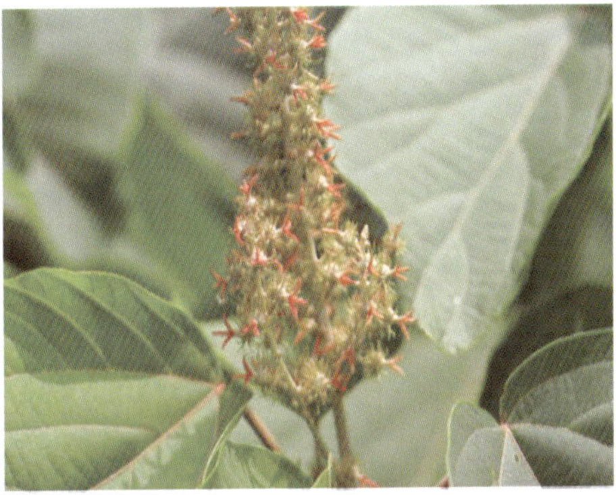
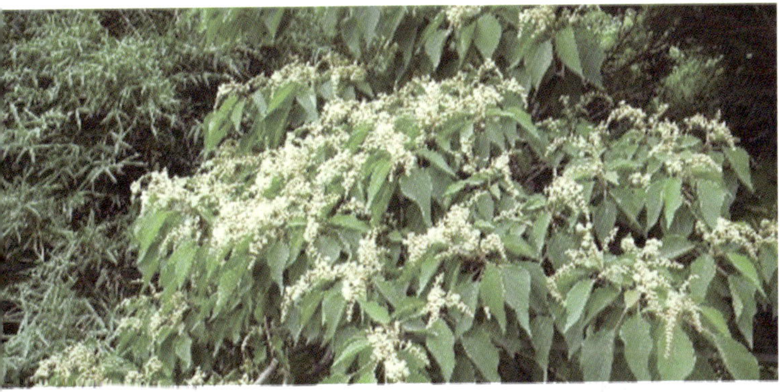
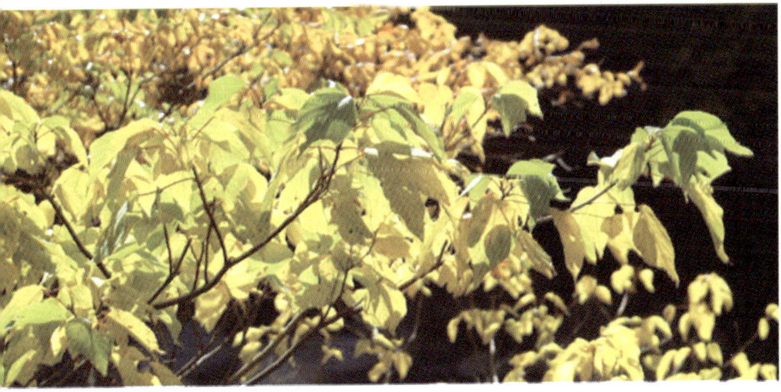

아카시아 Robinia pseudo-acacia

약효_ 자궁 출혈, 베인 상처 등에 쓴다.

원산지는 북아메리카로 각지에 널리 퍼졌다. 하얀 나비모양 꽃이 밑을 향해 모여서 핀다. 꽃은 달콤한 향기를 풍기며 피는데 식용으로도 쓰이며, 봉오리일 때 채취해서 말린 것을 달이면 약용으로 사용할 수 있다. 자궁 출혈, 베인 상처 등에는 생잎의 즙을 바르거나 달인 액체로 습포를 하면 좋다.

이용 부위 꽃(봉오리), 잎. **용법** 햇볕에 말린 다음 달인다. **채취 시기** 5~6월. **분포** 전국. **자라는 곳** 숲속, 길가, 강가. **생태** 낙엽활엽교목. **크기** 높이 10~15cm. **개화 시기** 5~6월. **꽃** 하얀 나비 모양 꽃이 모여서 피며 꽃향기가 달콤하다. **잎** 기수우상복엽으로 소엽은 3~9쌍.

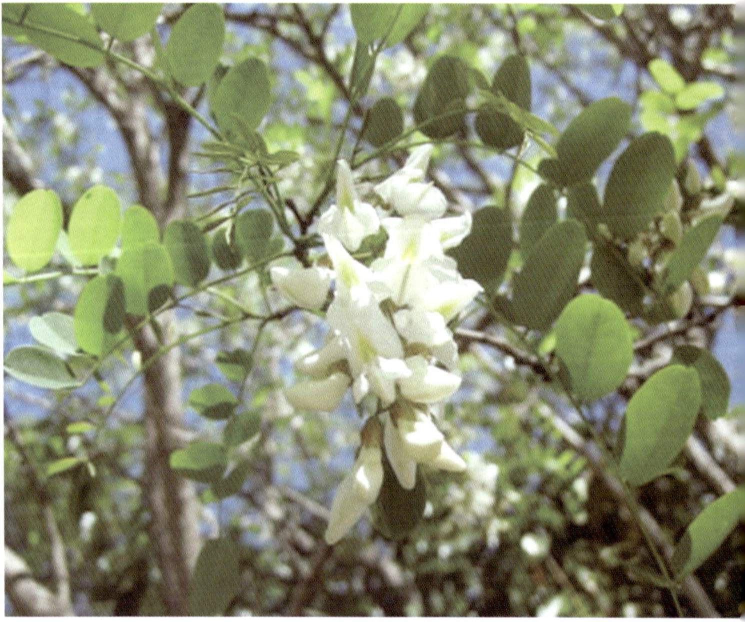

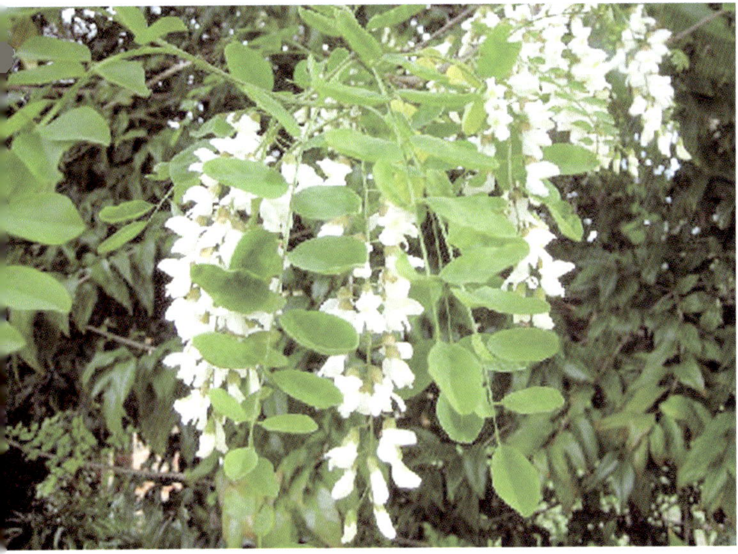

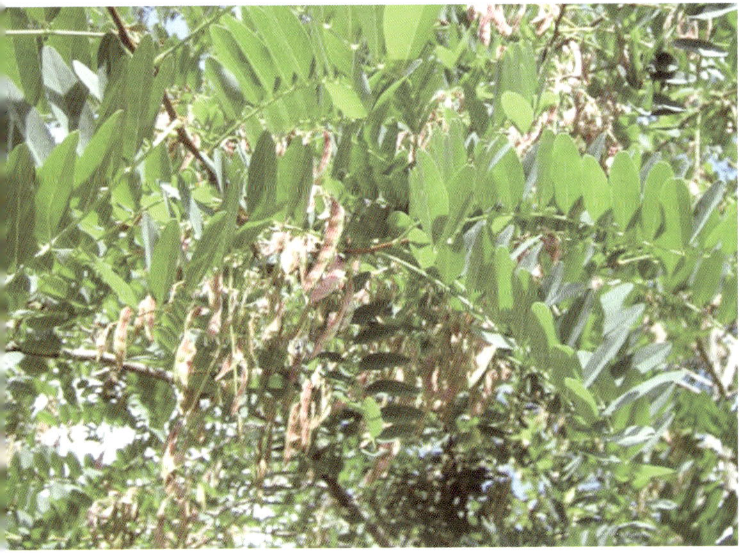

보리수 Elaeagnus pungens

약효_ 설사를 멎게 한다.

꽃은 가을에 피고 열매는 그 이듬해 봄~여름에 숙성하며, 이 열매가 익을 무렵이 바로 모내기 시기이다. 타닌이 많이 함유되어 있어 설사에 좋다고 한다. 과실은 긴 타원형으로 날것 그대로 먹어도 되지만, 약용으로 쓸 때는 햇볕에 건조시킨 것을 달여 복용한다. 꽃은 잎 옆에 몇 개씩 나며, 과실은 봄에 익는다.

이용 부위 과실. **용법** 햇볕에 말린 것을 다려 마심. **채취 시기** 5~6월. **분포** 전국. **자라는 곳** 표고 1,200m 이하의 산기슭. **생태** 낙엽관목. **크기** 높이 2.5m. **개화 시기** 10~11월. 과실은 3~5월. **꽃** 꽃잎은 없고 꽃받침이 종 모양으로 자라며, 잎겨드랑이에 아래를 보고 무리져 핀다. **잎** 긴 타원형이며 길이는 5~8cm.

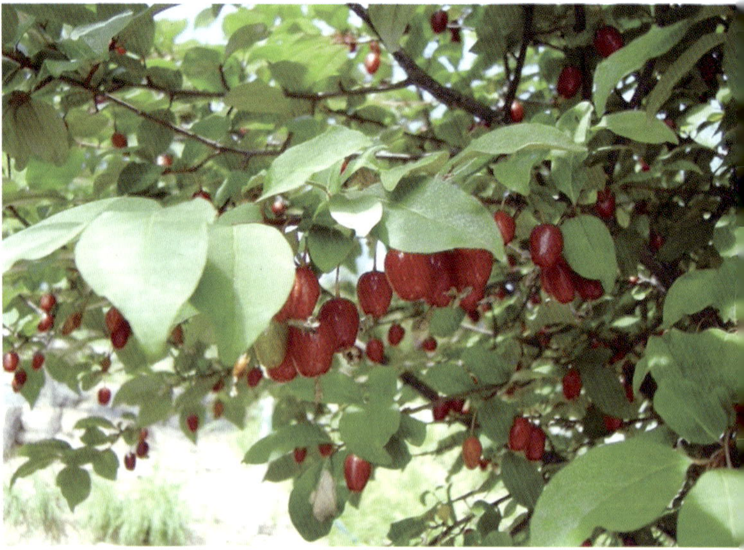

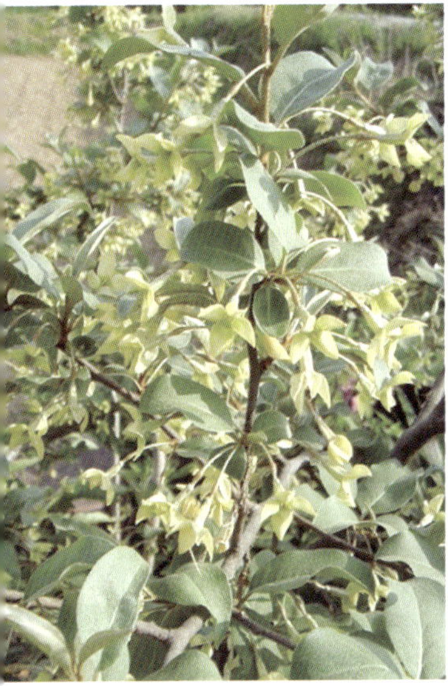

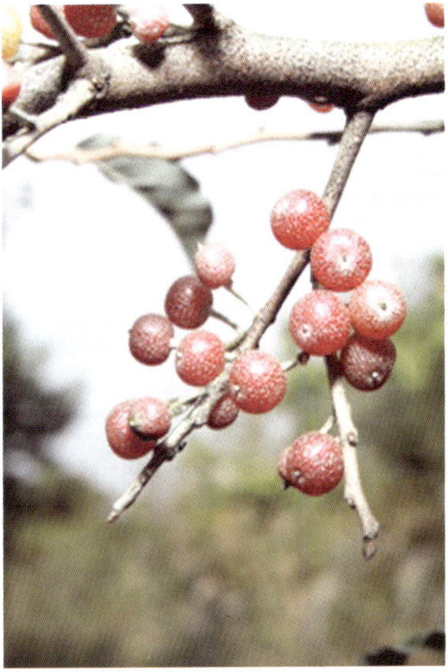

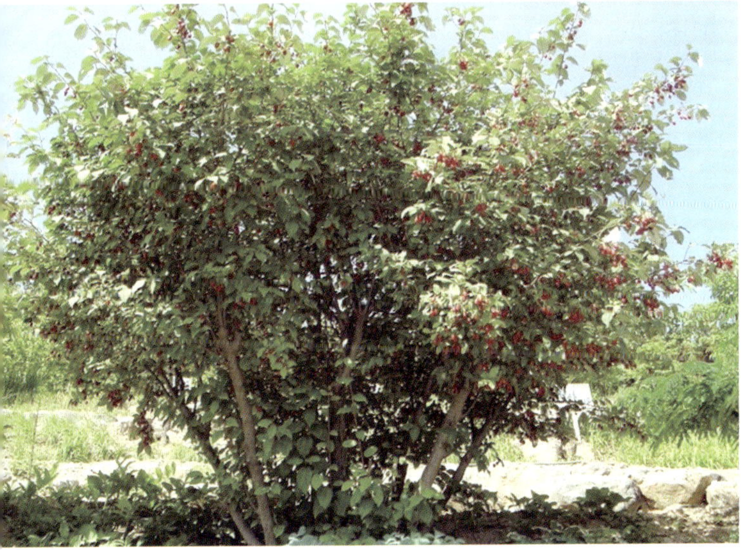

청사조 *Berchemia racemosa*

약효_ 이뇨, 요통에 쓴다.

가지가 부드럽고 탄력이 있어서 옛날에는 말채찍이나 산간지방에서 눈 위를 걸을 때 쓰던 설피를 만들 때 사용되었다. 이뇨 작용에 좋다고 하나 급성일 경우에는 맞지 않는다. 여름에서 가을에 줄기 잎을 채취하여 잘게 잘라 햇볕에 건조시킨 것을 달여서 복용한다.

이용 부위 줄기 잎. **용법** 햇볕에 건조시켜 달여 마심. **채취 시기** 7~9월. **분포** 전국. **자라는 곳** 숲속 골짜기. **생태** 덩굴성 낙엽활엽관목. **크기** 덩굴로 다른 나무를 휘감고 자란다. **개화 시기** 7~8월. **꽃** 녹색을 띤 작은 흰꽃이 무리지어 핀다. 그 이듬해 열매를 맺으며 붉게 익는다. **잎** 계란형 타원형이며 길이는 4~6㎝.

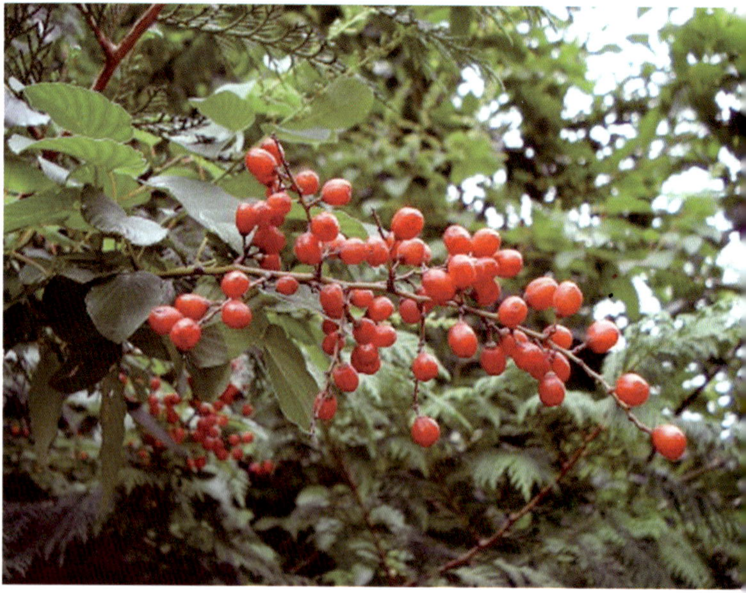

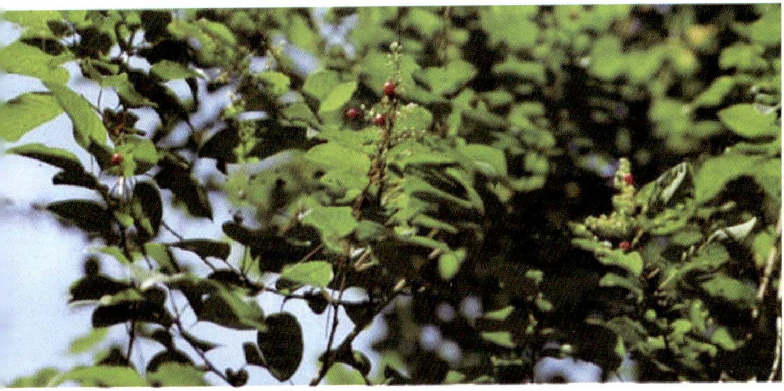
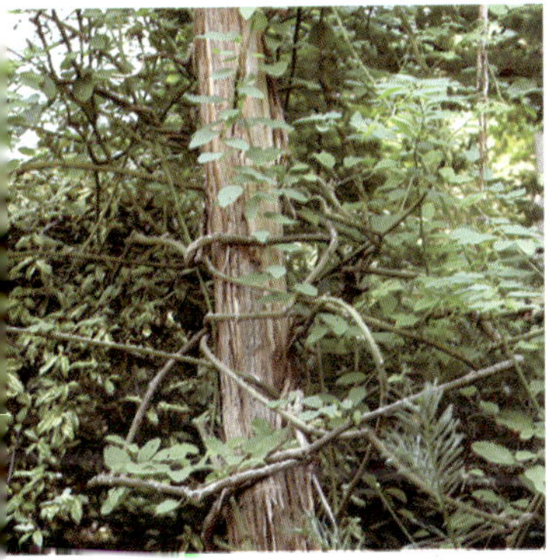
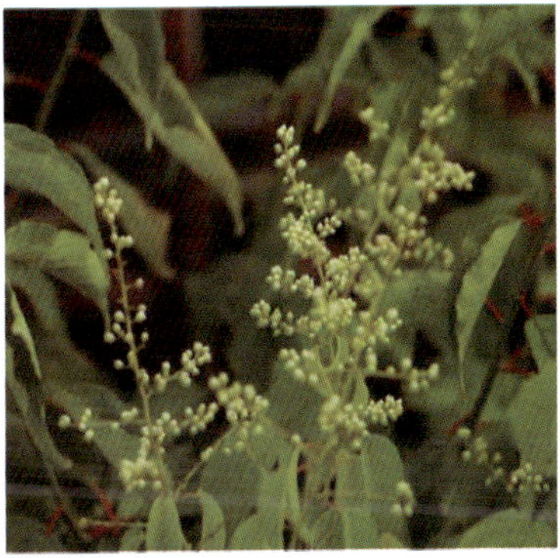
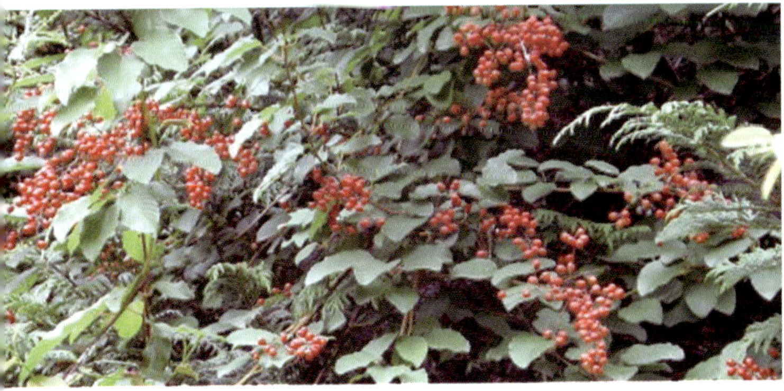

소태나무 *Picrasma quassioides*

약효_ 건위, 설사, 구충제, 소화불량, 위장염 등에 효과가 있다.

나무껍질을 벗기면 노란색의 수목이 드러나는데 매우 쓰다. 흔히 아주 쓴 맛을 '소태맛'이라고 하는 이유이다. 건위제(健胃製)로 배합하거나 가루로 복용하거나 달여서 복용한다. 소화불량, 설사, 위장염 등에도 효과가 있다. 또한 나무껍질을 끓인 액체는 구충제로도 사용되며, 농작물 살충제 효과도 있다.

이용 부위 나무껍질. **용법** 햇볕에 말려 달인다. **채취 시기** 6~7월. **분포** 전국. **자라는 곳** 볕이 드는 산골짜기. **생태** 낙엽활엽교목. **크기** 높이 10~15m. **개화 시기** 4~5월. **꽃** 자웅이주. 황록색이고 작은 꽃. **잎** 복엽으로 소엽은 4~6쌍이며, 길이는 4~10㎝.

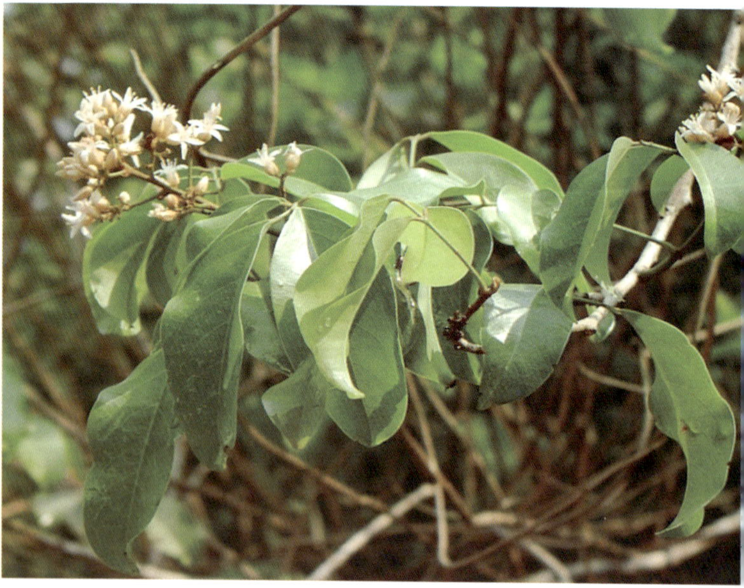

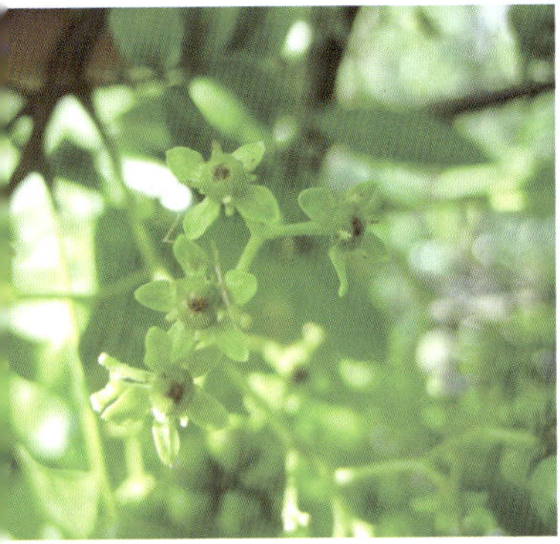
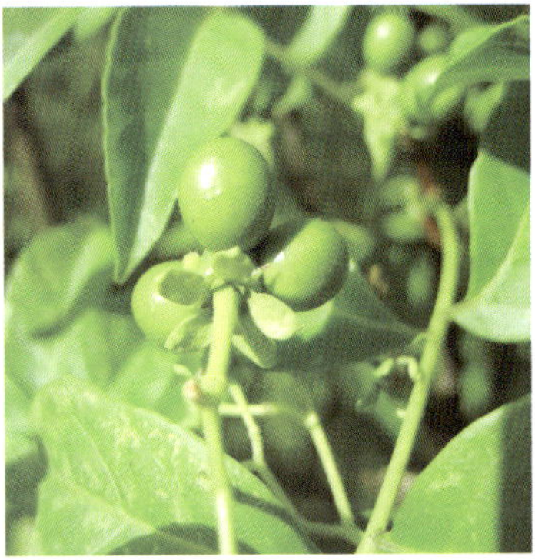
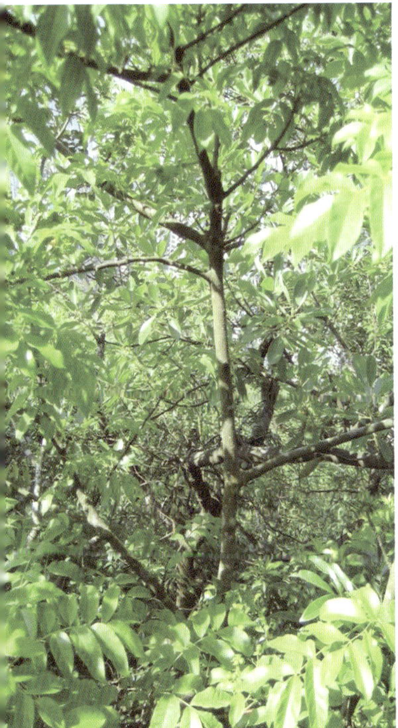
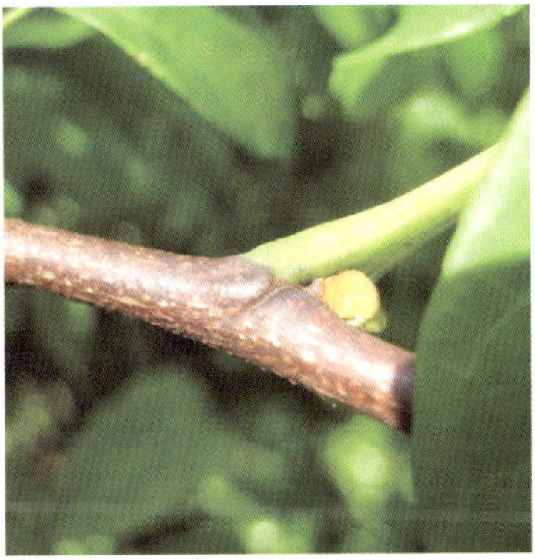
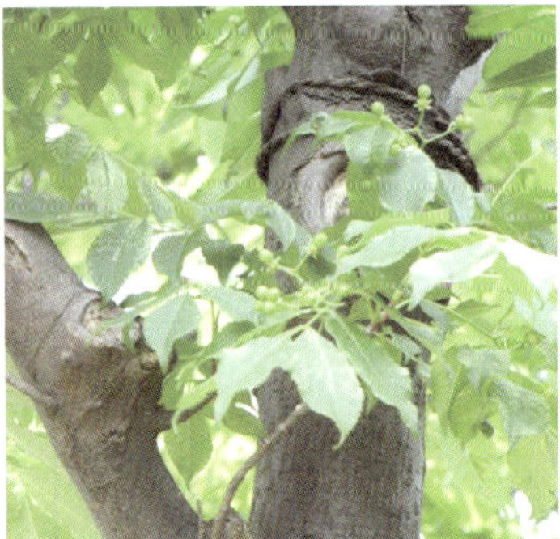

참빗살나무 Euonymus sieboldianus

약효_ 구충제, 진통제로 쓰고, 기침을 멈추게 하는 데 쓴다.

붉은 열매가 아름다워 관상용으로 마당에 많이 심는다. 약용으로 사용하는 것은 열매나 잎이 아니라 나무껍질 부위이다. 이 나무는 목재가 하얗고 치밀하여 과거에는 활을 만들 때 사용했다. 나무껍질을 벗겨 말린 다음 분말로 만들어 생약으로 먹거나 구충제, 진통제, 기침을 멈추게 하는 약에 배합한다.

이용 부위 나무껍질. **용법** 햇볕에 말린 다음 가루로 만들어 생약으로 먹는다. **채취 시기** 5~6월. **분포** 전국. **자라는 곳** 산기슭, 산 중턱 이하의 하천 유역. **생태** 낙엽활엽소교목. **크기** 높이 3~5m. **개화 시기** 5~6월. **꽃** 담녹색이며 직경 8mm. **잎** 타원형이며 길이는 5~15cm.

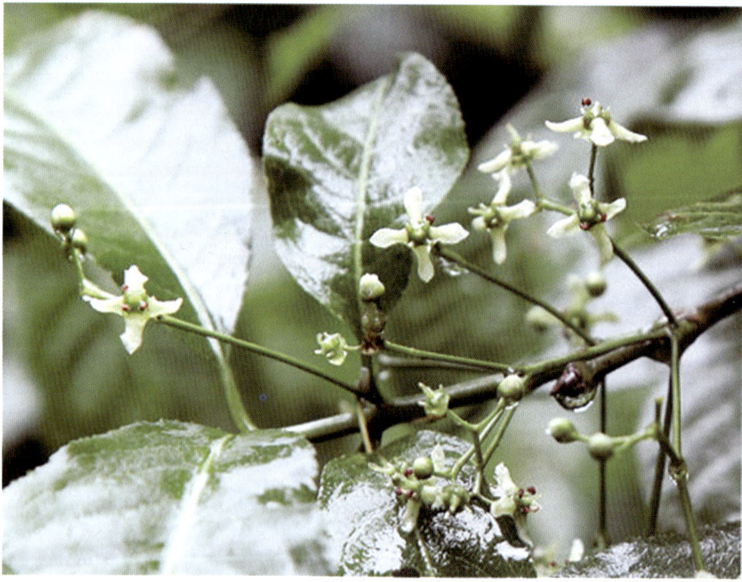

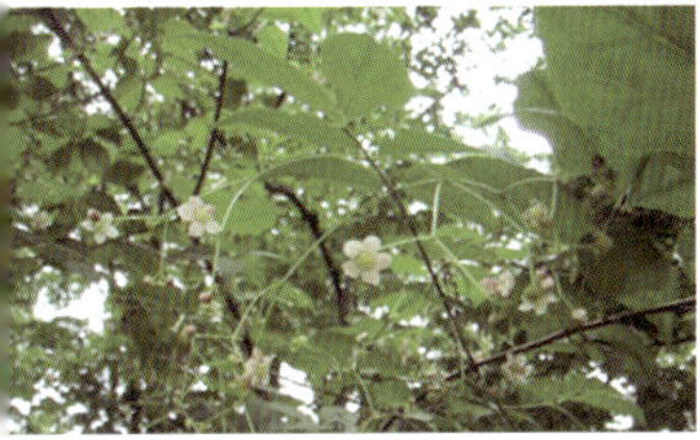
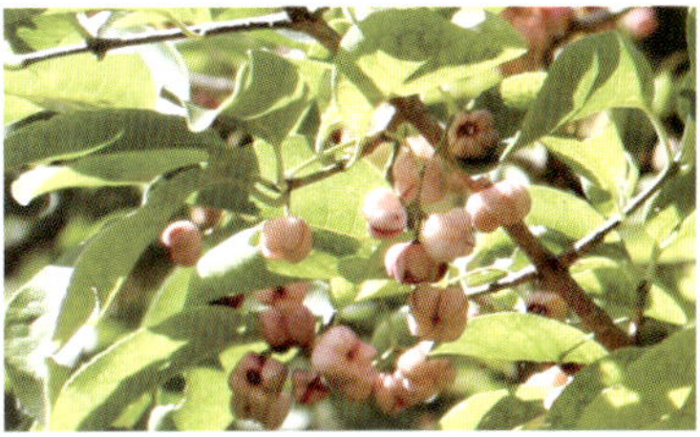
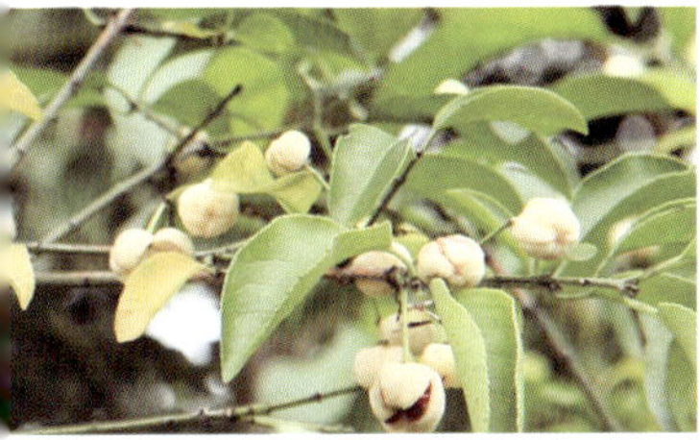
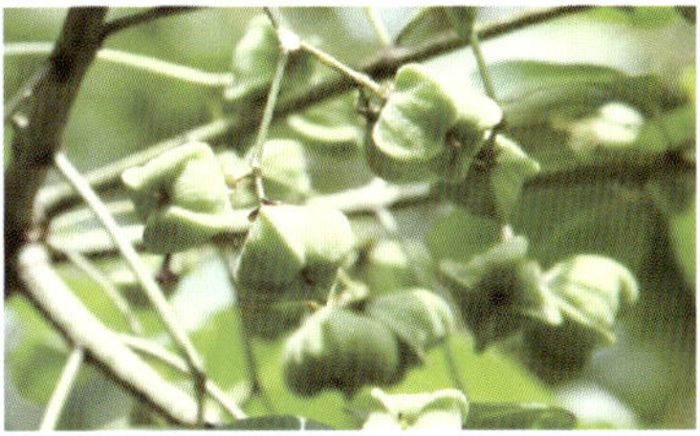
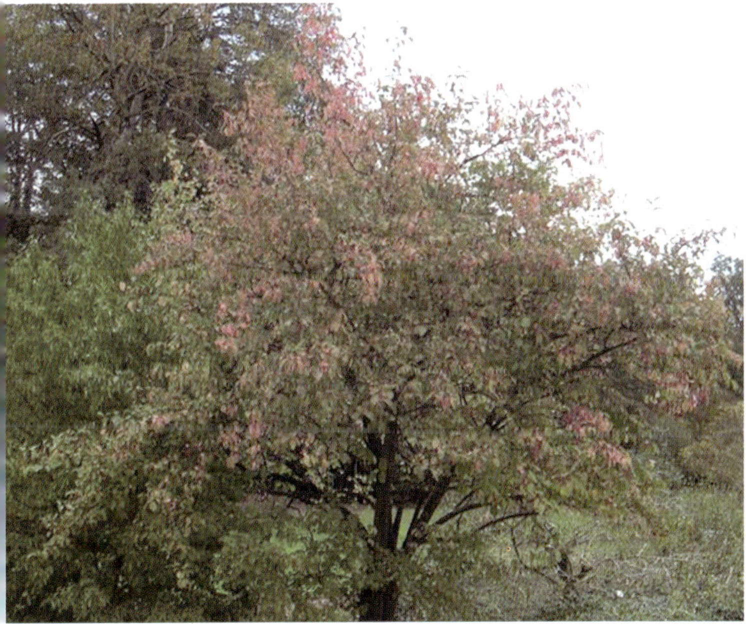

자귀나무 Albizia julibrissin

약효_ 불면증, 불안증을 해소하는 효과가 있다.

밤이 되면 작은 잎이 2장씩 포개져 마치 잠을 자는 것 같다 하여 '자귀나무'라고 한다. 꽃은 해질녘에 피기 시작하고, 소엽은 아침이 되면 핀다. 나무껍질과 꽃은 약용으로 사용한다. 여름에 꽃과 나무껍질을 채취해 햇볕에 말린 것을 달이면 불면증과 불안을 해소하는 효과가 있다고 한다. 또한 나무껍질을 검게 태워 식초를 섞어 반죽한 것을 습포로 사용하면 접지르거나 골절해서 나는 열을 빼는 데 효과적이다.

이용 부위 나무껍질, 꽃. **용법** 햇볕에 말린 것을 달여 마심. **채취 시기** 여름. **분포** 전국. **자라는 곳** 산과 들, 강기슭. **생태** 낙엽활엽교목. **크기** 높이 6~10m. **개화 시기** 6~7월. **꽃** 수술의 꽃실은 담홍색이며, 꽃잎처럼 보인다. **잎** 겹잎으로 작은 잎은 18~29쌍.

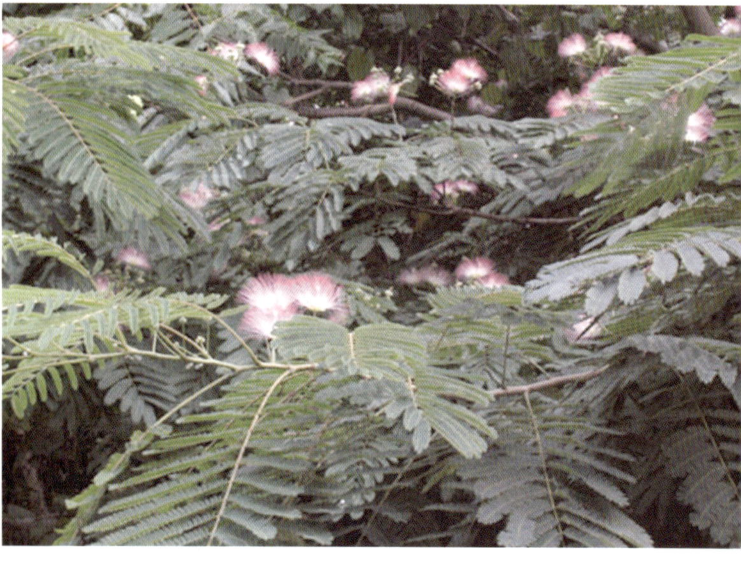

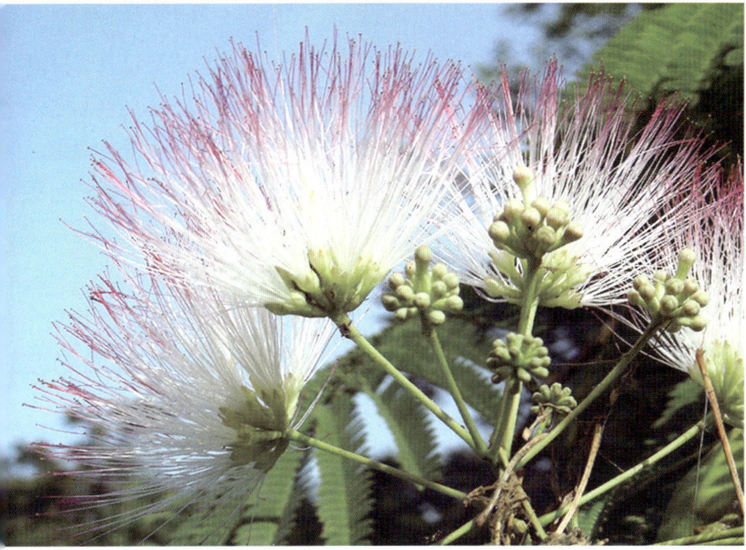

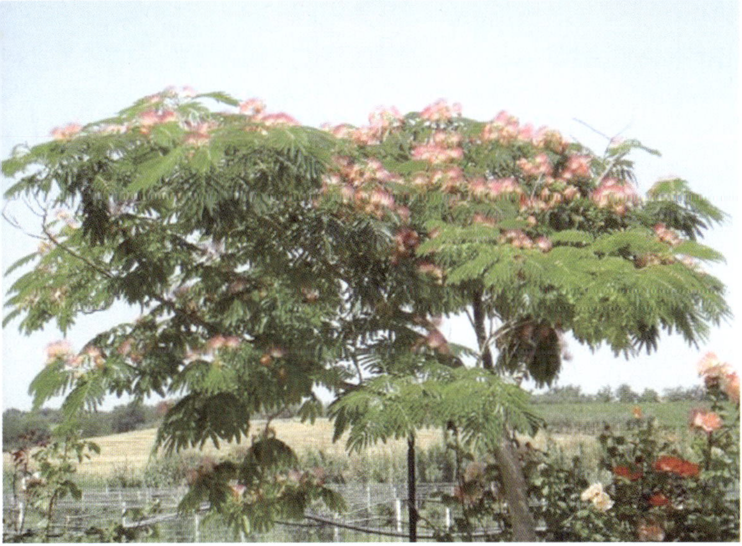

황벽나무 Phellodendron amurense

약효_ 복통, 설사, 구내염, 타박상, 염좌에 효능이 있다.

나무껍질에 베르베린(berberine)이라는 성분이 함유되어 있어 예부터 위장약으로 쓰여 왔다. 나무껍질의 코르크층을 벗기면 노란색 속껍질이 나오는데 그 색이 노랗기 때문에 황벽나무라는 이름이 붙었다. 배탈이나 물을 잘못 마셔 탈이 났을 경우 등, 복통을 고치는 상비약으로 활용한다. 복통, 설사, 구내염 등의 현상에는 달인 물을 복용하고, 타박상, 염좌 등에는 나무껍질 분말에 밀가루를 섞어 반죽하여 환부에 바른다.

이용 부위 속껍질. **용법** 햇볕에 말린 것을 달여 마심. **채취 시기** 여름. **분포** 전국. **자라는 곳** 산지. **생태** 낙엽활엽교목. **크기** 높이 25m. **개화 시기** 5~7월. **꽃** 노란색 작은 꽃이 모여 핀다. **잎** 마주나고 겹잎이며, 길이는 5~10㎝ 정도 되는 타원형.

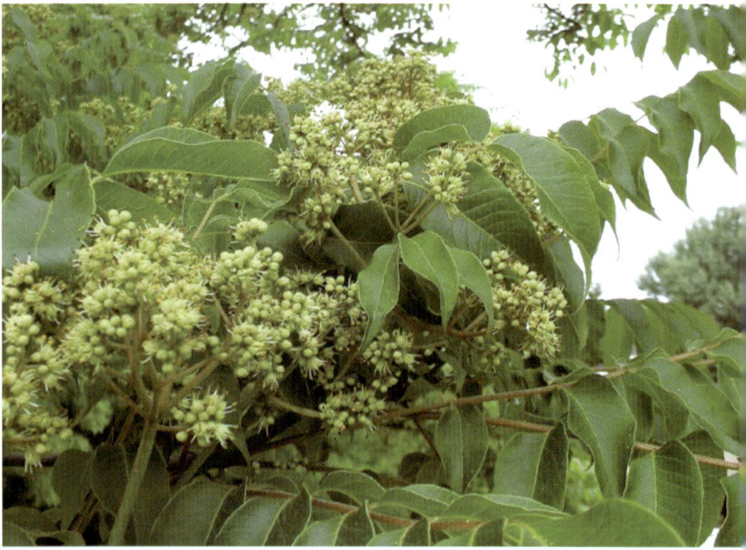

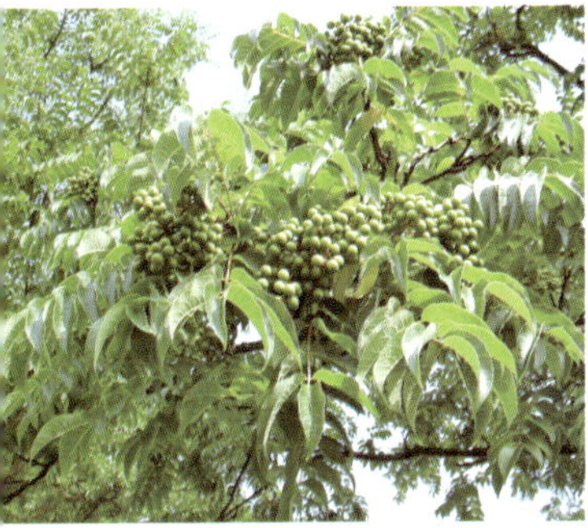
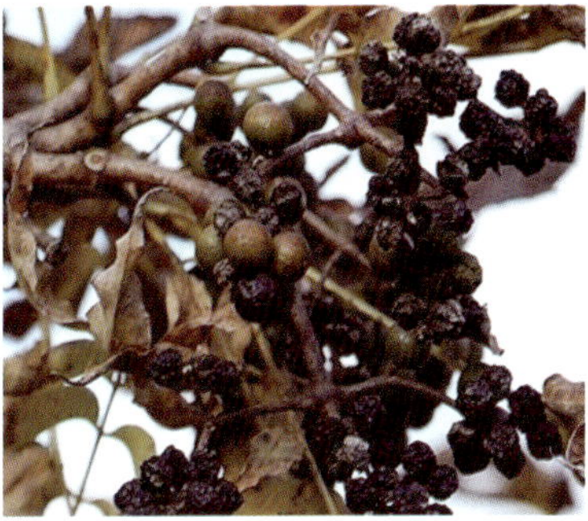
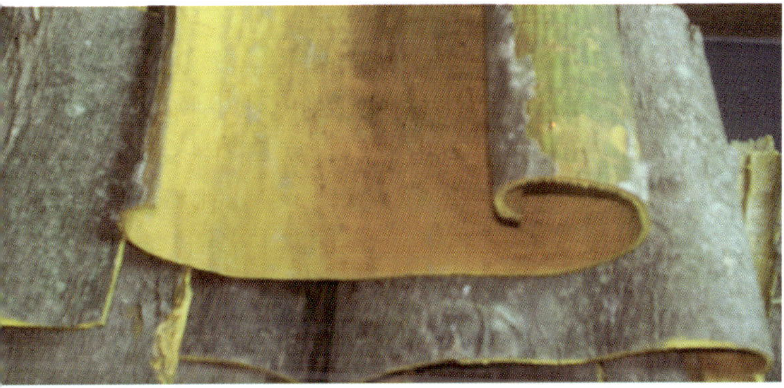
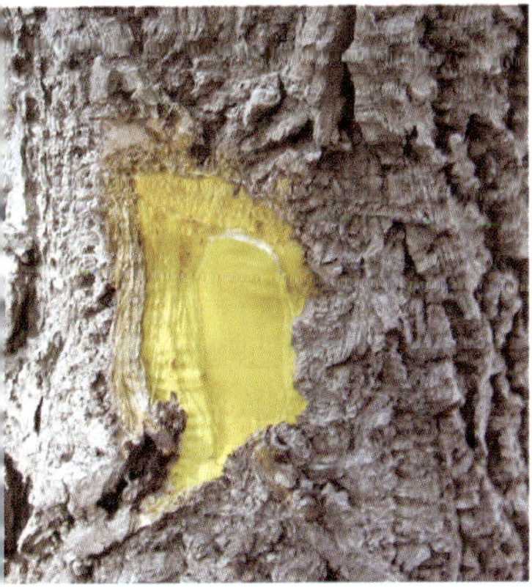
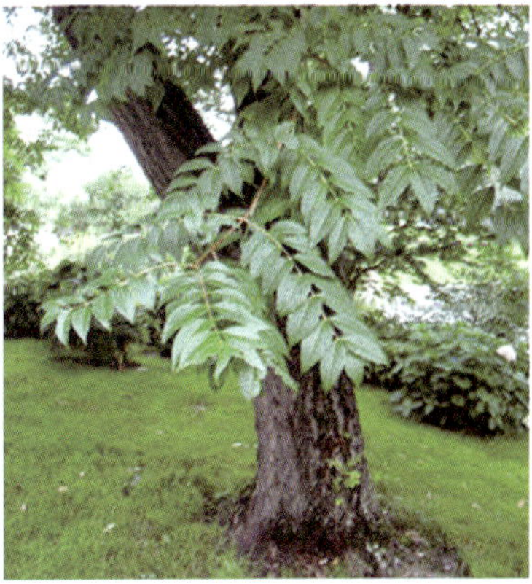

산초나무 Zanthoxylum piperitum

약효_ 위장을 따뜻하게 하고, 장의 대사기능을 튼튼하게 한다.

잎과 열매에서 독특한 향기와 매운 맛이 난다. 산초나무 어린 열매는 녹색이며 향이 강하다. 열매는 너무 익기 전에 채취하여 햇볕에 건조한다. 너무 익으면 갈색으로 변한다. 열매는 껍질을 분말로 만들어 향신료에 배합한다. 위장을 따뜻하게 하는 효능이 있으므로, 배가 냉하여 복통이 발생했을 경우에는 분말을 조금 복용하면 좋다.

이용 부위 열매 껍질. **용법** 말린 것을 분말로 만든다. **채취 시기** 8월 하순. **분포** 전국. **자라는 곳** 산지. **생태** 낙엽교목. **크기** 높이 2~4m. **개화 시기** 4~5월. **꽃** 황록색이며 작고 모여 핀다. **잎** 어긋난 겹잎. 작은 잎은 5~9쌍.

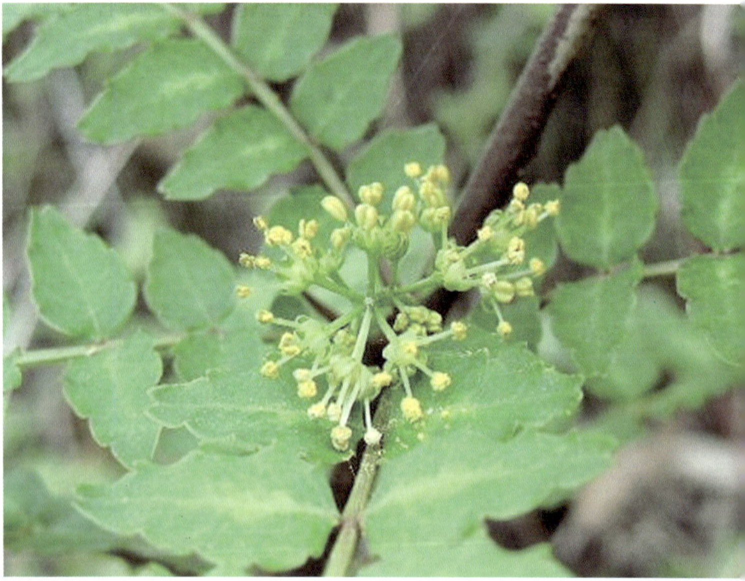

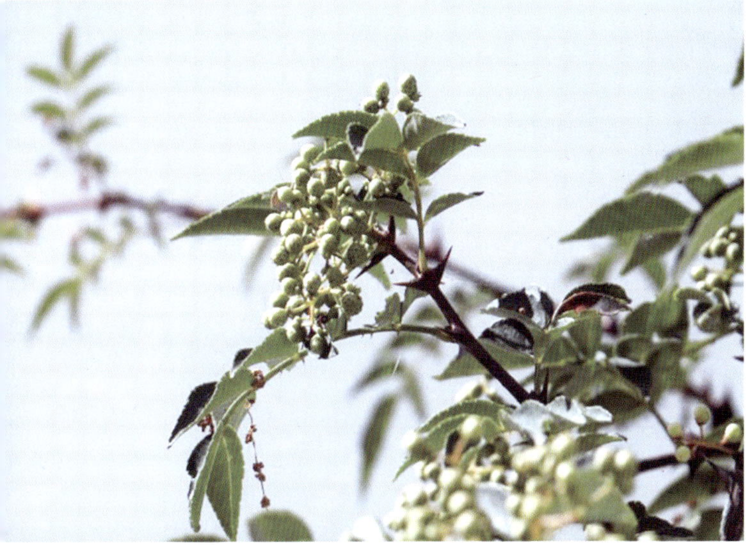

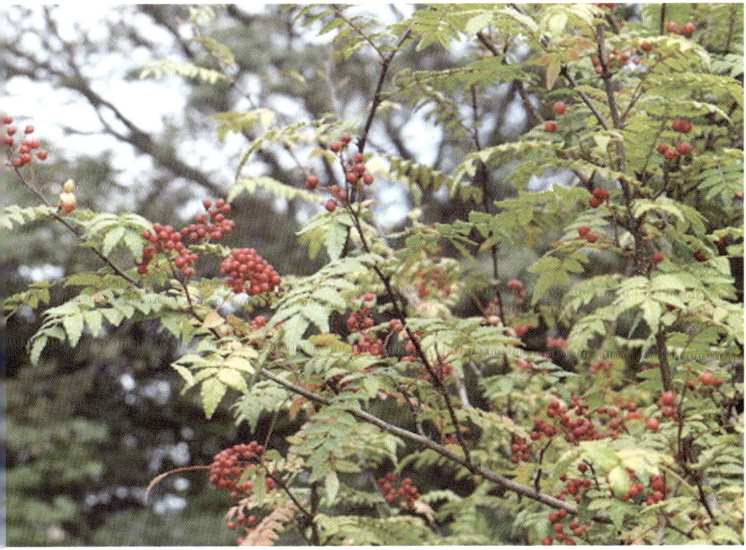

개산초나무 Fagara mantchurica

약효_ 피로회복, 타박상, 어깨 결림에 효능이 있다.

산초나무와 비슷하지만 잎의 향이 나쁘고 풍미가 없어서 이런 이름이 붙었다고 한다. 가지 끝에 담녹색 작은 꽃이 많이 핀다. 옛날에는 나무껍질과 열매를 말린 분말로 만들어 반죽을 한 다음 발바닥 밑에 붙이면 객지 생활로 지친 나그네의 피로를 없애는 묘약으로 여겨져 왔다. 타박상과 어깨 결림 등 다양한 부식에 효능이 있다. 반죽한 것을 환부에 바르면 된다.

이용 부위 나무껍질, 열매. **용법** 햇볕에 말린 다음 분말로 만들어, 밀가루와 식초를 더해 반죽한 것을 환부에 바른다. **채취 시기** 가을. **분포** 전국. **자라는 곳** 산과 들. **생태** 낙엽활엽관목. **크기** 높이 2~3m. **개화 시기** 5~6월. **꽃** 담녹색 작은 꽃을 피운다. 자웅이주. **잎** 우상복엽.

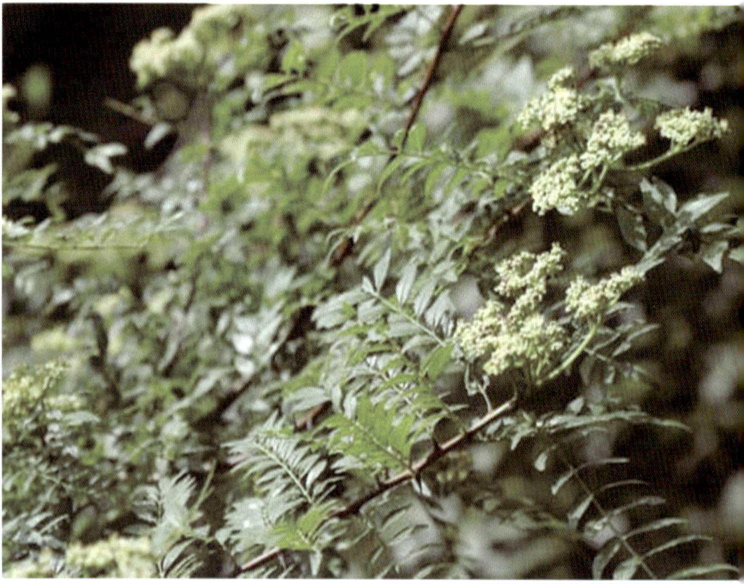

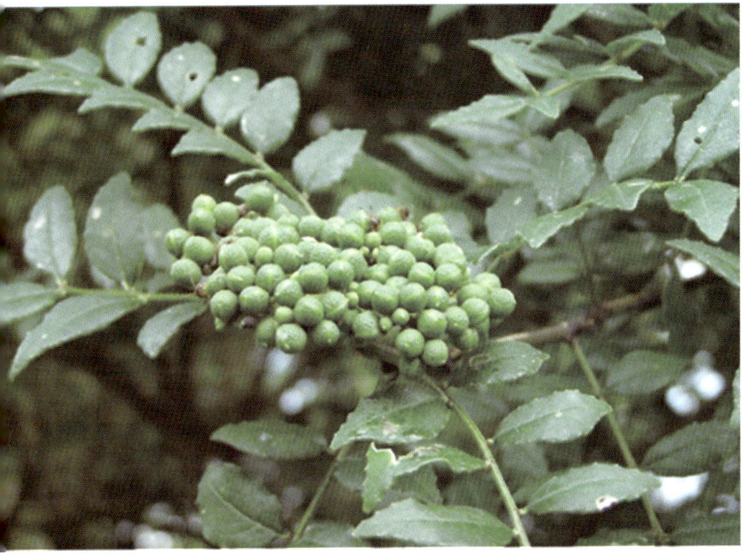

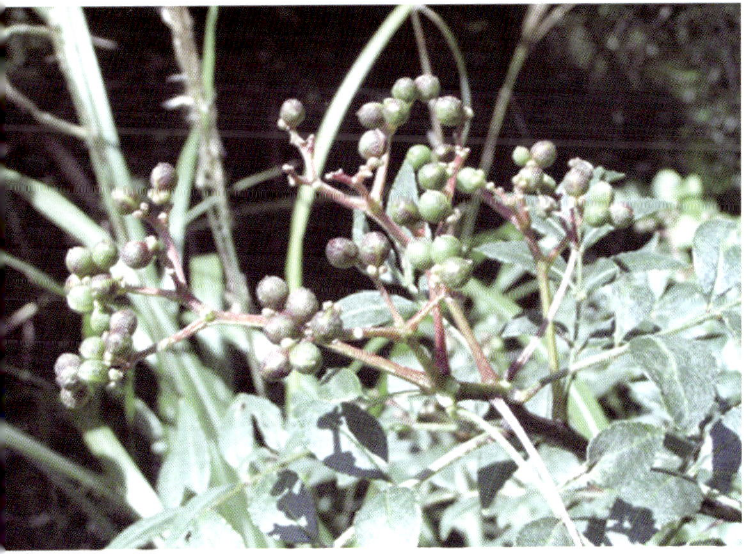

물푸레나무 Fraxinus rhynchophylla Hance

약효_ 통풍증상을 완화하고, 이뇨작용을 돕는다.

물푸레나무는 껍질을 벗겨 물에 담그면 물을 파랗게 물들인다고 하여 붙여진 이름이다. 나무의 바깥 껍질을 벗겨낸 것을 약용으로 이용한다. 한방에서는 요산수치(尿酸數値)가 높아서 발생하는 통풍증상을 완화하고, 이뇨작용을 돕는 데 사용한다. 나무껍질을 벗겨내고 그 안의 녹색을 띤 속껍질을 컵에 넣어 물에 담가놓았다가 녹색물이 나온 것을 마신다. 3~5년 된 가지의 껍질을 채취한다.

이용 부위 속껍질. **용법** 겉껍질을 벗겨내고 나온 속껍질을 물에 담갔다 마심. **채취 시기** 5월. **분포** 전국. **자라는 곳** 산지의 습지. **생태** 낙엽활엽교목. **크기** 높이 15m. **개화 시기** 4~5월. **꽃** 작은 꽃이 모여 핀다. 자웅이주. **잎** 기수깃꼴겹잎이며 작은 잎은 2~4쌍.

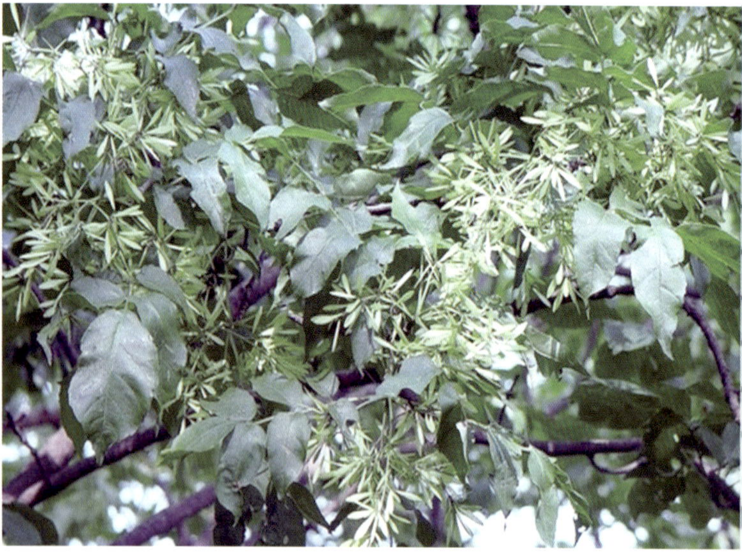

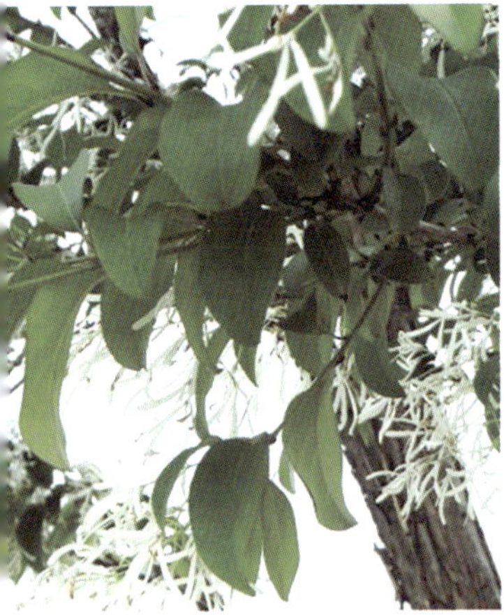
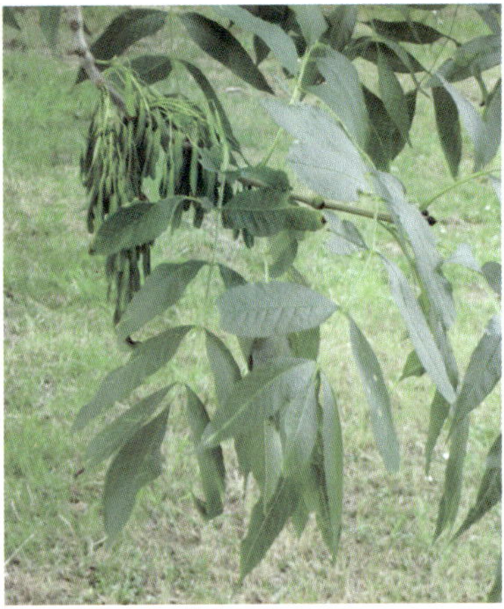
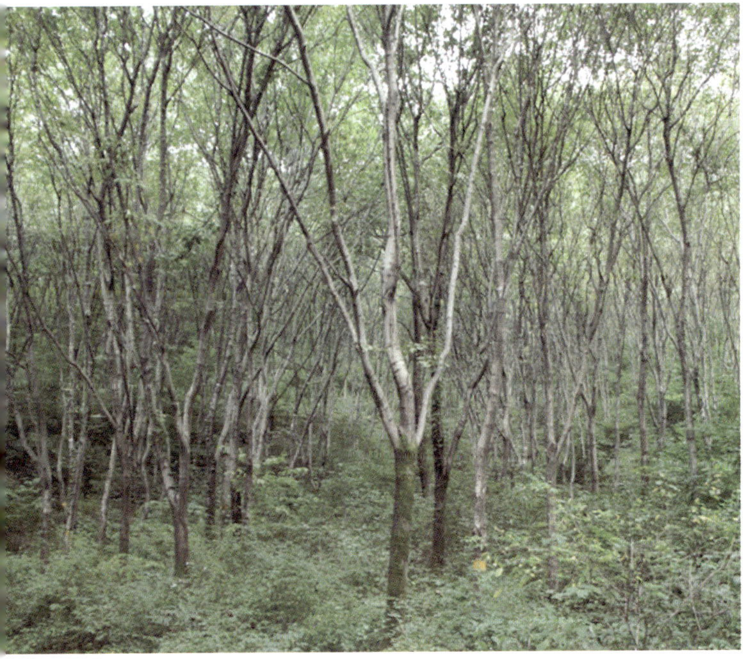

목련 Kobus magnolia

약효_ 축농증, 코막힘, 비염, 꽃 알레르기 등에 효능이 있다.

봄을 알리는 대표적인 꽃으로, 봉오리를 채취해 약용으로 사용한다. 축농증과 코감기, 코막힘, 비염, 꽃 알레르기 등에 효능이 있다. 꽃이 피기 직전에 봉오리를 채취해서 말리고 달인다. 그것을 분말로 만들어 뜨거운 물에 타서 마시면 효과가 있다.

이용 부위 꽃봉오리. **용법** 햇볕에 말린 것을 달인다. **채취 시기** 3~4월. **분포** 중부이남. **자라는 곳** 산과 들. **생태** 낙엽활엽교목. **크기** 높이 5~18m. **개화 시기** 3~5월. **꽃** 하얀 6장의 꽃잎으로 구성되며, 직경이 6~10㎝. **잎** 넓은 난형이며 길이는 6~13㎝.

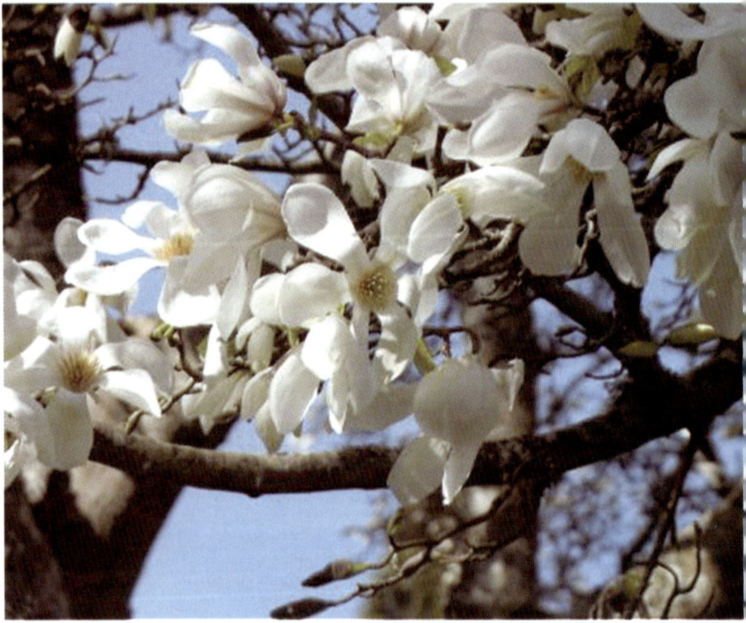

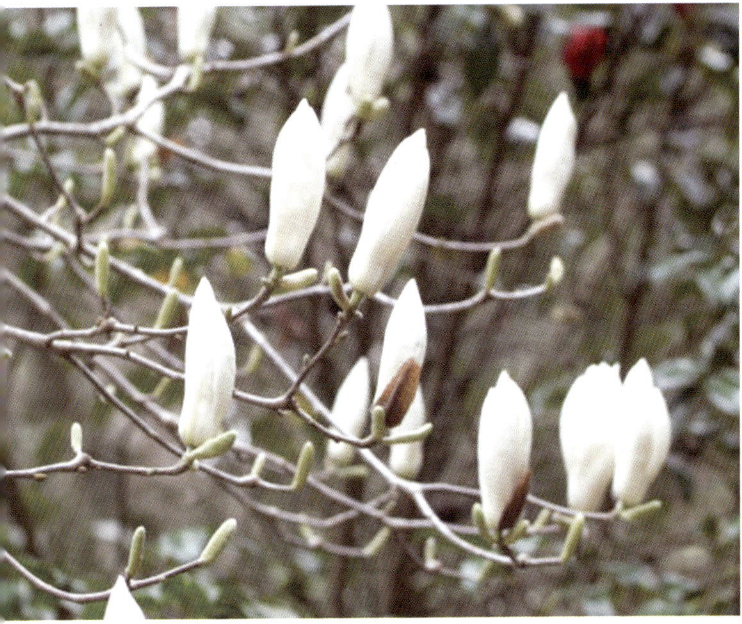

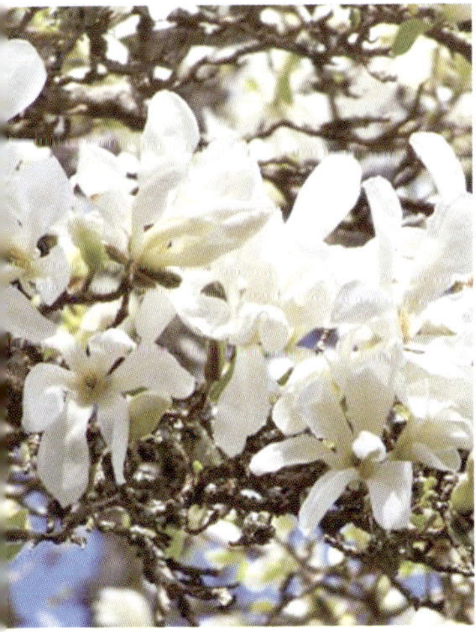

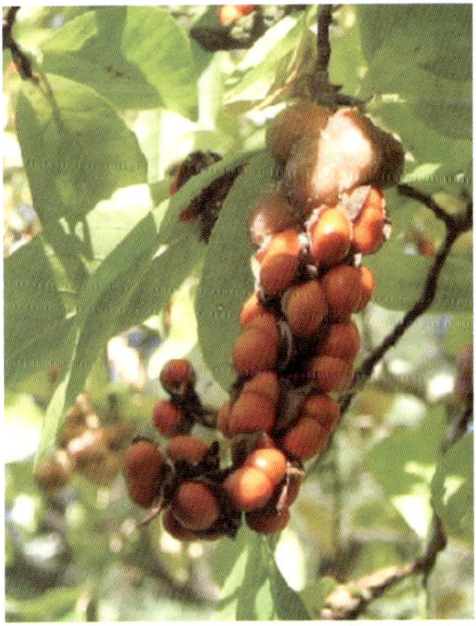

버들목련 Salicifolia magnolia

약효_ 축농증, 비염에 효과가 있다.

잎보다 먼저 흰 꽃을 피운다. 목련과 매우 닮았으나 꽃 밑에 혹처럼 생긴 작은 잎이 없는 것이 차이점이다. 특히 동해 쪽 산과 들에 많이 핀다. 목련과 마찬가지로 축농증과 비염 등에 효과가 있다. 진정 작용을 한다. 감기에 수반하는 두통에도 좋다. 꽃이 피기 직전에 꽃봉오리를 채취해 말린 것을 달여서 복용하거나, 달였을 때 나온 즙에 적신 탈지면을 콧구멍에 넣어도 효과가 좋다.

이용 부위 꽃봉오리. **용법** 햇볕에 말린 것을 달여 마심. **채취 시기** 4~5월. **분포** 중부이남. **자라는 곳** 산과 들. **생태** 낙엽활엽교목. **크기** 높이 3~9m. **개화 시기** 4~5월. **꽃** 하얗고 6~10㎝. **잎** 넓은 긴 계란 모양의 타원형이며 길이는 6~14㎝.

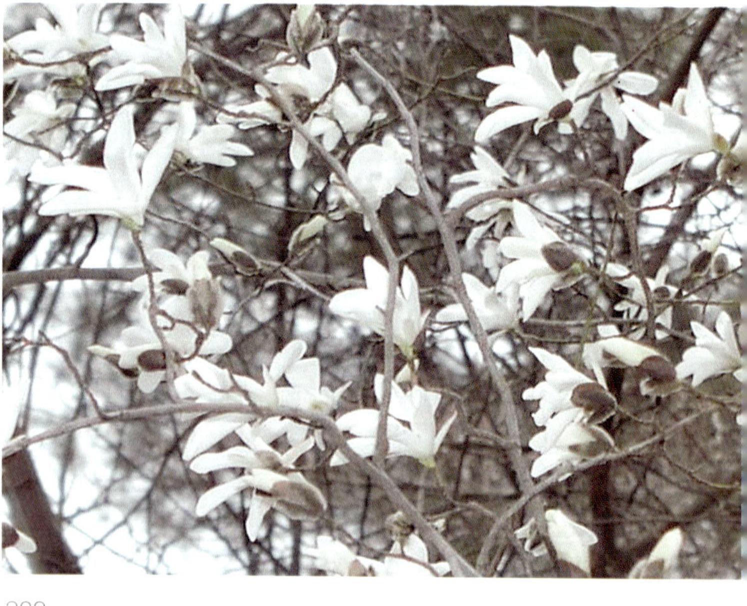

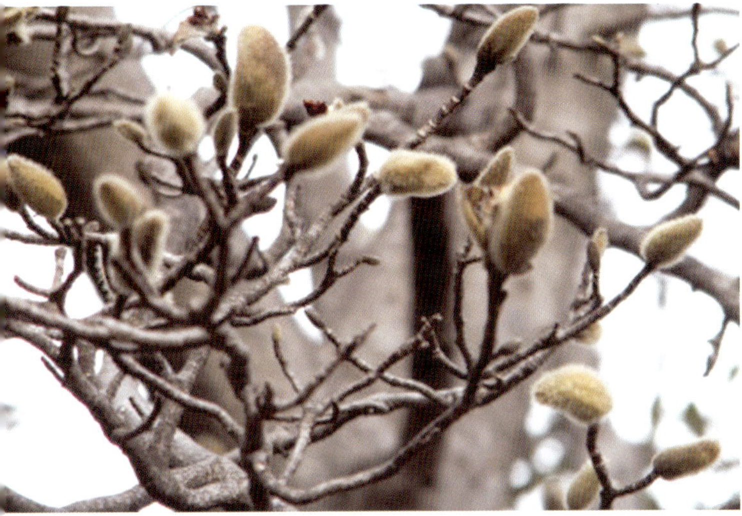

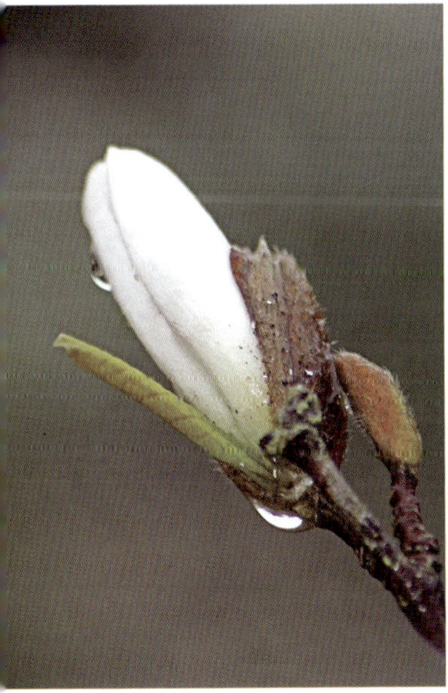

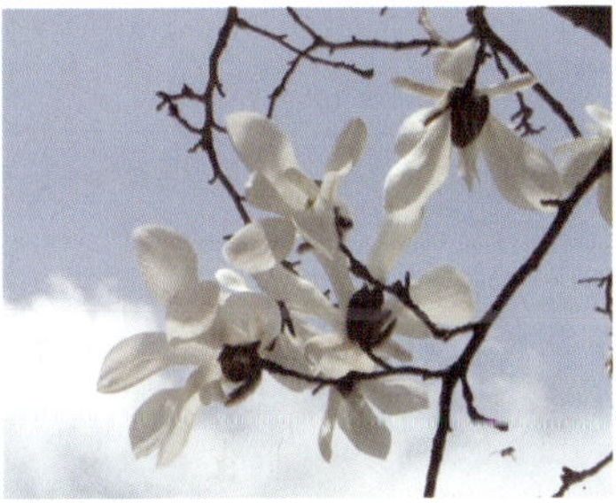

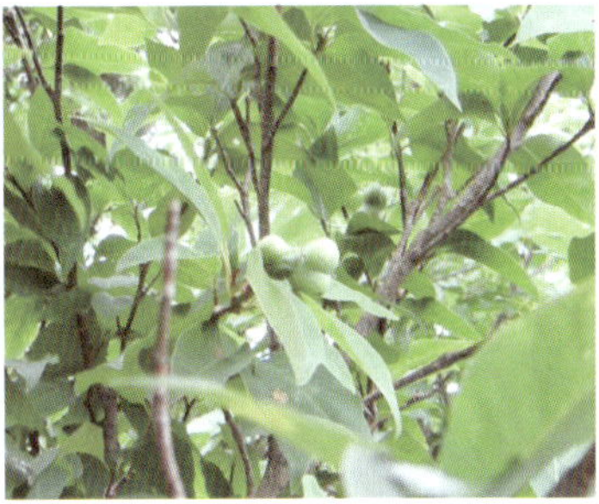

일본목련 Obovata magnolia

약효_ 복부나 가슴의 답답증, 위염, 가래를 없앤다.

많은 사람들이 일본목련과 후박나무의 명칭을 혼동한다. 일본목련 나무껍질의 한약명이 '후박(厚朴)'이라 그리된 듯하다. 꽃이 달콤한 향기를 풍기며 핀다. 약용으로 사용하는 것은 나무껍질이다. 복부나 가슴에서 느껴지는 얹히거나 답답한 증세를 없애고, 위염과 기침 등에 효능이 있다. 나무껍질을 잘게 잘라 햇볕에 말린 것을 달인다.

이용 부위 나무껍질. **용법** 햇볕에 말린 것을 달여 마심. **채취 시기** 6~8월. **분포** 중부이남. **자라는 곳** 산야. **생태** 낙엽활엽교목. **크기** 높이 20~30m. **개화 시기** 5~6월. **꽃** 하얀색, 직경 15㎝. **잎** 크고 넓은 계란모양의 긴 타원형으로, 길이 20~40㎝.

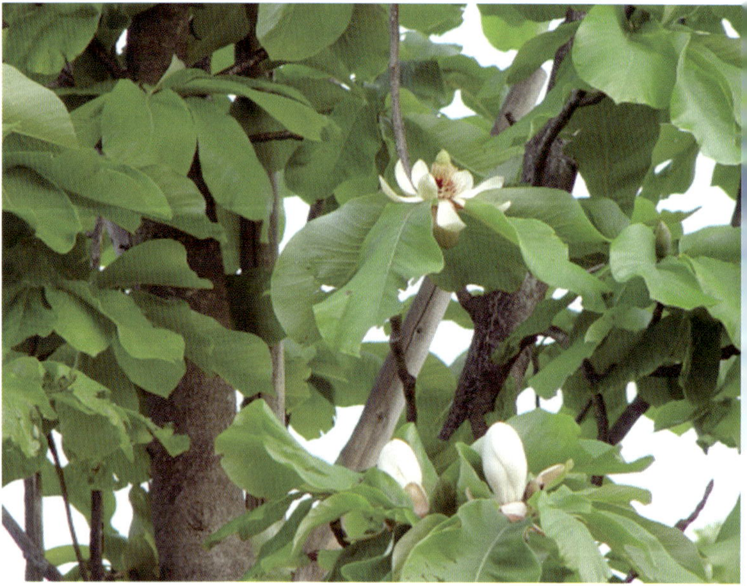

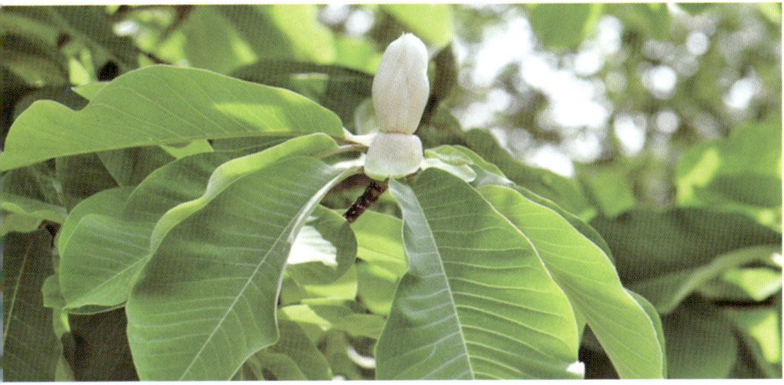

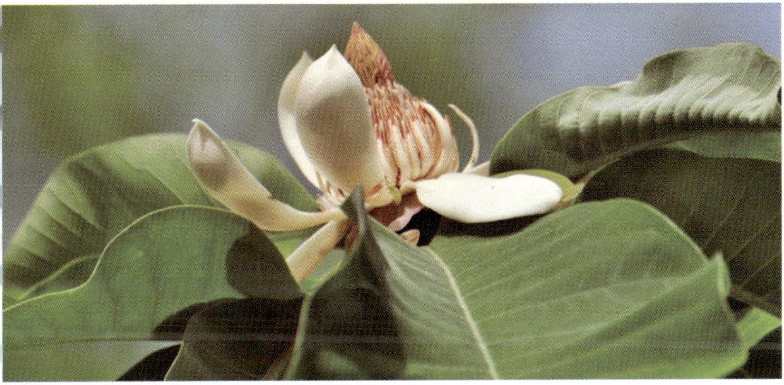

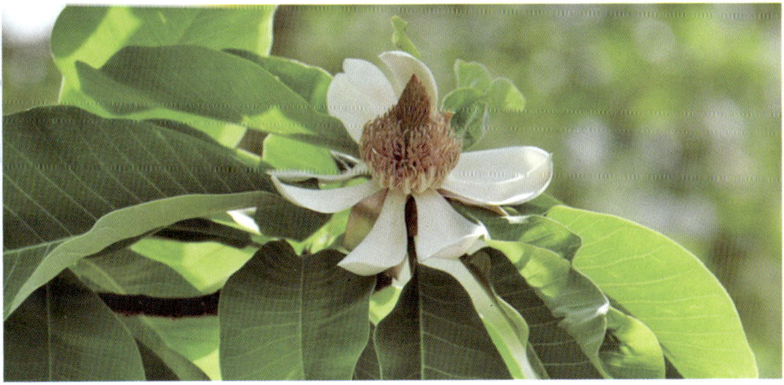

후박나무 Machilus thunbergii

약효_ 위장을 건강하게 하고, 혈액순환을 개선시킨다.

후박나무는 상록수여서 잎을 떨어뜨리지 않는다. 그리고 5월 초에 눈에 잘 띄지 않는 자잘한 녹색의 꽃을 피운다. 해인사 팔만대장경판의 상당수가 후박나무로 만들어졌으나, 지금은 큰 나무를 볼 수가 없다. 비위가 차서 소화가 안 되고 음식을 적게 먹으면서 구토, 설사를 할 때에 쓰고, 혈액순환을 돕는 효능이 있어 타박상, 근육통, 다리 부종을 제거할 때에 활용된다.

이용 부위 나무껍질. **용법** 나무껍질 6~10g에 물 70g을 넣고 2시간 달여서 식후 1시간에 복용. **채취 시기** 3월, 10월. **분포** 울릉도, 남부지방. **자라는 곳** 해안가, 산기슭. **생태** 상록활엽교목. **크기** 높이 10~15m. **개화 시기** 5~6월. **꽃** 자잘한 녹색의 꽃. **잎** 넓고 두꺼운 계란모양의 긴 타원형.

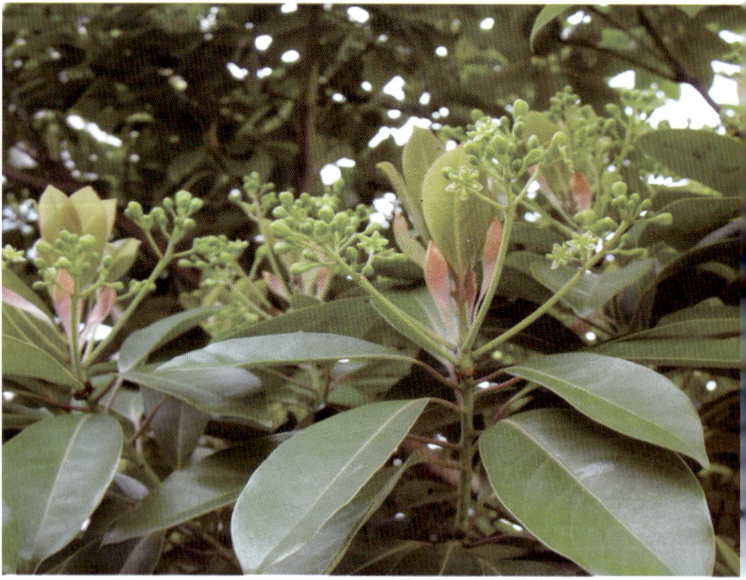

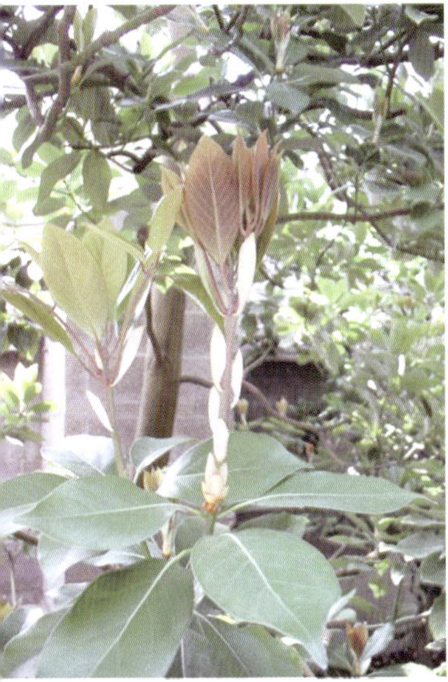
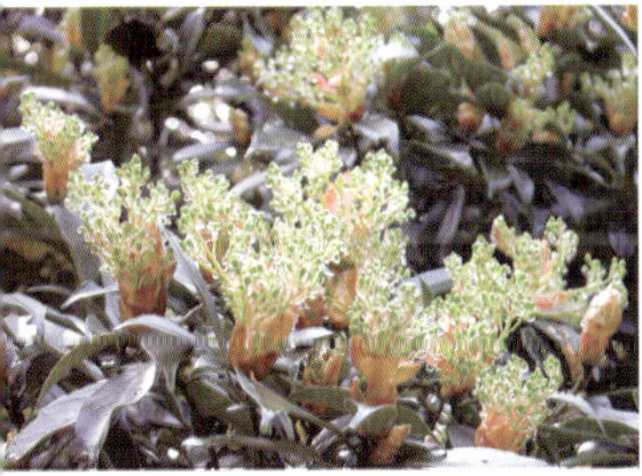
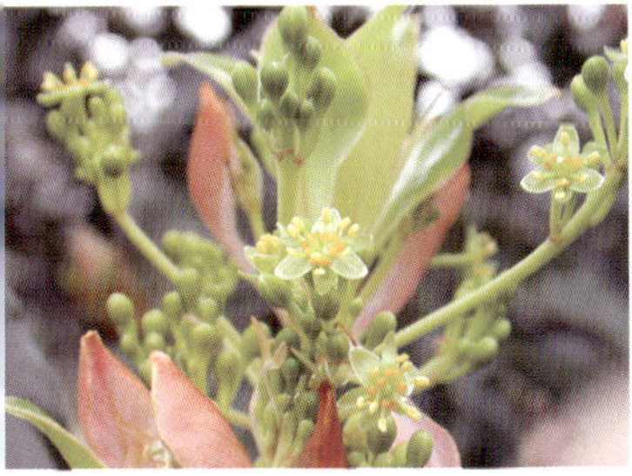
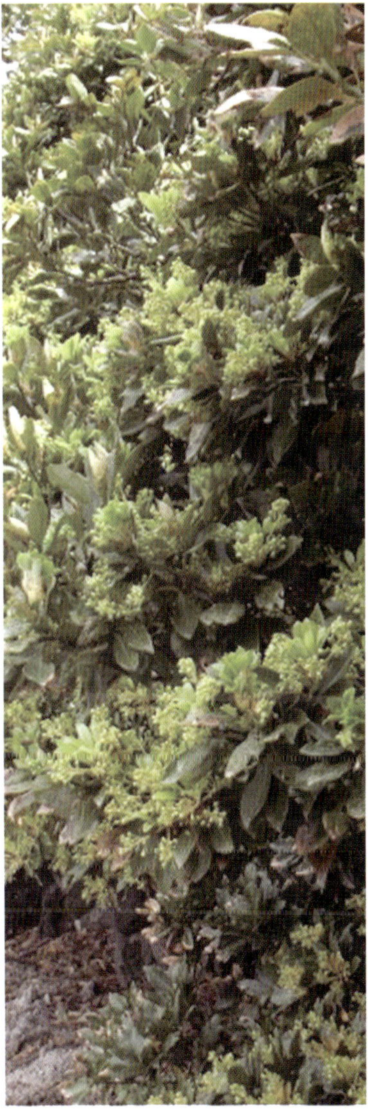

비자나무 Torreya nucifera

약효_ 구충, 야뇨증, 자양 강장에 효능이 있다.

산과 들에 자생하고, 사찰의 마당과 공원 등에 많이 심어져 있다. 예부터 이 나무 열매는 회충약으로 활용되었는데, 공복시에 복용하면 그 효과가 좋다. 십이지장충과 촌충을 효과적으로 없애며, 겉껍질을 벗겨낸 열매를 말려 분말로 만들거나 달여 마신다. 열매를 볶아 가루로 만들어 먹으면 어린아이의 야뇨증에 좋다.

이용 부위 열매. **용법** 껍질을 벗겨 말린 것을 분말로 만든다. **채취 시기** 10월. **분포** 제주도, 영호남 남부. **자라는 곳** 산과 들. **생태** 상록교목. **크기** 높이 35m. **개화 시기** 4~5월. 열매는 9~10월. **꽃** 자웅이주. 수꽃은 노란색, 암꽃은 녹색이다. **잎** 선형이며 길이는 2~3㎝.

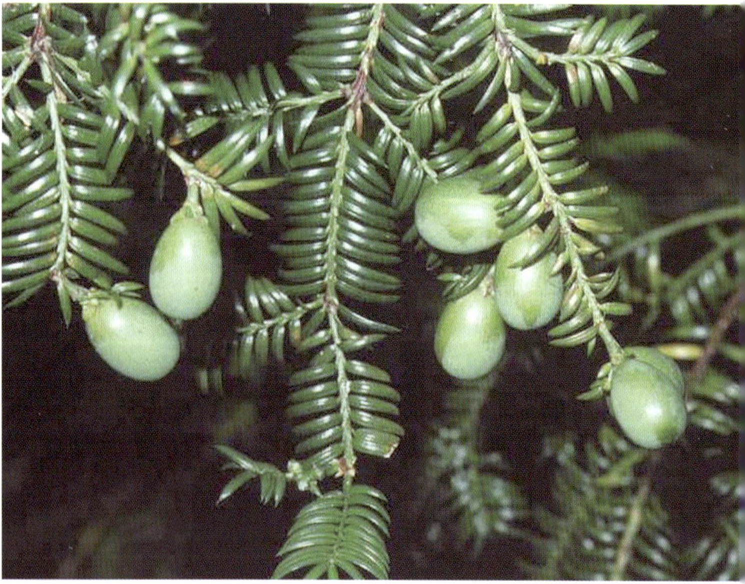

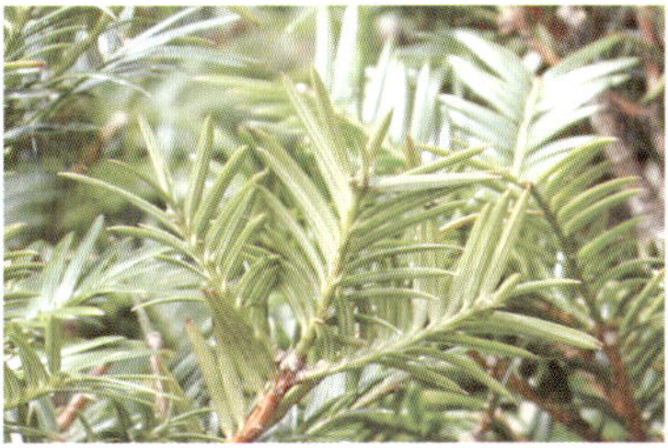
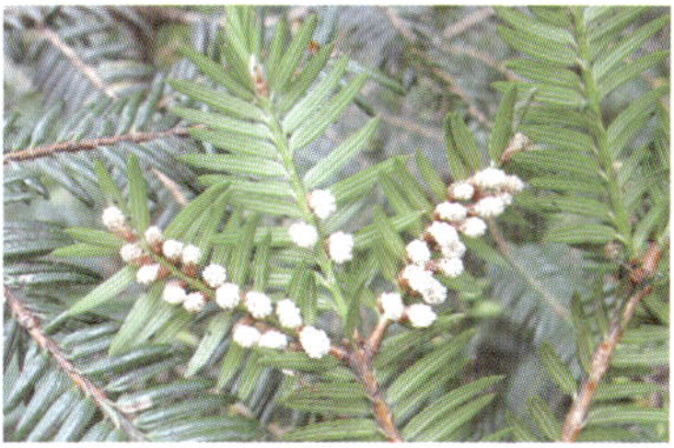
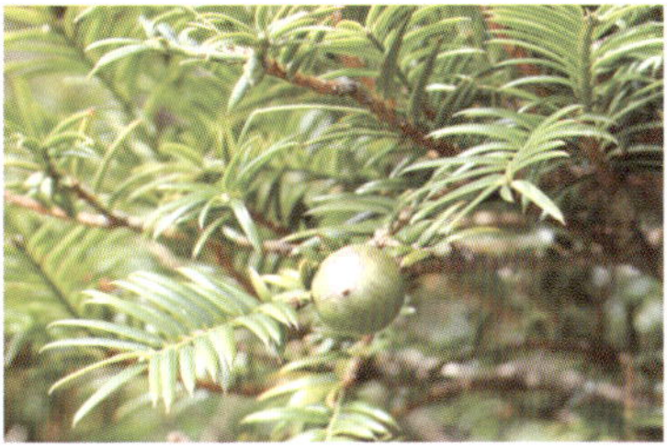
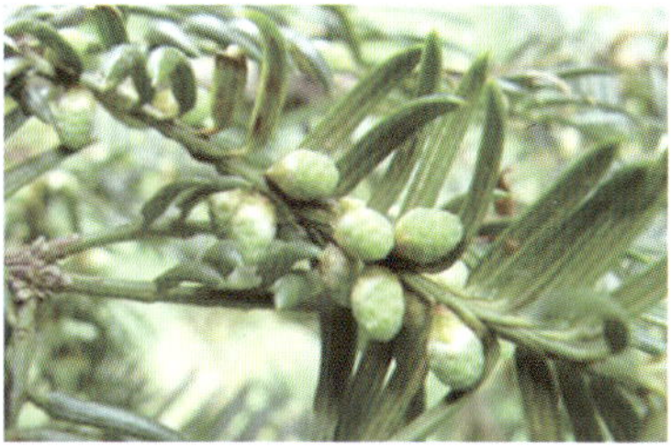
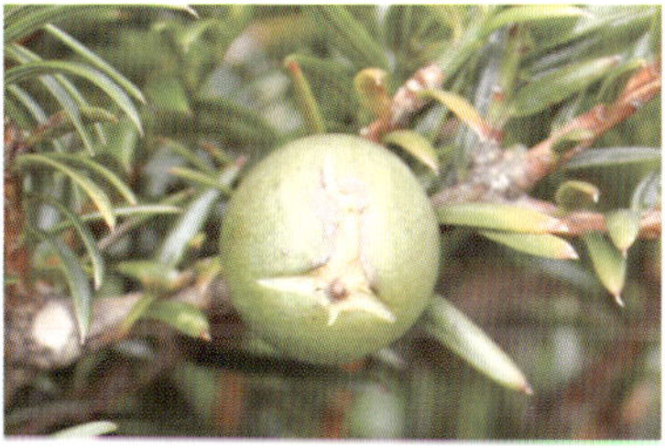
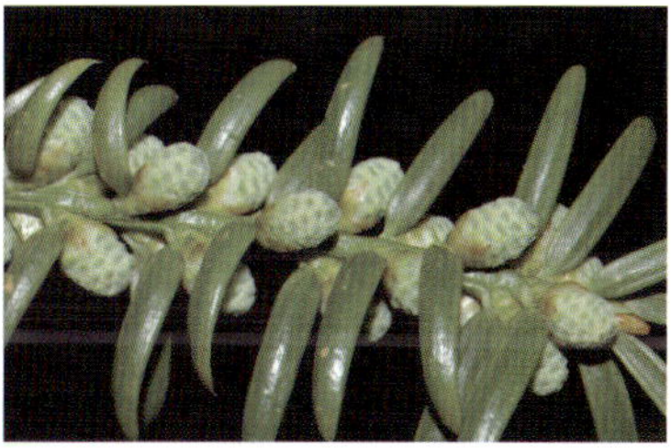
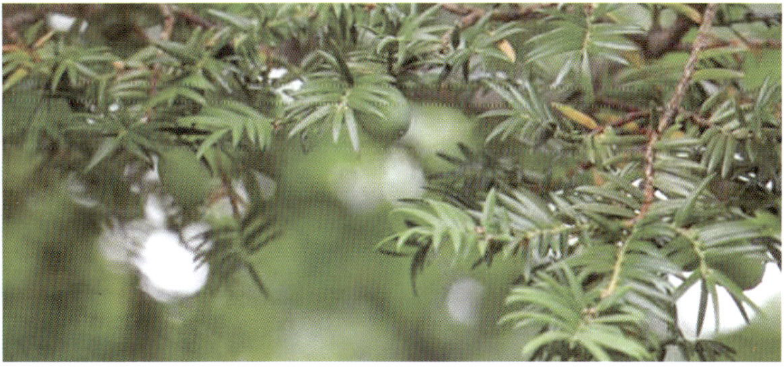

순비기나무 *Vitex rotundifolia*

약효_ 관절통, 두통, 감기, 해열에 약효가 있다.

모래땅에 비스듬히 누워 자라는 낙엽소조목과 나무이다. 해안가 모래 유실 방지에 도움이 되는 낙엽관목 나무로, 여름에서 가을에 걸쳐 꽃이 핀다. 전체에서 좋은 향이 나고, 그 열매는 약으로 쓴다. 감기로 인한 두통과 관절통, 발열에 말린 열매를 달여 복용하면 좋다. 또한, 목욕제로 활용하면 신경통에 좋다.

이용 부위 열매. **용법** 햇볕에 말린 것을 달여 마심. **채취 시기** 10~11월. **분포** 중부이남 해안. **자라는 곳** 해안가 모래밭. **생태** 낙엽관목. **크기** 모래 바닥에 누워 자란다. **개화 시기** 7~9월. 열매는 9~10월. **꽃** 청 보라색 꽃에서 향이 난다. **잎** 타원형이며 길이는 2~5㎝.

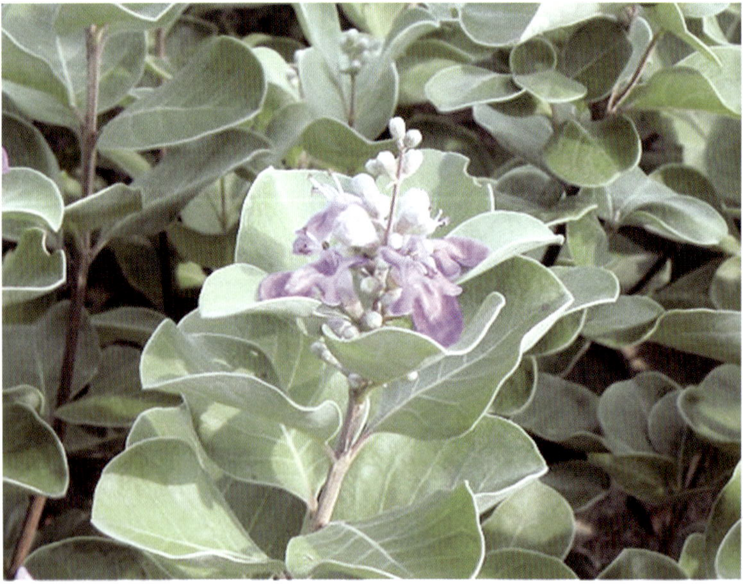

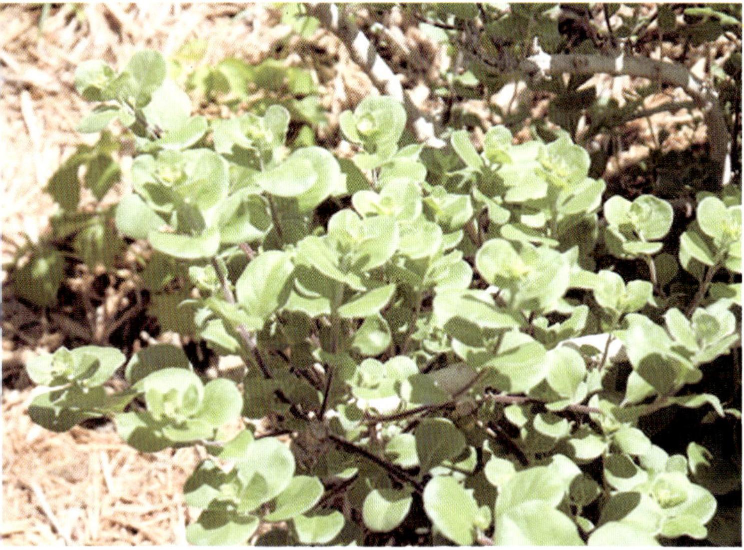

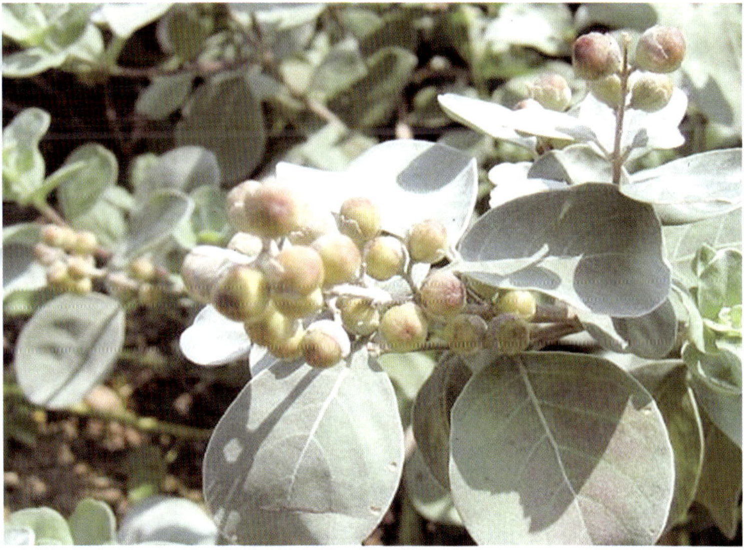

자작나무 Birch tree

약효_ 나무껍질, 수액, 뿌리에 다양한 효능이 있다.

높은 산악지대나 추운 지방에서 주로 자라며 하얀 나무껍질과 특이한 수형, 그리고 버릴 것 하나 없는 쓰임새 덕분에 숲속의 귀족으로 불린다. 나무껍질은 화피라 하여 폐렴, 신염, 급성 편도선염, 옹종, 치주염 등을 치료하는 데에 쓰이고, 수액은 화수액이라고 하여 괴혈병, 신장병, 통풍 등에 효과가 있다. 뿌리는 황달, 지방간, 간경화 등에 사용하여 간을 해독하고 눈을 밝게 한다.

이용 부위 나무껍질, 수액, 뿌리. **용법** 부위에 따라 다르게 쓴다. **채취 시기** 연중(나무껍질, 뿌리), 4~5월(뿌리). **분포** 전국. **자라는 곳** 높은 산악지대. **생태** 낙엽관목. **크기** 높이 20m, 지름 1m. **개화 시기** 4~5월경 원통 모양의 꼬리꽃차례로 달림. 열매 길이 4cm의 작은 원통 모양으로 9월에 익으며 밑으로 처짐. **잎** 길이 5~7cm로 세모난 달걀 모양.

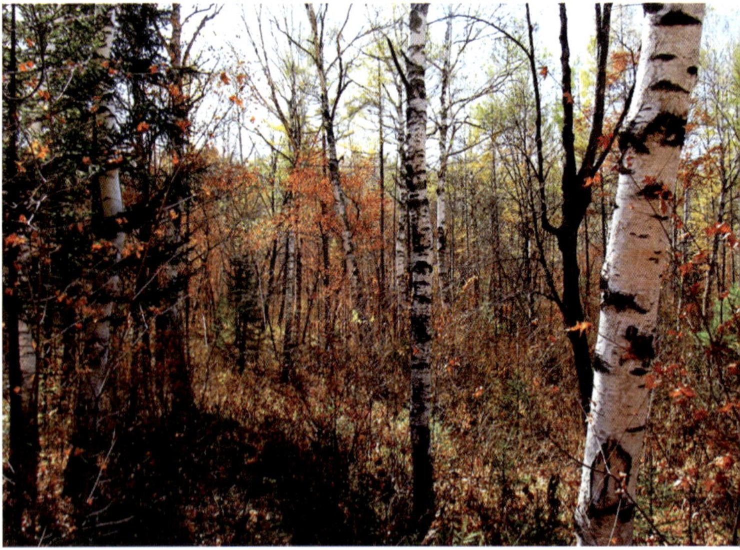

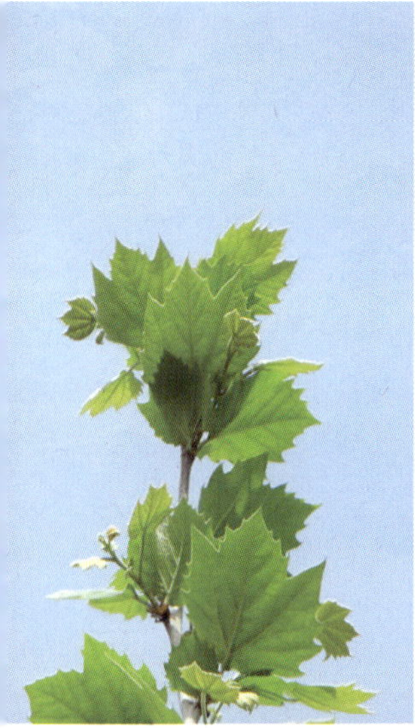
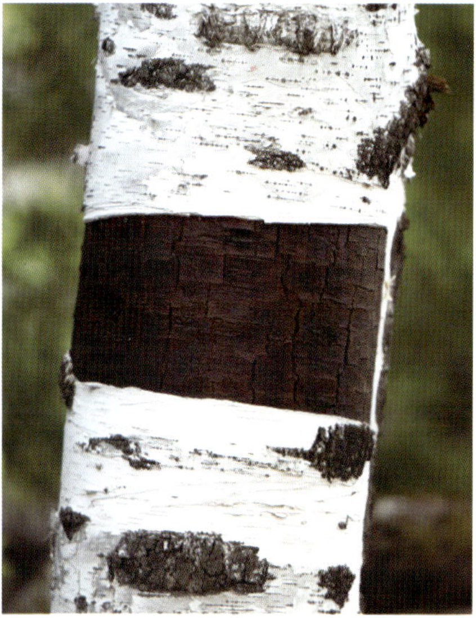
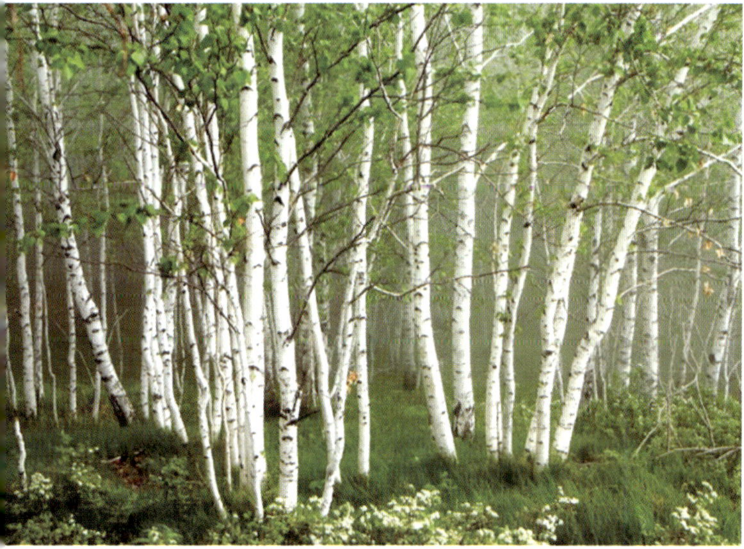

왕가래나무 Juglans mandshurica var.

약효_ 자양강장, 동맥경화 예방, 천식에 효능이 있다.

우리가 먹는 호두는 재배하는 종이며, 산호두나무로 불리는 왕가래나무 열매 껍질은 더 단단하다. 그러나 그 안의 종자는 리놀산(Linol酸)과 불포화지방산이 풍부하게 함유되어 있어 자양강장, 동맥경화 예방에 좋다. 달여서 복용하면 노인들의 천식 증상에도 좋다.

이용 부위 씨앗. **용법** 햇볕에 말린 다음 열매 속의 종자를 달여 마심. **채취 시기** 10월. **분포** 해발 100~1,500m의 산지. **자라는 곳** 양지바른 산기슭. **생태** 낙엽교목. **크기** 높이 25m. **개화 시기** 4~5월. 열매는 9~10월. **꽃** 자웅동주. 수꽃은 아래로 길게 처져서 피고, 길이는 10~22㎝. 암꽃은 위쪽으로 핀다. **잎** 복엽이며 소엽은 4~10쌍.

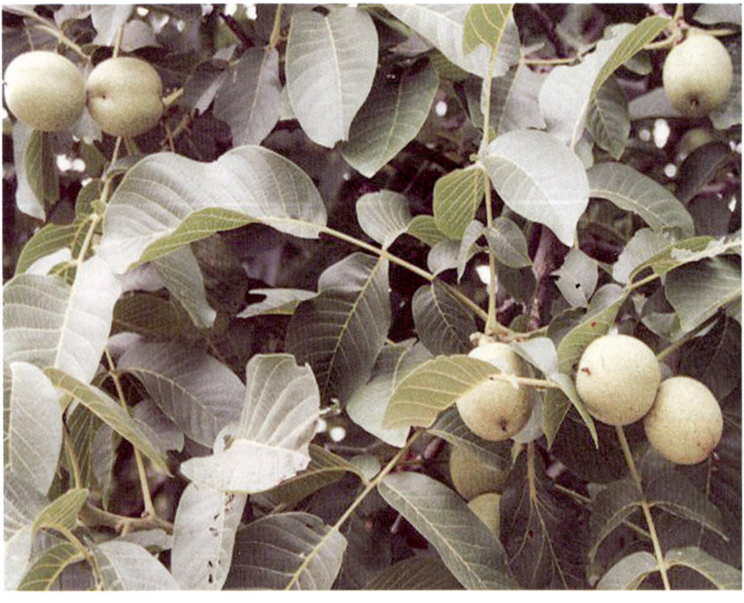

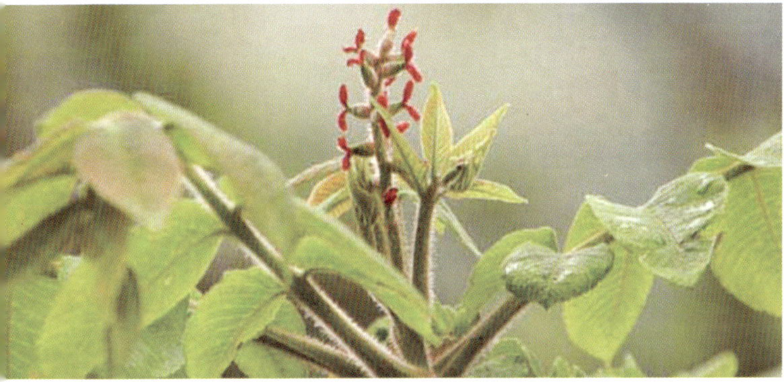

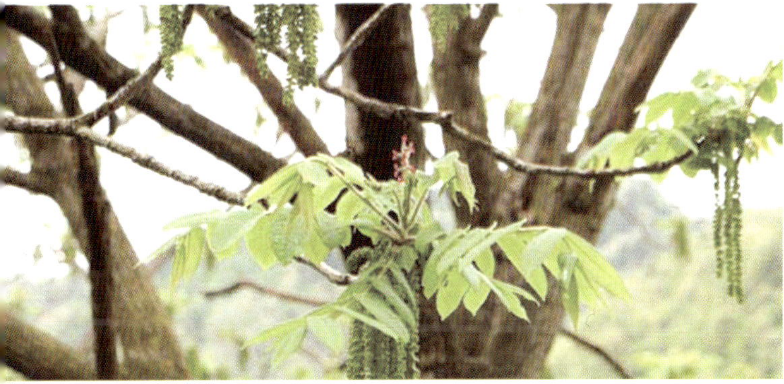

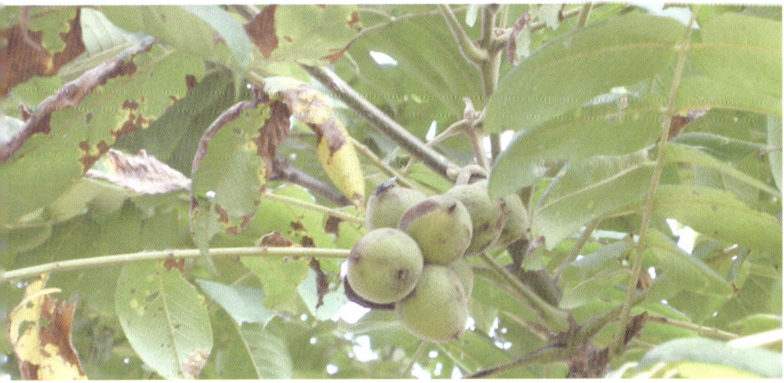

산뽕나무 Morus bombycis

약효_ 이뇨, 소염, 기침, 가래에 효능이 있다.

양잠에 없어서는 안 되는 식물로, 누에 식용으로 재배한다. 뽕나무 가지로 만든 젓가락은 중풍을 예방한다고 알려져 있으며, 잎은 말려서 차로 마신다. 뽕나무 열매는 붉은색에서 검정으로 변하면 먹을 수 있다. 과실주로 만들면 자양 강장에 좋다. 뿌리껍질을 벗겨 바깥층을 제거하고 말린 것은 상백피(桑白皮)라고 하며 생약으로 쓴다. 달여 마시면 이뇨, 소염, 기침을 멎게 하는 효능이 있다.

이용 부위 뿌리껍질. **용법** 햇볕에 말려 달여 마심. **채취 시기** 가을~겨울. **분포** 전국. **자라는 곳** 산기슭. **생태** 낙엽교목. **크기** 높이 10~15m. **개화 시기** 4~5월. 열매는 6월. **꽃** 자웅이주. 잎겨드랑이에 밀집하여 핀다. **잎** 난형이며, 길이는 7~20cm.

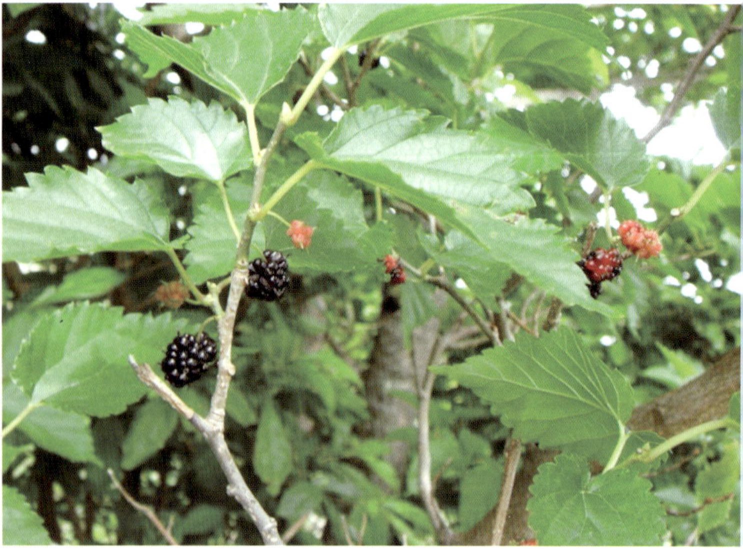

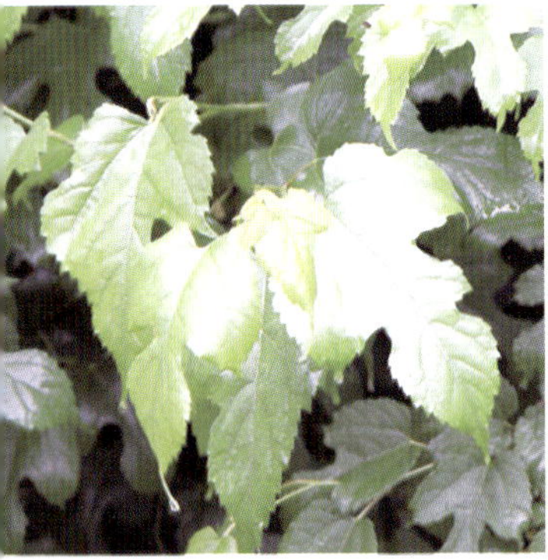
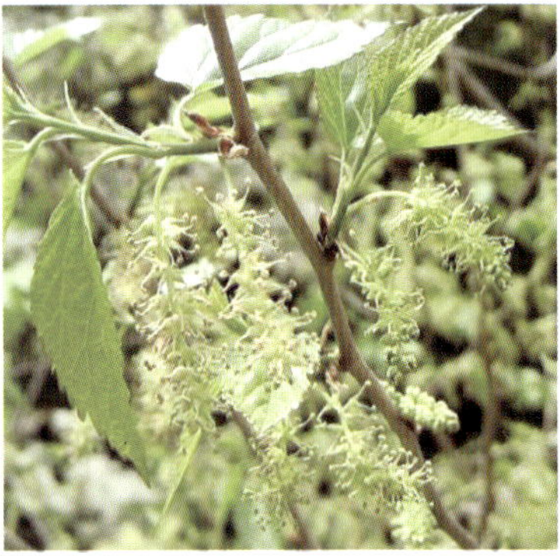
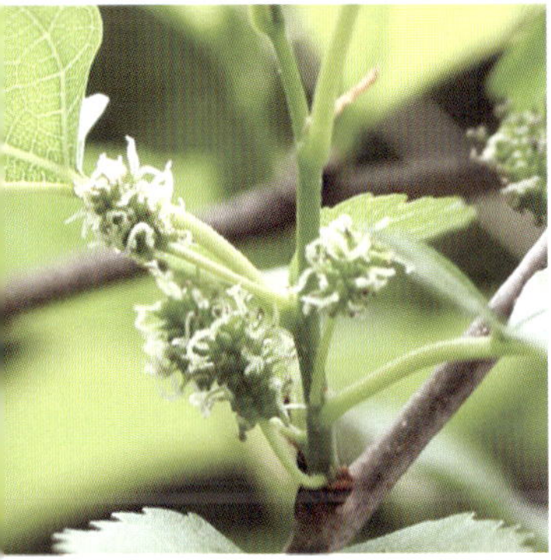
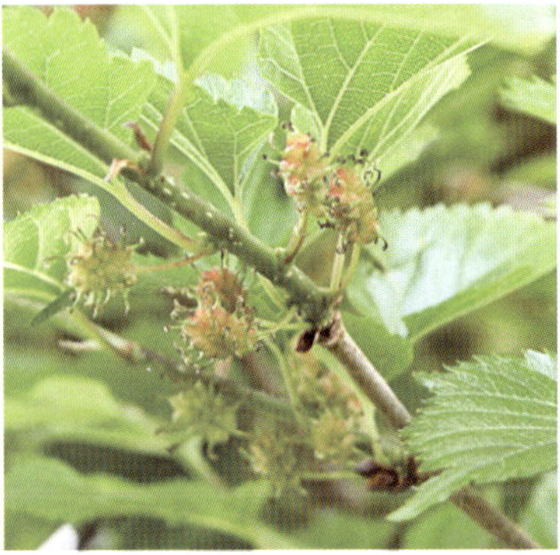
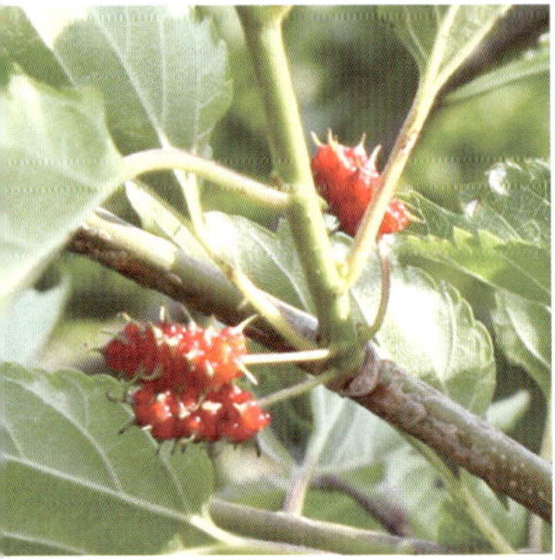
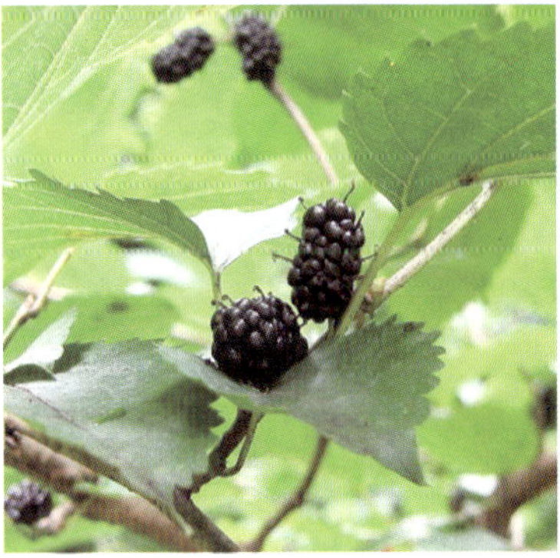

가막살나무 Viburnum dilatatum

약효_ 피로 권태, 동맥경화 예방에 좋다.

산과 들에 피는 낙엽관목으로, 초여름에 흰색 꽃이 피며, 가을에는 열매가 붉게 익는다. 열매를 과실주로 만들어 마시면 피로 권태와 동맥경화 예방에 좋다. 붉은 열매는 말린 것이든 날것이든 상관없이 용기에 3분의 1 정도 채우고, 거기에 소주를 부어 1달 정도 담그면 약주가 된다. 하루에 20cc 정도 마시면 건강 증진에 좋다. 열매는 직경이 6mm 정도 되는 동그란 모양이며 빨갛게 익는다. 흰색 분을 뿜을 무렵이 맛있게 먹을 수 있게 숙성한 때이다.

이용 부위 열매. **용법** 말리거나 날것 그대로 약주로 만든다. **채취 시기** 가을. **분포** 전국. **자라는 곳** 산중턱 이하 산지. **생태** 낙엽관목. **크기** 높이 2~4m. **개화 시기** 5~6월. 열매는 9~11월. **꽃** 하얀색 작은 꽃이 모여 핀다.

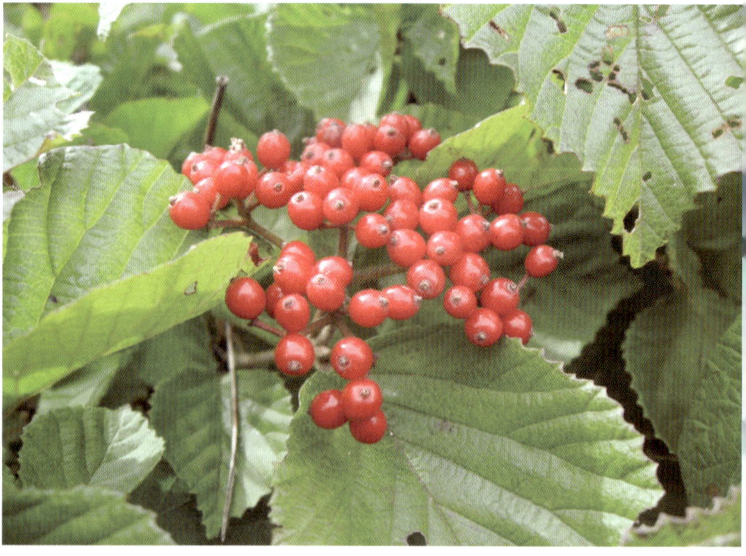

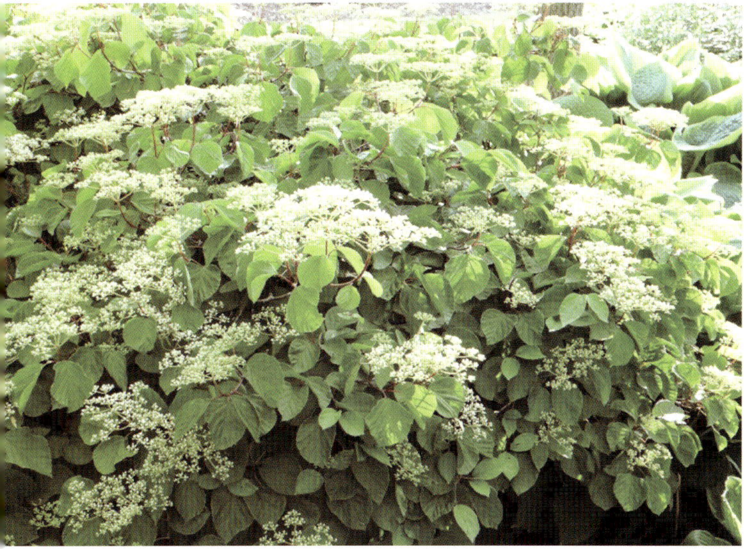

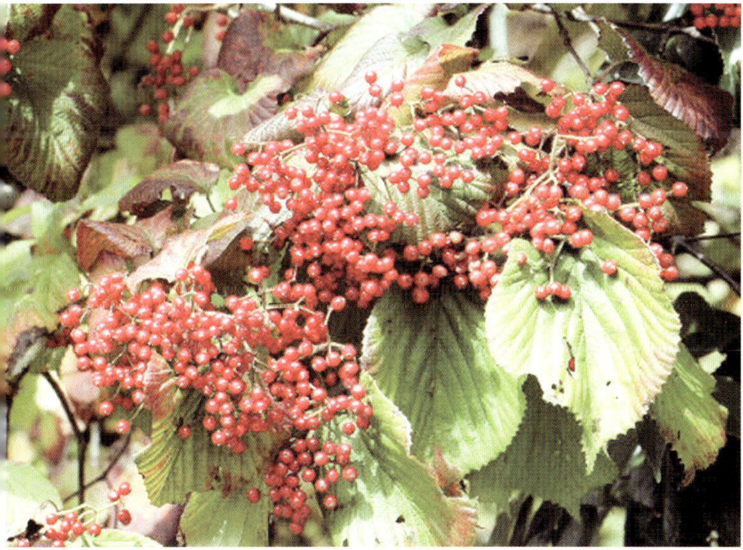

칠엽수 Aesculus turbinata

약효_ 무좀, 백선, 편도선염에 효능이 있다.

옛적에 칠엽수 열매는 기근 때 급한 대로 배를 채워주는 대체 음식이기도 했다. 때문에 시골생활과 함께 떠올리게 되는데, 식용 외에도 무좀과 백선 등에 맞는 약으로 이용한다. 적갈색 종자를 부수어 분말로 만들어 달인 다음 바르거나 그 액체에 환부를 담근다. 이 물로 목을 헹구면 편도선염에도 효능이 있다.

이용 부위 씨앗. **용법** 분말을 달여 그 액체를 바르거나 씻어낸다. **채취 시기** 10월. **분포** 전국. **자라는 곳** 산과 들. **생태** 낙엽활엽교목. **크기** 높이 35m. **개화 시기** 5~6월, 열매는 9~10월. **꽃** 흰색이며 원추형꽃차례로 달린다. **잎** 손바닥 모양의 큰 잎이 달리며, 작은 잎은 5~7장이 난다.

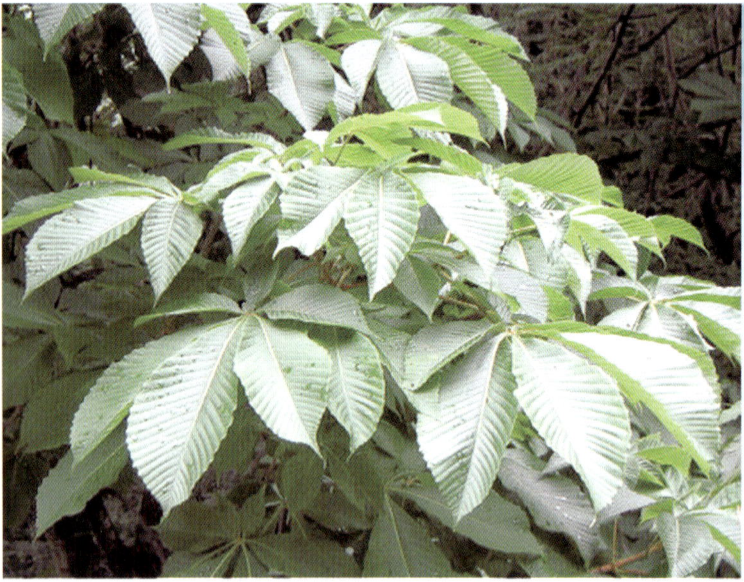

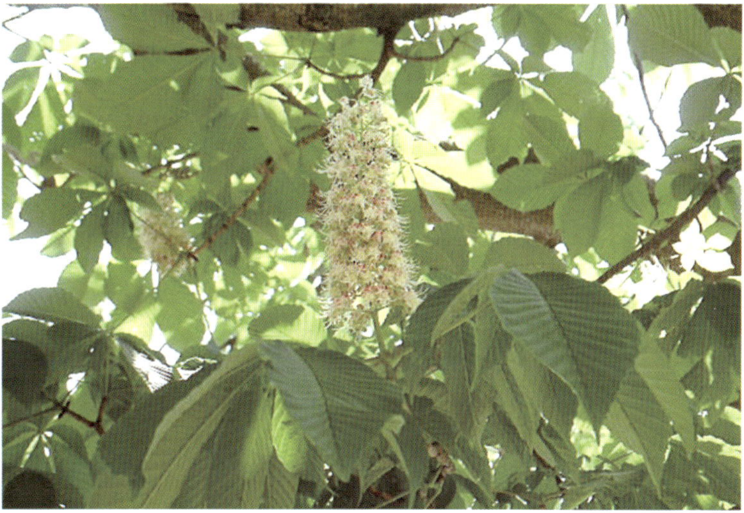

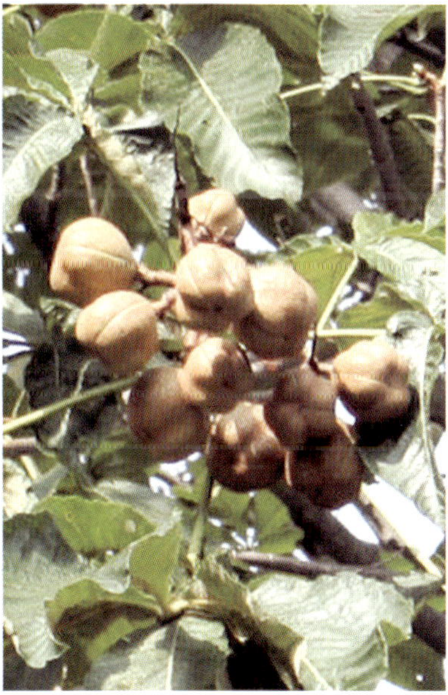

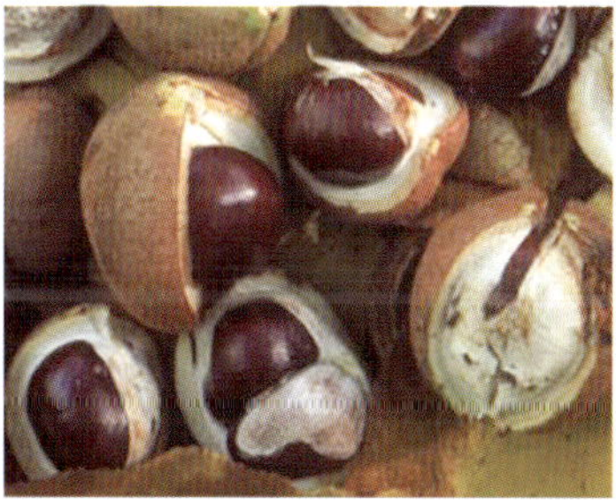

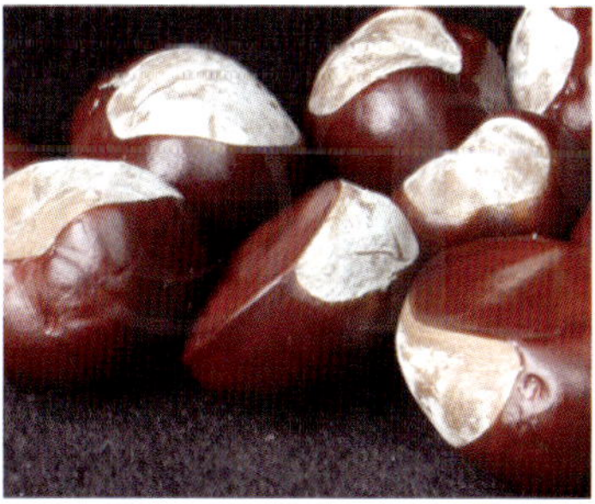

구기자나무 Lycium chinense

약효_ 고혈압 예방, 강장, 피로회복에 좋다.

불로장생의 묘약이라 불리며 마당에 많이 심는다. 보라색의 여린 꽃은 장생초(長生草)라고 불리기도 한다. 잎은 차로, 열매는 과실주로 많이 마신다. 잎은 동맥경화를 예방하고, 열매는 콜레스테롤 수치를 낮추며, 시력을 좋게 한다. 근피는 고혈압 예방, 당뇨병 개선 등에 효능이 있다. 잎과 근피는 말려서 달인 다음 차로 마시고, 열매는 구기자주로 만들어 마신다.

이용 부위 열매, 잎, 근피. **용법** 달여 마시거나 약주로 만든다. **채취 시기** 가을. **분포** 전국. **자라는 곳** 마을 근처 둑이나 냇가. **생태** 낙엽관목. **크기** 높이 1~2m. **개화 시기** 6~9월. 열매는 8~10월. **꽃** 보라색이며, 직경 1㎝. **잎** 도피침형이며 길이는 2~4㎝.

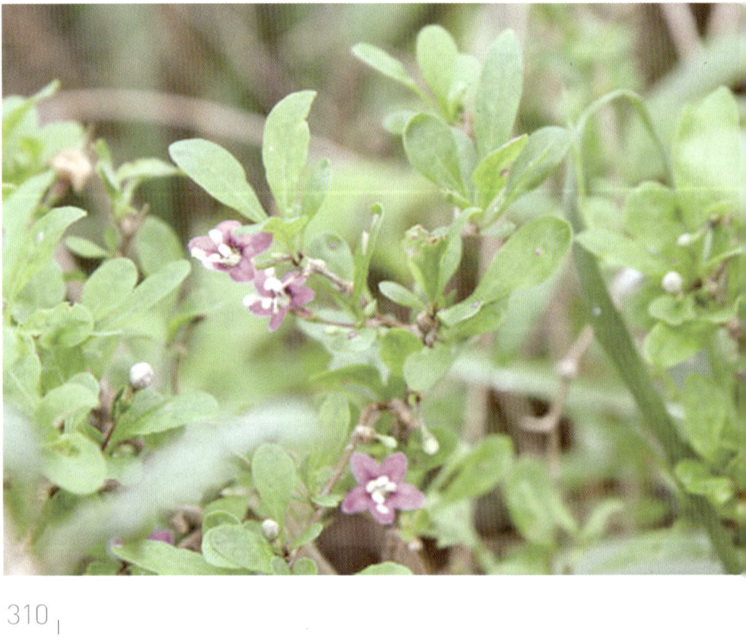

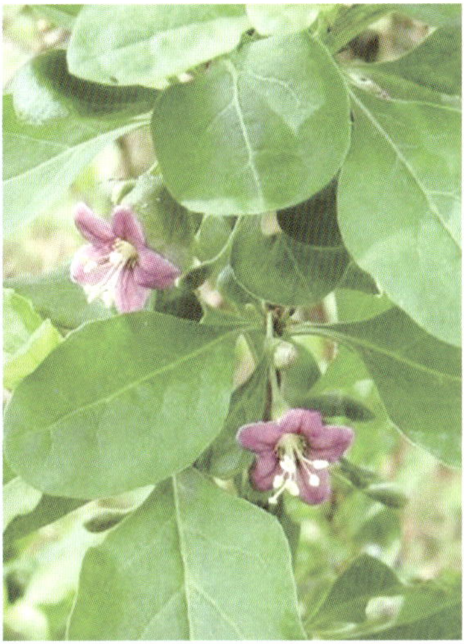

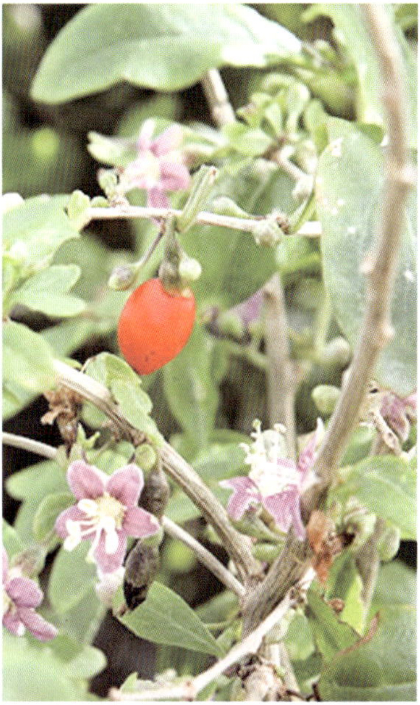

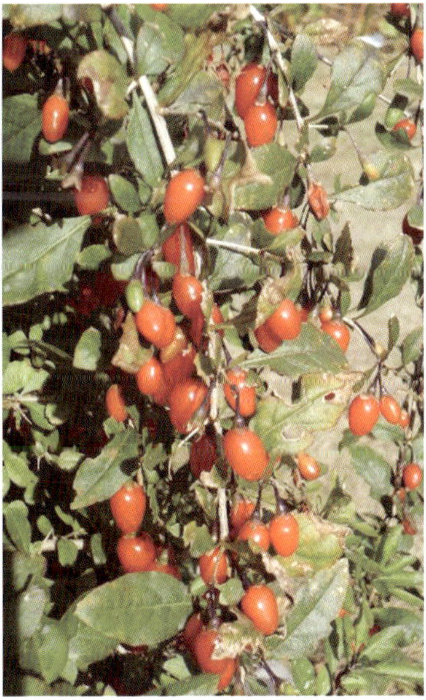

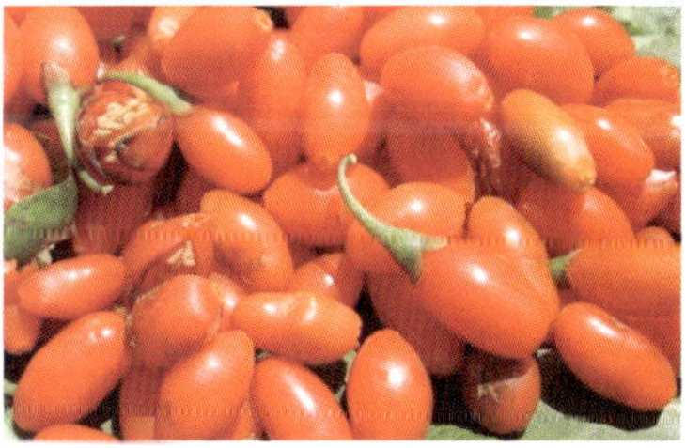

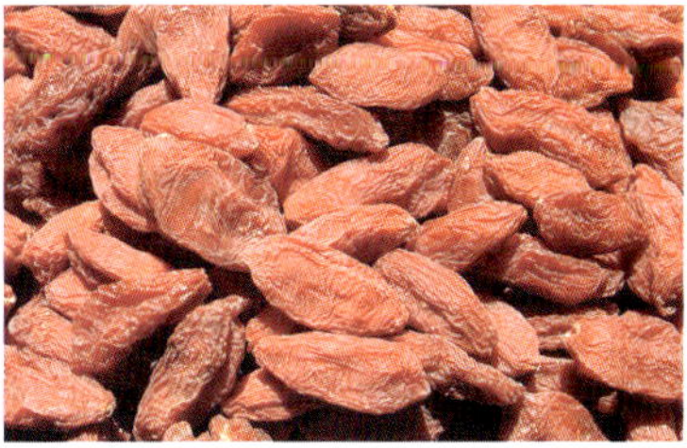

화살나무 Euonymus alatus

약효_ 가시를 뽑는다.

단풍이 아름다워 관상용으로 마당에 심는 경우도 많다. 가지에 화살의 깃처럼 생긴 코르크 날개가 길게 발달한 것이 특징이다. 이 날개를 검게 구워 가루로 만든 다음, 밥풀로 반죽한 것은 가시를 뽑는 묘약이다. 검게 반죽한 것을 종이 위에 발라 가시가 박힌 환부에 붙이고 1~2시간 두면 가시가 스멀스멀 빠져 나온다. 그때 뽑으면 된다.

이용 부위 가지의 날개. **용법** 검게 구워 밥풀로 반죽한다. **채취 시기** 10월. **분포** 전국. **자라는 곳** 산. **생태** 낙엽관목. **크기** 키 2~3m. **개화 시기** 5~6월. **꽃** 담녹색이며 직경 6㎜. **잎** 엎어진 계란형이며 길이는 2~7㎝.

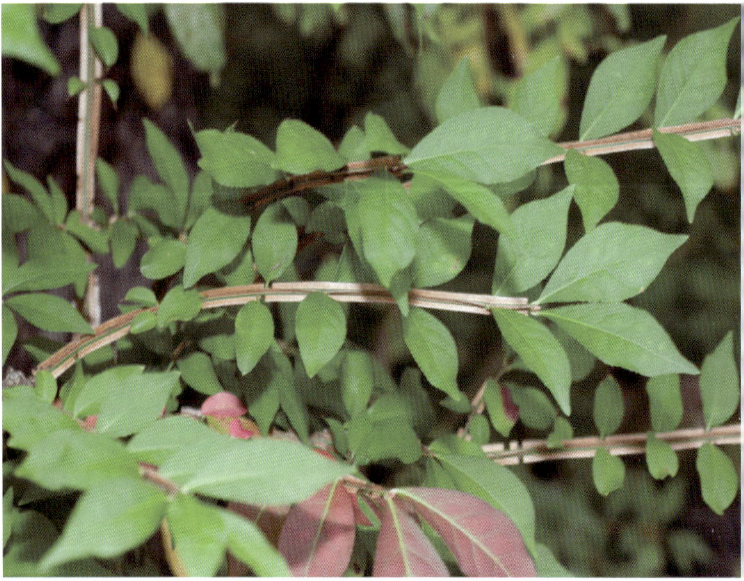

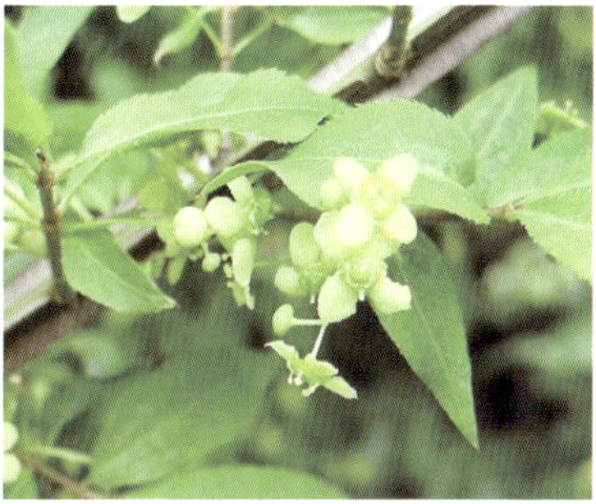
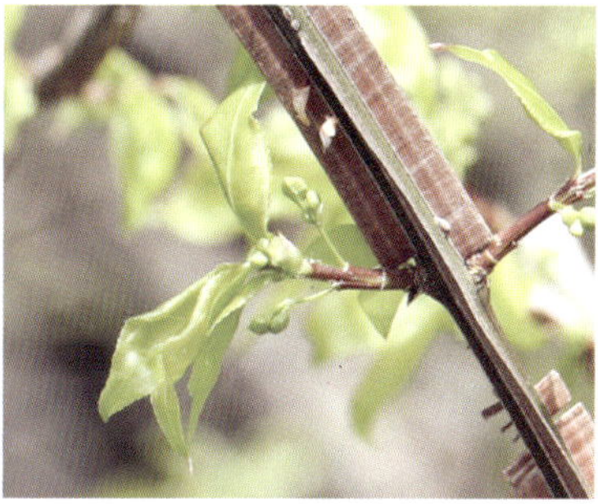
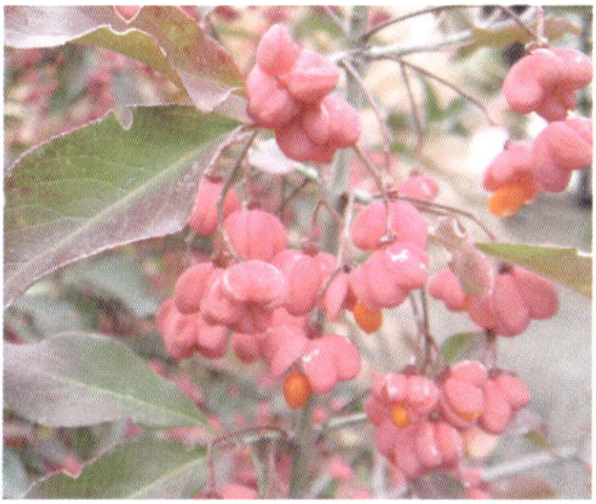
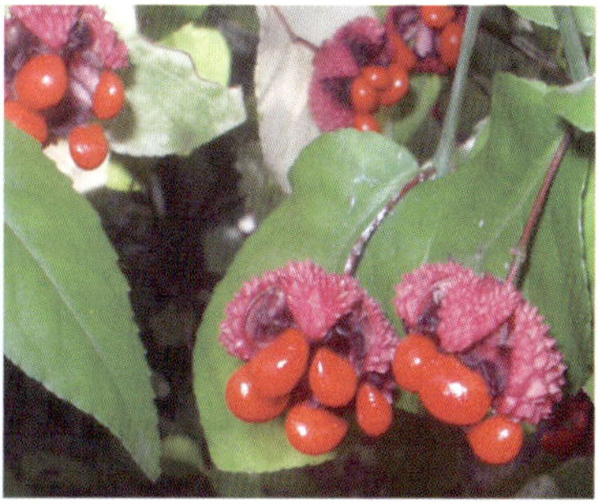
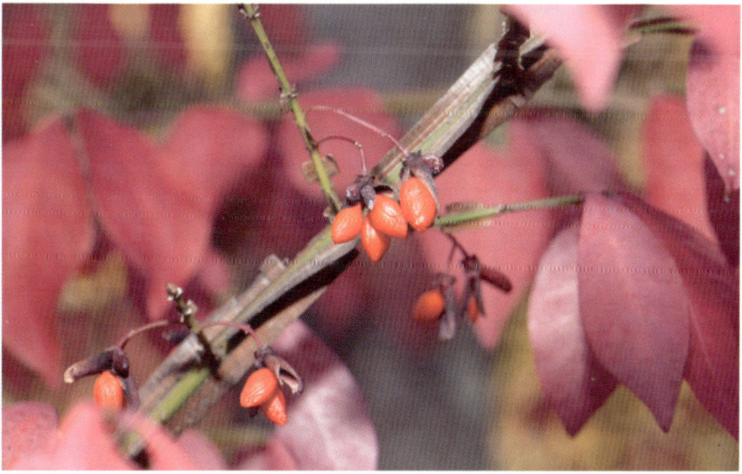

개오동나무 Catalpa ovata

약효_ 신장염, 이뇨, 부기, 급성 방광염 등에 효능이 있다.

중국 원산으로 정원수로도 많이 심는다. 야채인 녹두와 비슷한 열매를 맺는다. 말린 열매는 이뇨 효과가 강하다. 부기를 동반한 신장염, 급성 방광염 등에도 효능이 있다. 말린 꼬투리를 2~3㎝로 다져, 씨와 함께 달여서 이용한다.

이용 부위 열매. **용법** 씨를 햇볕에 말려 달인다. **채취 시기** 10월. **분포** 강원 · 경기지역. **자라는 곳** 강기슭. **생태** 낙엽활엽교목. **크기** 높이 5~12m. **개화 시기** 6~7월. 열매는 10월. **꽃** 담황색이며 길이는 2㎝. **잎** 계란형이며 길이는 10~25㎝.

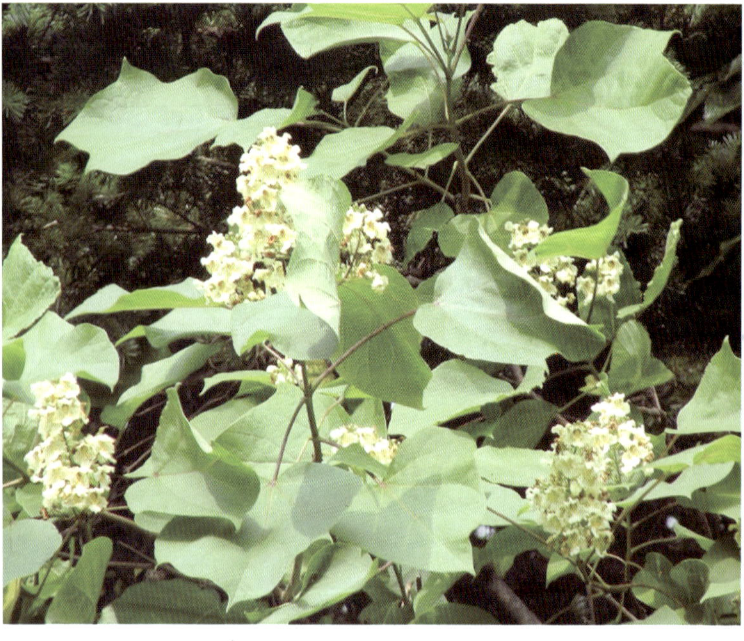

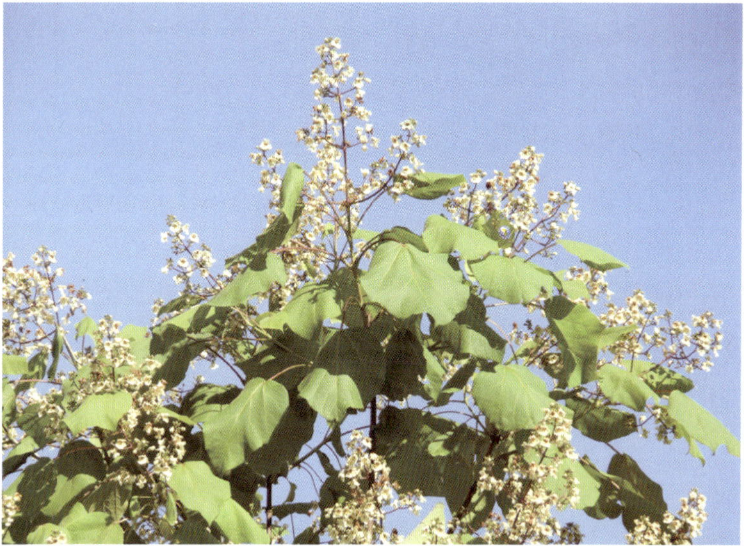

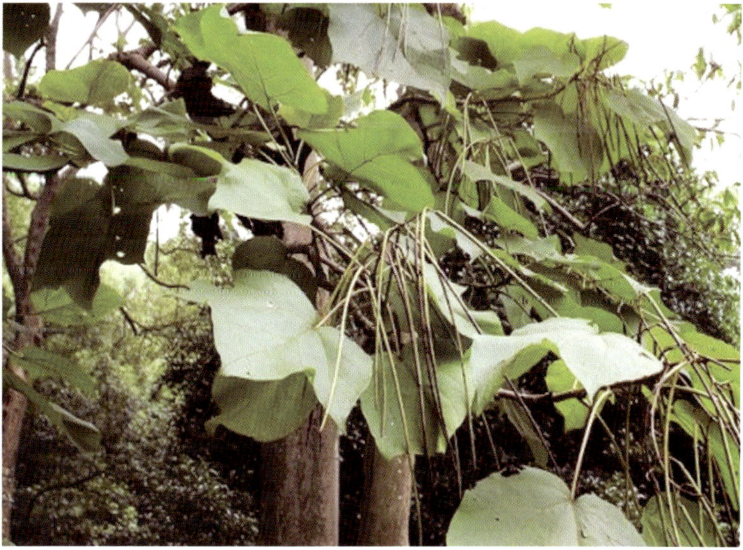

주엽나무 Gleditsia japonica

약효_ 가래를 없애고, 편도선염을 낳게 한다.

나무줄기와 가지에 가시가 있다. 가을이면 납작하게 꼬인 커다란 콩 열매가 난다. 깍지에는 사포닌이 많이 함유되어 있어서 비누 대용으로 쓰이기도 했다. 씨를 한 차례 훈증하고 달여서 복용하면 편도선염, 가래를 없앤다. 가시를 말려 달인 것은 결핵성 경부임파선염과 악창 등에 효능을 보이는 해독제가 된다.

이용 부위 열매. **용법** 씨를 훈증하고 달인다. **채취 시기** 10~12월. **분포** 전국. **자라는 곳** 산과 들, 강가. **생태** 낙엽 활엽교목. **크기** 높이 15m. **개화 시기** 6월. 열매는 10~11월. **꽃** 담황록색의 작은 꽃이 총상꽃차례로 핀다. **잎** 우상복엽이며 작은 잎은 8~12쌍.

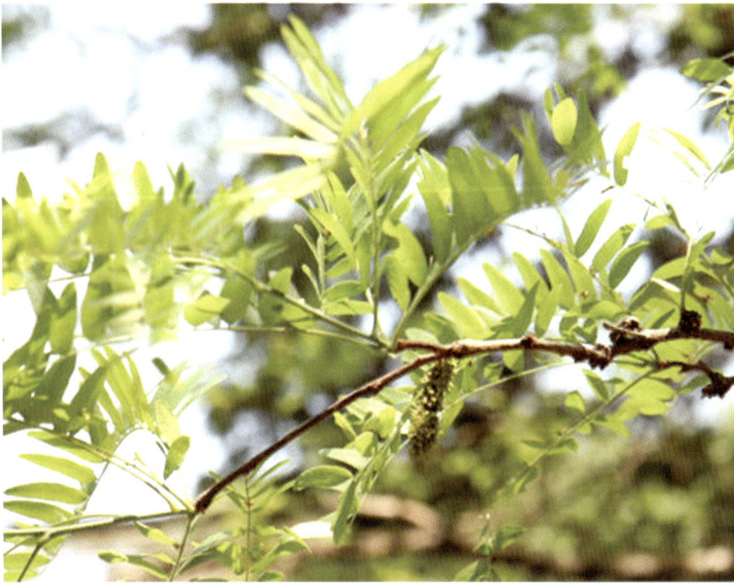

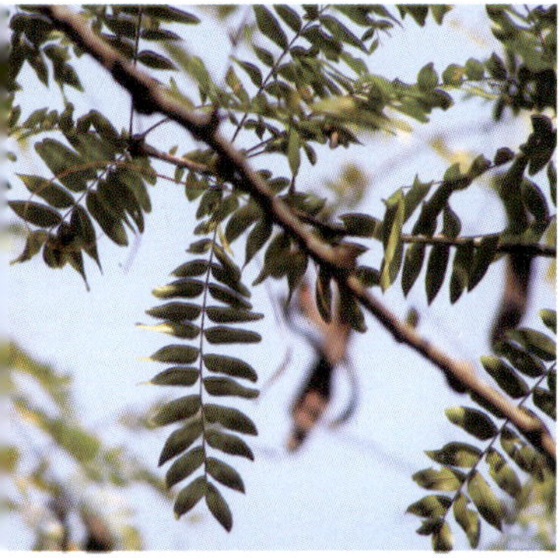
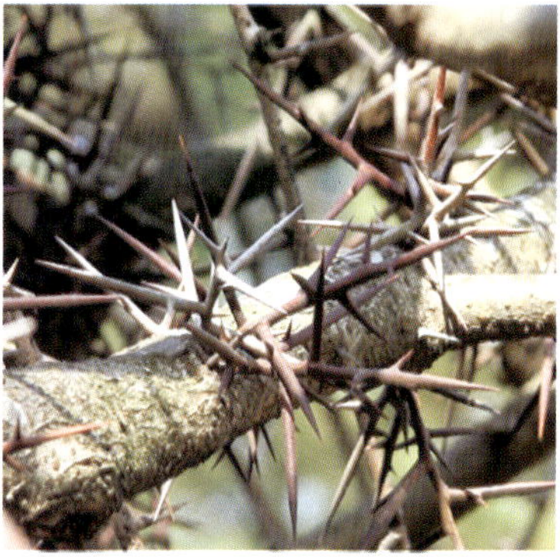
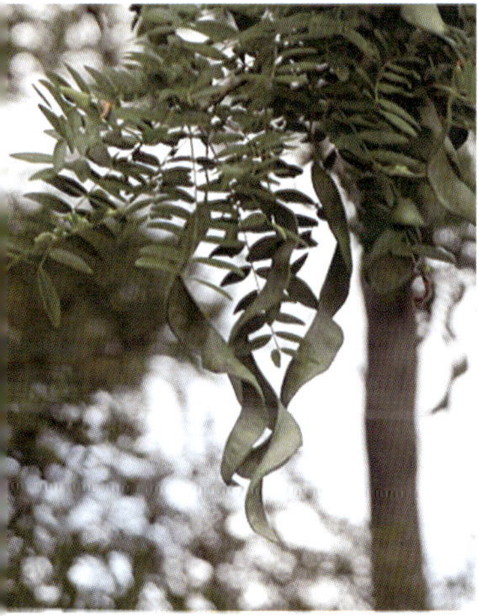
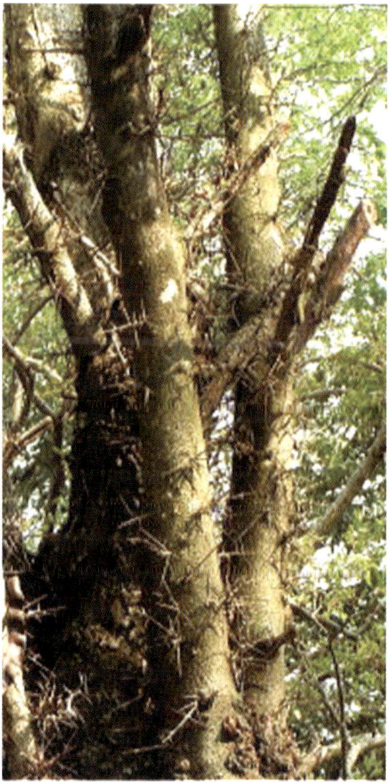
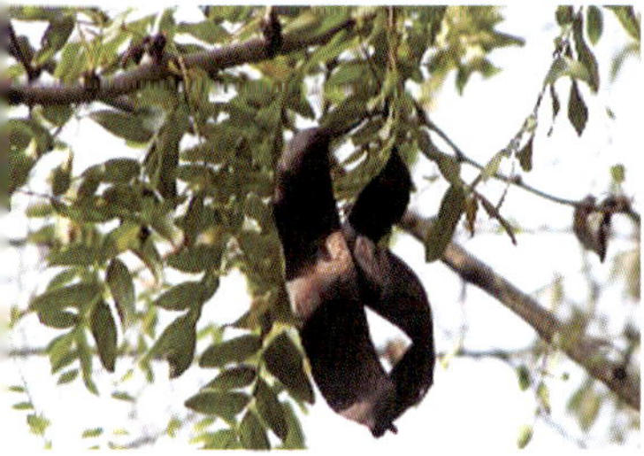

쥐똥나무 Ligustrum japonicum

약효_ 강심, 이뇨, 현기증, 침침한 눈 등에 효능이 있다.

열매가 쥐똥과 닮아서 쥐똥나무란다. 말린 열매를 달여서 복용하면 내장을 튼튼하게 하고, 노화를 방지하며, 강심, 이뇨, 현기증, 침침한 눈 등에 효과가 있다. 열매는 검정색·검보라색으로 익은 것을 약제로 쓴다. 잎을 갈아 만든 즙은 구내염에 좋고, 삶은 잎은 종기에 좋다.

이용 부위 열매, 잎. **용법** 햇볕에 말린 것을 달인다(열매). **채취 시기** 가을. **분포** 황해도이남. **자라는 곳** 양지바른 산기슭, 계곡. **생태** 낙엽관목. **크기** 높이 6~8m. **개화 시기** 5~6월. 열매는 10월. **꽃** 하얀색 작은 꽃이 모여 핀다. **잎** 난형이며, 길이는 4~10㎝로, 광택이 난다.

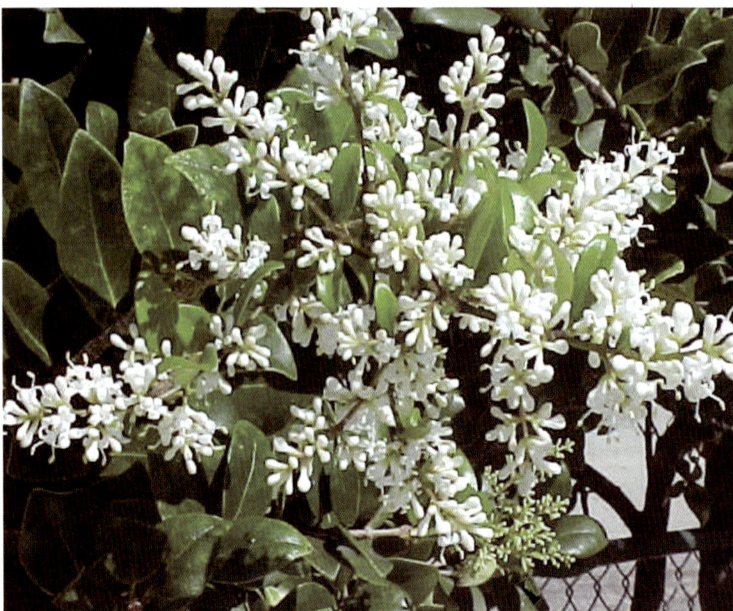

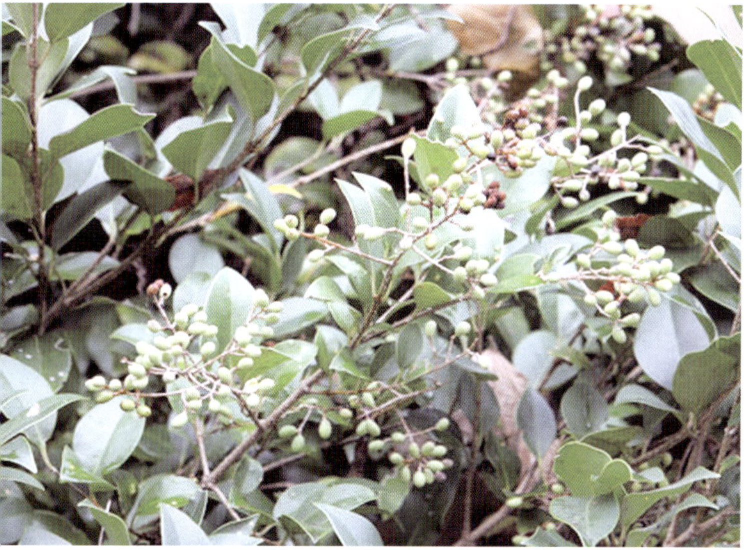

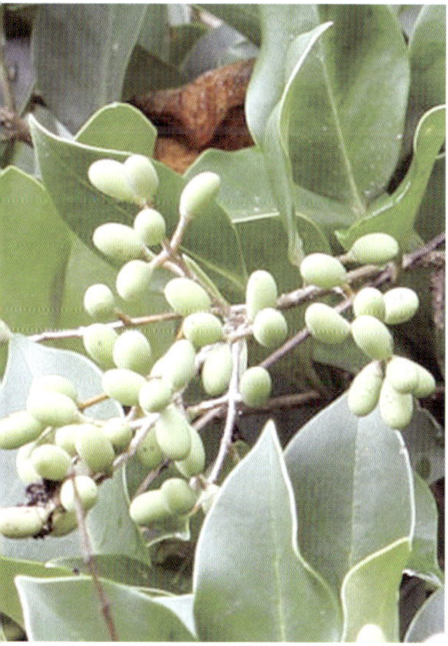

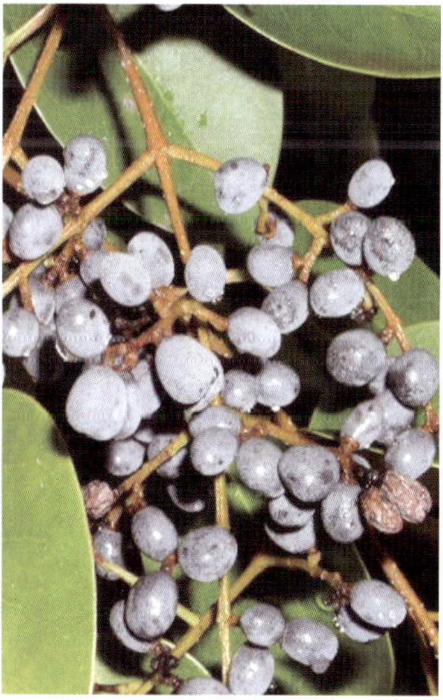

오미자나무 Schisandra chinensis

약효_ 자양 강장, 피로회복에 효능이 있다.

달콤하고, 맵고, 쓰고, 시고, 짠맛까지 다섯 가지 맛이 난다고 해서 오미자(五味子)라고 불리게 되었다. 말린 열매는 생약으로 쓰고, 진해제(鎭咳劑) 등에 배합한다. 익은 열매를 설탕과 함께 소주에 담그면 붉은색의 아름답고 부드러운 신맛이 난다. 자양 강장, 피로회복에 효능이 있는 약주가 된다.

이용 부위 열매. **용법** 소주에 담가 약주로 쓴다. **채취 시기** 가을. **분포** 전국. **자라는 곳** 산골짜기. **생태** 덩굴성 관목. **크기** 덩굴이 말아 올라간다. **개화 시기** 6~7월. 열매는 9~11월. **꽃** 연붉은빛이 도는 황백색이며, 직경 1㎝. **잎** 타원형이며 길이는 3~10㎝.

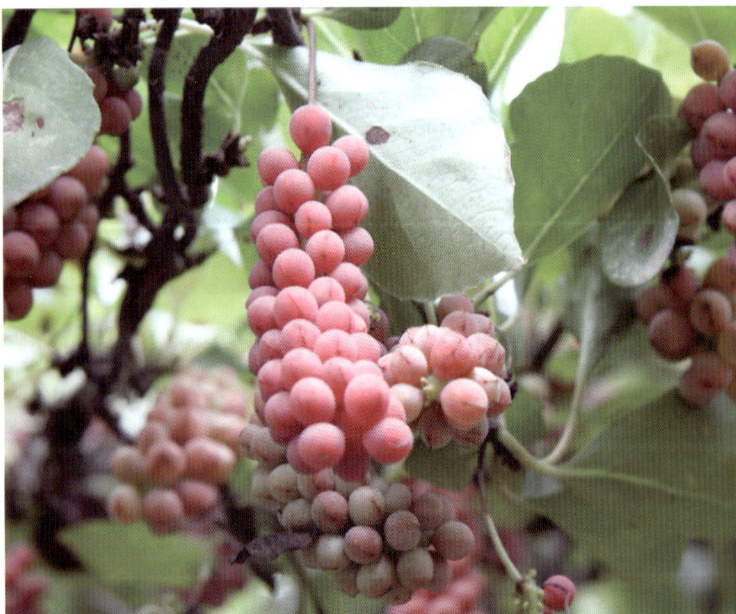

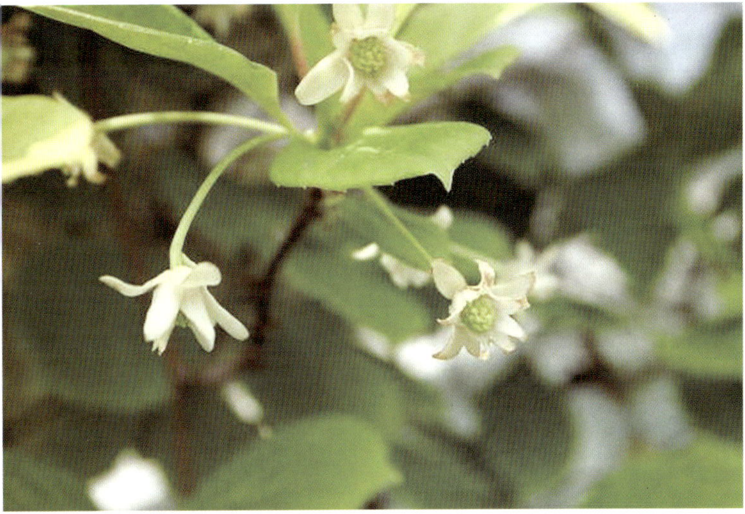

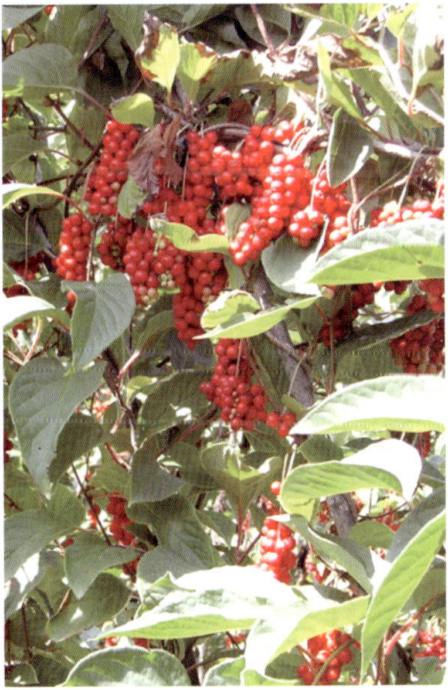

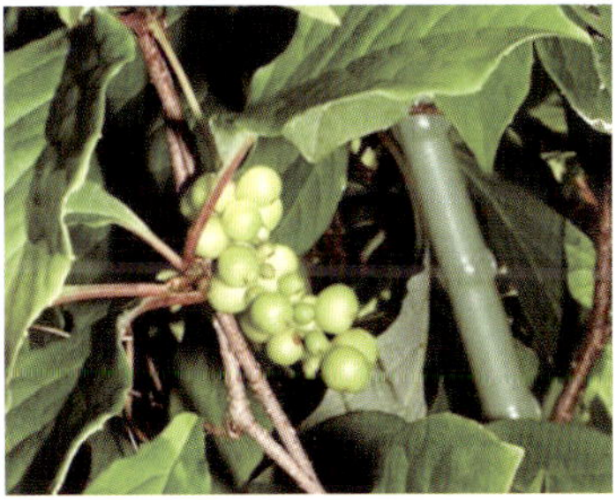

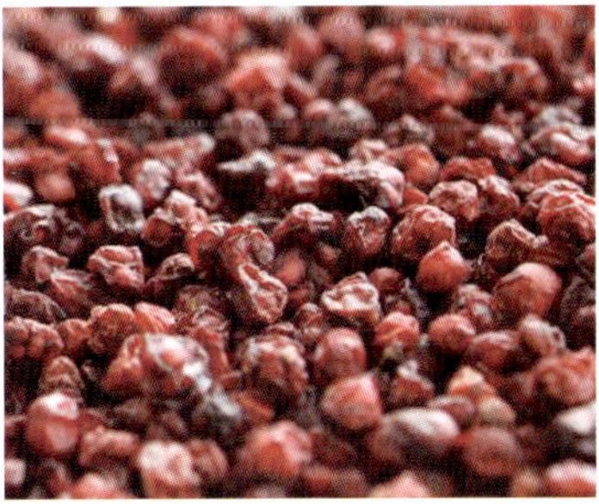

자금우 Ardisia japonica

약효_ 천식, 기침을 멈추게 한다.

한겨울, 수풀 아래 붉은색 열매를 맺는 상록관목이다. 관상용으로 마당과 화분에도 많이 심는다. 땅 속 줄기가 자라 번성하거나, 새의 배설물에 씨앗이 섞여 있다가 발아하기도 한다. 약용으로 쓰는 건 뿌리줄기. 천식과 기관지염으로 인한 기침을 진정시키는 효능이 있다. 열매가 익기 전인 늦가을 무렵에 뿌리줄기를 채취하여 말린 것을 달인다.

이용 부위 뿌리줄기. **용법** 햇볕에 말린 것을 달여 마심. **채취 시기** 10월. **분포** 울릉도, 제주도, 남해안. **자라는 곳** 산과 들. **생태** 상록관목. **크기** 높이 10~20㎝. **개화 시기** 6~7월. **꽃** 잎겨드랑이에서 흰색 작은 꽃이 아래 방향으로 핀다. **잎** 긴 타원형이며, 길이는 4~13㎝.

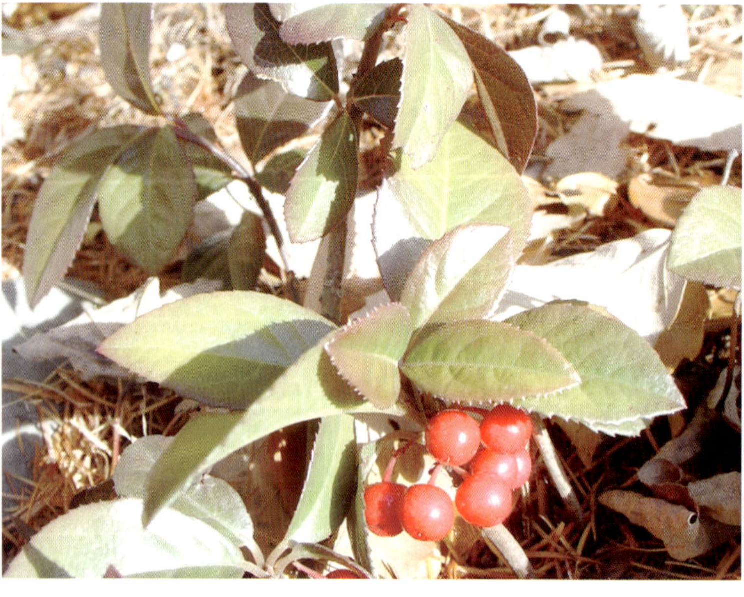

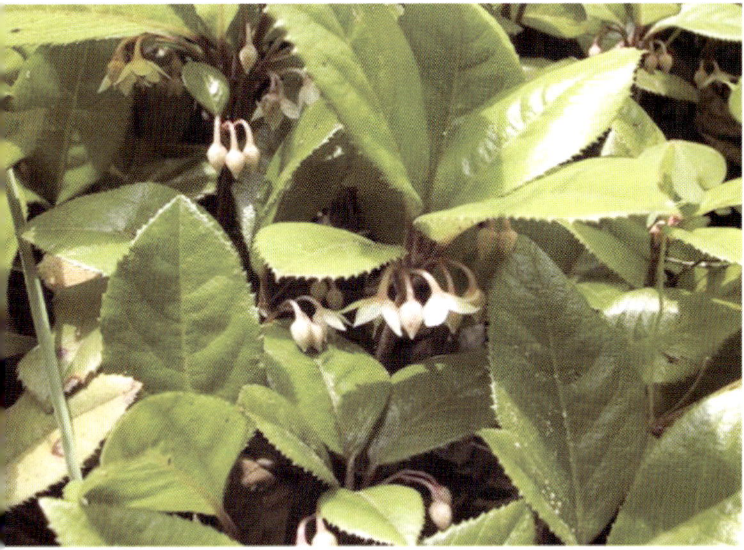

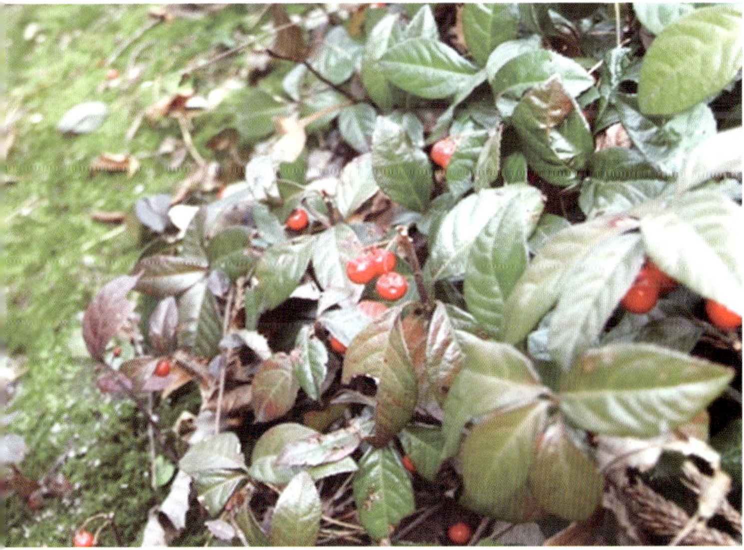

소귀나무 Myrica rubra

약효_ 모세혈관을 튼튼하게 하고, 이뇨, 고혈압, 설사에 좋다.

기후가 따뜻한 지역의 산과 들, 바닷가 근처에서 자라는 상록교목이다. 여름에 붉게 익는 열매는 먹을 수 있다. 달콤새콤하면서 독특한 향기가 난다. 자웅이주이며 수나무는 가로수로 많이 심고, 암나무는 과수용 품종도 있다. 가지치기를 했다거나 해서 얻은 나무껍질을 벗겨서 말린 다음 약으로 쓴다. 달여서 복용하면 모세혈관을 튼튼하게 하고, 이뇨 효과가 있으며, 고혈압과 설사에 좋다.

이용 부위 나무껍질. **용법** 말려서 달여 마심. **채취 시기** 가을. **분포** 제주도. **자라는 곳** 따뜻한 지역의 산과 들. **생태** 상록교목. **크기** 높이 25m. **개화 시기** 4월. **꽃** 자웅이주. 수꽃차례는 길이 2~4㎝, 암꽃차례는 길이 1㎝. **잎** 피침형이며, 길이는 6~12㎝.

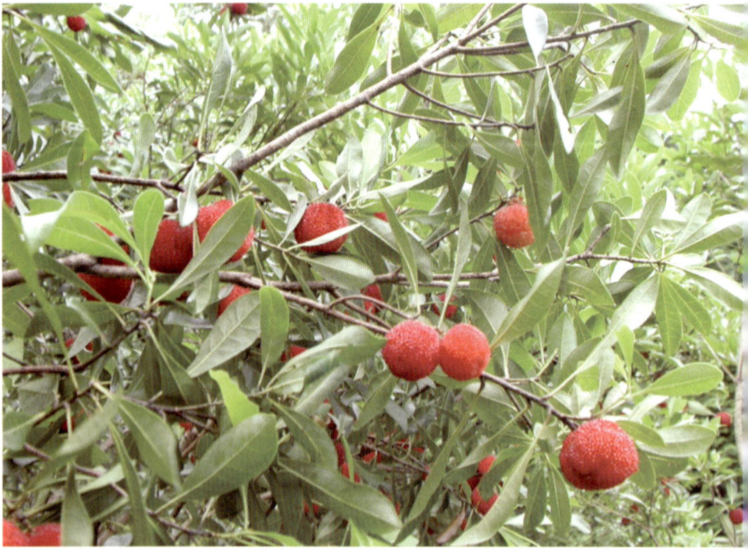

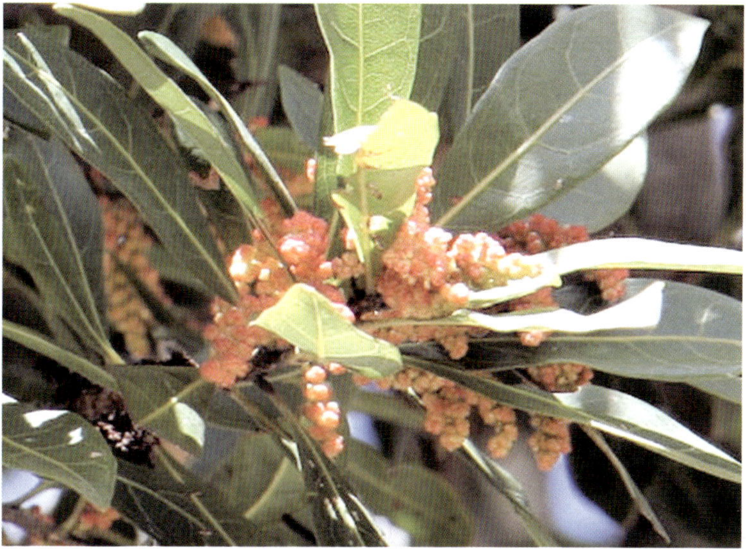

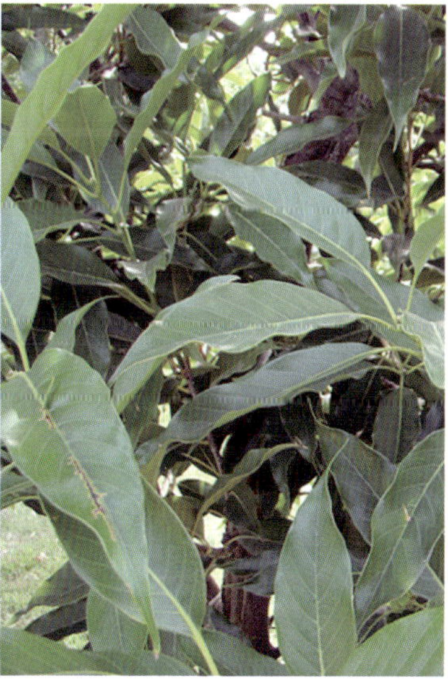

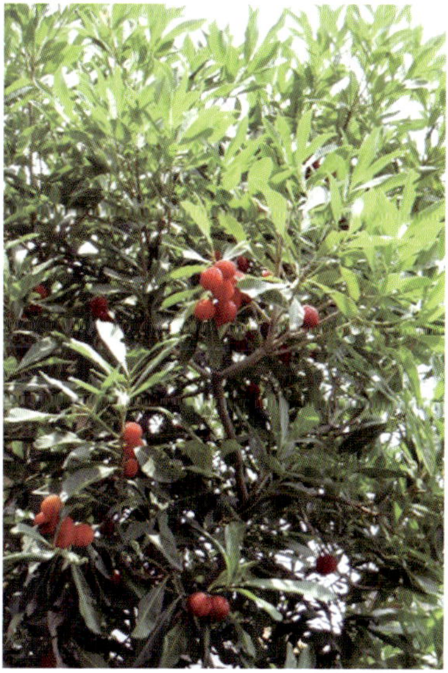

주목 Taxus cuspidata

약효_ 당뇨병, 이뇨, 부종에 좋다.

자생하는 나무는 깊은 산 속에 서식하는데, 잎이 늘 푸르기 때문에 마당이나 울타리에 많이 심는다. 달콤한 붉은색 열매는 먹을 수 있지만, 씨와 잎에는 탁신(Taxine)이라는 유독성분이 있다. 잎은 햇볕에 말린 것을 달여서 복용하면 혈당치를 내리고 이뇨 작용을 하며 당뇨병에 좋다고 한다. 때로 부작용을 동반하기도 한다.

이용 부위 잎. **용법** 햇볕에 말린 것을 달여 마심. **채취 시기** 연중. **분포** 전국. **자라는 곳** 깊은 산 속. **생태** 상록관목. **크기** 키 17~20m. **개화 시기** 4~5월. **꽃** 자웅이주. 수꽃은 연노란색, 암꽃은 연녹색. **잎** 선형, 길이는 1.5~2.5㎝.

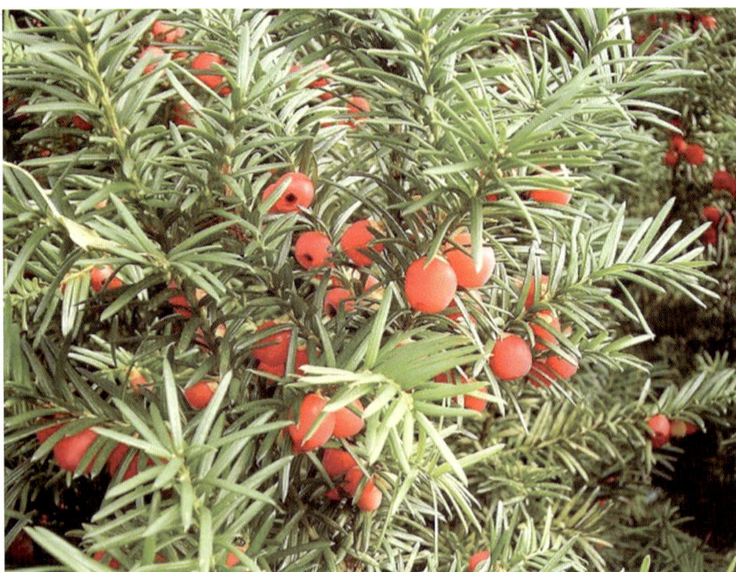

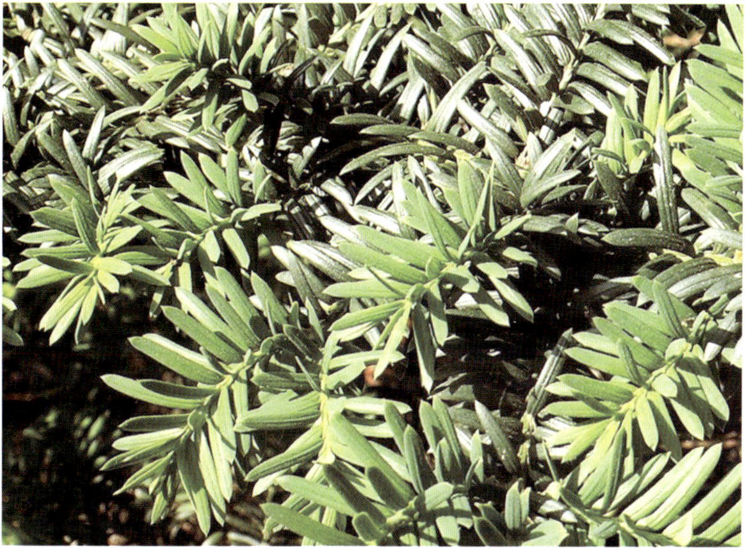

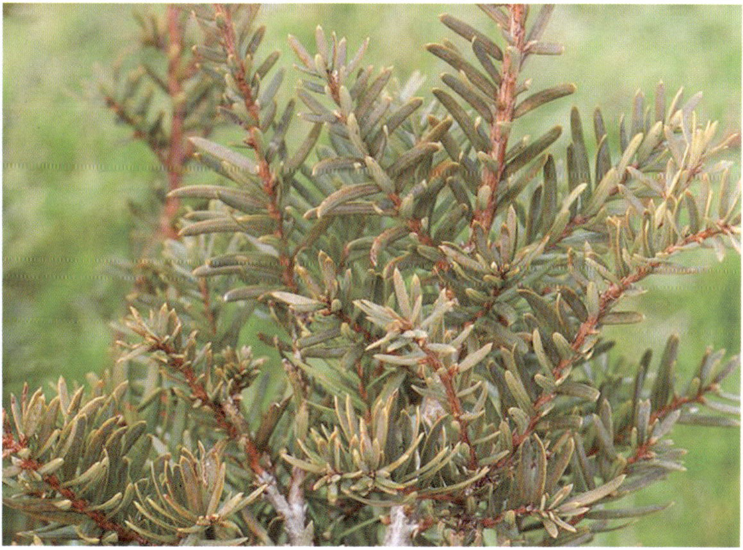

녹나무 Cinnamomum camphora

약효_ 신경통, 타박상에 효능이 있다.

장뇌목(樟腦木) · 장수(樟樹)라고도 하는데, 장뇌(樟腦-camphor)는 방충제 · 해열제 · 강심제의 원료로 쓰인다. 목재를 수증기에 증류하여 추출한 엑기스가 장뇌(樟腦-camphor)이다. 가정에서 쓸 때는 말린 잎을 달인 액체를 타박상과 신경통에 쓸 수 있다. 열매는 검붉은 빛으로 익는다. 조경수나 가구재 등으로 이용하며 약용으로 이용한다. 제주도 서귀포시에는 천연기념물로 지정된 녹나무 자생지가 있다.

이용 부위 잎. **용법** 햇볕에 말린 것을 달여 환부에 스미게 한다. **채취 시기** 연중. **분포** 제주도, 남해안. **자라는 곳** 따뜻한 평지. **생태** 상록교목. **크기** 높이 15~30m. **개화 시기** 5~6월. **꽃** 황백색 작은 꽃을 많이 피운다. **잎** 난형~타원형. 길이는 5~12㎝.

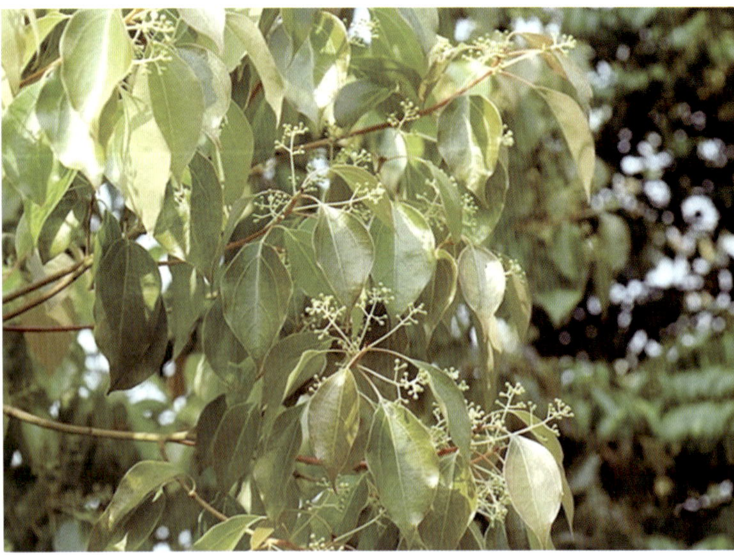

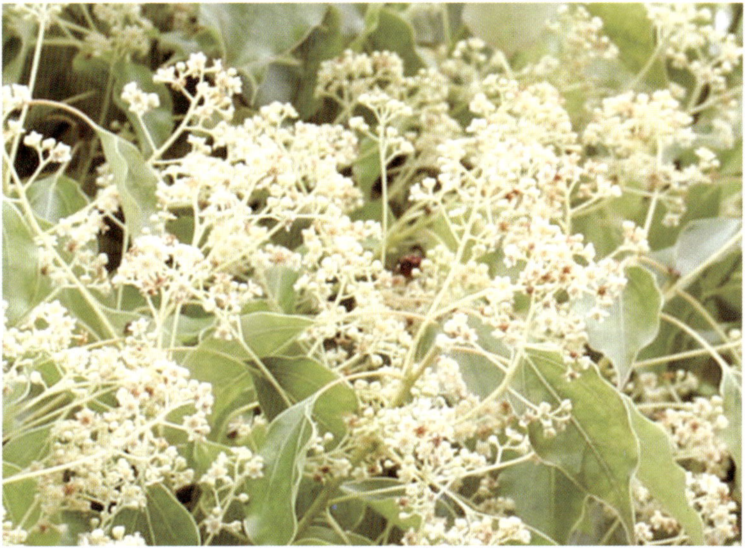

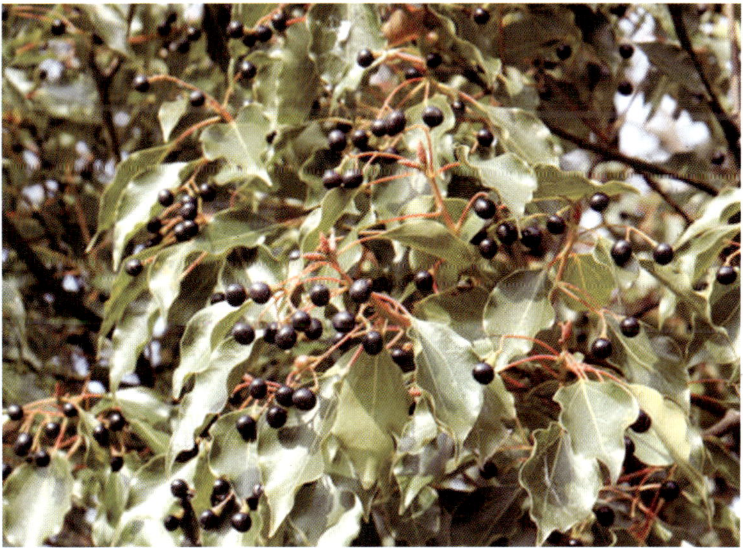

털조장나무 Lindera umbellata

약효_ 습진(뿌리껍질), 관절통(잎)에 좋다.

나무껍질에 검정 반점이 있다. 가지와 줄기에서 좋은 향이 난다. 때문에 고급 이쑤시개를 만드는 데도 쓴다. 잎을 말려 건조시킨 것을 분말로 만들어 외상에 붙이면 지혈효과가 있다. 또한 목욕제로 활용하면 관절염에 좋고, 뿌리껍질은 습진에 좋다.

이용 부위 뿌리껍질, 잎. **용법** 햇볕에 말려서 분말로 사용. **채취 시기** 연중. **분포** 전남 조계산과 무등산 일대. **자라는 곳** 산골짜기. **생태** 낙엽교목. **크기** 높이 2~6m. **개화 시기** 4월. **꽃** 자웅이주. 담황록색 작은 꽃이 핌. **잎** 계란모양의 긴 타원형이며 길이는 4~9㎝.

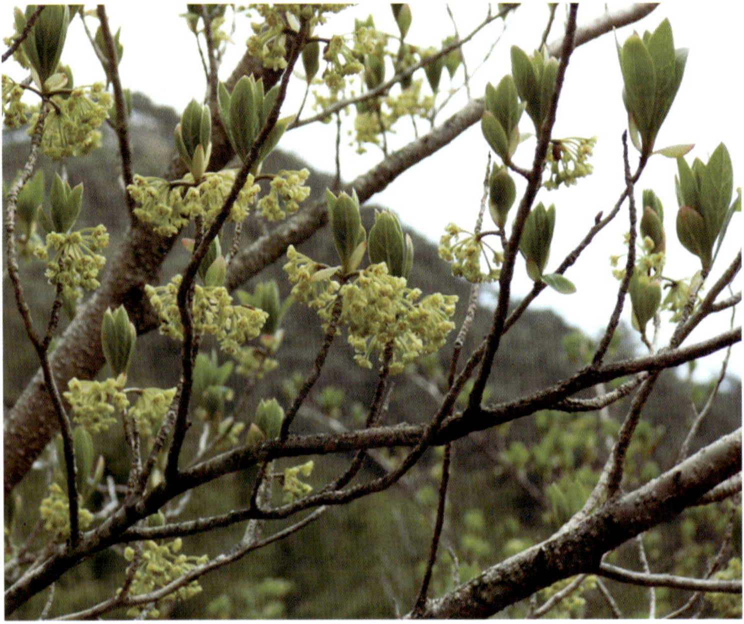

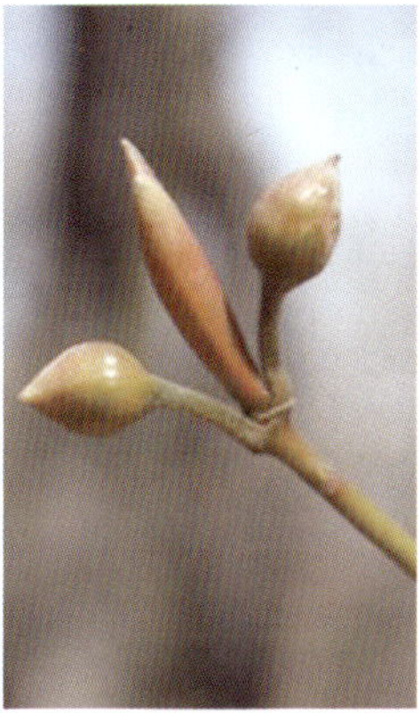
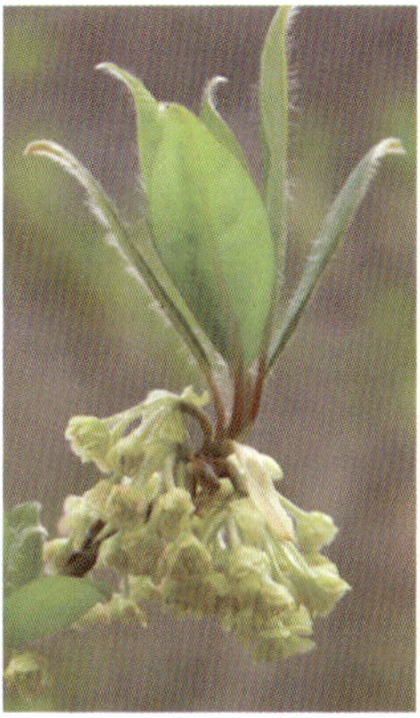
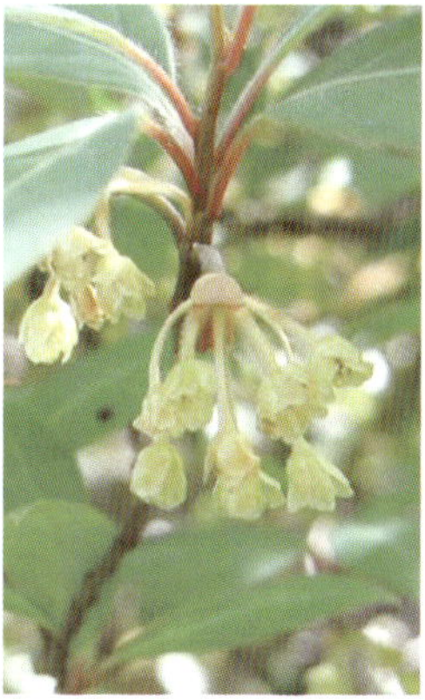
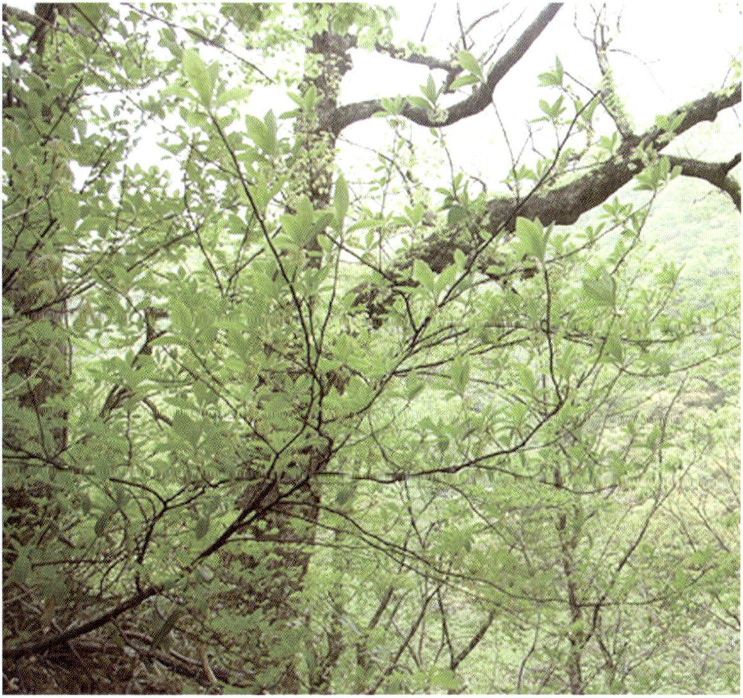

생달나무 Cinnamomum japonicum

약효_ 건위, 진정, 해독 등의 효능이 있다.

원산지는 인도차이나이다. 잎은 넓고 끝이 날카로우며 향기가 난다. 말린 뿌리껍질을 계피(桂皮)라고 하며, 달여서 복용하면 몸을 따뜻하게 하며, 건위, 진정, 해독 등의 효능이 있다.

이용 부위 뿌리껍질, 나무껍질. **용법** 햇볕에 말린 것을 달여 마심. **채취 시기** 연중. **분포** 남부지방. **자라는 곳** 따뜻한 지역의 산지. **생태** 상록교목. **크기** 높이 15~20m. **개화 시기** 6월. **꽃** 담황색이며 작은 꽃이 난다. **잎** 긴 타원형이며 길이는 6~12㎝.

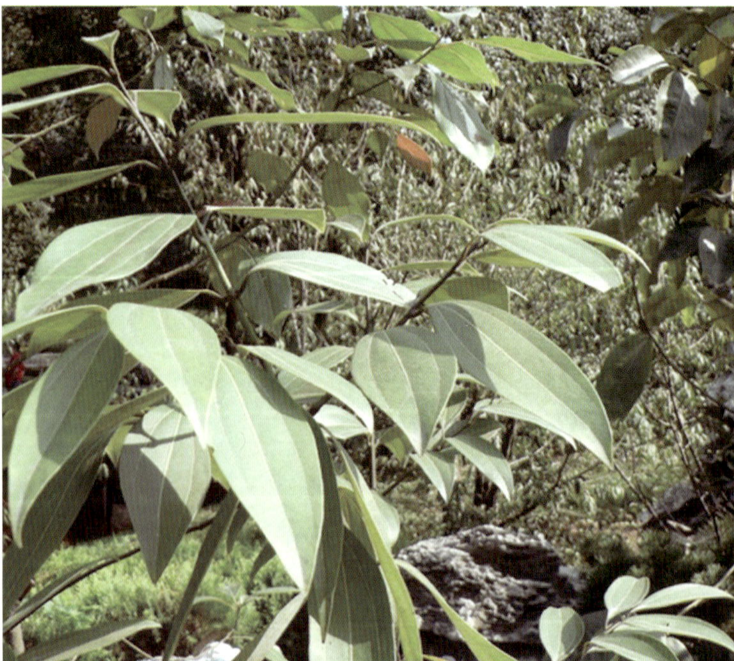

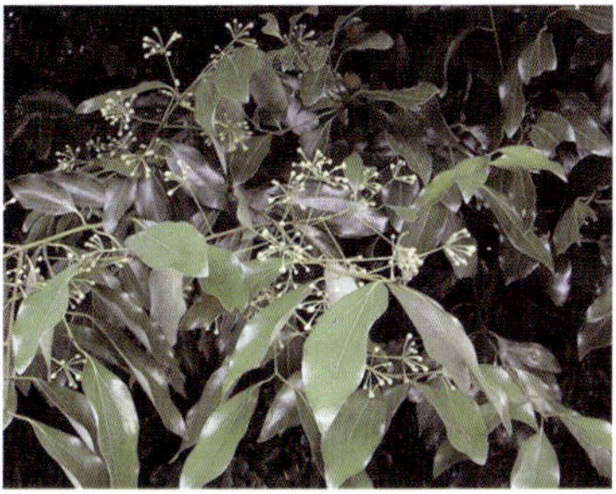
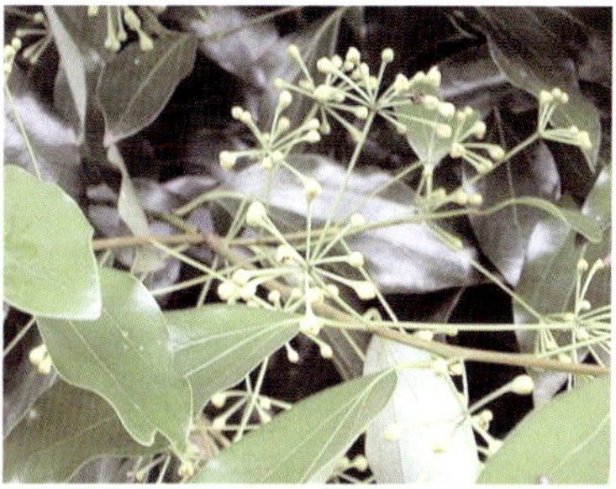
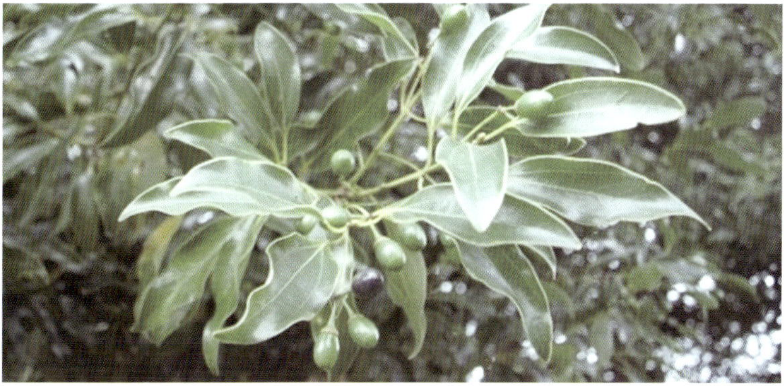
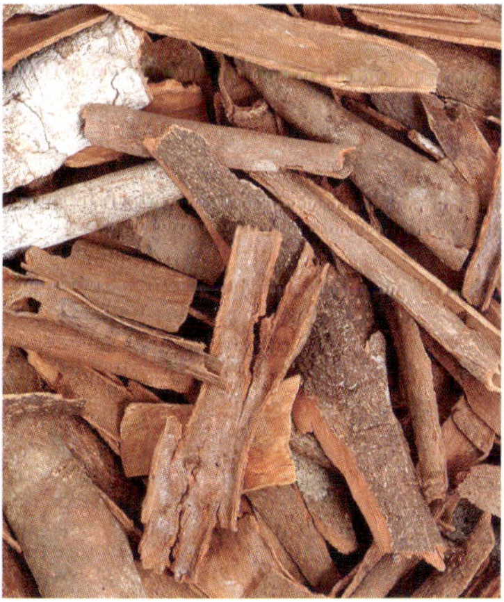
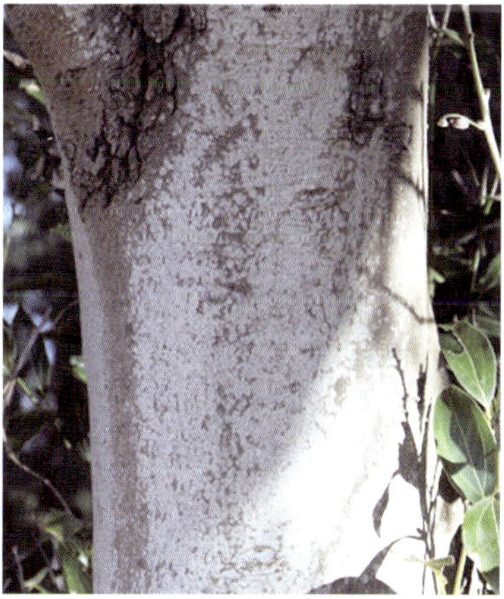

참가시나무 Quercus salicina

약효_ 담석, 신장결석, 요로결석에 좋다.

도토리와 같은 종으로, 산 속에서 자란다. 잎 뒷면이 하얀색이다. 약용하는 건 가지, 잎. 잎이 달린 채로 가느다란 가지를 채취해 잘게 잘라 햇볕에 건조한 것을 달여서 복용하면 담석, 신장결석, 요로결석에 좋다.

이용 부위 가지, 잎. **용법** 잘게 썰어 햇볕에 말린 것을 달여 마심. **채취 시기** 연중. **분포** 제주도, 울릉도, 대흑산도. **자라는 곳** 바닷가 산기슭. **생태** 상록활엽교목. **크기** 높이 20m. **개화 시기** 5월. **꽃** 잎겨드랑이에서 녹색 암꽃이 나며, 수꽃은 밑으로 처진다. **잎** 넓은 피침형이며 길이는 7~11㎝.

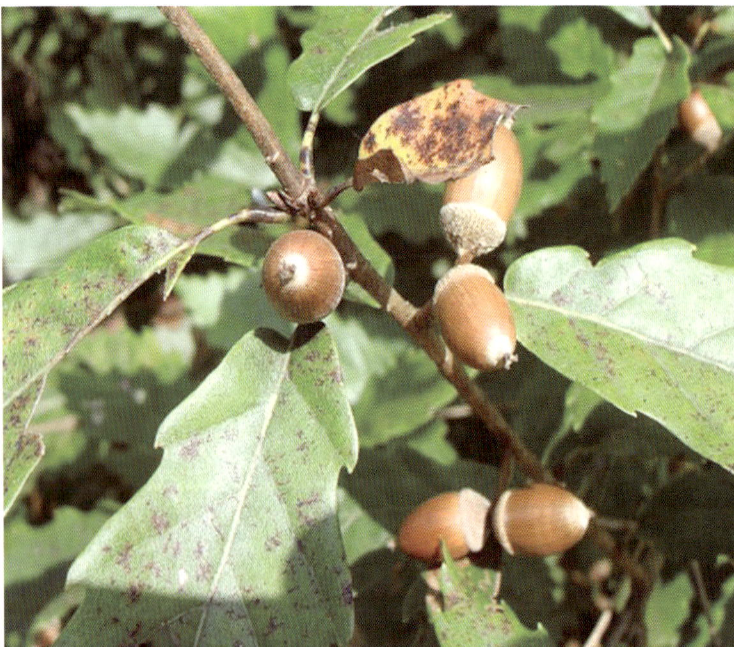

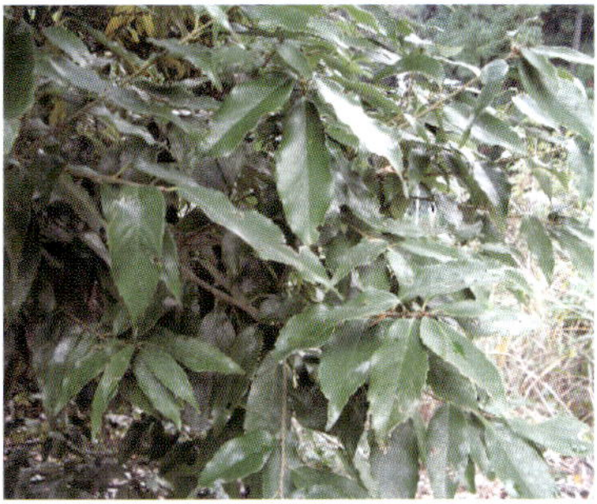
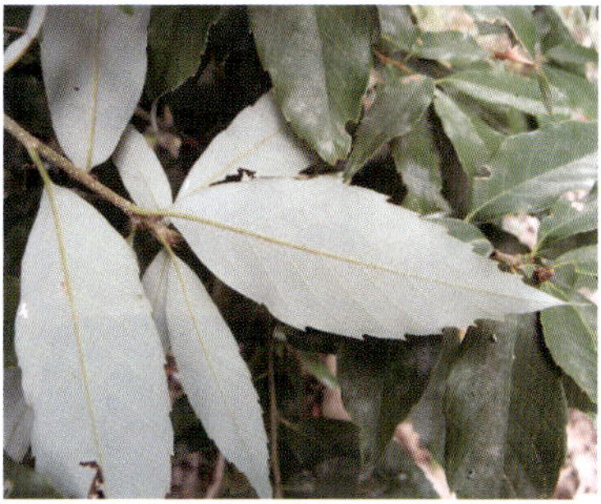
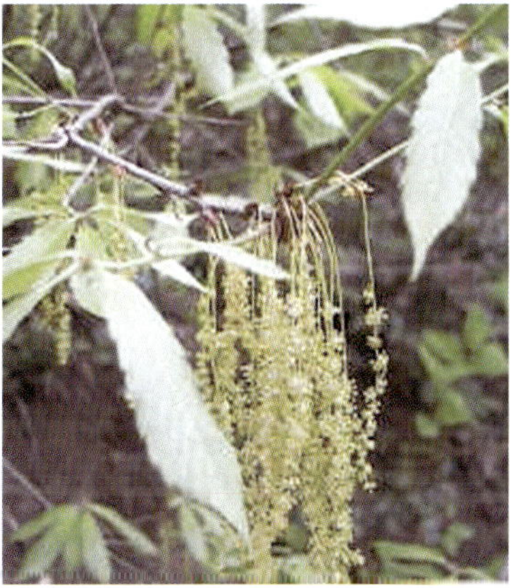
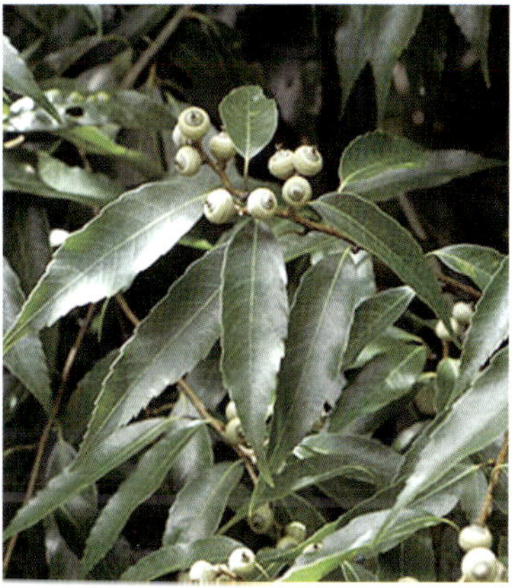
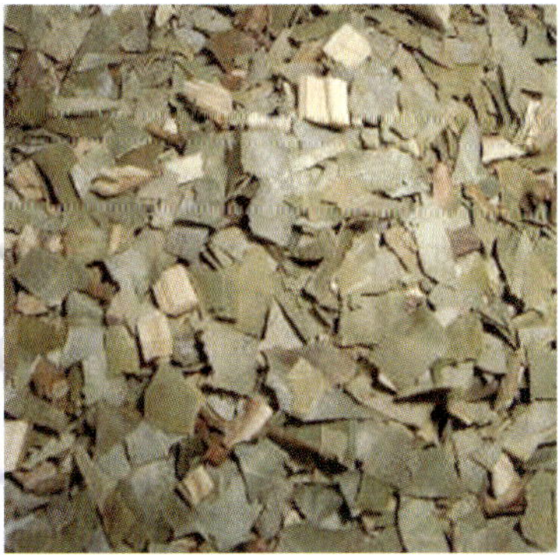
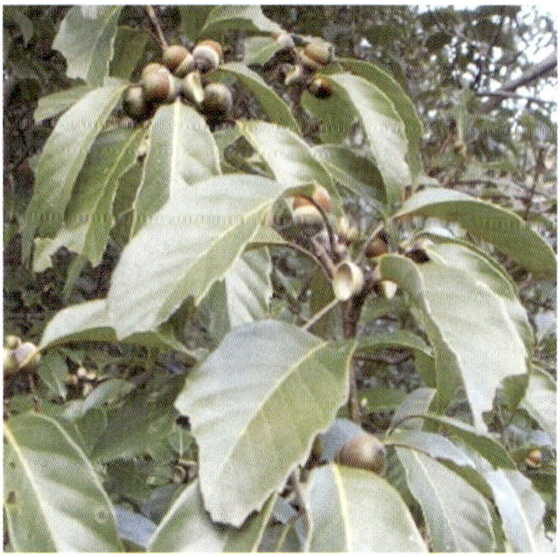

황매화 Kerria japonica

약효_ 만성 기침, 관절염의 부기와 통증에 좋다.

자생하는 꽃은 산과 들의 그늘진 곳에서 자란다. 관상용 나무로 정원에 많이 심어 매우 친숙한 꽃이지만 약효를 지니고 있다. 꽃이 필 무렵 채취해서 말린 것을 달이면, 만성이 된 기침과 부기에 좋고, 말린 꽃을 분말로 만들어 상처에 뿌리면 지혈효과가 있다. 줄기 잎을 말린 다음 달여 마시면 관절의 부기와 통증에 효과가 있다.

이용 부위 줄기 잎, 꽃. **용법** 햇볕에 말린 것을 달여 마심. **채취 시기** 4~5월(꽃), 7~8월(줄기 잎). **분포** 전국. **자라는 곳** 산과 들의 그늘진 곳. **생태** 낙엽소교목. **크기** 높이 1~2m. **개화 시기** 4~5월. **꽃** 노란색이며 꽃잎은 5장이다. 직경 3~5㎝. **잎** 계란형으로 길이는 4~8㎝.

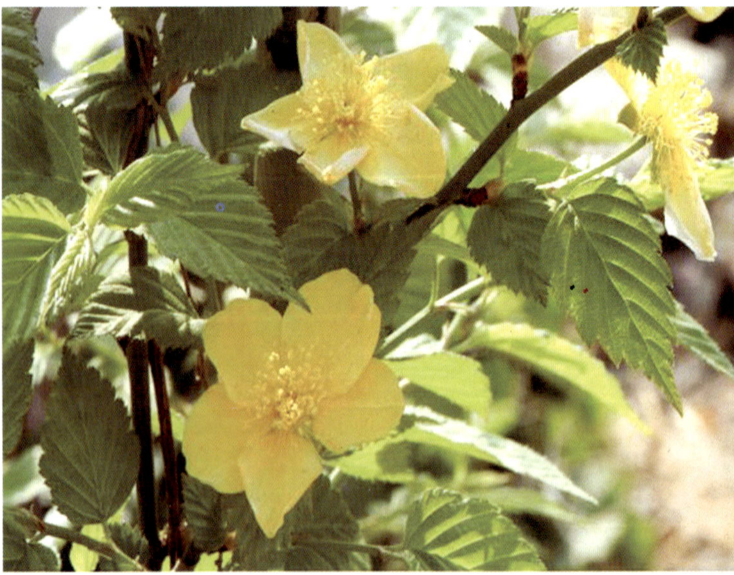

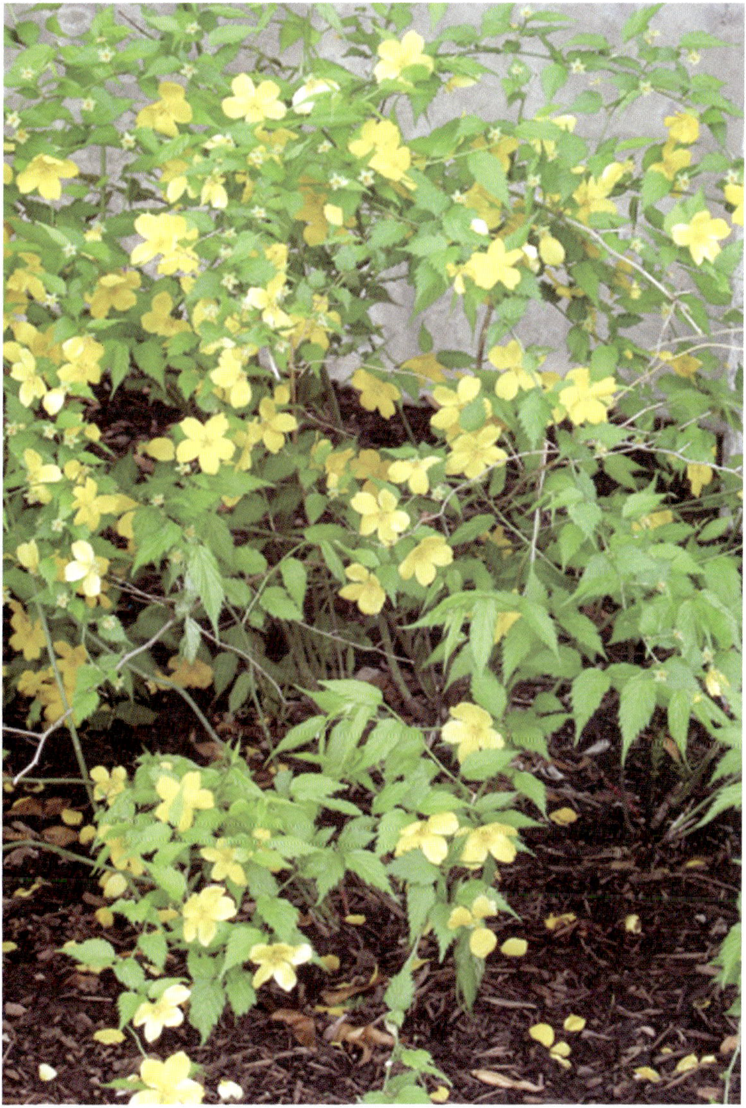

해당화 Rosa rugosa

약효_ 신경성 위염, 스트레스, 생리불순에 효능이 있다.

숙성된 과실은 식용으로 사용한다. 달콤하고 신맛이 난다. 과실은 비타민 C가 풍부해 과실주로 만들어도 좋다. 꽃은 약용으로 쓴다. 스트레스 때문에 발병한 위통과 생리불순 등에 효능이 있다. 말린꽃을 다기에 담가 뜨거운 물을 부어 마시면 향기가 좋다. 해당화 열매는 달콤하고 시어 과실주로 적격이다. 과실주로 만들면 그 색도 아름답다.

이용 부위 꽃. **용법** 햇볕에 말린 것을 차로 마신다. **채취 시기** 6~8월. **분포** 전국 바닷가. **자라는 곳** 해안가 모래밭. **생태** 낙엽소교목. **크기** 높이 1m. **개화 시기** 6~8월. **꽃** 붉은색이며 직경이 6~8㎝. **잎** 복엽.

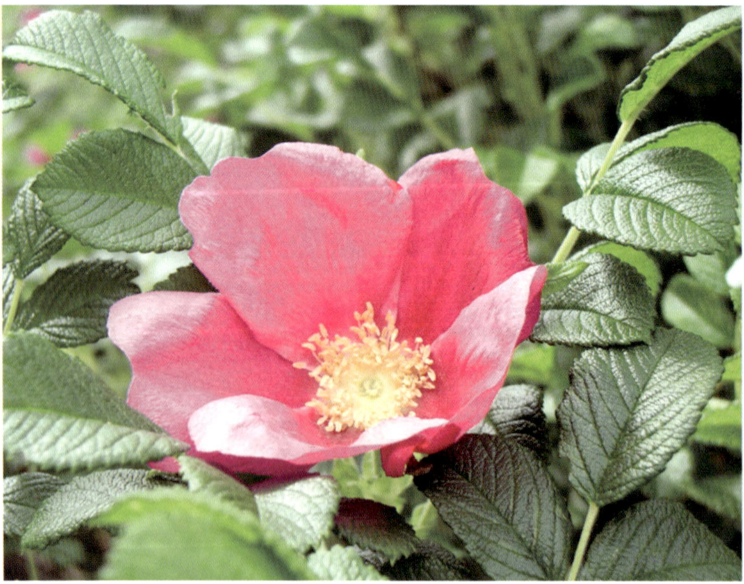

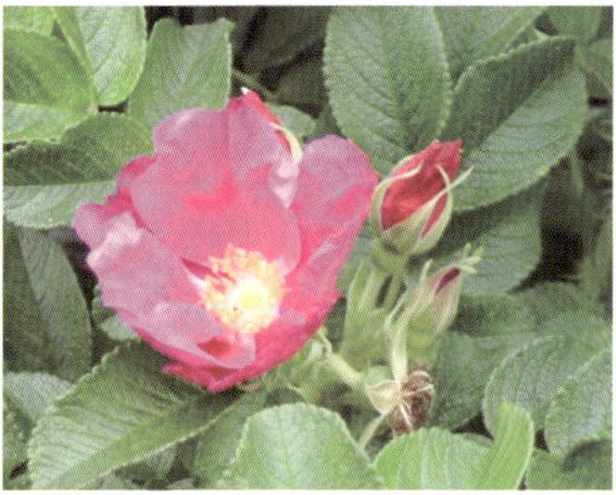

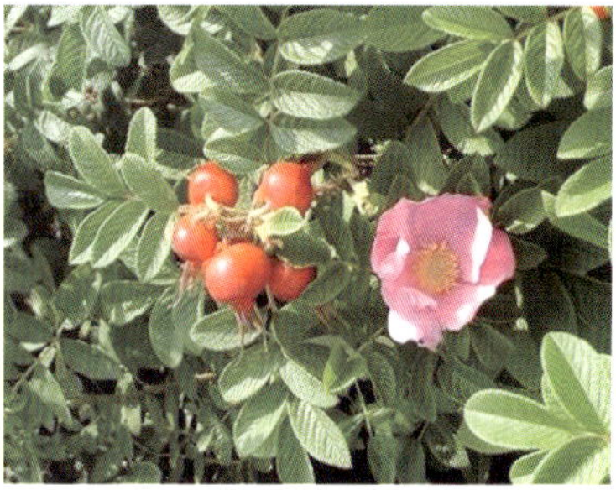

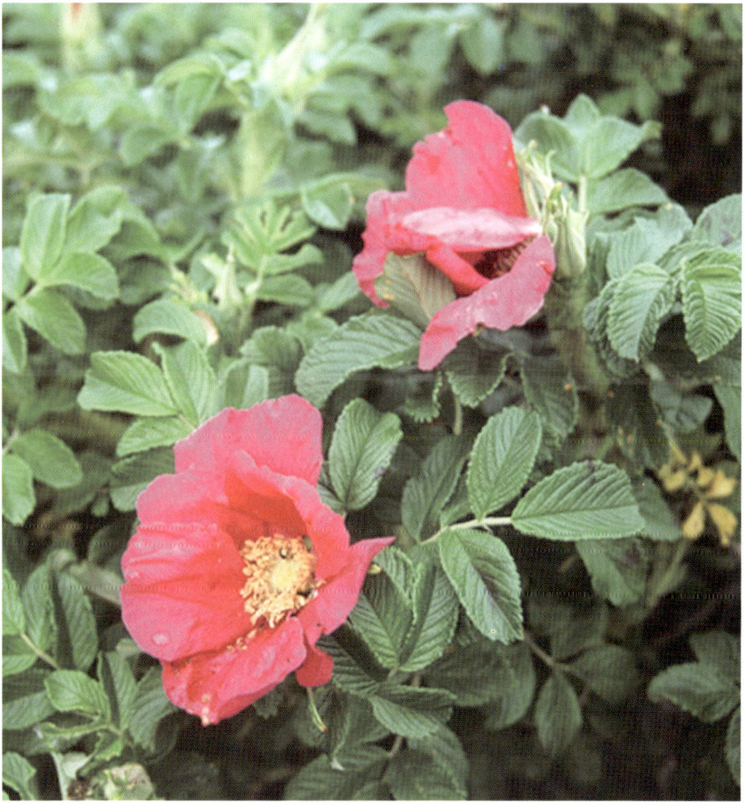

동백나무 Camellia japonica

약효_ 상처(잎, 꽃), 양모(씨)에 효능이 있다.

해안가, 산지에 자생하는 대표적인 동백나무로, 정원에 많이 심는다. 꽃은 외겹이며 붉은색으로, 이른 봄부터 핀다. 씨에서 추출한 동백꽃 기름은 양모제 등으로 활용한다. 꽃과 잎을 다져 외상에 붙이면 지혈 효과가 있다. 꽃은 개화기에, 잎은 언제든 채취하여 신선할 때 사용한다.

이용 부위 잎, 꽃, 씨. **용법** 날것을 갈아 환부에 바른다(잎, 꽃). 짜낸 기름은 머리에 바른다(씨). **채취 시기** 연중. **분포** 남부지방. **자라는 곳** 해안가, 산지. **생태** 상록교목. **크기** 높이 10~15m. **개화 시기** 1~4월. **꽃** 붉은색이며 꽃잎은 5장. **잎** 긴 난형이며 두껍고 단단하다.

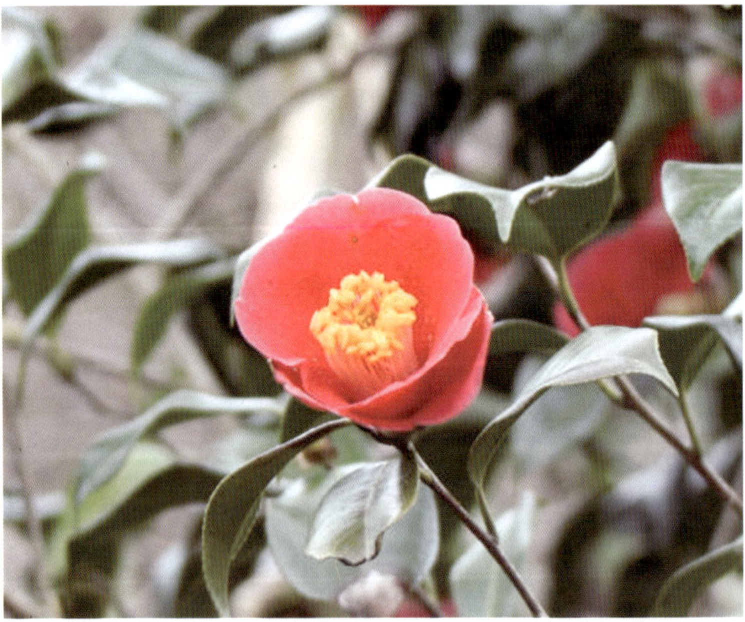

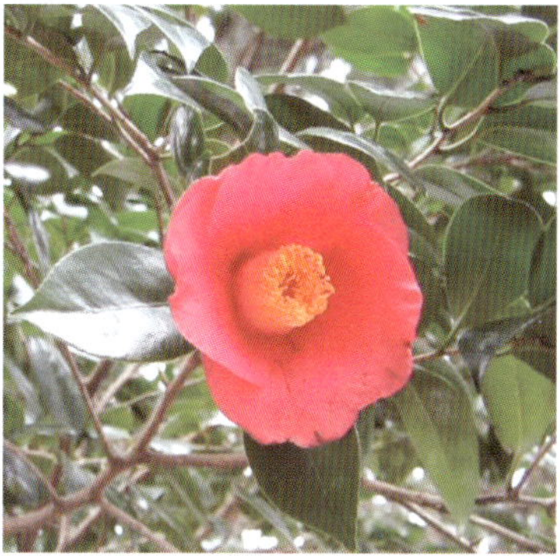
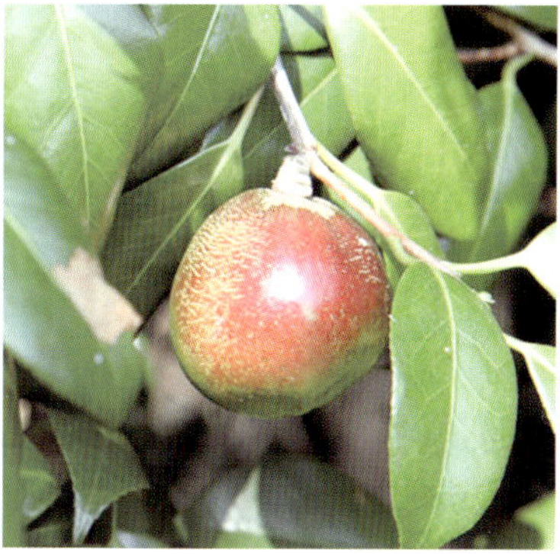
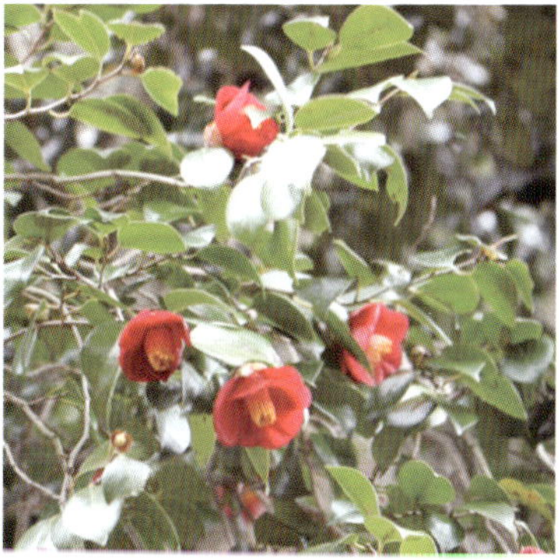
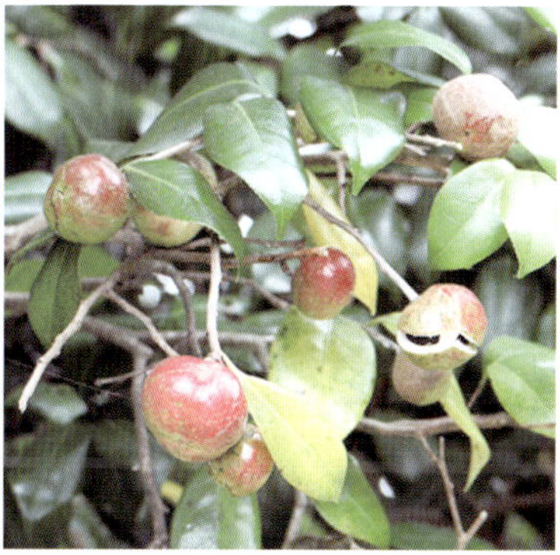
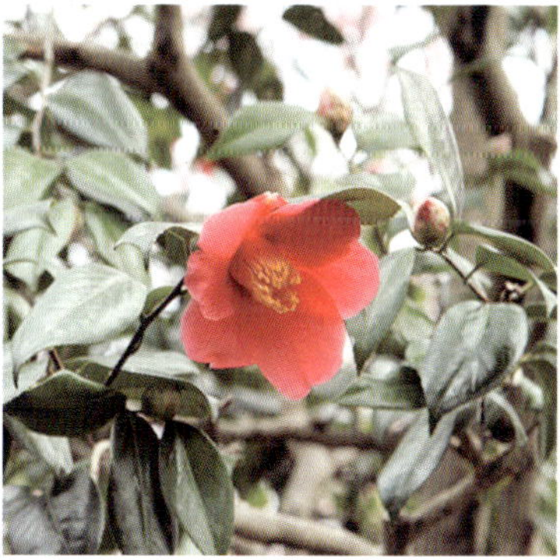
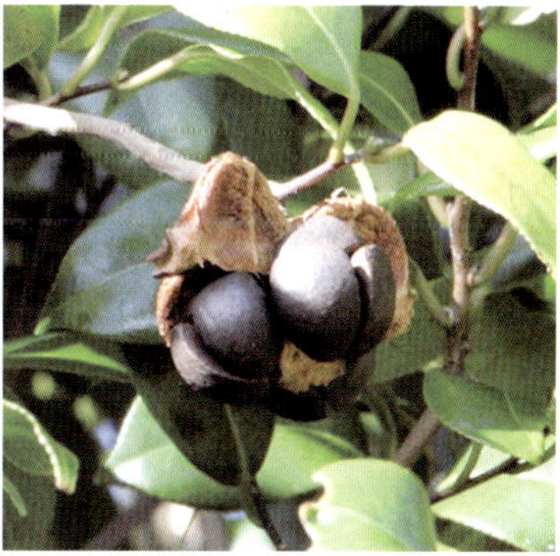

고삼 Sophora flavescens

약효_ 위궤양, 땀띠, 백선, 무좀, 습진에 효능이 있다.

순간 눈앞이 핑 돌 정도로 뿌리가 쓰다. 그 뿌리를 생약으로 사용한다. 알칼로이드의 마린 성분을 함유하고 있어 소화기에 발생하는 스트레스성 위궤양을 예방하는데, 성분이 강해 일반인이 마음대로 처방하거나 먹으면 독초로 돌변할 수 있다. 달여서 나온 물은 피부염에 좋아 환부에 직접 바르고, 줄기 잎을 말려 달인 것은 농작물 살충제로 쓰면 효과가 좋다.

이용 부위 뿌리. **용법** 햇볕에 말린 것을 달인다. **채취 시기** 가을~겨울. **분포** 전국. **자라는 곳** 풀밭, 강가. **생태** 다년생풀. **크기** 키 80~150㎝. **개화 시기** 6~8월. **꽃** 담황색이며, 길이는 1.5~1.8㎝ **잎** 깃털모양 복엽으로 작은 잎은 7~14쌍.

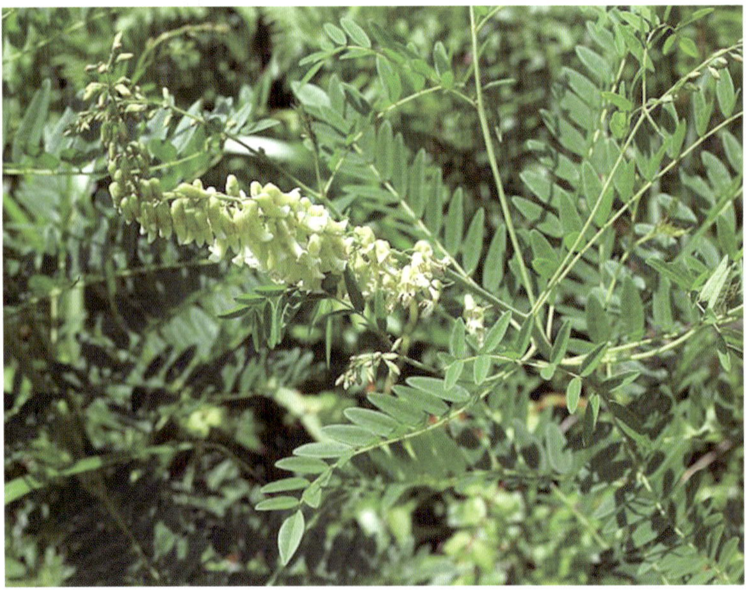

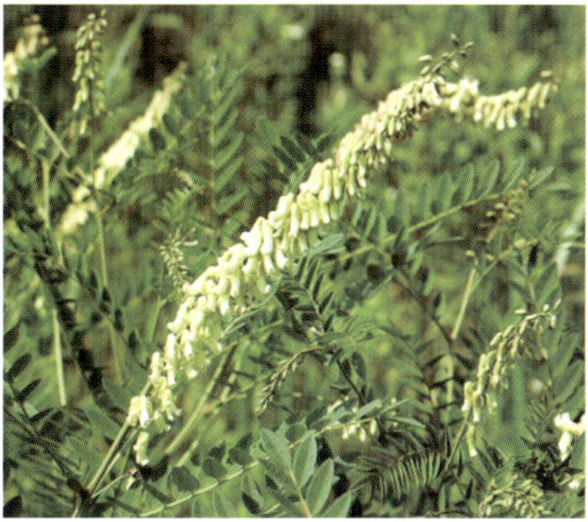
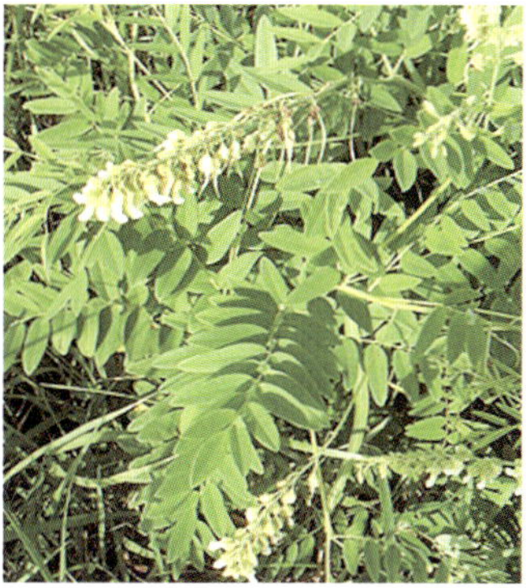
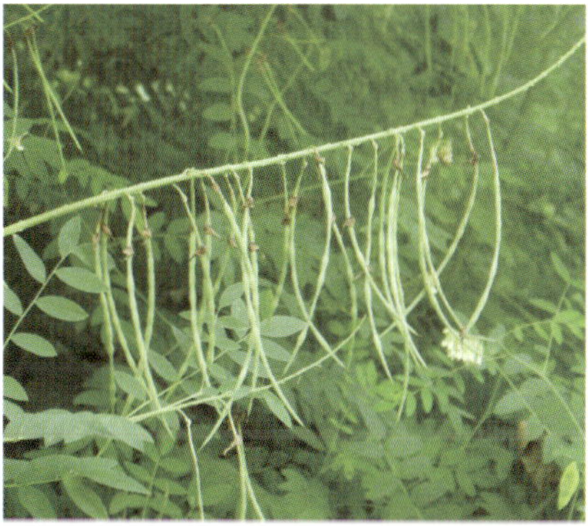
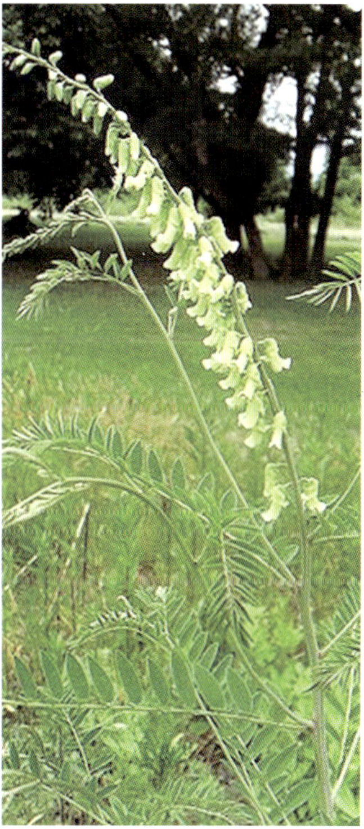
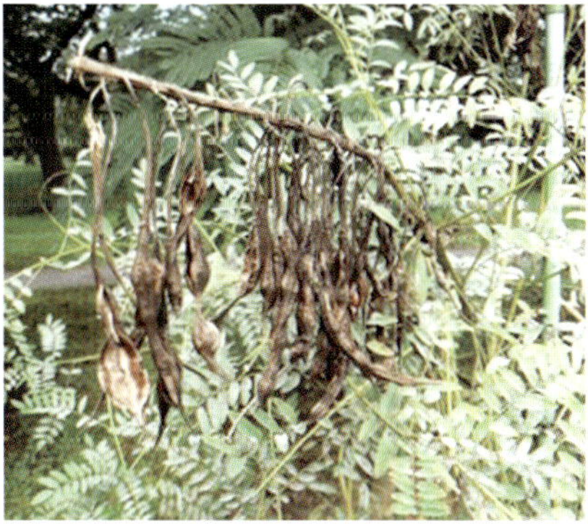

비수리 Lespedeza cuneata

약효_ 위통, 설사, 요통, 시력 감퇴 등의 증상에 효능이 있다.

똑바로 서 있는 줄기에서 가지가 많이 나뉘어 난다. 반관목처럼 보이는 여러해살이풀이다. 점을 치는 무녀들이 이 풀의 줄기를 사용했다. 풀 전체를 말려 약으로 쓴다. 위가 쓰리거나 설사, 요통, 시력 감퇴 등의 증상에 이 말린 풀을 달여 마시면 효능이 있다.

이용 부위 전체. **용법** 햇볕에 말린 것을 달여 마심. **채취 시기** 가을. **분포** 전국. **자라는 곳** 강변, 낮은 산기슭. **생태** 다년생풀. **크기** 키 60~100㎝. **개화 시기** 8~9월. **꽃** 황백색이며 보라색 선이 들어가 있다. 길이는 6~7㎜. **잎** 3출복엽이며 작은 잎은 선상 타원형이다.

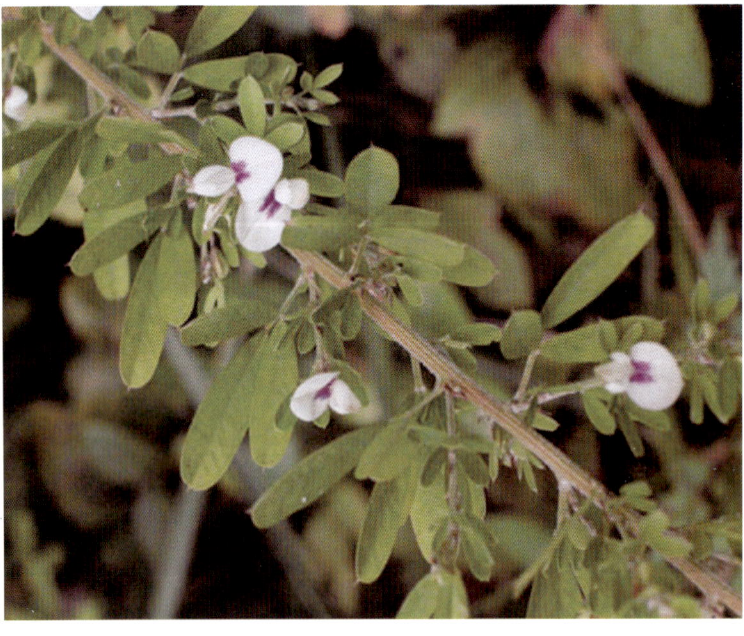

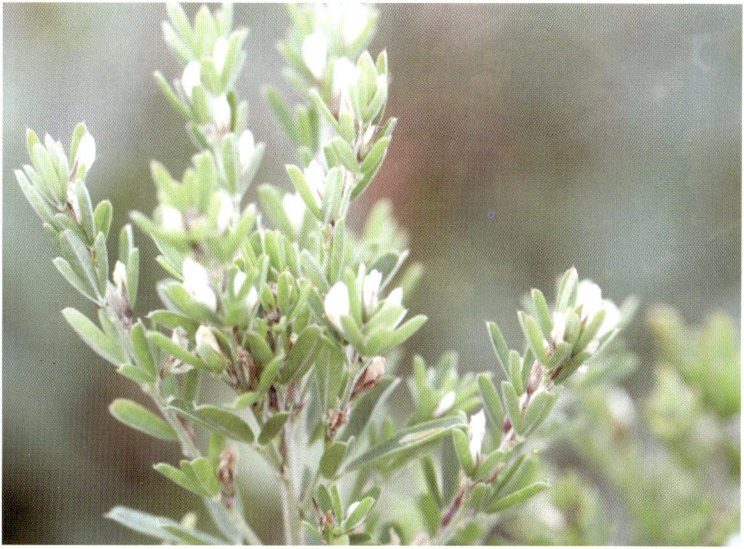

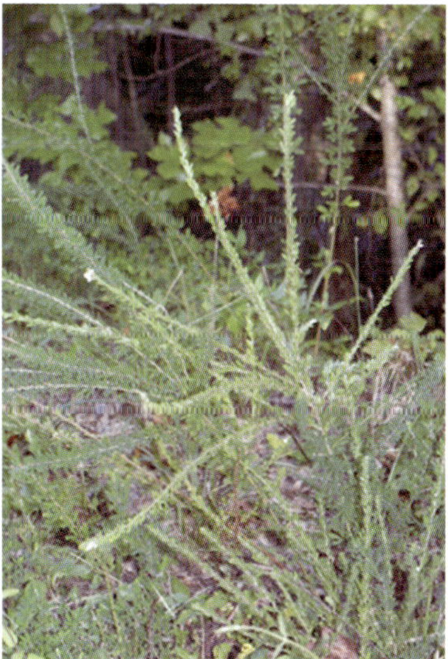

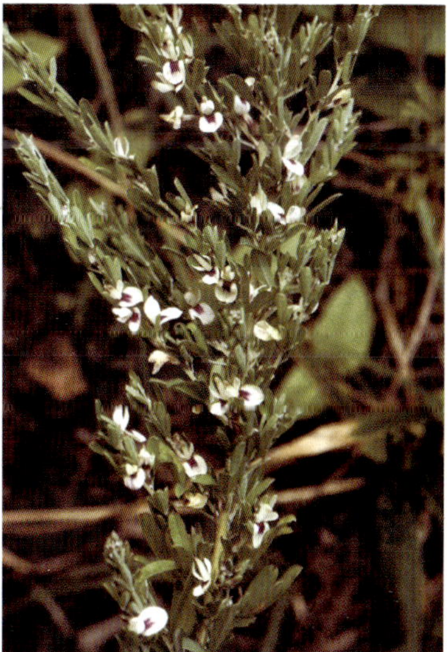

싸리 Lespedeza bicolor var.

약효_ 부인들의 현기증 등에 효능이 있다.

산과 들에 자라는 싸리나무로, 흔히 마당에 심는 아래로 처지는 다른 종과는 달리 가지를 곧추세우고 있는 것이 특징이다. 가을에 나는 대표적인 약초 가운데 하나인데 관상용으로 사랑받아온 것도 이 종이라고 여겨진다. 뿌리는 약으로 쓴다. 뿌리를 잘게 썰어 햇볕에 말린 것을 달여서 복용하면, 부인들의 현기증과 열이 상기되는 증상에 효능이 있다.

이용 부위 뿌리. **용법** 잘게 썰어 햇볕에 말린 것을 달여 마심. **채취 시기** 9~10월. **분포** 전국. **자라는 곳** 산과 들. **생태** 낙엽활엽관목. **크기** 높이 2m. **개화 시기** 7~8월. **꽃** 나비모양의 홍자색 꽃. 길이는 1.3~1.5㎝. **잎** 3출복엽이며, 작은 잎은 넓은 원형이다.

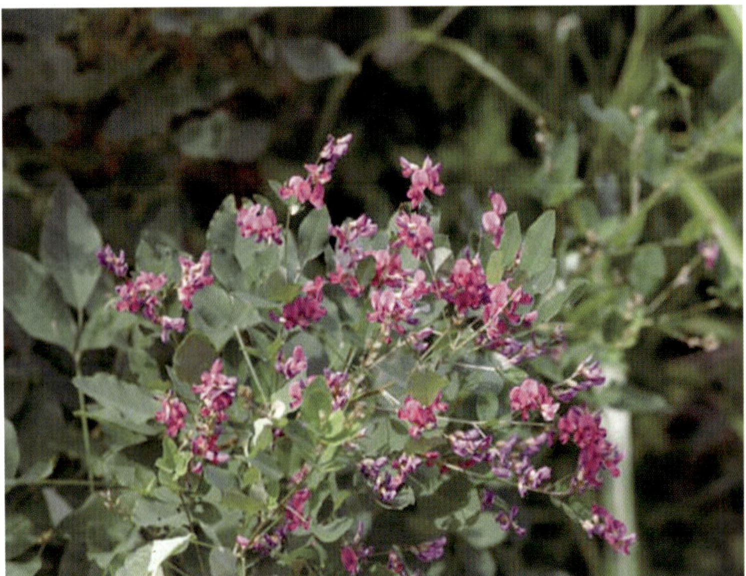

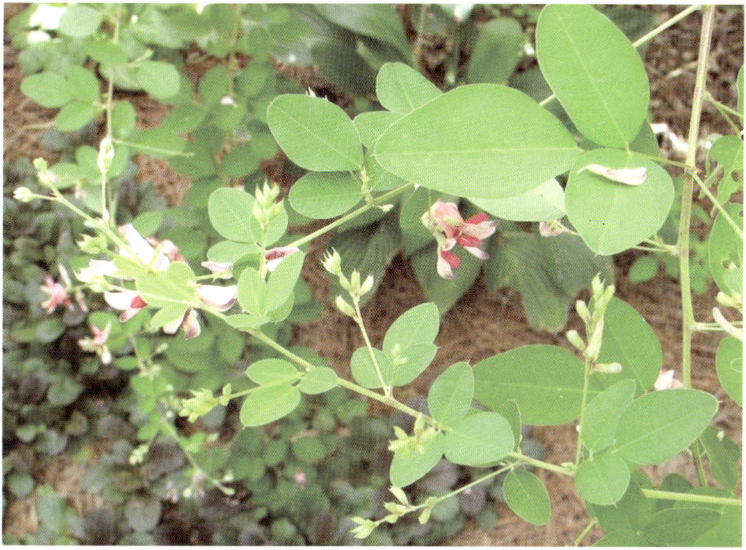

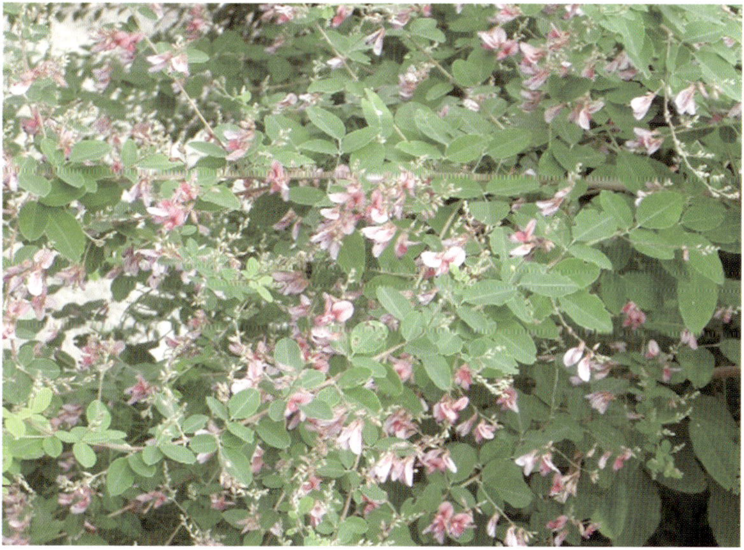

참죽나무 Cedrela sinensis Juss.

약효_ 장염, 이질, 종기 등의 치료에 효과적이다.

붉은빛이 도는 참죽나무의 어린잎은 스님들이 최고로 치는 나물이라고 해서 진승목(眞僧木)이라고도 한다. 반면에 참죽나무와 잎모양이 아주 비슷한 가죽나무는 나뭇잎의 뒷면에 선점이 있는데 이곳에서 누린내를 풍긴다. 그래서 가승목(假僧木)이라고도 한다. 또한 경상도 지방에서는 참죽나무를 가죽나무라 부르고, 진짜 가죽나무는 개가죽나무라고 한다. 그래서 이름을 혼동하는 경우가 많다.

이용 부위 잎. **용법** 순채, 장아찌, 부각, 절임. **채취 시기** 4~5월. **분포** 남부지방. **자라는 곳** 인가 주변. **생태** 낙엽활엽교목. **크기** 키 10~20m. **개화 시기** 6월. **꽃** 백색의 종모양으로 향기가 많다. **잎** 10~20개의 소엽이 달리고, 깃모양 겹잎으로 길이 약 60cm.

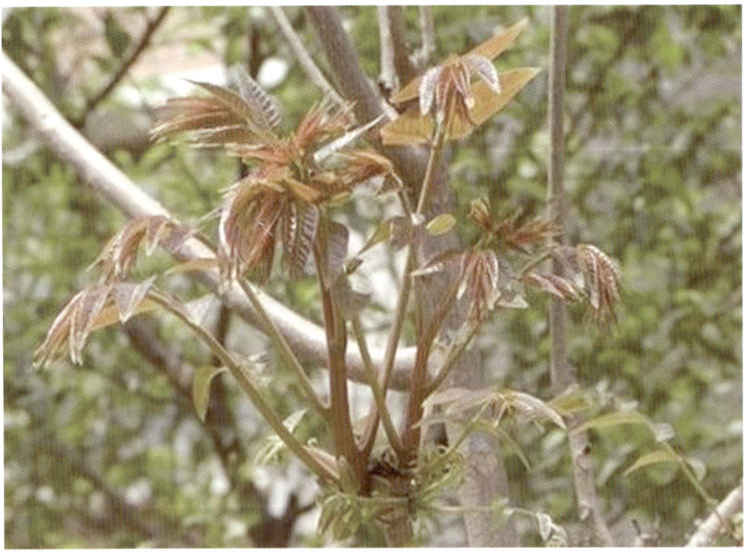

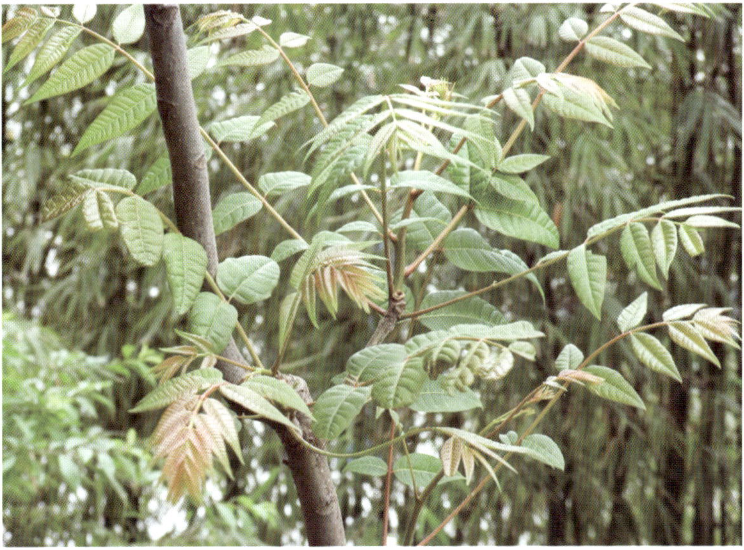

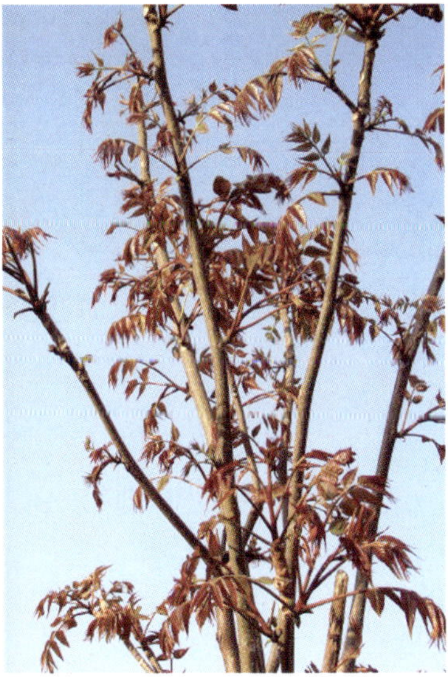

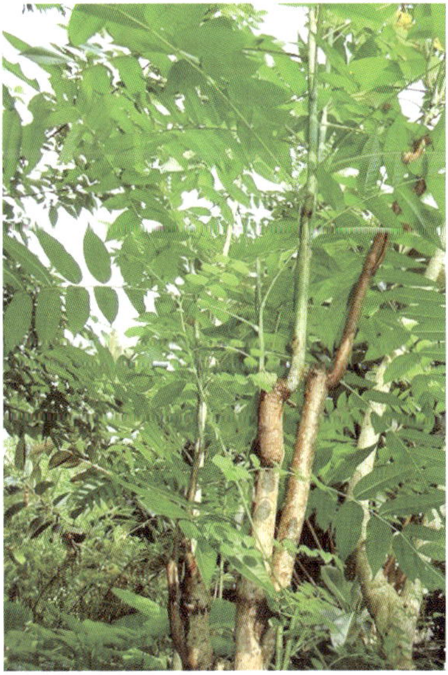